U0286381

中医非物质文化遗产临床经典名著

医学正传

明·虞抟 著
张丽君 丁侃 校注

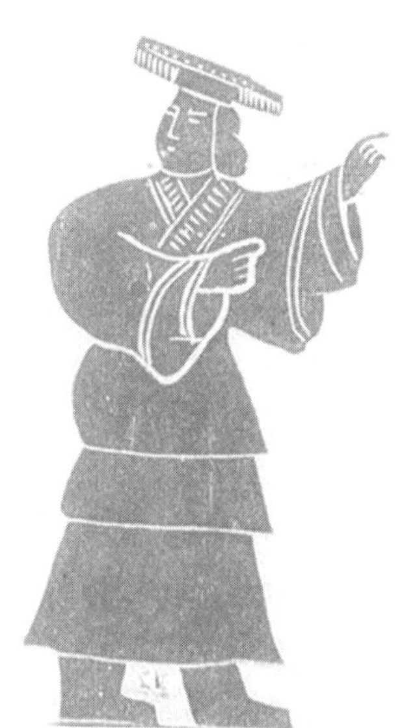

中国医药科技出版社

图书在版编目（CIP）数据

医学正传/（明）虞抟著；张丽君，丁侃校注．—北京：中国医药科技出版社，2011.8

（中医非物质文化遗产临床经典名著/吴少祯主编）

ISBN 978－7－5067－4984－8

Ⅰ.①医…　Ⅱ.①虞…②张…③…丁　Ⅲ.①中国医药学－中国－明代　Ⅳ.①R2－52

中国版本图书馆 CIP 数据核字（2011）第 052178 号

版式设计　郭小平

出版　中国医药科技出版社
地址　北京市海淀区文慧园北路甲 22 号
邮编　100082
电话　发行：010－62227427　邮购：010－62236938
网址　www. cmstp. com
规格　787×1092mm 1/16
印张　18¼
字数　335 千字
版次　2011 年 8 月第 1 版
印次　2021 年 9 月第 2 次印刷
印刷　三河市万龙印装有限公司
经销　全国各地新华书店
书号　ISBN 978－7－5067－4984－8

定价　54.00 元

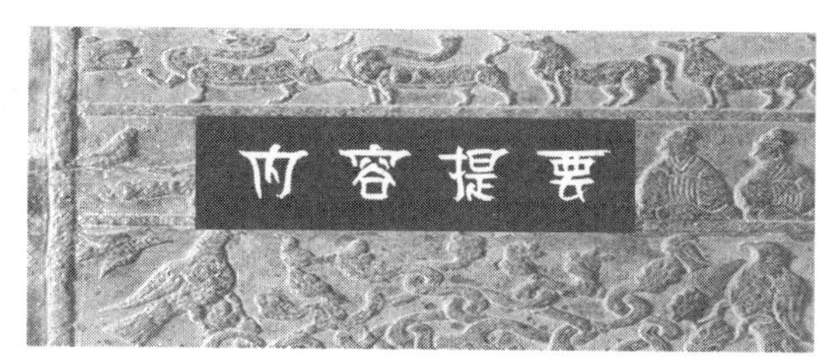

《医学正传》，共 8 卷，是综合性医书，由明代虞抟所著。虞抟（1438—1517年），字天民，自号花溪恒德老人。浙江义乌人，明代中期著名医学家。

花溪虞氏世代业医，虞抟“承祖父之家学”；其曾祖虞诚斋受业于元代名医朱丹溪门下；丹溪“求师于武林罗太无，而得刘、张、李三家之秘”；刘守真、张子和、李东垣三家“一皆祖述《素》《难》而引申触类之耳”；轩岐著《素问》，越人作《难经》，为万世医家之祖。自下上溯，可见虞抟之学传承脉络清晰，“其授受相承，悉自正学中来也”。

《医学正传》系虞氏“每憾世医，多蹈偏门，而民命之夭于医者不少矣”的状况所作，名之曰“正传”，“盖亦端本澄源之意耳”。目的是使医者“总不离乎正学范围之中”。

此书首列“医学或问”51 条，系虞氏对医学上的一些问题进行辨析，以申明前人“言不尽意之义”。次分述临床内、外、妇、儿、口齿各科常见病证，以证分门，每门先论证，次脉法，次方治。凡所述诸证，均先立论，立论必以《内经》要旨为提纲，间附历代医家可法之语；脉法采摭《脉经》要语；证治则以丹溪学术思想为本，另外伤寒、内伤、小儿病分别宗法仲景、李杲和钱乙，并录刘、张、李三家之方附列于后，另附家传方、个人验方、名医验案等内容，是一部对于中医理论研究与临床实践均具有指导意义的著作。

《中医非物质文化遗产临床经典名著》

编　委　会

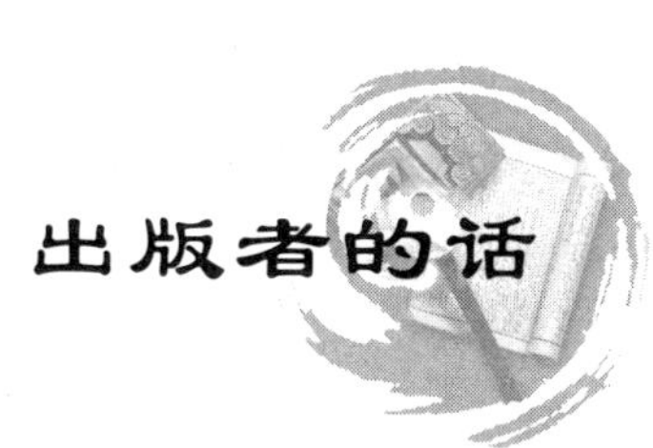

出版者的话

中华医学源远流长，博大精深。早在西汉时期，中医就具备了系统的理论与实践，这种系统性主要体现在中医学自身的完整性及其赖以存续环境的不可分割性。在《史记·扁鹊仓公列传》中就明确记载了理论指导实践的重要作用。在中医学的发展过程中，累积起来的每一类知识如医经、经方、本草、针灸、养生等都是自成系统的。其延续与发展也必须依赖特定的社会人文、生态环境等，特殊的人文文化与生态环境正是构成中医学地域性特征的内在因素，这点突出体现在运用“天人合一”、“阴阳五行”解释生命与疾病现象。

但是，随着经济全球化趋势的加强和现代化进程的加快，我国的文化生态发生了巨大变化，中国的传统医学同许多传统文化一样，正在受到严重冲击。许多传统疗法濒临消亡，大量有历史、文化价值的珍贵医药文物与文献资料由于维护、保管不善，遭到损毁或流失。同时，对传统医药知识随意滥用、过度开发、不当占有的现象时有发生，形势日益严峻。我国政府充分意识到了这种全球化对本民族文化造成的冲击，积极推动非物质文化遗产保护。2005年《国务院办公厅关于加强我国非物质文化遗产保护工作的意见》指出：“我国非物质文化遗产所蕴含的中华民族特有的精神价值、思维方式、想象力和文化意识，是维护我国文化身份和文化主权的基本依据。”

中医药是中华民族优秀传统文化的代表，是国家非物质文化遗产保护的重要内容。中医古籍是中医非物质文化遗产最主要的载体。杨牧之先生在《新中国古籍整理出版工作的回顾与展望》一文中说：“古代典籍是一个民族历史文化的重要载体，传世古籍历经劫难而卓然不灭，必定是文献典籍所蕴含精神足以自传。……我们不能将古籍整理出版事业仅仅局限于一个文化产业的位置，要将它放到继承祖国优秀文化传统、弘扬中华民族精神、建设有中国特色的社会主义的高度来认识，从中华民族的文化传统和社会主义精神文明建设的矛盾统一关系中去理解。”《保护非物质文化遗产公约》指出要“采取措施，确保非物质文化遗产的生命力，包括这种遗产各个方面的确认、立档、研究、保存、保护、宣传、承传和振兴”。因此，立足于非物质文化遗产的保护，确立和展示中医非物质文化遗产博大精深的内容，使之得到更好的保护、传承和利用，对中医古籍进行整理出版是十分必要的。

而且，中医要发展创新，增强其生命力，提高临床疗效是关键。而提高临床疗效的捷径，就是继承前人宝贵的医学理论和丰富的临床经验。在中医学中，经典之所以不朽是因其经过了千百年临床实践的证明。经典所阐述的医学原理和诊疗原则，已成为后世医学的常规和典范，也是学习和研究医学的必由门径，通过熟读经典可以启迪和拓宽治疗疾病的思路，提高临床治疗的效果。纵观古今，大凡著名的临床家，无不是在熟读古籍，继承前人理论和经验的基础上成为一代宗师的。因此，“读经典做临床”具有重要的现实意义。

意识到此种危机与责任，我社于2008年始，组织全国中医权威专家与中医文献研究的权威机构推荐论证，按照“中医非物质文化遗产”分类原则组织整理了本套丛书。本套丛书包括《中医非物质文化遗产临床经典读本》(70种) 与《中医非物质文化遗产临床经典名著》(30种) 两个系列，共100个品种。所选精当，涵盖了大量为历代医家推崇、尊为必读的经典著作，也包括近年来越来越受关注的，对临床具有很好指导价值的近代经典之作。

本次整理突出了以下特点：①力求准确：每种医籍均由专家遴选精善底本，加以严谨校勘，为读者提供准确的原文。②服务于临床：在书目选择上重点选取了历代对临床具有重要指导价值的作品。③紧密围绕中医非物质文化遗产这一主题，选取和挖掘了很多记载中医独特疗法的作品，尽量保持原文风貌，使读者能够读到原汁原味的中医经典医籍。

期望本套丛书的出版，能够真正起到构筑基础、指导临床的作用，并为中国乃至世界，留下广泛认同，可供交流，便于查阅利用的中医经典文化。

本套丛书在整理过程中，得到了作为本书学术顾问的各位专家学者的指导和帮助，在此表示衷心的感谢。本次整理历经数年，几经修改，然疏漏之处在所难免，敬请指正。

中国医药科技出版社

2011年1月

校注说明

《医学正传》共8卷。明·虞抟著，约成书于明正德十年（1515年）。嘉靖十年辛卯（1531年）刊行，万历五年（1577年）、六年（1578年）有重刊本，清代未见刊刻，此外有多种日本刻本流传。

本书共8卷，卷一首设“医学或问”51条，阐述医学源流、授受、亢害承制、丹溪医说、四诊合参等内容，颇有见地。其后按内、外、妇、儿科分述病证近百余种，每病为一个门类，病下设论、脉法、方法几个项目，有理、有法、有方、有药、有按、有案，总集一千余方。

本次点校以中国中医科学院图书馆所藏明万历五年丁丑（1577年）金陵三山书肆松亭吴江刻本为底本，以日本万治二年己亥（1659年）吉野屋权兵卫刻本（以下简称“权兵卫本”）为主校本，以民国上海会文堂书局石印本（以下简称“会文堂本”）为参校本，并参考了人民卫生出版社和中医古籍出版社排印本的部分校注成果。

本次校注在保存底本原貌的前提下，突出实用性，帮助理解简明易读。校注工作中遵循以下规则：

一、底本错讹脱衍，需辨明者，据校本改正或增删，并出校注说明，可改可不改者，一般不改，以底本为准。

二、底本与校本文虽相同，但显系有误者，据医理、文理改正，出校说明之。

三、原书引用他人论述，特别是引用古代文献，每有剪裁省略，凡不失原意者，一般不据他书改动原文；若引文与原意有悖者，则予以校勘。

四、底本中确系明显的错字、讹字、别字者，均予以径改，不出校记。

五、底本中的异体字、通假字、古今字一律径改，不出注文。

六、本书原为繁体竖排版，本次出版将繁体字一律改为规范的简体字，同时将竖排版改为横排版。因此凡指方位的“右”“左”，均相应地径改为“上”“下”。

七、全书添加现行的标点符号，以利阅读。

八、由于年深代远，历经辗转传抄，原著中少数文句难以读通，又限于条件无法予以校正，姑存其旧，有待考证。

限于我们的水平，校注中难免存在不少缺点和错误，敬请同道指正！

校注者

2011年1月

自 序

夫医之为道，民命死生所系，其责不为不重。藉或不经儒术，业擅偏门，懵然不知，正道不反，几于操刃杀人乎！粤自神农尝百药，制本草，轩岐著《素问》，越人作《难经》，皆所以发明天地人身阴阳五行之理，卓为万世医家祖，不可尚矣！厥后名医代作，蹑圣门而探玄微者，未易悉举。又若汉·张仲景、唐·孙思邈、金之刘守真、张子和、李东垣辈，诸贤继作，皆有纂述，而神巧之运用，有非常人所可及也。其所以辨内外、异攻补而互相发明者，一皆祖述《素》《难》而引伸触类之耳。其授受相承，悉自正学中来也。吾邑丹溪朱彦修先生，初游许文懿公之门，得考亭❶之余绪。爰及母病，刻志于医，求师于武林罗太无，而得刘、张、李三家之秘，故其学有源委，术造精微。所著《格致余论》《局方发挥》等编，皆所以折衷前哲，尤足以救偏门之弊，伟然百世之宗师也。东阳卢和氏类集丹溪之书为《纂要》，俾医者出入卷舒之便，其用心亦勤矣，以愚观之，尤未足以尽丹溪之余绪。然丹溪之书，不过发前人所未发，补前人所未备耳，若不参以诸贤所著，而互合为一，岂医道之大成哉！愚承祖父之家学，私淑丹溪之遗风，其于《素》《难》，靡不苦志钻研，然义理玄微，若坐丰蔀❷，迨阅历四纪于兹，始知蹊径。今年七十有八矣，桑榆景迫，精力日衰，每憾世医，多蹈偏门，而民命之夭于医者不少矣。是以不揣荒拙，锐意编集，以成全书，一皆根据乎《素》《难》，纵横乎诸说，旁通己意，而不凿以孟浪之空言，总不离乎正学范围之中，非敢自以为是，而附会以误人也。目之曰：医学正传，将使后学之所适从，而不蹈偏门以杀人，盖亦端本澄源之意耳。高明之士，幸毋诮焉。

花溪恒德老人虞抟叙万历丁丑冬月吉旦

金陵三山书舍松亭吴江重梓

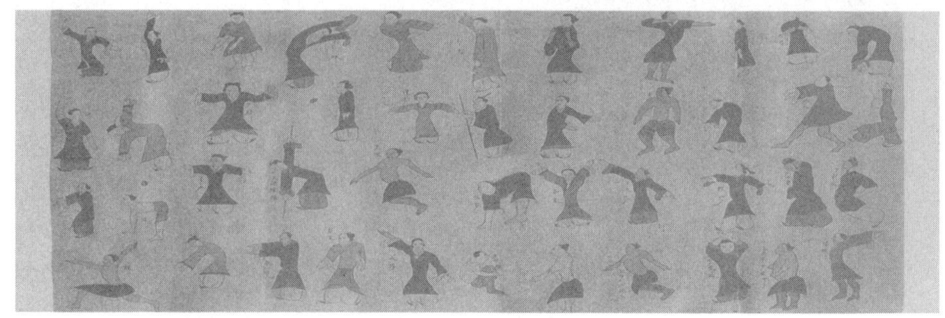

❶ 考亭：地名，今福建省建阳市考亭村。此代指朱熹创立的考亭学派。

❷ 蔀（bù）：搭棚用的席。

凡　例

一、凡诸病总论，皆采摭《内经》要旨，以为提纲。继之以历代名医可法之语，间或附以己意，以成篇段，谨僭列各病之首。

二、凡脉法，皆采摭王叔和《脉经》要语。本经缺者，则于历代名医诸书，采其可法之语，以附录之。

三、凡方法，备载于脉法之后。其伤寒一宗张仲景，内伤一宗李东垣，小儿科多本于钱仲阳，其余诸病悉以丹溪要语及所著诸方冠于其首。次以刘、张、李三家之方，选其精粹者继之于后。外有诸家名医有理妙方，又采附于其末，以备参考。

四、凡祖父口传心授，及自己历年经验方法，不敢私匿，悉皆附于诸条之末，与众共施。本病无者，则缺之。

五、凡自己积年历试四方之病，或用心以变法取巧而治愈者，悉附于各条之末，俾后人或有可采择焉。无者缺之。

六、凡集录诸贤成方，盖为后学设绳墨耳，学者不可固执古方以售今病，故又以丹溪活套，备录于各条之后，欲使后学执中之有权耳。

七、凡丹溪诸方法，见诸卢氏《纂要》者，悉录之无遗，但有增而无减耳。惟丹溪医按不录，非为厌繁，将欲采历代名医治验总成一书，名为《古今诸贤医按》，有志未暇，姑俟诸岁月云。

八、凡古方分两，重数太多，难凭修合，今悉改为小剂，且如一料十帖之数，原方用药一两，一帖只该一钱，从其轻重，以十取一，惟效东垣都作一服之义，庶使后学依方修合之便云。

九、凡古方云㕮咀者，今悉改为细切，庶使后学之易晓也。

十、凡修制药石，不别立篇目，就于各条药下细注，虽若繁琐，庶免鲁莽者忽略以误人也。

十一、凡云用水一盏，即今之白茶盏也，约计半斤之数，余仿此。

十二、凡医学或问五十条，皆愚意设辞以申明先哲言不尽意之义，是用书于卷首，与贤者共议耳，非敢自以为是，烦贤者斧正之，勿诮愚之狂妄也，幸甚！

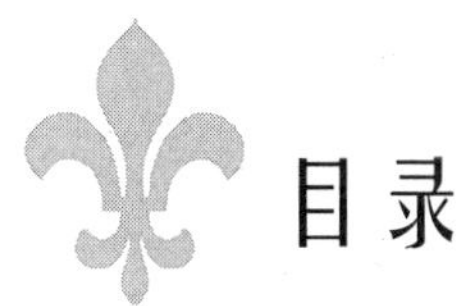

目录

卷之一 …… 1

医学或问凡五十一条 …… 1

中风 …… 18

伤寒 …… 25

卷之二 …… 37

瘟疫 …… 37

斑疹 …… 40

内伤 …… 42

中暑 …… 49

湿证 …… 51

燥证 …… 53

火热 …… 54

郁证 …… 58

痰饮 …… 59

咳嗽 …… 64

哮喘 …… 68

疟证 …… 70

霍乱 …… 73

泄泻 …… 75

卷之三 …… 78

痢 …… 78

呕吐 …… 82

噎膈 …… 86

呃逆 …… 88

吞酸 …… 89

嘈杂嗳气 …… 91

痞满 …… 91

肿胀 …… 93

积聚 …… 98

虚损 …… 103

劳极 …… 107

卷之四 …… 114

眩晕 …… 114

头痛 …… 115

胃脘痛 …… 119

腹痛 …… 122

腰痛 …… 126

胁痛 …… 128

诸气 …… 131

疝气 …… 133

脚气 …… 137

痛风 …… 140

痿证 …… 143

诸虫 …… 145

卷之五 …… 148

麻木 …… 148

耳病 …… 149

目病 …… 151

口病 …… 156

喉痹 …… 157

齿病 …… 159

鼻病 …… 161

血证 …… 163
痔漏 …… 168
汗证 …… 170
痉病 …… 172
厥证 …… 173
癫狂痫证 …… 175
邪祟 …… 177
怔忡惊悸健忘证 …… 180
三消 …… 181

卷之六 …… 185
便浊遗精 …… 185
淋闭 …… 187
秘结 …… 191
黄疸 …… 193
疮疡 …… 197
疠风 …… 215
破伤风 …… 219

卷之七 …… 222
妇人科经候 …… 222
妇人科胎前 …… 231
妇人科产后 …… 245

卷之八 …… 252
小儿科 …… 252
急慢惊风 …… 255
发搐 …… 258
五痫 …… 259
诸疳证 …… 259
吐泻 …… 261
痘疹 …… 266

《医学正传》后再叙 …… 280

卷之一

花溪恒德老人虞抟天民编集
侄孙虞守愚惟明校正
潭城书林元初刘希信绣梓

医学或问 凡五十一条

或问：医学源流，自轩岐以来，以医术鸣世，与夫著书立言，俾后人之可法者，几何人哉？请明以告我。曰：予尝阅故学士宋公景濂之文而得其说矣，请陈如下：夫《黄帝内经》，虽疑先秦之士依仿而作之，其言深而要，其旨邃以弘，其考辩信而有征，是当为医家之宗。下此则秦越人、和、缓，和、缓无书可传，越人所著《八十一难经》，则皆举《内经》之要而推明者也。又下此则淳于意、华佗，佗之熊经鸱顾，固亦导引家之一术，至于刳腹背、湔肠胃而去疾，则涉于神怪矣。意之医状，司马迁备志之，其所谓迥风、沓风者，今人绝不知为何病也，况复求其治疗之深旨乎？又下此则张机之《金匮玉函经》及《伤寒》诸论，诚千古不刊之妙典，第详于六气所伤，而于嗜欲食饮罢❶劳之所致者略而不议，兼之文字错简，亦未易以序次求之也。又下此则王叔和，叔和纂岐伯、华佗等书为《脉经》，叙阴阳内外，辨三部九候，分人迎气口，条陈十二经络，洎夫三焦五脏六腑之病，最为著明，惜乎为妄男子❷括以肤陋之脉歌，遂使其本书不盛行于世也。又下此则巢元方，其《诸病源候》编，似不为无所见者，但言风寒二气而不著湿热之文，乃其失也。又下此则王冰，冰推五运六气之变，撰为《天元玉策》，周详切密，亦人之所难，苟泥之，则局滞而不通矣。又下此则王焘、孙思邈，思邈以绝人之识，操慈仁恻隐之心，其叙《千金方》《翼》，及粗工害人之祸，至为愤切，后人稍闯其藩垣，亦足以其术鸣，但不制伤寒之书，或不能无遗憾也。焘虽阐明《外台秘要》，所言方证符禁灼灸之详，颇有所祖述，然谓针能杀生人而不能起死人者，则一偏之见也。又下此则钱乙、庞安时、许叔微，叔微在准绳尺寸之中，而无所发明。安时虽能出奇应变，而终未离于范围，二人皆得张机之粗者也。惟乙深造机之阃奥而撷其精华，建为五脏之方，各随所宜，谓肝有相火，则有泻而无补，肾为真水，则有补而无泻，皆启《内经》之秘，尤知者之所取法也，世概以婴孺医目之，何其知乙之浅哉。其遗书散亡，出于阎孝忠所集者，多孝忠之意，初非乙之本真也。又下此则上谷张元素、河间刘完素、睢水张从正，元素之与完素，虽设为奇梦异人以神其授受，实闻乙之风而

---

❶ 罢：同“疲”。

❷ 妄男子：会文堂本作“高阳生”。高阳生，五代时人，著有《脉诀歌括》。

兴起者焉。若从正，则又宗乎完素者也。元素以古方今病绝不能相值，治病一切不以方，故其书亦不传，其有存于今者，皆后来之所附会，其学则东垣李杲深得之。杲推明内外二伤，而多注意于补脾土之设，盖以土为一身之主，土平则诸脏平矣。从正以吐、汗、下三法，风、寒、暑、湿、燥、火六门，为医之关键，其治多攻利，不善学者，杀人。完素论风火之病，以《内经》病机气宜一十九条著为《原病式》，阐奥粹微，有非大观官局诸医所可仿佛，究其设施，则亦不越攻补二者之间也。近代名医若吴中罗益、沧洲吕复，皆承东垣之余绪，武林罗知悌、丹溪朱彦修，各挹完素之流风。又若台之朱佐，越之滑寿，咸有著述，未易枚举。嗟呼！自有《内经》以来，医书之藏有司者，九一百七十九家，二百有九部，一千二百五十九卷，亦不为不多矣。若夫历代名医出处，今但举其最者言之耳，岂能悉具于斯乎。

或问：医学授受之原，既得闻命矣，未审吾子之学，何所适从？抟曰：医不三世，不服其药。或谓祖父相承，谓之三世。或谓善读三世之书，则为三世之医。子读三世之书欤？为祖父相承之家学欤？请明言其故可乎？曰：草莽之学，其可云乎？然医不止于三世，而其书又奚止于三代哉？当取其可法者言之耳。予同邑丹溪朱彦修先生，上承刘、张、李三家之学，而得罗太无为之依归，以医道大鸣于当世，遐迩咸取法焉。予故曾叔祖诚斋府君，幸与丹溪生同世、居同乡，于是获沾亲炙之化，亦以其术鸣世，故予祖父相承家传之学有所自来，予惟愧夫才疏质钝，而不能奉扬箕裘之业为憾耳，奚足道哉。

或问：亢则害，承乃制。之义何如？曰：王安道论之详矣，其间犹有未悉之旨，请陈其略如下。黄帝曰：愿闻地理之应六节气位何如？岐伯曰：显明之右，君火之位也。君火之右，退行一步，相火治之；复行一步，土气治之；复行一步，金气治之；复行一步，水气治之；复行一步，木气治之；复行一步，君火治之。相火之下，水气承之；水位之下，土气承之；土位之下，风气承之；风位之下，金气承之；金位之下，火气承之；君火之下，阴精承之。亢则害，承乃制也。制则生化，外列盛衰。害则败乱，生化大病。夫五行之木土金水各一，惟火有二，曰君火，曰相火，在地理分布六方，在岁时分为六气。初气自丑至卯，始于大寒而终于春分，厥阴风木主之；二气自卯至巳，始于春分而终于小满，少阴君火主之；三气自巳至未，始于小满而终于大暑，少阳相火主之；四气自未至酉，始于大暑而终于秋分，太阴湿土主之；五气自酉至亥，始于秋分而终于小雪，阳明燥金主之；终气自亥至丑，始于小雪而终于大寒，太阳寒水主之。夫所谓显明者，指方位而言，日出于卯之地也。少阴君火始于此而右迁，故曰显明之右。盖天地左旋，六气右旋，故曰退行。六位之下，各有已所不胜者承之于下。王氏曰：承犹随也，而又有妨之之义，以下奉上故曰承。其五行之道，不亢则随之而已，一有所亢，则起而克胜之也。或曰：制者，制何事也？害者，害何物也？制者，制其气之太过也；害者，害承者之元气也。夫所谓元气者，总而言之，谓之一元；分而言之，谓之六元。一元者，天一生水，水生木，木生火，火生土，土生金，金复生水，循环无端，生生不息。六元者，水为木之化元，木为火之化元，火为土之化元，土为金之化元，金为水之化元，亦运化而无穷也。假如火不亢，则所承之水，随之而已；一有亢极，则其水起以平之，盖恐害吾金元之气，子来救母之意也。六气皆然。此五行胜复之理，不期然而然者矣。制则生化者，言有制之常，如亢则制，而生化不息，何害之有。外列盛衰者，言所承者力衰，而所亢者极盛，制之不尽耳，在天地则为六淫，在人身则为六疾。害则败乱者，言无制之变也，所承者衰甚而无气，故所亢者其势纵横而不可遏也，在天地则大块绝灭，在人身则病真而死矣。大略如斯，未尽详也，学者宜参考安道之论斯备矣。

或问：丹溪先生《格致余论》云：阳常有余，阴常不足。气常有余，血常不足。然先生所著诸方，每云有气虚，有血虚，有阳虚，有阴虚，其所以自相矛盾有如是者，其义何欤？曰：其所谓阴阳气血之虚实，而以天地日月对待之优劣论之，其理蕴奥难明，非贤者莫能悟其旨也，请陈其大略如下：夫阳常有余、阴常不足者，在天地则该乎万物而言，在人身则该乎一体而论，非直指气为阳而血为阴也。经曰：阳中有阴，阴中亦有阳，正所谓独阳不生、独阴不长是也。姑以治法兼证论之，曰气虚者，气中之阴虚也，治法用四君子汤以补气中之阴。曰血虚者，血中之阴虚也，治法用四物汤以补血中之阴。曰阳虚者，心经之元阳虚也，其病多恶寒，责其无火，治法以补气药中加乌附等药，甚者三建汤、正阳散之类。曰阴虚者，肾经之真阴虚也，其病多壮热，责其无水，治法以补血药中加知母、黄柏等药，或大补阴丸、滋阴大补丸之类。经曰：诸寒之而热者取之阴，热之而寒者取之阳，所谓求其属也。王注曰：此言益火之源，以消阴翳；壮水之主，以制阳光也。夫真水衰极之候，切不可服乌附等补阳之药，恐反助火邪而烁真阴。元阳虚甚之躯，亦不可投芎苓等辛散淡渗之剂，恐反开腠理而泄真气。昧者谓气虚即阳虚，只可用四君子，断不可用芎辛之属；血虚即阴虚，只可用四物，决不可用参芪之类。殊不知东垣有曰：阳旺则能生阴血此阴阳二字，直指气血言。又曰：血脱益气，古圣人之法也。血虚者须以参芪补之，阳生阴长之理也。惟真阴虚者将为劳极，参芪固不可用，恐其不能抵当而反益其病耳，非血虚者之所忌也。如黄汝言之通达，亦未明此理，其所著《明医杂著》谓：近世治病，但见虚证，便用参芪，属气虚者固宜，若是血虚，岂不助气而反耗阴血耶？是谓血病治气，则血愈虚耗。又曰：血虚误服参芪等甘温之药，则病日增，服之过多，则死不治。盖甘温助气属阳，阳旺则阴愈消。又曰：妇人产后阴血虚，阳无所依而浮散于外，故多发热，只可用四物汤补阴血，而以炙干姜之苦温从治，而收其浮散，使归依于阴。亦戒勿用参芪也。丹溪曰：产后当以大补气血为主。既曰阳无所依而浮散于外，非参芪等药，何以收救其散失之气乎。噫！汝言之论，何其与东垣、丹溪俱不合耶。世之胶柱鼓瑟者比比皆是，予不容不辩也。

或问：古有四诊之法，何谓也？曰：形、声、色、脉四者而已。今人惟效脉法，但知其一而遗其三焉，请陈其理如下：夫形诊者，观其形以知其病也。经曰：形气不足，病气有余，是邪胜也，当泻不当补。形气有余，病气不足，当补不当泻。形气不足，病气不足，此阴阳皆不足也，急当补之，不可刺，刺之重不足，重不足则阴阳俱竭，血气皆尽，五脏空虚，筋骨髓枯，老者绝灭，壮者不复矣。形气有余，病气有余，此阴阳皆有余也，急泻其邪，调其虚实。故曰：有余者泻之，不足者补之，此之谓也。又曰：形肉既脱，九候虽调者死。又曰：头者精明之府，头倾视深，精神将夺矣。背者胸中之府，背曲肩垂，腑将坏矣。腰者肾之府，转摇不能，肾将惫矣。骨者髓之府，不能久立，行则振掉，骨将惫矣。凡此之类，皆形诊之谓也。夫声诊者，听其声以验其病也。经曰：声如从室中言，是中气之湿也。言而微，终日乃复言者，此夺气也。衣被不敛，言语善恶，不避亲疏者，此神明之乱也。叔和云：久病声嘶者死。小儿病，忽作鸦声者，死。东垣曰：言语先轻后重，高厉有力，是为外感有余之证；言语先重后轻，沉困无力，是为内伤不足之证。凡此之类，皆声诊之谓也。色诊者，视其面之五色，以察其病也。经曰：赤欲如帛裹朱，不欲如赭。白欲如鹅羽，不欲如盐。青欲如苍璧之泽，不欲如蓝。黄欲如罗裹雄黄，不欲如黄土。黑欲如重漆色，不欲如地苍。又曰：青如草苗者死，黄如枳实者死，黑如炲者死，赤如衃血者死，白如枯骨者死，此五色之见死也。青如翠羽者生，黄如蟹腹者生，赤如鸡冠者生，白如豕膏者生，黑如乌羽者生，此五色之见生也。生于心，如缟裹朱；生于肺，如缟裹红；生于肝，如缟裹绀；生于脾，如缟裹瓜蒌实；生于肾，如缟裹紫。此五脏所生之外荣也。欲观五脏之五邪，当辨四时之令色。经曰：从前来者为实邪，子能令母实也。从后来者为虚邪，母能令子虚也。从所胜来者为微邪，妻乘夫位也。从所不胜来者为贼邪，鬼贼为害也。自病者为正邪，本经自伤也。假如春令木旺，病者其色青而带赤，是为实邪，虽病易治，法曰实者泻其子。其色青而带黑，是为虚邪，病亦易治，法曰虚者补其母。其色青而带黄，是为微邪，尤为易治，法曰微者逆之，谓正治也。其色青而带白，是为贼邪，难治故多死，法曰甚者从之，谓反治也。若但青如苍璧之泽，乃是正邪，本经自病，勿药而愈。四时皆仿此而推。又四时皆带红黄为吉，青黑为凶。若此之类，皆色诊之要诀，学人其可忽乎？

或问：伤寒之邪中人固无定体，然手足各有六经，何故只传足之六经，而不及于手之六经乎？刘草窗谓：足六经属水土木，盖水得寒则冰，土得寒则坼，木得寒则叶落枝枯；手之六经惟属金与火，盖火胜水而能敌寒，金得寒而愈坚刚。其理甚明，将何以议之乎？曰：言似近理而实不然者也，请陈一得如下：盖人之有身，顶天履地，身半以上，天气主之，身半以下，地气主之，是以上体多蒙风热，下体多感寒湿。其为六节之气，前三气时值春夏，其气升浮，万物生长，故人之身半以上应之；后三气时值秋冬，其气降沉，故人之身半以下应之。自十月小雪之后，为六气之终，太阳寒水用事，房劳辛苦之人，其太阳寒水之气，乘虚而客入于足太阳膀胱之经，同气相求故也。又曰热先于首而寒先于足，其义亦通。寒邪郁积既久，次第而传于阳明少阳，以及三阴之经，皆从足经传始，而渐及于手之六经而已矣，此人身配合天地之理，不期然而然也，何疑之有哉。

或问：三焦为腑，有以心胞络为脏者，有以命门为脏者。脉诀云：三焦无状空有名。或谓三焦与心胞络，皆有名无实之腑脏，而其位俱在胸膈之中。或谓心胞络乃胸中之脂膜，又或谓之裹心之肉。凡此议论不一，其孰非而孰是欤？请明以告我。曰：其理蕴奥，甚矣难言。虽然，若夫天人之理不明，其可谓之医乎，请略陈其梗概如下：凡万物之有形质着乎地者，必有象以应乎天也。且以五行之理论之，如在地有木火土金水之五行，在天则有风热湿燥寒火之六气，盖人肖天地，其五脏六腑之具于身者，与天地造化生成之理若合符节。是故在天为风，在地为木，在人脏腑为肝为胆。在天为热，在地为火，在人脏腑为心为小肠。在天为湿，在地为土，在人脏腑为脾为胃。在天为燥，在地为金，在人脏腑为肺为大肠。在天为寒，在地为水，在人脏腑为肾为膀胱。五者之外，又有相火游行于天地上下气交之中，故合为五运六气；人身之相火，亦游行于腔子之内，上下肓膜之间，命名三焦，亦合于五脏六腑。丹溪曰：天非此火，不能生物；人非此火，不能有生。夫《内经》以心胞络为脏，配合三焦而为六脏六腑，总为十二经也，其两肾本为一脏，初无左右之分。越人始分之，亦未尝言其为相火之脏。王叔和始立说，以三焦合命门为表里，亦有深意寓焉。盖命门虽为水脏，实为相火所寓之地。其意盖谓左属阳，右属阴，左属血，右属气，左属水，右属火，静守常而主乎水，动处变而化为火者也。然而相火固无定体，在上则寄于肝胆胞络之间，发则如龙火飞跃于霄汉而为雷霆也；在下则寓于两肾之内，发则如龙火鼓舞于湖海而为波涛也。或曰：尝闻人身之有腑者，若府库然，能盛贮诸物之名也。若大小肠、胃、膀胱、胆五腑，皆有攸受而盛之者，未审三焦为腑，何所盛乎？曰：三焦者，指腔子而言，包函乎肠胃之总司也。胸中肓膜之上，曰上焦；肓膜之下，脐之上，曰中焦；脐之下，曰下焦，故名曰三焦，其可谓之无攸受乎。其体有脂膜在腔子之内，包罗乎六脏五腑之外也。其心胞络实乃裹心之膜，包于心外，故曰心胞络，其系与三焦之系连属。故指相火之脏腑皆寄于胸中，此知始而未知终也。其余诸说，皆辗转传讹之语耳。管见如斯，颙俟[1]知者再论。

或问：东垣用药，多以升阳益胃目之，而悉以升麻、柴胡之类佐之，何欤？曰：夫天地四时之令，春夏之气，温而升浮，则万物发生；秋冬之气，寒而降沉，则万物肃杀。人肖天地，常欲使胃气温而升浮，而行春夏生发之令；不欲使胃气寒而降沉，而行秋冬肃杀之令耳。又升麻能令清气从右而上达，柴胡能使清气从左而上达。经曰：清气在下，则生飧泄；浊气在上，则主䐜胀。是以清气一升，则浊气随降，而无以上等证。又参芪等补剂，皆味厚而气滞者，若不以升、柴等药提之，何以得行于经络肌表而滋补哉？或曰：东垣生于北方，天倾西北，阳气下陷，此法固宜，恐东南方土不宜也。曰：地不满东南，土气下陷，故脾胃之气不升。脾胃之气不升，则上脘不通，谷气不行，而内伤之病作矣。是以此法，尤利于东南方也，学者不可不知此意。

或问：内伤发热之证，其为有痰有食胸中迷闷者，固不敢骤用补气之剂；其有察脉审证，明白知是虚损内伤之候，而投以东垣补中益气等汤，遂致胸中满闷难当，医者其技穷矣。若此者，又将何法以治之乎？曰：此盖浊气在上而清气不能上升，故浊气与药气相拒故耳。

---

[1] 颙俟：恭敬地等候。

宜以升柴二物用酒制炒，更加附子一片，以行参芪之气，及引升柴直抵下焦，引清气上升而浊气下降，则服参芪等补药不致满闷矣。学者其可不知此乎。

或问：六淫之邪，当从《内经》六气之太过为是也。昔医和对晋平公之文，不曰风寒暑湿燥火，而曰阴阳风雨晦明，何也？曰：辞虽异而理实同焉。彼谓阴淫寒疾者，即太阳寒水之令太过而为寒疾也。阳淫热疾者，即少阳相火之令太过而为热疾也。风淫末疾者，即厥阴风木之令太过而为末疾也。雨淫腹疾者，即太阴湿土之令太过而为腹疾也。晦淫惑疾者，即阳明燥金之令太过而为疫疾也。明淫心疾者，即少阴君火之令太过而为心疾也。或曰：阴阳风雨即为寒热风湿之疾，彼此固吻合矣；所谓晦淫惑疾与明淫心疾二者，似不相符，请明以告我。曰：岁金太过，燥令大行，久晴不雨，黄埃蔽空，日月冒明，当为疫疠之疾，山岚瘴气是也。惑当作疫，传写之误耳。君火太过，热令早行，火为离明之象，故曰明淫，如《内经》所谓天明则日月不明是也。少阴君火司令，故曰心疾，春分至小满时太热也。有释明为昼明，晦为夜晦，惑为蛊惑心志，皆非也。夫昼明夜晦，天道自然之理，何淫之有。其蛊惑心志者，本非天地之淫邪也。学人宜再思之。

或问：饮食同入于胃，而水谷二者何如而分乎？且如膀胱只有下口而无上口，其水固可出，不知从何而入乎？又何其如是之清乎？曰：经曰：饮食入胃，游溢精气，上输于脾。脾气散精，上归于肺，通调水道，下输膀胱。水精四布，五经并行，合于四时五行阴阳，揆度以为常也。夫胃为仓廪之官，无物不受，全藉脾土转输而运化焉。盖水谷入胃，其浊者为渣滓，下出幽门，达大小肠而为粪，以出于谷道。其清者，倏焉而化为气，依脾气而上升于肺。其至清而至精者，由肺而灌溉乎四体，而为汗液津唾，助血脉，益气力，而为生生不息之运用也。其清中之浊者，下入膀胱而为溺，以出乎小便耳。其未入而在膀胱之外者，尚为浊气；既入而在膀胱之内者，即化为水。是故东垣有曰：饮者无形之气，正谓此也。盖肺属金而覆乎脾胃之上，即如天之覆于地之上也。经曰：清阳为天，浊阴为地。地气上而为云，天气下而为雨。水入于胃，辄化气而上升，亦犹天降霖雨于地，倏焉化气上腾而为云，又复化为霖雨而下降也。或曰：老人与壮年者，饮水无异多寡，壮年小便甚少，而老者小便甚多，何也？曰：壮者如春夏之气，升者多而降者少；老人如秋冬之气，降者多而升者少耳。或曰：降多即小便多，升多者未见其为何物而出于上窍焉。曰：经曰：清阳出上窍，浊阴出下窍；清阳发腠理，浊阴走五脏；清阳实四肢，浊阴归六腑。各从其化也。夫大块之为器，不可论其涵容之量，人之气化亦犹是也，贤者宜再思之。

或问：人之寿夭不齐，何欤？曰：元气盛衰不同耳。夫人有生之初，先生二肾，号曰命门，元气之所司，性命之所系焉。是故肾元盛则寿延，肾元衰则寿夭，此一定之理也。或曰：今见肥白之人多寿夭，元气反衰乎？瘦黑之人多寿延，元气反盛乎？曰：丹溪谓白者肺气弱，黑者肾气足。又曰肥不如瘦，白不如黑。或曰：四方之人皆同乎？曰：不同也。《内经·五常政大论》云：阴精所奉其人寿，阳精所降其人夭。又曰：东南方，阳也，阳者其精降于下，故右热而左温。西北方，阴也，阴者其精奉于上，故左寒而右凉。王注曰：阴精所奉，高之地也。阳精所降，下之地也。阴方之地，阳不妄泄，寒气外持，邪不数中而正气坚守，故寿延。阳方之地，阳气耗散，发泄无度，风湿数中，真气烦渴[1]，故夭折。或曰：常闻天人之理，同一揆也。今见于天地之四方者，既得闻命矣，而具于人之五脏者，未之闻也，请申明其说可乎？曰：西北二方，在人为肾水肺金所居之地，二脏常恐其不足；东南二方，在人为肝木心火所处之位，二脏常恐其有余。《难经》曰东方实、西方虚、泻南方、补北方等语，即此之义也。夫肾水既实，则阴精时上，奉于心肺，故东方之木气不实，而西方之金气不虚，此子能令母实，使金得以平木也，是故水日以盛而火日以亏，此阴精所奉于上而令人寿延也。若夫肾水一虚，则无以制南方之心火，故东方实而西方虚，其命门与胞络之相火，皆挟心火之势而来，侮所不胜之水，使水日亏而火日盛，此阳精所降于下，故令人夭折也。大抵王冰主天地之四方言，越人主人身之五脏论，皆不失《内经》之旨，同归于一理也，学人详之。

或问：经谓清气在下，则生飧泄；浊气在上，则生䐜胀。夫病在上者，法当用木香、槟榔等药以降之；病在下者，法当用升麻、柴胡等药以提之，理宜然也。其或泄痢，脱肛后重，大孔痛不可忍，是为气下陷也，法当举之以升麻、柴胡，和之以木香、槟榔。若夫四药同剂，不无升降混淆，奚有归一治病之功耶？曰：天生药石，治病各逞其能。如张仲景制大柴胡汤，用柴胡、大黄同剂，以治伤寒表里俱见之证。然柴胡升而散外邪，大黄降而泄内实，使病者热退气和而愈。今用升麻、柴胡，自能升清气而上行；木香、槟榔，自能逐邪气而下降。故使脱肛举而后重除，故可同剂而成功矣，何疑之有哉。欲用药者，宜仿此而扩充之可也。

或问：人身之两肾，犹车之有两轮，其形同，色亦无异，不知王叔和何所见而独谓左肾属水而右肾属火，又指右肾为命门以配三焦之经。常闻有生之初，胚胎未成之际，先生二肾，即造化天一生水之义，今以水火歧之，冰炭相反，何欤？曰：予尝私淑丹溪而得其说矣。按《内经》以心胞络为三焦相火之配而并行于经也，其两肾本为一脏，初未尝有左右之分。而越人始分之，亦不言其为相火之脏。叔和立说，以三焦合命门为表里，亦有深意存焉。盖谓肾属阴而本主乎静，静则阳孕于其中，阳既孕矣，其能纯乎静而无生气之动欤？若经所谓静属水，受五脏六腑之精而藏之，是阳归之阴而成孕者也。又谓肾为作强之官，伎巧出焉，阳出之阴而化生者也。是故肾为一脏配五行而言者，则属之水矣。以其两肾之形有二象而言者，亦得以左右分阴阳刚柔而命为五脏之根元也。以左为阴，右为阳，阴为水，阳为火，水为血，火为气，于是左肾之阴水生肝木，肝木生心火，右肾之阳火生脾土，脾土生肺金，其四脏之于肾，犹枝叶之出于根也。虽然，但不可独指右肾为命门耳。经曰：太冲之地，名曰少阴，少阴之上，名曰太阳，太阳根起于至阴，结于命门。按王注：《灵枢经》云：命门者目也。抑考《明堂》《铜人》等经，命门一穴在脊中行第十四椎下陷中两肾之间。夫两肾固为真元之根本，性命之所关，虽为水脏，而实有相火寓乎其中，象水中之

[1] 烦渴：会文堂本作“倾竭”，当是。

龙火，因其动而发也。愚意当以两肾总号为命门，其命门穴正象门中之枨阒❶，司开阖之象也。惟其静而阖，涵养乎一阴之真水；动而开，鼓舞乎龙雷之相火。夫水者常也，火者变也。若独指乎右肾为相火，以为三焦之配，尚恐立言之未精也，未知识者以为何如？

或问:《内经》所谓壮火之气衰，少火之气壮，壮火食气，气食少火，壮火散气，少火生气，何谓也？曰：王太仆已有注文，但未甚详耳，请陈一得如下：夫壮火之气衰，少火之气壮者，言造化胜复之理，少而壮，壮而衰，衰而复生，循环无端，生生不息。经虽不言衰而复生，其理实在其中矣。壮火食气者，言元气见食于壮火也。气食少火者，言元气见助于少火也。壮火散气谓耗散元气，少火生气谓滋生元气，此二句申明上文二句之言耳。盖火不可无，亦可少而不可壮也，少则滋助乎真阴，壮则烧烁乎元气。阴阳造化之理，无往不复，夫火壮而亢极，则兼水化以制之。经曰亢则害，承乃制也。又曰制则生化。故壮火衰而少火复生，是以阴阳调和，万物生旺，四时生长化收藏之道，即此理也。以人论之，胚胎未成之初，先生二肾以涵养真阴，是故名为元气，天一生水之义焉，然后肝心脾肺以及五腑相继而生。五脏五腑之外，又有胞络相火，游行于三焦之间，故以三焦为配，二者皆有名无实之腑脏，盖相火无定位故也。抑考先哲有曰：天非此火，不能生物；人非此火，不能有生。言其不可无也，此非少火生气之意乎。又曰：火与元气不两立，一胜则一负。言其不可亢也，又非壮火散气之谓乎。管见如斯，未知是否？

或问：越人《难经》第一难中所谓：十二经皆有动脉，独取寸口以决五脏六腑死生吉凶之法。又曰：寸口者，脉之大会，手太阴之脉动也。夫寸口一脉，何以能决脏腑死生吉凶乎？鳌峰熊氏注为右寸，谓右寸之属肺也。四明张氏注为两寸，谓脉会太渊穴也。二说不同，其孰非而孰是欤？请明以告我。曰：古圣立法，以三部九候决人生死，以六脏六腑分配于六部之中，故可以验人脏腑之吉凶也，殊不知《内经》言寸口者颇多，悉兼关尺而言也，大概古人以寸口为六脉之总名耳。不然，《内经》何以言寸口之脉中手短者曰头痛，寸口脉中手长者曰足胫痛，寸口脉中手促上击者肩背痛，若此之类，莫能尽述。先哲注谓中手为医者之中指也，然则非病者之关脉乎。夫越人之《难经》，因《内经》而作，故有是语。今之注者，皆以己意妄释，故与经旨不合。学者其再思之。

或问:《难经》第八难曰：寸口脉平而死者，何谓也？然诸十二经脉者，皆系于生气之源。所谓生气之源者，十二经之根本也，谓肾间动气也，此五脏六腑之本，十二经之根，呼吸之门，三焦之源，一名守邪之神。故气者，人之根本也，根绝则茎叶枯矣。寸口脉平而死者，生气独绝于内也。夫所谓肾间动气者，释者皆指为两尺。两尺既绝，何谓寸口脉平？何不言尺中肾脉，而言肾间动气？请明辩以释吾疑，幸甚。曰：此言寸口脉平而死者，亦兼关尺而论也。肾间动气者，脐下气海丹田之地也。或曰：脐下中行，乃任脉所属，与肾何相干哉？曰：各开寸半为第二行，皆属足少阴肾经。其脐与背后命门穴对，各开寸半，肾腧穴也。故丹田气海与肾脉相

---

❶ 枨阒：古代门两旁的长木和门中间的竖木。

通，为肾之根也。又若有生之初，先生二肾，胞系在脐，故气海丹田实为生气之源，十二经之根本也。或曰：寸口既平，奚疑其死乎？曰：此为病剧形脱者论耳。《内经》曰：形肉已脱，九候虽调者死。凡见人之病剧者，人形羸瘦，肌肉已脱，虽六脉平和，尤当诊候足阳明之冲阳与足少阴之太溪。二脉或绝，更候脐下肾间之动气。其或动气未绝，犹有可生之理；动气如绝，虽三部平和，其死无疑矣。医者其可不详察乎。

或问：《内经》有曰：阳明病甚，则弃衣而走，登高而歌，或不食数日，而逾垣上屋，所上之处，皆非素所能也。素非所能，因病而不食，反能登非常之处，岂有是哉？曰：《难经》有云：重阳者狂，重阴者癫。又曰：癫多喜而狂多怒。所谓重阳者，三部阴阳脉皆洪盛而牢，故病强健而有力，故名曰狂。谓重阴者，三部阴阳脉皆沉伏而细，故病疲倦而无力，故名曰癫。尝见东阳楼氏一少年病狂，一日天风大作，忽飞上于邑东之塔巅，且歌且哭，其塔实无容步之阶，众皆以为怪。予思龙乃纯阳之物，伏蛰于海内，其身只有鳞甲，且无羽翼，遇阳气升腾之日，则借风云之势而能飞腾，即此义也，奚足为怪哉。

或问：《难经》五十三难曰：经言七传者死，间脏者生。然七传者，传其所胜也。间脏者，传其子也。何以言之？假令心病传肺，肺病传肝，肝病传脾，脾病传肾，肾病传心，一脏不再伤，故言七传者死也。间脏者，传其所生也。假令心传脾，脾传肺，肺传肾，肾传肝，肝传心，是子母相传，周而复始，如环无端，故言生也。夫经文所谓七传者，据其数只六传而已。谓一脏不再伤，按其数乃有四脏不再受伤。且其间脏之理，未闻有发明之旨，释者只是随文解义而已，请明辩以释吾疑可乎？曰：夫此条，言虚劳之证也。真所谓七传者，心病上必脱肾病传心一句。其一脏不再伤，当作三脏不再伤。皆传写之误耳。盖虚劳之证，必始于肾经，五脏从相克而逆传，已尽又复传于肾与心，则水绝灭而火大旺，故死而不复再传彼之三脏矣。其有从相生而顺传者，盖肾水欲传心火，却被肝木乘间而遂传肝木，然后传心火，次第由顺行而及于彼之三脏，而有生生不息之义，故曰间脏者生。学者其再思之。

或问：医家以水烹煮药石，本草著名类多而未详其用。曰长流水，曰急流水，曰顺流水，曰逆流水，曰千里水，曰半天河水，曰春雨水，曰秋露水，曰露花水，曰井花水，曰新汲水，曰无根水，曰菊英水，曰潦水，曰甘澜水，曰月窟水，夫何一水之用而有许多之名，必其能各有所长，请逐一明言其故无吝。曰：谓长流水者，即千里水也，但当取其流长而来远耳，不可泥于千里者，以其性远而通达，历科坎已多，多故取以煎煮手足四肢之病，道路远之药，及通利大小便之用也。曰急流水者，湍上峻急之流水也，以其性速急而达下，故特取以煎熬通利二便及足胫以下之风药也。曰顺流水者，其性顺而下流，故亦取以治下焦腰膝之证，及通利二便之用也。曰逆流水者，上流洄澜之水也，以其性逆而倒流，故取以调和发吐痰饮之剂也。曰半天河水者，即长桑君授扁鹊饮以上池之水，乃竹篱藩头管内之积水耳，取其清洁自天而降，未受下流污浊之气，故可以为炼还丹、调仙药之用也。曰春雨水者，立春日空中以器盛接之水也，其性始得春升生发之气，故可以煮中气不足、清气不升之药也。古方谓妇人无子者，于立春日清晨以器盛空中之雨水或此日百草晓露之水，夫妻各饮一杯，还房当即有孕，取其资始资生发育万物之义耳。曰秋露水者，其性禀收敛肃杀之气，故可取以烹煎杀祟之药，及调敷杀癞虫疥癣诸虫之剂也。曰井花水者，清晨井中第一汲者，其天一真精之气浮结于水面，故可取以烹煎补阴之剂，及修炼还丹之用。今好清之士，每日取以烹春茗，而谓清利头目最佳，其性味同于雪水也。曰菊英水者，蜀中有长寿源，其源多菊花，而流水四季皆菊花香，居人饮其水者，寿皆二三百岁，故陶靖节之流好植菊花，日采其花英浸水烹茶，期延寿也。曰新汲水者，井中新汲未入缸瓮者，取其清洁无混杂之剂，故用以烹煮药剂也。曰甘澜水者，器盛于以物扬跃，使水珠沫液盈于水面，其水与月窟水性同，取其味甘温而性柔，故可以烹伤寒阴证等药也。曰潦水者，又名无根水，山谷中无人迹去处，新土科凹中之水也，取其性不动摇而有土气内存，故可以煎熬调脾进食以补益中气之剂也。夫本草虽有诸水之名，而未详言其用，今故述之，以为后学之矜式云。

或问：丹溪治肿胀之证，专主乎土败木贼、湿热相乘为病。东垣又多主乎寒，言病机诸腹胀大皆属于热之语，乃言伤寒阳明经大实大满之证也。又云：热胀少而寒胀多。二说不同，其孰非而孰是欤？曰：东垣，北方人也，其地土高燥，湿热少而寒气多，故有是论。我丹溪先生，生长于东南之地，故病此者尽因脾虚受湿，肝木大旺，故言然也。或曰：二说不同之义，既得闻命矣。而丹溪治肿之大法曰：必须养肺以制木，使脾无贼邪之虑，滋肾以制火，使肺得清化之源，断妄想以保母气，却盐味以防助邪，以大剂人参、白术补脾，使脾气得实，自能健运升降。此千载不易之定论，万举万全之妙法也，活人多矣。尝用此法以治黄肿之证，反加闷乱，增剧不安。改用香附、苍术、厚朴之剂，反获全功。窃思水肿与黄肿，皆是湿热伤脾所致，何治法之不同欤？曰：夫水肿之证，盖因脾土虚甚而肝木太过，故水湿妄行其中，虽有清痰留饮，实无郁积胶固，故以参术为君，而兼以利水清金去湿热之药，此标本兼该之治，故有十全之功也。彼黄肿者，或酒疸，或谷疸，沉积顽痰，胶固郁结于其中，故或为痃癖，或为积聚，是以积于中而形于外，盖因土气外形而黄也。故宜以苍术、厚朴、香附、陈皮之类，以平其土气之敦阜，用铁粉、青皮之类，以平其木气之有余，加以曲糵❶，助脾消积。退黄之后，仍用参术等补脾之剂，以收十全之功，此标而本之之治也。若二证之药，易而治之，祸不旋踵，学者不可不知。

或问：饥甚方食，而食反不运化，多为呕吐吞酸等证，何也？曰：饥而即食，渴而即饮，此造化自然之理也。饥不得食，胃气已损，脾气已伤，而中气大不足矣。遇食大嚼，过饱益甚，是以大伤胃气，轻则吞酸恶心，重则恶寒发热，而为内伤等病者多矣。又或负重远行，辛苦饥甚，遇食太过，则四体倦怠矣。若又或力复行，适遇风雨外袭，遂成内伤挟外感之证，或为肿胀危笃之疾。养生君子，切宜防微杜渐，戒之戒之！

或问：针法有补泻迎随之理，固可以平虚实之证。其灸法不问虚实寒热，悉令灸之，其亦有补泻之功乎？曰：虚

---

❶ 糵（niè）：酿酒的曲。以糵为酒。

者灸之，使火气以助元阳也；实者灸之，使实邪随火气而发散也；寒者灸之，使其气之复温也；热者灸之，引郁热之气外发，火就燥之义也。其针刺虽有补泻之法，予恐但有泻而无补焉。经谓泻者迎而夺之，以针迎其经脉之来气而出之，固可以泻实矣；谓补者随而济之，以针随其经脉之去气而留之，未必能补虚也。不然，《内经》何以曰，无刺熇熇之热，无刺浑浑之脉，无刺漉漉之汗；无刺大劳人，无刺大饥人，无刺大渴人，无刺新饱人，无刺大惊人。又曰，形气不足，病气不足，此阴阳皆不足也，不可刺，刺之，重竭其气，老者绝灭，壮者不复矣。若此等语，皆有泻无补之谓也，学者不可不知。

或问：虚损之疾，世俗例用《局方》十全大补汤以补之，其方实为诸虚之关锁也，用参、芪、苓、术、甘草以补气虚，用芎、归、芍药、地黄、肉桂以补血少，吾子将何以议之乎？曰：此药乃气血两虚之剂，或血虚而气尚实，或气虚而血尚充者，其可一例施乎？《内经》曰：毒药以治暴病。盖药性各有能毒，然中病者，藉其能以获安；不中病者，徒惹其毒以增病耳。假如心、脾二经虚损，当以茯苓补之，虚而无汗及小水短少者，服之有功；虚而小便数者，多服则令人目盲；虚而多汗者，久服损其气，夭人天年，以其味淡而利窍也。又如肺气弱及元阳虚者，当以黄芪补之，然肥白人及气虚而多汗者，服之有功；若苍黑人肾气有余而未甚虚者，服之必满闷不安，以其性寒而闭气也。甘草为健脾补中及泻火除烦之良剂，然呕吐与中满及嗜酒之人，多服必敛膈不行而呕满增剧，以其气味之甘缓也。川芎为补血行血、清利头目之圣药，然骨蒸多汗及气弱人，久服则真气走散而阴愈虚甚，以其气味之辛散也。生地黄能生血脉，然胃气弱者，服之防损胃不食。熟地黄养血补血，然痰火盛者，恐泥膈不行。人参为润肺健脾之药，若元气虚损者，不可缺也；然久嗽、劳嗽、咯血，郁火在肺分者，服之必加嗽增喘不宁，以其气味之甘温滞气然也。白芍药为凉血益血之剂，若血虚腹痛者，岂可缺欤？然形瘦气弱、禀赋素虚寒者，服之恐伐发生之气，以其气味之酸寒也。药性能毒，未易悉举，学人宜究本草之详，不可妄施以杀人也。

或问:《脉经》谓一息四至以上为无病常人之脉，今见无病之人，或有一息五至有奇者，有一息三至无余者，何如是之异乎？曰：生成之脉，岂无缓急迟数之殊欤？经曰：性急脉亦急，性缓脉亦缓。大抵脉缓而迟者多寿，脉急而数者多夭。经曰：根于中者命曰神机，神去则机息。盖气血者，人身之神也。脉急数者，气血易亏而神机易息，故多夭；脉迟缓者，气血和平而神机难损，故多寿。先哲论江海之潮，则天地之嘘吸，昼夜只二升二降而已；人之呼吸，昼夜一万三千五百息。故天地之寿，悠久而无疆；人之寿延者，数亦不满百也。管见如斯，未知是否？

或问：有人寸、关、尺三部之脉，按之绝无形迹，而移于手阳明经阳溪与合谷之地动者，何欤？曰：手太阴经肺与手阳明大肠，一脏一腑，相为表里，其列缺穴乃二经之络脉，故脉从络而出于阳明之经，此为妻乘夫位，地天交泰，生成无病之脉耳，学者可不晓欤！

或问：妇人产后之证，丹溪为❶当以

---

❶ 为：会文堂本作“谓”。

大补气血为主治，虽有杂证，以末治之。又曰：产后中风，切不可作风治而用风药。然则产后不问诸证，悉宜大补气血乎？曰：详“主末”二字，其义自明。若夫气血大虚，诸证杂揉，俱虚而无他证者，合宜大补气血自愈。或因虚而感冒风寒者，补气血药带驱风之剂。或因脾虚而食伤太阴者，补气血药加清导之剂。或因瘀血恶露未尽而恶寒发热者，必先逐去瘀血恶露，然后大补。经曰：有本而标之者，有标而本之者。又曰：急则治其标，缓则治其本。丹溪“主末”二字，即标本之意耳。临证之际，其于望闻问切之间，岂不可辨乎。若一例施之以补，岂非刻舟求剑之术耶。

或问：妊娠之妇，有按月行经而胎自长者，有三、五个月间其血大下而胎不堕者，或及期而分娩，或逾月而始生，其理何欤？曰：其按月行经而胎自长者，名曰盛胎，盖其妇血气充盛，养胎之外，其血尤有余故也。其有数月之胎而血大下，谓之漏胎，盖因事触动任脉，故血下而未伤于子宫故也。虽然，孕中失血，胎虽不堕，其气血亦亏，多致逾月不产，予曾见有十二、三月或十七、八月或二十四、五个月生者往往有之，俱是气血不足，胚胎难长故耳。凡十月之后未产者，当服大补气血之药以培养之，庶分娩之无忧也，学者不可不知。

或问：丹溪所谓难产之妇，皆是八、九个月内不能理，以致气血虚故也，请问其旨何欤？曰：盖妇人有娠，大不宜与丈夫同寝。今人未谙[1]此理，至于八、九个月内犹有房事。夫情欲一动，气血随耗。盖胎孕全仗气血培养，气血既亏，则胎息羸弱。日月既足，子如梦觉，即欲分娩，遂去折胞求路而出，胞破之后，其胞中之浆水沛然下流，胎息强健者，即翻身随浆而下，此为易产者也。胎息倦弱者，犹如梦寐未醒，转头迟慢，不能随浆而出，胞浆既干，则污血闭塞其生路，是以子无所向，遂致横生逆产。临产之际，若见浆下而未分娩者，便当忧恐，急服催生之药，如蜀葵子之类，逐去恶血，道路通达，庶有速产之功。医者不可不知此意。

或问：山居野处之地，云有狸魅之患，诚有此欤？否欤。曰：妖祟为患，自古有之，非独老狐成精至于人家，猫犬亦有善为，妖者大抵被其惑者，皆性淫而气血虚者也，故邪乘虚而入耳，未有正人君人血气充实者，而被其惑焉，治法必滋补其真阴以壮其正气，安养其心神以御其淫邪，房帏之内罅隙不通，邪何由而入焉。若以师巫降童等邪术治之，则神愈不安，决无可疗之理，遇斯疾者，可不谨欤？

或问：中风之候，皆半身不遂，其有迁延岁月不死者，何也？曰：如木之根本未甚枯，而一边之枝干先萎耳。经曰：根于中者，命曰神机，神去则机息言动物也。根于外者命曰气立，气止则化绝言植物也。夫神机未息，亦犹气化之未绝耳，故半身虽不运用，然亦未至于机息而死也。古所谓瘫痪者，亦有深意存焉。言瘫者，坦也，筋脉弛纵坦然而不举也。痪者，涣也，血气散漫涣然而不用也。或曰：其为治之法，与诸痹同乎？曰：不同也。经谓风、寒、湿三气合而成痹，故曰痛痹筋骨掣痛，曰着痹着而不行，曰行痹走痛不定，曰周痹周身疼痛，皆邪气有余之候也。其瘫痪者，或血虚，或气虚，皆正气不足之证，其治法故不同也。惟痿痹属血虚，麻痹属气虚，与

[1] 谙（ān）：熟悉，精通。

瘫痪治法大同而小异焉。学者宜加详察，毋蹈乎实实虚虚之覆辙云。

或问：雀目之证，遇晚则目不见物，至晓复明，此何病使然？曰：是则肝虚之候也。或曰：肝常虑其有余，然亦有不足者乎？曰：邪气盛则实，正气夺则虚。其人素禀血虚，适遇寅申二年，少阳相火司天，厥阴风木在泉，火炎于上，木郁于下。夫胞络相火既盛，则心血沸淖而干涸。经曰：天明则日月不明，邪害空窍。盖心出血，肝纳血，心血既涸，则肝无攸受。经又曰：目得血而能视。缘肝开窍于目，肝既无血，则目瞀而不明矣。或曰：目瞀不明，既得闻命矣，其晚暗而晓复明者，何也？曰：木生于亥，旺于卯而绝于申，至于酉戌之时，木气衰甚，遇亥始生，至日出于卯之地，木气稍盛而目复明矣。虽然，终不能了然如故。或曰：雀目之患，终变为黄胀而死，何也？曰：木绝于申，乃水土长生之地，木气萎和，土气敦阜，经谓气有余则制已所胜而侮所不胜，此土气有余而侮所不胜之木也。或曰：治法何如？曰：先宜地黄、芎、归等药，以补益其肾肝之不足；次用厚朴、苍术、陈皮之类，平其土气之有余。此乃略示端倪耳，医者自宜临岐斟酌而处治之，慎不可按图而索骥也。

或问：小儿气喘，世俗例以为犯土，谓犯其土皇也。或安碓，或作灶，或浚井填塞、开通沟渠等事，适遇小儿气喘，遂云犯土无疑矣。信听术士退土，或书符命贴于动土之处，或咒法水焚符调服，或按家之九宫，谓土皇居于何宫，太阳落在何宫，当取太阳之土与儿饮之，能释土皇之厄而喘定，间亦有验者。夫历代医书汗牛充栋，何不该载而遗此证为黄冠之流医治欤？请明以告我。曰：夫小儿发喘，多由风寒外束，腠理壅遏，而肺气不得宣通而为病耳。治法当用钱氏泻白散或三拗汤等剂，使腠理开通，肺气舒畅而喘息定矣。或用吐泻之后而中气不足，亦使短气而喘。治用钱氏益黄散、东垣补中益气汤，或用伏龙肝，汤泡放温饮之，其喘立定者有之。盖脾土大虚，必借土气以培益之。其术士窥窃此意，而巧立名色，而谓太阳之土能安土也。夫小儿之证不一，或慢惊直视而喘，或肺胀气促而喘，纵取太阳土盈盎以沃之，亦莫能救其万一。医者自宜检方按法调治，毋听末流之俗以致惑焉。

或问：妇人怀鬼胎者，何欤？曰：昼之所思，为夜之所见。凡男女之性淫而虚者，则肝肾之相火无时不起，故劳怯之人多梦与鬼交。夫所谓鬼胎者，伪胎也。非实有鬼神交接而成胎也。古方有云：思想无穷，所愿不遂，为白淫白浊，流于子宫，结为鬼胎，乃本妇自己之血液淫精，聚结成块，而胸腹胀满，俨若胎孕耳，非伪胎而何。或曰：尝阅滑伯仁医验，谓仁孝庙庙祝杨天成一女，薄暮游庙庑，见黄衣神觉心动，是夕梦与之交，腹渐大而若孕，邀伯仁治，诊之，曰此鬼胎也，其毋道其由，与破血坠胎之药，下如蝌蚪鱼目者二升许，遂安，此非遇神交乎？曰：有是事而实无是理，岂有土木为形，能与人交而有精成胚胎耶。噫！非神之惑于女，乃女之惑于神耳。意度此女，年长无夫，正所谓思想无穷，所愿不遂也。有道之士，勿信乎邪说之惑焉。

或问：鳌峰熊氏纂集《运气全书》乃撰为《伤寒铃法》，以病者之所生年月日时，合得病之日期，推算五运六气，与伤寒六经证候无不吻合，谓某日当得某经，某经当用某药，而以张仲景一百一十有三方按法施治，如太阳无汗麻黄汤、有汗桂枝汤之类，使后学能推此法，不须问证察脉，但推算病在此经，即用此经之药，实为医家之捷经妙诀也，吾子可不祖述乎？曰：此马宗素无稽之术，而以世之生灵为戏玩耳。窃谓上古圣人，仰观天文，俯察地理，以十干配而为五运，以十二支合而为六气，天以六方寓之，岁以六气纪之，以天之六气，加临于岁之六节，五行胜复盈亏之理，无有不验。传曰：天之高也，星辰之远也，苟求其故，千岁之日至可坐而致也。今草莽野人，而以人之年命，合病日而为运气钤法，取仲景之方以治之，是盖士师移情而就法也，杀人多矣。知礼君子，幸勿蹈其覆辙云。

或问：庞安常《伤寒总病论》所载时行瘟疫，谓春有青筋率证，其候颈背双筋牵急，先寒后热，腰强急，脚缩不伸，胻中欲折，或眼黄，项背强直。夏有赤脉拂证，其候口干舌裂咽塞，战掉惊动不定。秋有白气狸证，其候经络壅滞，皮毛坚竖发泄，体热生斑，气喘引饮。冬有黑骨瘟证，其候腰痛欲折，胸胁如刀刺切痛，心腹膨胀。四季有黄肉随证，其候颈下结核，头重项直，或皮肉强硬而隐隐发热。尝闻医有贤愚，疾无今古，近年以来，未尝有以上诸证，何今古之不同欤？请明言其故，幸甚！曰：瘟疫之证，素无定体，或气运之变迁，或世情之不古。愧予年逾八秩，略未见此异证，或世有之而予未之见欤？抑亦见之而予未之识欤？安常禀出类拔萃之资，为一代名世之士，著述方书以为后学之矩范，岂好为异说以欺世罔俗哉，姑录之以俟达者再论。

或问：庞安常《伤寒总病论》所载《圣散子方》，谓出于苏子瞻尚书所传，又谓其方不知所从来，而故人巢君谷世宝之，以治瘟疫之疾，百不失一。安常赞曰：自古论病，惟伤寒至为危急，表里虚实，日数证候，应汗应下之法，差之毫厘，辄至不救，而用圣散子者，一切不问。阴阳二感，或男女相易，状至危笃者，连饮数剂，则汗出气通，饮食渐进，神宇完复，更不用诸药，连服取瘥；其余轻者，心额微汗，正尔无恙。药性少热，而阳毒发狂之类，入口即觉清凉，殆不可以常理论也。时疫流行，平旦辄煮一釜，不问老少良贱，各饮一大盏，则时气不入其门。平居无病，能空腹一服，则饮食甘美，百疾不生，真济世卫家之宝也。吾子何不遵其法多合，以济世之瘟疫，岂非积德之一事乎？曰：予阅其方，殆与医道不合，盖其药味，只是燥热助火之剂，别无祛邪除瘴之能。如黑附子、高良姜、吴茱萸、石菖蒲、麻黄、细辛、半夏、厚朴、肉豆蔻、防风、藿香，岂非辛热燥烈之剂乎。其有茯苓、苍白术、藁本、猪苓、泽泻、独活、甘草，稍温不热。虽有柴胡、芍药、枳壳三味之凉，恐一杯之水，难救一车薪之火。夫热药治热病，《素问》谓之从治，又谓之反治，又谓之劫剂。然此方必当时适遇瘟疫之身热无汗，或日期已过，邪气欲去正气将复之际，偶投一服二服，劫而散之者有之。由是众皆以为得神仙之法，争录其方以传于世，正所谓讹上传讹也，岂可以大釜煎煮令一家俱饮乎，又岂可令无病之人空腹服此热药乎。用药者若不执之以理，而谓不杀人者，予未之信也。安常为一代之名医，而载此方于《伤寒论》中，而谓能博施济众，亦贤者之过焉。

或问：发痧之证，古方多不该载。世有似寒非寒，似热非热，四体懈怠，饮食不甘，俗呼为痧病。其治或先用热水蘸搭臂膊而以苎麻刮之，甚者或以针刺十指出血，或以香油灯照视身背有红点处皆烙之，以上诸法，皆能使腠理开通，血气舒畅而愈。此为何病？又何由而得之乎？曰：《内经》名为解㑊，原其所因，或伤酒，或中湿，或感冒风寒，或房事过多，或妇人经水不调，血气不和，皆能为解㑊，证与痧病相似，实非真痧病也。夫痧病者，岭南烟瘴之地多有之矣。诗云：为鬼为蜮❶，则不可得。注云：蜮，短狐也，江淮间多有之，能含砂以射水中人影。唐诗云：射公巧俟游人影。亦谓此也。人不见其形，若被其毒，辄为寒热而病。一曰：蜮如鳖，有三足，一名射影，病疮如疥。《埤雅》曰：有长角横在口前，如弩檐，临其角端，曲如上弩，以气为矢，因水势以射人，俗呼水弩，鹅能食之。《本草》云：溪毒、痧风、水弩、射工、蜮、短狐、虾须之类，俱能含砂射人。被其毒者，则憎寒壮热，百体分解，若伤寒初发之状，彼土人治法，以手扪摸痛处，用芋叶或甘蔗叶卷角入肉，以口吸出其砂，外用生大蒜捣膏封贴疮口即愈。诸虫惟虾须最毒，若不早治，十死七八，其毒深入于骨，若虾须之状，其疮类乎疔肿。彼地有鸂鶒❷、鸀❸玛等鸟，专食以上诸虫，凡遇此病，即以此鸟毛粪烧灰服之，及笼此鸟于病者身畔吸之，其痧闻气自出而病安也。其他无此诸虫之地，实非真痧证也。管见如斯，学者更宜博访，以长见闻可也。

或问：痞与痃癖积聚癥瘕，病虽似而其名各不同，请逐一条陈其说，以晓后学可乎？曰：痞者，否也，如《易》所谓天地不交之否，内柔外刚，万物不通之义也。物不可以终否，故痞久则成胀满而莫能疗焉。痃癖者悬绝隐僻，又玄妙莫测之名也。积者，迹也，挟痰血以成形迹，亦郁积至久之谓尔。聚者绪也，依元气以为端绪，亦聚散不常之意云。癥者，征也，又精也，以其有所征验，及久而成精萃也。瘕者，假也，又遐也，以其假借气血成形，及历年遐远之谓也。大抵痞与痃癖乃胸膈间之候，积与聚为肚腹内之疾，其为上中二焦之病，故多见于男子。其癥与瘕独见于脐下，是为下焦之疾，故常得于妇人。大凡腹中有块，不问积聚、癥瘕，俱为恶候，切勿视为寻常，预先而不求医早治，若待胀满已成，胸腹鼓急，虽仓扁复生，亦莫能救其万一，遘斯疾者，可不惧乎！

或问：世有巫蛊魇魅之术，云可咒人致死，果有此乎？否乎？曰：有此事而实无此理也。夫蛊毒魇魅之术皆闽广深山鄙野之俗，或因奸，或因财及谋产争婚等事，盖恶欲其死之念一与，故无所不用其极矣，多窃仇家之生命，或琢木成像，书其名与年命而葬之。或尽其像，书其名，作纸棺以埋之或画符以焚之，或咒水以祝之，种种不同虽有其事而实无应验之理。夫王帝好生为此者，多反受殃。或曰：既无杀人之验，律法何以该载？曰：造律之士，皆至公仁者，深嫉其恶，是盖追其心之不仁而置之极刑，于十恶之中而常赦所不原也。或曰：今之梦寐中而常魇者，似有鬼神所附之状，何也？曰：然。梦寐间常魇者，盖

---

❶ 蜮：原作“蜮”，传说中一种在水里暗中害人的怪物。

❷ 鸂鶒（xī chì）：水鸟名。形大于鸳鸯，而多紫色，好并游。俗称紫鸳鸯。

❸ 鸀（zhǔ）：一种鸟，即“山乌”，全身羽毛黑色发亮，尾、翼有绿色光泽，嘴鲜红，脚淡红。常结群高飞，叫声响亮。亦称“赤嘴鸟”“红嘴山鸦”。

火起于下而痰闭于上，心血亏欠而心神失守故尔，岂有鬼神所附之理哉，贤者愿无惑焉。

或问：古者医家有禁咒一科，今何不用？曰：禁咒科者，即《素问》祝经科也，立教于龙树居士，为移精变气之术耳。可治小病，或男女入神庙惊惑成病，或山林溪谷冲斥恶气，其证如醉如痴，无为邪鬼所附，一切心神惶惑之证，可以借咒语以解惑安和而已。古有龙树咒法之书行于世，今流而为师巫，为降童，为师婆，而为扇惑人民、哄吓取财之术。噫！邪术惟邪人用之，知理者勿用也。

或问：丹溪所谓有外感挟内伤者，有内伤挟外邪者，其证何如而见？当以何法而治？请详以语之。曰：假如先因劳役过度，饮食失节，而其体已解㑊，又为感冒风寒而作，其证必恶寒发热，头身俱痛，右手气口及关脉则大于左手人迎及关脉二倍，而两手阳脉俱有紧盛之势，此内伤重而外感轻，谓之内伤挟外邪也，治法必以东垣补中益气汤为主，加以防风、羌活、柴胡之类。或先因秋冬之月触冒风寒，郁积已久，欲发未发之间，而加之饮食劳倦触动而发，其证必大恶风寒，头身大痛而大发热，左手人迎及关中脉则大于右手气口及关脉一二倍，而两手阳脉亦各有紧盛之势，此外感重而内伤轻，谓之外感挟内伤也，治法必以仲景《伤寒论》六经见证之药为主治，少加以补中健脾之剂。夫外感重者，宜先攻而后补阴者汗下之类；内伤重者，宜先补而后攻；二证俱重，宜攻补兼施。或曰：劳倦饮食二者俱甚而为大热之证，欲补则饮食填塞胸中，恐愈增饱闷，欲消导则恐元气愈虚而病益甚，其将何法以处治乎？曰：此正王安道所论不足中之有余证也，必宜攻补兼施，以补中益气汤，间与丹溪导痰补脾饮，加神曲、麦芽之属，甚者以东垣枳实导滞丸之类，与补中益气汤间而服之，食去而虚证亦除，是亦攻补兼施之法也。医者诚能斟酌权宜而处治之，无有不安之理也。

或问：人之寿夭，各有天命存焉，凡人有生必有死，自古皆然，医何益乎？曰：夫所谓天命者，天地父母之元气也，父为天，母为地，父精母血盛衰不同，故人之寿夭亦异。其有生之初，受气之两盛者父母元气皆壮盛也，余仿此，当得上中之寿；受气之偏盛者，当得中下之寿；受气之两衰者，能保养仅得下寿，不然多夭折。虽然，又不可以常理拘泥论也，或风痰暑湿之感于外，饥饱劳役之伤乎内，岂能一一尽乎所禀之元气耶。故上古神农氏尝百草、制医药，乃欲扶植乎生民各得尽乎天年也。今野人有不信医而信巫枉死者，皆不得尽乎正命，而与岩墙桎梏死者何异焉？或曰：今之推命者，皆以所生日时之天上星辰，推算其生死安危，无不节节应验。子以父母之元气为天命，恐非至当之语。曰：天人之理，盛衰无不吻合，如河出图，洛出书，圣人取以画八卦而成《易》书。凡人之一动一静，与夫吉凶消长之理，进退存亡之道，用之以卜筮，毫发无差。虽然，圣贤谆谆教诲，必使尽人事以副天意，则凶者化吉，亡者得存，未尝令人委之于天命也。传曰：修身以俟命而已矣。是故医者可以通神明而权造化，能使夭者寿而寿者仙，医道其可废乎。

或问：先哲谓诸痛为实，诸痒为虚。丹溪亦曰：诸痛不可用参芪，盖补其气，旺不通而痛愈甚。然则凡病痛者，例不可用参芪等药乎？曰：以上所论诸痛，特指其气实者为言耳，如暴伤风寒，在表作痛，或因七情九气怫郁不得宣通而作痛者，固不可用补气药也。若夫劳役伤形，致身体解㑊而作痛者，或大便后及大泻痢后气血虚弱，身体疼痛及四肢麻痹而痛，或妇人产后气血俱虚，致身体百节疼痛等病，其可不用参芪等补气药乎，学者毋执一也。

或问：寸、关、尺三脉部位，既得闻命矣。外有人迎、气口、神门三脉，其位安在？请明以告我。曰：按《活人书》左手关前一分，人迎是也。右手关前一分，气口是也。又按《脉经》谓左手人迎以前寸口脉，即知人迎在病人左手关前寸后之位，诊者右手食指与中指两歧之间是也。又谓右手气口以前寸口脉，即知气口在病人右手关前寸后之位，诊者左手食指与中指两歧之间是也。经又曰：两手神门以后尺中脉，即知神门各在病人两手关后尺前之位，诊者中指与无名指两歧之间是也。今人多不识此，或指人迎于左关，或指人迎于左寸，或指气口于右关，或指气口于右寸，或指神门于两关相对者，皆非也，学者可不审乎。

或问：药性有相畏相恶相反，而古方多有同为一剂而用者，其理何如？曰：若夫性畏我者，我必恶之，我所恶者，彼必畏我，盖我能制其毒而不得以自纵也。且如一剂之中，彼虽畏我，盖主治之能在彼，故其分两，当彼重我轻，略将以杀其毒耳；设我重彼轻，制之太过，则尽夺其权而治病之功劣矣。然药性各有能毒，其所畏者畏其能，所恶者恶其毒耳。如仲景制小柴胡汤，用半夏、黄芩、生姜三物同剂，其半夏、黄芩畏生姜，而生姜恶黄芩、半夏，因其分两适中，故但制其慓悍之毒，而不减其退寒热之能也。其为性相反者，各怀酷毒，如两警相敌，决不与之同队也。虽然，外有大毒之疾，必用大毒之药以攻之，又不可以常理论也。如古方感应丸用巴豆、牵牛同剂，以为攻坚积药。四物汤加人参、五灵脂辈，以治血块。丹溪治尸瘵二十四味莲心散，以甘草芫花同剂，而谓妙处在此。是盖贤者真知灼见方可用之，昧者固不可妄试以杀人也。夫用药如用兵，善用者置之死地而后存，若韩信行背水阵也，不善者徒取灭亡之祸耳，可不慎哉！

或问：当归一物，雷公谓头破血，身和血，尾止血。东垣又云头止血，身养血，尾破血。二说不同，岂无归一之论乎？请明以告我。曰：东垣曰：当归者，使气血各有所归之功之号也。盖其能逐瘀血，生新血，使血脉通畅，与气并行，周流不息，故云然。又曰：中半以上，气脉上行，天气主之，中半以下，气脉下行，地气主之，身则独守乎中而不行也，故人身之法象亦犹是焉。予谓瘀血在上焦与上焦之血少，则用去芦上截；瘀血在下焦与下焦之血虚，则用下截之尾；若欲行中焦之瘀与补中焦之血，则用中一段之身。非独当归，他如黄芩，用上截之虚者以降肺火，用下截之实者以泻大肠之火，防风、桔梗之类亦然，此千古不易之定论也，学者详之。

或问：黄柏、地黄之类，俱忌铁器蒸捣，何欤？曰：夫地黄、黄柏之类，皆肾经药也。钱仲阳谓肾有补而无泻。又曰：虚者补其母，实者泻其子。盖肾乃阴中之少阴，为涵养真元之水脏，其所以忌铁器者，防其伐木泻肝，恐子能令母虚也。竟无他说。

或问：本草所载竹茹、竹叶及烹竹沥，皆云用淡竹。夫竹类颇多，未审何竹名为淡竹耶？曰：东坡苏公之方有云：淡竹者，对苦竹为文，除苦竹之外，皆淡竹也。我丹溪先生常用早笙，俗名雷竹，此淡中之淡者也。此竹又名甜竹，以其笋之味甜也。别有一种水竹，其笋味纯淡。故以上二竹皆可入药用，缘二笋俱无㾗疾之味，故知其无毒故也。如无二竹，晚笙竹亦可代用，余竹皆不可用也。

或问：岭表烟瘴之地，其俗平居无病之人，朝夕常噬槟榔，云可辟除山岚瘴气之疾。吾儒有仕于彼地者，亦随其俗而噬之，果有益乎？否乎？曰：按本草槟榔味辛气温，为纯阳之物，善驱逐滞气，散邪气，泄胸中至高之气，除痰癖下行，以治后重脱肛之证。如果有以上诸疾，用之以佐木香、芩、术等药，无不应验。若无病冲和之胃气，昕夕[1]无故猛噬，吾恐反泄真气，非徒无益而又害之是也。呜呼！因习之弊，死而无悔者焉。罗谦甫曰：无病服药，如壁里添柱。诚哉是言也。尝闻用药如用兵，朝廷不得已而行之，以御寇耳；若无寇可平而无故发兵，不惟空废粮饷，抑且害及于无辜之良民也，戒之戒之！

或问：妇人产后诸疾，古方多用四物汤加减调治。我丹溪先生独谓芍药酸寒，能伐发生之气，禁而不用，何欤？曰：新产之妇，血气俱虚之甚，如天地不交之否，有降无升，但存秋冬肃杀之令，而春夏生发之气未复，故产后诸证，多不利乎寒凉之药，大宜温热之剂，以助其资始资生之化源也。盖先哲制四物汤方，以川芎、当归之温，佐以芍药、地黄之寒，是以寒温适中，为妇人诸疾之妙剂也。若或用于产后，必取白芍药以酒重复制炒，去其酸寒之毒，但存生血活血之能，胡为其不可也。后人传写既久，脱去制炒注文，丹溪虑夫俗医卤莽，不制而用之，特举其为害之由以戒之耳。若能依法制炒为用，何害之有哉，学者其可不知此乎。

中　　风

论

《内经》曰：风之伤人也，或为寒热，或为热中，或为寒中，或为疠风，或为偏枯。又曰：风者，百病之长也，至其变化，乃为他病，无常方。又曰：诸风掉眩，皆属肝木。《千金》云：岐伯所谓中风，大法有四：一曰偏枯，谓半身不遂也。二曰风痱，谓身无疼痛，四肢不收也。三曰风懿，谓奄忽不知人也。四曰风痹，谓诸痹类风状也。是以古之名医，皆以外中风邪，立方处治。惟河间刘守真氏所谓：中风瘫痪者，非为肝木之风实甚而卒中之，亦非外中于风，良由将息失宜，心火暴甚，肾水虚衰不能制之，则阴虚阳实，而热气怫郁，心神昏冒，筋骨不用，而卒倒无所知也。亦有因喜怒思悲恐五志有所过极而卒中者，夫五志过极皆为热甚。俗云：风者，言末而忘其本也。东垣李之明氏亦谓：中风者，非外来风邪，乃本气自病也。凡人年逾四旬气衰之际，或因忧喜忿怒伤其气者，多有此证，壮岁之时无有也。若肥盛者则间而有之，亦是形盛气衰故如此耳。丹溪先生亦曰：有气虚，有血虚，有痰盛。又曰：西北二方，真为风所中者有之。东南之人，多是湿土生痰，痰生热，热生风也。夫上古之论中风，

[1] 昕夕：朝暮。谓终日。

一以为外感风邪之候。及乎三先生之论一出，皆以风为虚象，而谓内伤正气为病。然三先生又别，各有外感之论，而使后学狐疑不决。故王安道有论三子主气、主火、主湿之不同，而与昔人主风之不合，而立真中、类中之目，歧为二途。愚窃疑焉。曰卒中，曰暴仆，曰暴喑，曰蒙昧，曰㖞僻，曰瘫痪，曰不省人事，曰语言謇涩，曰痰涎壅盛，其为中风之候不过如此，无此候者非中风之病也。夫外候既若是之相侔，而病因又何其若彼之异耶？欲求归一之论终不可得，于是积年历试四方之病此者若干人，尽因风湿痰火挟虚而作，何常见其有真中、类中二者之分哉。是以一旦豁然有所感悟，未知是否，请陈梗概如下，与明达者共议。夫中风之证，盖因先伤于内而后感于外之候也，但有标本轻重之不同耳。假如百病皆有因有证，因则为本，证则为标。古人论中风者，言其证也。三先生论中风者，言其因也。知乎此，则中风之候可得而详论矣。其所谓真中风邪者，未必不由气体虚弱，荣卫失调，然后感于外邪也。若非体虚所致，则西北二方风寒大盛之地，而中风者比比皆是，何暇为他证哉。其所谓因火、因气、因湿者，亦未必绝无外邪侵侮而作也。若无外邪侵侮，则因气、因火、因湿各自为他证，岂有歪僻、瘫痪、暴仆、暴喑之候乎。经曰：邪之所凑，其气必虚，是也，岂可以一中风之证歧为二途哉。治之之法，重于外感者，先驱外邪而后补中气，重于内伤者，先补中气而后驱外邪，或以散风药为君，而以补损药为臣使，或以滋补药为君，而以散邪药为臣使，全在活法量轻重而处治之也。《内经》曰：有取本而得者，有取标而得者，有本而标之者，有标而本之者。又曰：急则治其标，缓则治其本。若夫初病暴仆昏闷，不省人事，或痰涎壅盛，舌强不语，两寸脉浮大而实者，急宜以瓜蒂、藜芦等药吐之，以遏其势。或人迎脉紧盛，或六脉俱浮弦者，急宜以小续命汤表之。盖风气大盛，心火暴升，而痰涎壅遏于经络之中，于斯时也，岂寻常药饵而能通达于上下哉。故本方用附子，以其禀雄壮之资，而有斩关夺将之势，能引人参辈并行于十二经，以追复其散失之元阳，又能引麻黄、防风、杏仁辈发表开腠理，以驱散其在表之风寒，引当归、芍药、川芎辈入血分行血养血，以滋养其亏损之真阴。或加石膏、知母以降胃火，或加黄芩以清肺金，看所挟见证，与夫时月寒温，加减施治。病势稍退，精神稍复，辄当改用丹溪之法，而以补气补血清痰之剂，以调养其本气而安，此急则治其标与夫标而本之之治也。凡人手足渐觉不随，或臂膊及髀股指节麻痹不仁，或口眼歪斜，语言謇涩，或胸膈迷闷，吐痰相续，或六脉弦滑而虚软无力，虽未至于倒仆，其为中风晕厥之候，可指日而定矣。早当从丹溪之法调治，其左手脉不足及左半身不遂者，以四物汤补血之剂为主治。右手脉不足及右半身不遂者，以四君子汤补气之剂为主治。痰盛者，二陈、导痰等汤兼用。气血两虚而挟痰者，八物汤加南星、半夏、枳实、竹沥、姜汁之类。若夫真元渐复，痰饮渐消，或觉有风邪未退者，仍以羌活愈风汤、防风通圣散之类出入加减调治而安。此缓则治其本与夫本而标之之治也。抑考先哲有云：其证有中脏、中腑之分，证各不同。中腑者多着四肢，故面加五色，脉浮而恶风寒，四肢拘急不仁，或中身之前，或中身之侧，皆曰中腑也，其治多易。中脏者多滞九窍，故唇缓失音，耳聋鼻塞目瞀，大小便秘结，皆曰中脏也，其治多难。大法中腑者小续命等汤以发其表，中脏者三化等汤以通其里，腑脏兼见者又不可以拘泥，或一气之微汗，或一旬之通利。又曰：治须少汗，亦须少下，多汗则虚其卫，多下则损其荣，斯又不可不谨。或外无六经之形证，内无便溺之阻隔，但手足不遂，语言謇涩者，此邪中于经也，又当从乎中治而不可以标本论也，是宜养血通气，大秦艽汤、羌活愈风汤之类治之。夫所谓诸方论治，乃先哲立权衡以为后学之矜式耳，其于临证切脉之际，又当顺时令而调阴阳，安脏腑以和荣卫，察病机，审气宜，全在活法以度其轻重之权量，甚毋胶柱以调瑟也。

脉法

《脉经》曰：脉微而数，中风使然。寸口沉大而滑，沉则为实，滑则为气，气实相搏，入于脏则死，入于腑则愈，此为卒厥。不知人，唇青身冷，为入脏，死。身温和，汗自出，为入腑，而复自愈。脉阳浮而滑，阴濡濡当作輭，与软通，下同而弱，或浮而滑，或沉而滑，或微而虚，或微数，寸口或浮而缓，或缓而迟，皆为中风之证。大法浮迟者吉，急疾者凶。又曰：脉浮而迟者易治，大数而急者死。

方法丹溪方法凡五条

先哲有云：方者法之体，法者方之用，故二者不可偏废也。

丹溪曰：中风大率主血虚有痰，或挟火与湿。诸方书皆谓外中风邪，惟刘河间作将息失宜，水不制火，极是。然地有不同，不可一途而论，西北人外中者亦有，东南之人皆是，湿土生痰，痰生热，热生风也。真中风邪者，东垣中血脉、中腑、中脏之说甚好。治法以治痰为先，补养次之。初中，急掐人中令省。子和三法亦可用。痰壅盛者，口眼歪斜者，不能言语者，皆当用吐法。轻者用瓜蒂散，或虾汁，或稀涎散吐之。或重而口噤者，用藜芦末少加麝香或半钱或一钱灌入鼻内吐之，一吐不已，再吐亦可。气血虚而不可用吐法者，慎之！吐法详见痰门。

半身不遂，大率多痰。在左属死血少血，宜四物汤加桃仁、红花、竹沥、姜汁。在右属痰与气虚，宜二陈汤合四君子汤加竹沥、姜汁。能食者，去竹沥，加荆沥尤妙。肥人多湿，少加附子行经。

气虚卒倒，参芪补之。挟痰则浓煎人参汤加竹沥、姜汁。血虚者，以四物汤补之。挟痰者，其药俱用姜汁炒过，更加姜汁、竹沥服。

遗尿者，属气虚，多以参芪补之。

凡中风，口开手撒，眼合遗尿，吐沫直视，喉如鼾睡，肉脱筋痛发直，摇头上窜，面赤如狂，汗缀如珠，皆为中风不治之证也。若动止筋痛，是无血滋筋故痛，曰筋枯，不治。

皆《局方》《千金》**四君子汤**

四物汤以上二方并见虚损门。

二陈汤见痰饮门。

小续命汤并易老加减法　东垣曰：中风自汗者，不可重发其汗，故此药亦不可轻用也。

麻黄去节　人参去芦　黄芩　白芍药　防己　桂枝　川芎各七分　防风去芦一钱　附子童便煮去皮脐　杏仁去皮尖，另研　甘草炙，各七分

《金匮要略》本方有石膏、当归，无附子、防风、防己。愚按：本方石膏、当归固不可无，而附子、防风、防己尤不可缺，此恐传写者之脱简耳。

上细切，作一服，水一盏半，加生姜五片，煎至一盏，温服。凡中风不审六经之形证加减用药，虽治之不能去其邪也。《内经》曰：开则淅然寒，闭则热而闷。知暴中风邪，宜先以加减续命汤随证治之。

中风无汗恶寒，麻黄续命主之。

麻黄　防风　杏仁

依本方加添一倍，宜针太阳至阴出血，昆仑举蹻。

中风有汗恶风，桂枝续命主之。

桂枝　芍药　杏仁

依本方加一倍，宜针风府。以上二证，皆太阳经中风也。

中风无汗身热不恶寒，白虎续命主之。

石膏一钱四分　知母一钱四分　甘草七分

依本方加之。

中风有汗身热不恶风，葛根续命主之。

葛根一钱四分　桂枝　黄芩依本方加一倍

宜针陷谷，刺厉兑。针陷谷者，去阳明经之贼邪；刺厉兑者，泻阳明经之实也。以上二证，阳明经之中风也。

中风无汗身凉，附子续命主之。

附子加一倍　干姜加七分　甘草加二钱一分

宜刺隐白，去太阴之贼邪也。此证，太阴经中风也。

中风有汗无热，桂附续命主之。

桂枝　附子炮　甘草炙

依本方加一倍，宜针太溪。此证，少阴经中风也。

中风六经混淆，系之于少阳、厥阴，或肢节挛痛，或麻木不仁，宜羌活连翘续命主之。

小续命汤八钱　加羌活四钱　连翘六钱

古之续命混淆，无六经之别，今各分经治疗，又分经针刺。刺法，厥阴之井大敦，刺以通其经，少阳之经绝骨，灸以引其热，是针灸同法象之大体也。愚按：先哲制小续命汤，以治中风初病无汗，及手足瘫痪、关节不利、表实等证，此急则治标之药也。后人不分表里虚实，通用以治中风之证，故张易水授东垣以加减之法。夫中风无汗表实者固宜，其有汗表虚之证，虽有加减之法，恐不可以胶柱鼓瑟也。

《精要》**大秦艽汤**　中风，外无六经之形证，内无便溺之阻隔，知血弱不能养筋，故手足不能运动，舌强不能言语，宜养血而筋自荣，此方主之。

秦艽一钱　甘草一钱　川芎　川归　白芍各一钱　细辛一分半羌活　防风　黄芩各五分　石膏一钱　白芷五分　白术五分独活一钱　生地黄　熟地黄五分　白茯苓一钱

上细切，作一服，水煎，温服无时。如遇天阴，加生姜三片同煎。如心下痞满，加枳实一钱，同煎服。

愚按：此方用归、芎、芍药、生熟地黄，以补血养筋，甚得体。既曰外无六经之形证，但当少用羌活、秦艽，引用以利关节。其防风、独活、细辛、白芷、石膏等药，恐太燥而耗血。虽用此，川芎只可六分之一，尤宜加竹沥、姜汁同剂最好，达者详之。

《机要》**三化汤**　中风，外有六经之形证，先以加减续命汤随证治之；内有便溺之阻隔，复以此药利之。

厚朴　大黄　枳实　羌活各等分

上细切，每服三两重，水三升，煎

至一升半，终日服之，以微利为度。

《机要》**羌活愈风汤**并加减法　疗肾肝虚，筋骨弱，语言謇涩，精神昏愦。此药安心养神，调理阴阳，使无偏胜。治中风内外无邪，服此药以行中道。

羌活　甘草　防风　蔓荆子　川芎　细辛　枳壳　熟地黄　人参　麻黄　薄荷　甘菊花　当归　知母　黄芪　地骨皮　独活　白芷　杜仲　枸杞子　秦艽　柴胡　半夏　紫厚朴　前胡　防己以上各三分　黄芩　白茯苓　芍药以上各四分半　石膏　苍术　生地黄以上各五分　桂枝一分半

天阴雨，加生姜三片。

上细切，作一服，水二大盏，煎至一盏，去渣温服。空心一服，咽下二丹丹。临卧一服，咽下四白丹。动以安神，静以清肺。假令一气之微汗，本方药一剂，加麻黄一钱，生姜五片，空心服，以热羹粥投之，得微汗则佳。如一旬之通利，本方药一剂，加大黄三钱，如前煎，临卧服，得利为度。如望春大寒之后，加半夏三分，人参三分，柴胡三分，谓迎而夺少阳之气也。望夏之月，加石膏三分，黄芩三分，知母三分，谓迎而夺阳明之气也。季夏之月，加防己三分，白术三分，茯苓三分，谓胜脾土之湿也。初秋大暑之后，加厚朴三分，藿香三分，桂一分半，谓迎而夺太阴之气也。霜降之后望冬之月，加附子一分半，桂一分半，当归三分，谓胜少阴之气也。此虽立四时加减之法，更宜临证审察虚实寒热土地之宜、邪气之多少可也。

四白丹　能清肺气养魄，谓中风者多昏冒气不清利，此药主之。

白芷半两　白檀一钱半　白茯苓半两　白术半两　羌活一钱半　知母二钱　缩砂仁半两　人参半两　独活一钱半　防风半两　甜竹叶一两　薄荷二钱　细辛二钱　甘草半两　香附子半两，炒　川芎半两　麝香一字，另研　牛黄半钱，另研　藿香一钱半　龙脑半钱

上为细末，炼蜜为丸，每两作十丸，临卧嚼一丸，分五、六次嚼，以愈风汤送下，上清肺气，下强骨髓。

愚按：此方多轻扬走窜之味，虽有参、术、茯苓、甘草之补益，而寡固不可以敌众也。若用之于风痰壅盛，昏愦不省人事者固宜；其为血气虚衰、神不守舍而昏迷者，则促其死耳。学者宜知此意。

二丹丹　治健忘，养精神，定志和血，内安心神，外华腠理。

丹参一两半　丹砂五钱，另研　远志五钱，去心　熟地黄一两半　茯神一两　人参五钱　菖蒲五钱　炙甘草一两　天门冬一两半　麦门冬一两，去心

上为细末，炼蜜丸如梧桐子大，每服五十丸至一百丸，空心以愈风汤送下。

防风通圣散并加减法　治中风及诸风等证。

防风　川芎　川归　白芍药　大黄　芒硝　连翘　薄荷　麻黄不用节，各四分　石膏　桔梗　黄芩去朽，各八分　白术　栀子　荆芥穗各二分　滑石二钱四分　甘草炙，一钱

上细切，作一服，加生姜三片，水二盏，煎至一盏，温服，日再服。劳汗当风，汗出为皶，郁乃痤，去芒硝，倍加芍药、当归。或生瘾疹，或赤或白，倍加去节麻黄、盐豉、葱白，发汗罢，依煎方加四物汤、黄连解毒，三药合而饮之，日二服。小便淋闭，去麻黄，加活石、连翘煎，调木香末各一钱匕。腰胁走注疼痛，加硝石、当归、甘草煎，调车前子末、海金沙末各一钱匕。破伤风者，如在表则辛以散之汗，里则苦以

泄之，用此以兼散之，汗下后通利血气，驱逐风邪，加荆芥穗、大黄煎，调全蝎末一钱匕、羌活末一钱匕。诸风潮搐，小儿急慢惊风，大便秘结，邪热暴甚，肠胃干燥，寝汗咬牙，目睛上窜，睡语不安，转筋惊悸，倍大黄、栀子煎，调茯苓末一钱匕；如肌肉蠕动者，调羌活末一钱匕。风伤于肺，咳嗽喘急，加半夏、桔梗、紫菀。如打扑伤损，肢节疼痛，腰中恶白留滞不下，加当归、大黄煎，调乳香、没药各一钱匕。解利四时伤寒，加益元散半两，加葱白、盐豉、生姜，水一大碗，煎至五、七沸，温服一半，以鹅翎探之即吐，吐后更服一半，汗出立解。如饮酒中风，身热头痛如破，加黄连、葱白煎服立愈。头旋脑热，鼻塞浊涕时下，加薄荷、黄连煎服。《内经》曰：胆移热于脑，则辛頞❶鼻渊。鼻渊者，浊涕下不已也。如气逆者，本方煎调木香末一钱匕。此方最治痢后鹤膝风，良验。

《局方》**大防风汤** 去风顺气，活血壮筋。又治痢后脚弱缓痛，不能行履，名曰痢风。或两脚肿痛，足胫枯腊，名曰鹤膝风。一切麻痹痿软、风湿挟虚之候服之，其效如神。

熟地黄一钱 白术一钱半 羌活半钱 人参半钱 川芎七分半 附子七分半，炮去皮 防风一钱，去芦 川牛膝去芦，酒浸，半钱 当归去芦，酒浸，一钱 黄芪一钱 甘草炙，半钱 白芍药一钱 杜仲去粗皮细切，姜汁拌炒、丝断一钱

上细切，作一服，水二盏，姜五片，枣一枚，煎至一盏，空心温服。

愚按：此方用归、芎、芍药、熟地以补血，用参芪、白术、甘草以补气，用羌活、防风散风湿以利关节，用牛膝、杜仲以补腰膝，用附子以行参芪之气而走周身脉络，盖治气血两虚、挟风温而成痿痹不能行者之圣药也，观其治痢后风可见矣。然可以治不足之痿弱，而不可以治有余之风痹也。

仲景方**稀涎散** 治中风，痰涎壅盛，口眼歪斜，膈塞不通等证。

明白矾一两，半生用半枯 猪牙皂角四荚，去皮弦，炙黄

上为细末，每服一、二钱，温水调下，以吐为度。

子和方**独圣散** 治诸风膈实痰盛，及诸痫痰饮壅溢等证。

甜瓜蒂一两，炒黄色瓜黄热，脱落者佳

上为细末，每服半钱或一钱，量人虚实用之，以酸齑❷汁调下，以吐为度。凡行吐法，宜于天气清朗之日行之，晦日难得吐，病暴急者不拘。先令病者隔宿不食，如服药不吐，再用热齑水投之。如吐风痫病者，加全蝎半钱微炒。如有虫者，加猪油五、七点，雄黄末一钱，甚者加芫花末半钱，立吐其虫。如湿肿满者，加赤小豆末一钱。故此药不可常用，大要辨其虚实，实则可用，虚则不可用。吐罢，可服降火利气、安神定志之药。

附：胃风证

丹溪曰：胃风为病，初饮食讫，乘风凉而致，其证食饮不下，形瘦腹大，恶风头多汗，膈塞不通，脉右关弦而缓带浮，胃风汤主之。

《机要》**胃风汤** 人参 茯苓 川芎 川归 桂心 白术 白芍药各等分

上细切，每服八钱，入粟米一小撮服。如腹痛，加木香服磨。

丹溪活套：凡中风证，悉以二陈汤加姜汁、竹沥为主。风痰盛、喉如拽锯

---

❶ 辛頞（xīn è）：证名。指尖指鼻之頞部内有辛酸感。本证常见于鼻渊。出《素问·气厥论》：“胆移热于脑，则辛頞鼻渊。”

❷ 齑（jī）：捣碎的姜、蒜、韭菜等。

者，加南星、枳壳、皂角、防风、瓜蒌仁。如血虚者，加川归、川芎、白芍药、生地黄。有瘀血，加桃仁、红花。如气虚，加人参、白术、黄芪。自汗者，以黄芪为君，少用茯苓、半夏，或佐以附子。如风邪盛、自汗身体痛者，加防风、羌活、薄桂。头目不利或头痛如破，加川芎、白芷、荆芥穗、细辛、蔓荆子。顶痛者，去川芎，加藁本，或加酒炒片芩。如无汗，身体痛，脉浮缓有力，或浮紧，或浮弦，皆风寒在表之证，本方加羌活、防风、川芎、白芷、苍术、秦艽之类，或只用小续命汤倍麻黄以表之。如大便秘结不行，四物三化汤以微利之，三、五日一去可也。心血亏欠，致心神恍惚，本方加黄连、远志、石菖蒲。或心动摇惊悸者，更加酸枣仁、茯神、侧柏叶、竹茹，连前共作一剂，煎服。凡中风小便不利者，不可利小便，热退自能利也。凡中风年老虚弱者，不可吐。气虚卒倒者，不可吐。肥人中风，口喎，手足麻木，不分左右皆属痰，用贝母、瓜蒌子、南星、半夏、陈皮、白术、黄连、黄芩、黄柏、羌活、防风、荆芥、威灵仙、薄桂、甘草、天花粉。因面者，加附子、竹沥、姜汁，入酒一匙，行经行火。瘦人中风，属阴虚火热，四物汤加牛膝、黄芩、黄柏。有痰加痰药，入竹沥、姜汁服。遗尿者，属气虚，以参芪大剂补之。右瘫者，酒芩、酒柏、酒连、防风各半两，半夏一两，羌活半两，人参、苍术各一两，川归、川芎各半两，麻黄三钱，甘草半两，南星一两，附子三片，丸如弹子大，酒化下。肥人忧思气郁，右手瘫，口渴，补中益气汤。有痰，加半夏、竹沥、姜汁。中风证，口眼歪斜，语言不正，口角流涎，半身不遂，或全体不能举动，因元气虚弱，兼酒色之过，而更挟外邪，用人参、防风、麻黄、羌活、升麻、桔梗、石膏、黄芩、荆芥、天麻、南星、薄荷、葛根、芍药、杏仁、川归、川芎、白术、细辛、皂角等分，加姜煎，更入竹沥半杯服，外以艾灸治风穴道，得微汗而愈。或有因寒而中，宜姜附汤，每服三钱。挟痰挟气攻刺，加芍药半钱。手足不仁，加防风。挟湿，加白术。筋脉牵急，加木瓜。肢节痛不可忍，加薄桂一钱，加姜枣，水煎服之。

祖传经验秘方**蠲风饮子** 治中风瘫痪，口眼歪斜，及一切手足走注疼痛，肢节挛急，麻痹不仁等证。

防风去芦 杜仲去粗皮，姜汁炒 羌活 白芷 川归去芦头，酒浸炒 川芎 生地黄酒浸洗 白芍药 川牛膝去芦，酒洗 秦艽去芦 何首乌 萆薢 苍术米泔浸一、二宿 白术 木通去皮 大风子肉 威灵仙 血藤即过山龙也 防己 丁公藤各一两 荆芥穗 海桐皮去粗皮 五加皮 天南星煨裂 半夏汤泡七次 橘红去白 赤茯苓去皮 桑寄生 天麻 僵蚕炒 钓钩藤各半两 薄桂去粗皮 草乌头去皮尖 甘草节 川乌去皮脐 猪牙皂角各二钱半 两头尖 阴地蕨一名地茶 大蓟 小蓟 理省藤 桑络藤以上各一两半 生姜一两，另杵细

上各细切，用无灰好酒二斗五升，以磁罐一个盛酒浸药，以皮纸十数重包封罐口，冬半月，夏七日，秋春十日，每日清晨、午前、午后、临卧各服一大白盏，忌鸡猪鱼羊驴马飞禽虾蟹等肉味，及煎煿油腻水果生冷花[1]麦热面一切动气发风之物，其效如神，万举万全之药也。

如神救苦散 治瘫痪，手足走痛不

---

[1] 花：会文堂本作“荞”，当是。

止。非痛勿用。

御米壳蜜炒，一钱　陈皮五分　壁虎炙黄，即蝘蜓❶也　乳香　没药　甘草各二钱半

为末，每服三钱，煎服。

予长嫂何氏，年五十七，身肥白，春初得中风，暴仆不省人事，身僵直，口噤不语，喉如拽锯，水饮不能入，六脉浮大弦滑，右甚于左。以藜芦末一钱，加麝香少许，灌入鼻窍，吐痰一升许，始知人事，身体略能举动。急煎小续命汤倍麻黄，连进二服，覆以衣被，得汗，渐苏省，能转侧，但右手足不遂，语言蹇涩。后以二陈汤加芎、归、芍药、防风、羌活等药，合竹沥、姜汁，日进二、三服。若四日大便不去，则不能言语，即以东垣导滞丸或润肠丸微利之，则语言复正。如此调理，至六十四岁，得他病而卒。

伤　　寒

论

《内经》曰：人之伤于寒也，则为病热，热虽甚不死。若两感于寒者，则不免于死矣。盖伤寒之证，非若杂病之易知也。惟汉张仲景深达是理，而为立法之祖，著《伤寒论》一书，载三百九十七法，一百一十有三方，以为后学之矜式。惜乎其书一变于王叔和之撰次，再变于成无己之诠注，传之愈久而愈失其真也。考其法与方也，何尝合其数焉。且三阴寒证之用热药者十居七八，其《内经》所谓传经之伤寒，自三阳而传入于三阴之经，但一于热耳，何由而为寒哉，是以不能不使人之致疑也。故后人纷纷之论，俱未得其旨要，愚窃憾焉。有至人传云：伤寒大法有四：曰传经，曰专经，曰即病，曰郁病。夫即病者多为专经，郁病者多为传经。盖寒邪之中人，无有定体，或中于阳，或中于阴，或但中于太阳，未及于热而即发，首尾只在本经而不传变者，治宜麻黄桂枝等汤，驱散表邪而愈。或有从太阳未及郁热，不从阳明少阳过，而遂入于三阴之经者，亦有初不曾入于阳经而直伤于三阴之经而即病者，因其未曾郁热，是以一切为寒证焉，故多自霜降后至春分前发者是也。为其无头疼，无大热，脉沉迟而微，故古方又出中寒一条，实此证也，治宜四逆、真武等汤，温中通脉而愈。若夫始后太阳郁热，以次而传至于阳明、少阳，次第传变于三阴之经者，则为传经之热证明矣经曰：一日巨阳受之，其脉尺寸俱浮，其证头项痛、腰脊强，故宜发汗。发汗二日，阳明受之，其脉尺寸俱表，其证身热目痛、鼻干不得卧，故宜解肌。三日少阳受之，其脉尺寸俱弦，其证胸胁痛而耳聋，往来寒热，故宜和解。四日太阴受之，其脉尺寸俱沉细，其证腹满咽干自利，故宜分利。五日少阴受之，其脉尺寸俱微缓，其证口燥舌干而渴，故宜清之。六日厥阴受之，其脉尺寸俱沉涩，其证烦满而囊缩，故宜下之。自此以后，病日以衰，至十三日乃愈，故多自春分后至夏至前发者是也。夫春夏固无即病专经之寒证，而秋冬岂无郁病传经之热证欤。惟寒邪之传注经络，实无定体。故东垣有曰：太阳者，巨阳也，为诸阳之首。膀胱经病，若渴者，自入于本也，小便，余邪不尽，透入于里也。太阳传少阳胆木者，名曰越经，名曰传本。太阳传阳明胃土者，名曰巡经传，为发汗不彻，利小便，余邪不尽，透入于里也。太阳

---

❶ 蝘蜓（yǎn tíng）：守宫。俗称壁虎。

传少阳胆木者，名曰越经传，为元受病脉浮宜汗，当用麻黄而不用之故也。太阳传少阴肾水者，名曰表里传，为表病急当发汗而反下，所以传也。太阳传太阴脾土者，名曰误下传，为受病脉缓有汗，当用桂枝而反下之所致也，当脐成痛，四肢沉重。太阳传厥阴肝木者，为三阴不至于首，惟厥阴与督脉上行与太阳相接，名曰巡经得度传也。夫经所谓两感伤寒者，日传二经之候也，一日太阳与少阴俱病，二日阳明与太阴俱病，三日少阳与厥阴俱病。张仲景无治法，惟东垣有治两感大羌活汤，云十可救其一二，未能试其验否。愚按：仲景《伤寒论》曰：中而即病者，名曰伤寒；不即病者，寒毒藏于肌肤，至春变为温病，至夏变为暑病。暑病者，热极重于温也。考之《内经》有曰：春伤于风，夏为飧泄；夏伤于暑，秋为痎疟；秋伤于湿，冬必咳嗽；冬伤于寒，春必病温。此四时之正病也。遍阅《内经》中，但有六经传变之伤寒，而无三阴直伤即病之寒证焉。大抵《内经》以春三月及夏至前发者为真伤寒，张仲景以秋分后至冬三月发者为真伤寒，抑未敢议其孰非而孰是也。若夫春为温病，夏为热病，皆冬受寒邪、郁积之久之重病也。外有四时感冒、新受风寒之轻证，亦有头疼体痛、恶寒发热等候，自当作感冒处治，非冬伤寒邪、过时而发之重病比也。今人因借仲景治伤寒法治之获效，遂通谓之四时伤寒，实非仲景立法之本意也。夫欲治伤寒者，切宜潜心洞察，不可苟且轻试。且知不当汗而汗者，为亡阳，为蓄血，为鼻衄，为筋惕肉瞤，为下厥上竭，为咽干，为小便淋闭不尝下而下者，为结胸，为痞气，为懊侬，为失血，为复热。又阴盛阳虚，汗之即愈，下之即死；阳盛阴虚，下之即愈，汗之即死。又曰：桂枝下咽，阳盛即毙；承气入胃，阴盛乃亡。医者其可轻视之乎。

脉法

脉阳浮而阴弱，谓之伤风。邪在六经，俱弦加之。阳浮，卫中风也；阴弱，荣气弱也。风伤阳，故浮虚。

脉浮紧而无汗，谓之伤寒。寒伤荣，七实则卫盈。阳脉紧，邪在上焦，主欲吐也。

脉浮，头项痛，腰脊强，病在太阳。

脉长，身热鼻干，目疼不得卧，病在阳明。

脉弦，胸胁痛耳聋，往来寒热，病在少阳。

脉沉细，咽干，腹满自利，病在太阴。

脉微缓，口燥舌干而渴，病在少阴。

脉沉涩，烦满囊缩，病在厥阴。

脉阴阳俱盛，重感于寒而紧涩，变为温疟。阴阳紧盛，伤寒之脉，前病热未已，后复感于寒也。

脉阳浮而滑，阴濡而弱，更遇于风，变为风温。阳脉浮滑，阴脉濡弱，皆风脉也。前脉未除，风木[1]乘热也。

脉阳洪数，阴实大，太过温热，两合变为温毒。洪数实大皆热，两热相合也。

脉阳濡弱，阴弦紧，更遇温气，变为瘟疫。

病发热，脉沉细，表得太阳，名曰痓病。

病太阳，关节疼痛而烦，脉沉细，名曰湿痹。

病太阳，身热疼痛，脉微弱弦芤，名曰中暍。

---

[1] 木：会文堂本作“来”，当是。

若发汗已，身灼然热，名曰风温。风温为病，脉阴阳俱俘，自汗出，身重多眠睡，鼾语难，小便不利，更被其下若被火者，散❶发黄色，剧者则惊痫时瘈疭，色如火熏则死。

脉沉细而疾，身凉四肢冷，烦躁不欲饮水，狂闷，名曰阳厥。伤寒热盛，脉浮大者生，沉小者死。已汗，沉小者生，浮大者死。

方法

丹溪曰：外感无内伤者，用仲景法。伤寒挟内伤者，十居八九。经曰：邪之所凑，其气必虚。补中益气汤，从六经所见之证加减用之。气虚甚者，少加附子以行参芪之气。东垣谓内伤者极多，外伤者间而有之，此发前人所未发。后人徇俗，不见真切，雷同指为外伤，极谬。其或可者，盖亦因其不敢放肆，而多用平和之药散之耳。若粗率者，必致杀人。有感冒轻病，不可便认为伤寒。西北二方极寒肃杀之气，外伤者甚多；东南二方温和之地，外伤甚少，所谓千百而一二也。

桂枝汤并加减法　治太阳经中风，发热自汗，鼻鸣干呕。

桂枝二钱半　芍药一钱半　甘草一钱

上细切，作一服，加生姜三片，大枣二枚，水一盏半，煎至一盏，去渣温服。本方惟冬及春初可行。春末及夏至前，加黄芩一钱。夏至后，加知母一钱，石膏一钱，或加升麻半钱。若病人素虚寒者，不用加减。小便数，其素饮酒人不喜甘者，切不可行桂枝也。如发汗过多，心下悸而欲按者，去芍药、姜、枣，煎服。如伤风、项背强、有汗不恶风而变为柔痓者，本方中加干葛一钱。如汗后身痛脉沉，本方中加人参一钱。如风温身痛、脉浮虚涩、多汗，本方中加附子半钱。如关脉沉实、大便秘而腹痛者，本方中加大黄一钱半，芍药一钱，减甘草半钱。如太阳下之太早，成协热利不止，心下痞，表里不解，本方中去芍药，加白术、人参、干姜各一钱。如太阳汗多成柔痓者，本方中加干葛、桂枝、芍药各半钱，栝楼根、甘草各一钱。如太阳脉浮腹痛，本方中加芍药一钱，饧糖❷一匙，名小建中汤。如伤寒汗后身痛脉迟弱，本方中加黄芪一钱，饧糖一钱，名黄芪建中汤。如太阳发热无汗恶寒脉微弱者，本方中加麻黄石膏各等分，名桂枝二越婢一汤。如服桂枝后形似疟日再发，或身痒而汗不出者，得汗必解，本方中加麻黄一钱半，杏仁十个，名桂枝麻黄各半汤。

麻黄汤并加减法　治太阳证，脉浮，头及身体疼痛，恶寒发热，无汗而喘。

麻黄去根节，二钱　桂枝一钱三分　甘草六分　杏仁十个

上细切，作一服，水一盏半，先下麻黄，煎一沸，掠去上沫，下余药，煎八分，去渣温服，覆取汗。盖麻黄汤性热，惟冬及春初兼病人患素有寒者，乃用正方。夏至后服，必发斑黄狂闷。如夏月得太阳证，恶寒发热头痛，脉浮洪盛，无汗，以子和六神通解散代之。如太阳发热无汗恶寒、渐变为刚痓者，本方中加赤芍药六分，葛根一钱，豆豉二钱，入葱白同煎。如伤寒中湿，身体痛，身目俱黄，本方中去桂枝，加连翘一钱，生桑白皮、赤小豆各二钱，入生姜、大枣同煎。伤寒即病少阴经，脉沉微，身体痛，得汗则已，本方中去桂枝、杏仁、

❶ 散：会文堂本作“微”，当是。
❷ 饧（xíng）糖：麦芽糖，糖稀。

甘草，加细辛一钱二分，附子一钱。伤寒大下后，脉沉迟，尺脉不至，咽喉不利，唾脓血，厥逆，泄利不止者，虽曰难治，本方中去杏仁，加升麻、当归各一钱，知母、黄芩、萎蕤各半钱，石膏、白术、芍药、天门冬、茯苓、干姜各七分，次第取微汗而愈。即病少阴经，无表里证，本方中去桂枝、杏仁，倍甘草，加附子一钱，二、三服后，得微汗而愈。如风湿相搏，脉浮，一身尽痛，本方中去桂枝，加薏苡仁一钱，得微汗而愈。

葛根汤并加减法　治太阳与阳明合病，无汗恶风，身体肌肉俱痛。

葛根一钱半　桂枝　甘草　芍药各七分半　麻黄一钱

上细切，作一服，加生姜三片，大枣二枚，水一盏半煎，先下麻黄、葛根，一、二沸，掠去上沫，纳诸药，煎至一盏，去渣温服，取微汗即愈。如见阳明正病，头目痛，鼻干无汗，肌肉疼痛，本方中去麻黄、桂枝，加升麻一钱半，倍芍药，取微汗而愈，名升麻葛根汤。如风温脉浮身重汗出，本方中加石膏、大青、龙胆草、萎蕤各半钱。如疫疠，春感冒❶，发热而渴，不恶寒，本方中加黄芩六分。不问已汗未汗，头痛肌热者，本方中去麻黄、甘草、桂枝，加知母、川芎各六分，入生姜、葱白同煎。如温毒发斑，心烦呕逆，本方中去桂枝、芍药，加橘红、杏仁、知母、黄芩各六分。如太阳误下之，成协热利不止，本方中去麻黄、桂枝、芍药，加黄连、黄芩各三分，甘草只用二分。如太阳与阳明合病，不下利但呕者，本方中加制半夏五分。

小青龙汤并加减法　治太阳表证未解，心下有水气，干呕发热而咳。

麻黄　芍药各二钱　细辛　干姜　甘草　桂枝各一钱五分　五味子　半夏各二钱

上细切，作一服，用水三盏，先煮麻黄减半盏，掠去上沫，纳诸药煮取一盏，去渣温服，连进三服。如表证未解而渴甚者，本方中去半夏，加栝楼根一钱。如呕而微利，热而咳，本方中加芫花、龙眼大。如太阳汗后，饮水多，咳而喘，本方中去麻黄，加杏仁泥一钱重。如太阳咳嗽，表未解，心下有水气而小便不利者，本方中去麻黄，加茯苓一钱半。如水寒相搏，咳逆不止者，本方中去麻黄，加附子一钱。

大青龙汤　治伤寒见风，或伤风见寒。太阳无汗，脉浮紧，烦躁，可服；脉弱，汗自出，不可服。

麻黄五钱　桂枝　甘草炙，各一钱半　杏仁七个，去皮尖，另研　石膏三钱

上细切，作一服，加生姜三片，大枣二枚，水二盏，先下麻黄煎一、二沸，掠去上沫，纳诸药，煎至一盏，去渣服，如一服得汗则止后服，未汗再投一服或二服，得汗为度。如太阳无汗，恶风烦躁，夏月于本方中加黄芩二钱。

小柴胡汤并加减法　治伤寒四五日，往来寒热，胸满胁痛，心烦喜呕，风湿身热，邪在少阳经病。

柴胡去芦，二钱半　黄芩　人参各一钱　甘草半钱　半夏八分

上细切，作一服，加生姜三片，大枣二枚，水二盏，煎至一盏，去渣温服。如小便难，潮热腹满，本方中加茯苓一盏。如下后阴虚生热，脉微恶寒，本方中去黄芩，加芍药二钱。如呕而发热，胸胁满，小便不利，本方中去黄芩，加茯苓一钱半。如饮水过多，成水结胸，

❶ 冒：原作“清”，据会文堂本改。

本方中去大枣，加牡蛎一钱半。如少阳往来寒热，咳嗽胸胁痛者，本方中去人参、大枣，加五味子、干姜各半钱。如往来寒热而渴甚者，本方中去半夏，加人参半钱，瓜蒌仁一钱。如身热欲近衣，不渴者，本方中去人参，加桂枝半钱。如病后热而渴、不恶寒而嗽者，本方中加五味子半钱。如痞而胸胁满胀，本方中加干姜半钱，牡蛎一钱。如风温汗后身热，心下妨闷有动气者，本方中加桂枝半钱，芍药一钱。如往来寒热，胸胁满，小便不利，呕而不温者，本方中加人参、半夏，加桂枝、干姜、牡蛎各六分，栝楼根一钱。如伤寒八、九日下之，胸满小便不利，谵语惊狂，自汗亡阳，烦躁，起卧不安，一身尽痛，本方中加龙骨、桂枝、铅丹、茯苓、牡蛎各半钱，大黄七分，煎服。

大柴胡汤　治伤寒内实大便难，身热不恶寒反恶热者。

柴胡四钱　黄芩　芍药各二钱半　半夏一钱　大黄二钱　枳实一钱半

上细切，作一服，加生姜三片，大枣二枚，水二盏，煎八分，去渣温服，以利为度，未利再投一服。

调胃承气汤　治太阳阳明，不恶寒反恶热，大便秘结，谵语而呕，日晡潮热者。

大黄六钱半　甘草一钱　芒硝一钱

上切细，水二大盏，煎至一盏，去渣，纳芒硝，再煎一沸，温服。

小承气汤　治六七日不大便，腹胀满闷，病在阳明，无表证，汗后不恶寒潮热，狂言而喘者。

大黄七钱　厚朴　枳实二钱半

上细切，作一服，水一碗，煎一半碗，去渣温服，以利为度，未利再投一服。

大承气汤　治胃实谵语，五六日不大便，腹满烦渴，并少阴舌干口燥，日晡发热，脉沉实者。

大黄七钱半　厚朴　枳实各一两　芒硝半合

上细切，水二碗，先煎枳、朴二物，取一碗半，去渣，纳大黄，再煎至一碗，去渣，纳芒硝，更煎一二沸，温服，以利为度，未利再投一服。

桃仁承气汤　外证已解，小腹急，大便黑，小便不利，为瘀血证，此药主之。

大黄三钱　桃仁十个，去皮尖，研　桂心去皮　芒硝各一钱半　甘草一钱

上细切，水一盏半，煎至一盏，去渣，纳芒硝，再煎一、二沸，温服，血尽为度，未尽再服。

白虎汤并加减法　治阳明证，汗后脉洪大而渴，及虚烦中暍等证。

知母六钱　甘草二钱　石膏一两三钱　粳米五勺

上细切，作一服，水二盏，煎待米熟，去渣温服。如口燥烦渴，或发赤斑，本方中加人参二钱，名化斑汤，又名人参白虎汤。如秋感热之疫疠，或阳明下后、大便不固，热不退者，或湿温证，热不退而大便溏者，本方中加苍术六钱，添水煎，名苍术❶白虎汤。

理中汤并加减法　治即病太阴，自利不渴，寒多而呕，腹痛下利鸭溏，蛔厥、霍乱等证。

人参　甘草　干姜　白术各二钱半

上细切，作一服，水二盏，煎八分，去渣温服。如肾气动急，去白术，加肉桂二钱。如吐多者，去白术，加生姜三钱。如下多者，倍白术、人参，添水煎。

---

❶ 术：原缺，据会文堂本补。

寒多者，加干姜一钱半。如腹满下利，脉沉迟而微者，加炮附子二钱。如伤冷中寒，脉弱气虚，变为阴疸，本方中加茵陈蒿二钱。如霍乱转筋，本方中加石膏半两。如痞而胃寒，或霍乱吐泻不渴，胸满未成结胸者，或厥阴饥不能食，食即吐蛔，用理中丸，以本方药为细末，炼蜜为丸，如弹子大，每用白汤半盏化一丸。

四逆汤 治即病太阴，自利不渴，及三阴证，脉沉细而迟，身体痛者。

附子一枚，去皮作八片，生用 甘草炙六钱 干姜五钱

上细切，分作二服，每服用水二盏，煎至一盏，去渣温服，取少汗乃愈。

真武汤 治即病阴证，伤寒脉沉细，身体痛，或发少阴汗，致筋惕肉瞤等证。

茯苓 芍药 生姜 附子炮去皮，各三钱 白术二钱

上细切，作一服，水二盏，煎至一盏，去渣温服。如渴者，加五味子、干姜、细辛各一钱。如小便利者，去茯苓。如下利者，去芍药，加干姜二钱。如呕者，去附子，倍生姜。

术附汤 治风湿，小便自利，及湿温身痛等证。

白术二钱 甘草二钱 附子炮 生姜各二钱半

上细切，作一服，水二盏，大枣二枚，煎至一盏，去渣温服。

小陷胸汤 治小结胸阳证，伤寒下之太早，变为结胸，胸中作痛，痞满。

黄连一钱三分 半夏二钱六分 瓜蒌子连瓤，二钱半

上细切，作一服，用水二盏，先煮瓜蒌，取一盏去渣，纳诸药，再熬至七分，去渣温服，未和再投一服。

大陷胸汤 治大结胸，并热实结胸，胸中大痛高起，手不可扪摸者。

大黄三钱 芒硝二钱半 甘遂一分二厘半，另末

上细切，作一服，水二盏，先煮大黄，至一盏去渣，纳芒硝，煮一、二沸，纳甘遂末服，以利为度。

抵当汤 治血结胸，谵语，因瘀血结于胸中，狂言，小腹亦满，漱水不欲咽者。

水蛭炒黄色 虻虫各十五枚，去翅足，炒黄色 桃仁一十个，去皮尖，另研 大黄三钱

上细切，水一盏半，煎至一盏，去渣服，血下止后服。

小半夏加茯苓汤 治水结胸。

半夏四钱 茯苓三钱

上细切，作一服，水一盏半，煎至一盏，去渣，入生姜自然汁半合，再煎一、二沸，温服。

栀子豆豉汤 治吐下后，心胸懊侬无奈，或大下后，身热不去，心中痛结。

肥栀子四枚 香豉半两

上细切，作一服，水二盏，先煮栀子至一盏，纳豉同煮至七分，去渣温服，得吐止后服。

玄参升麻汤 治发斑咽痛。

升麻 玄参 甘草各半两

上细切，水三盏，煎至一盏半，去渣温服。

阳毒升麻汤 治阳毒，赤斑出，狂言，吐脓血。

升麻二钱 犀角屑 射干 黄芩 人参 甘草生用，各一钱

上细切，作一服，水二盏，煎至一盏，去渣温服。

姜附汤并加减法 治下后复发汗，昼不得眠，无表证而脉微者。

干姜五钱 附子一枚，生用

上细切，作一服，水二盏，煎至一盏，去渣顿服。

如下利厥逆、脉不至者，加甘草五钱，倍干姜，添水煎服。如面赤者，加葱九茎。呕者，加生姜。咽痛，加桔梗。利止脉不出，加人参三钱，名通脉四逆汤。吐利止，汗出而厥，四肢拘急，脉微欲绝，本方煎成正药，加猪胆汁半合搅匀，分二服，其脉即起。少阴证，腹痛或泄利下重，本方中加芍药二钱半。

《和剂》**藿香正气散** 治四时感冒，头痛憎寒壮热，或风湿气，霍乱吐泻。常服，除山岚瘴气。

大腹皮先以手抄❶拔净，用清酒洗净曝干，再用乌豆煮汁洗净用。盖此物恐有鸩❷鸟粪毒，不制即杀人　紫苏连茎叶用　藿香　白芷　茯苓各六分　厚朴姜汁制炒　白术　陈皮去白　桔梗　半夏各四分　甘草炙，二分

上细切，作一服，加生姜三片，大枣二枚，水二盏，煎至一盏三分，温服。

《和剂》**不换金正气散** 治四时感冒伤寒，瘟疫时行，及山岚瘴气，寒热往来，霍乱吐泻，下利赤白，及出远方，不伏水土，并皆治之。

厚朴姜汁制炒　陈皮去白　藿香　半夏汤泡十次　苍术米泔浸，各一钱　甘草半钱

上细切，作一服，加生姜三片，大枣二枚，水一盏半，煎至一盏，温服。

东垣**加减凉膈散** 退六经热，及伤寒余热不解，胸烦等证。

连翘一钱　栀子　薄荷叶　淡竹叶　黄芩　桔梗各半钱　甘草生，一钱半

上细切，作一服，水一盏半，煎至一盏，日三、五服，热退即止。

易老曰：凉膈散减芒硝、大黄，加桔梗，同为舟楫之剂，浮而上之，治胸膈中与六经热。以其手足少阳之气俱下胸膈中，三焦之气同相火游行于身之表，膈与六经乃至高之分，此药浮载亦至高之剂，故能于无形之中，随高而走，去胸膈中及六经热也。

《和剂方》**十神汤** 治时令不正，瘟疫妄行，或四时感冒风热，发热憎寒，头疼身痛无汗。此药不问阴阳两感，并宜服之。

川芎　甘草　麻黄　干姜　紫苏　升麻　白芷　赤芍药　陈皮　香附各一钱

上细切，作一服，加生姜三片，连须葱白三个。如中满气实者，加枳壳一钱。水二大盏，煎至一盏三分，去渣热服。

消风百解散 治四时感冒，头疼发热，咳嗽鼻塞，声重喘急等证。

荆芥穗　白芷　陈皮　麻黄去节　苍术各一钱　甘草半钱

上细切，作一服，加生姜三片，葱白三个，水一盏半，煎至一盏，热服。咳嗽甚者，加乌梅一个，同煎服。

《活人》**黄连解毒汤** 治伤寒，大热不止，干呕烦渴，错语呻吟，不得安卧。

黄连一钱　黄芩　黄柏　栀子各二钱

上细切，作一服，水一盏半，煎至一盏，去渣服。

《活人》**金沸草散** 治伤寒咳嗽，头疼发热，胸膈痰壅，喘满等证。

前胡一钱半　半夏七分半　细辛三分　旋覆花一钱半　甘草三分　荆芥穗二钱　赤茯苓一钱

一方无细辛、茯苓，有麻黄、芍药。

上细切，作一服，加生姜五片，大

❶ 抄：会文堂本作“扯”。

❷ 鸩（zhèn）：传说中的一种毒鸟。把它的羽毛放在酒里，可以毒死人。

枣一枚，水一盏半，煎至一盏，温服。

《和剂》**五苓散** 治伤寒中暍烦躁，小便不利而渴，或霍乱吐利不止。东垣曰：五苓散，乃太阳证之下药也。夫太阳，高则汗而发之，下则引而竭之。渴者，邪入太阳本也，当下之，使邪从膀胱出也。其肾燥，膀胱热，小便不利，此药主之，小便利者不宜用。然太阳病，热而渴，小便虽利，亦宜此药下之。当服不服，则谷消水去形亡，必就阳明燥火，戊胃发黄，此太阳入本失下也，由不服此药故也。

泽泻一两半 白术一两 赤茯苓 猪苓各一两 肉桂半两

上研为细末，每服三钱，白汤或清米饮调服。或细切，加姜、枣煎服。热甚者，去桂，加黄芩。如伤寒三、四日间往来寒热自利者，邪入太阴而少阳经病犹在也，本方合小柴胡，名柴苓汤，加姜、枣煎服，以分利其阴阳也。

东垣《此事难知》曰：经云：有汗不得服麻黄，无汗不得服桂枝，若误服则其变不可胜数。故立此法，不犯三阳禁忌，解利神方，此易老之法也，名曰九味羌活汤。

东垣**九味羌活汤**

羌活治太阳肢节痛，君主之药也，然非无为主也，乃为拨乱反正之主，故大无不通，小无不入，关节痛非此不能除也 防风治一身尽痛，乃军卒中卑下职也，一听军令而行所使引之而至 苍术别有雄壮上行之气，能除湿下安太阴，使邪气不纳传之于足太阴脾 细辛治足少阴肾苦头痛 川芎治厥阴头痛在脑 白芷治阳明头痛在额 生地治少阴心热在内 黄芩治太阴肺热在胸 甘草能缓里急，调和诸药

以上九味，虽为一方，然亦不可执一，执中无权，犹执一也。当视其经络前后左右之不同，从其轻重大小多少之不一，增损用之，其效如神。细切，水煎服。若急汗，热服以羹粥投之。若缓汗，温服之而不用汤投之也。脉浮而不解者，宜先急而后缓。脉沉而不解者，宜先缓而后急。此药不独解利伤寒，治杂病亦有神❶。中风行经者，加附子。中风秘涩者，加大黄。中风并三气合而成痹等证，各随十二经上下内外、寒热温凉、四时六气，加减补泻用之。

东垣曰：经云：两感于寒者，死不治。一日太阳与少阴俱病，头痛发热恶寒，口干烦满而渴。太阳者腑也，自背腧而入，人所共知；少阴者脏也，自鼻息而入，人所不知也。鼻气通于天，故寒邪无形之气，从鼻而入。肾为水也，水流湿，故肾受之。经曰：伤于湿者，下先受之。同气相求耳。又云：天之邪气，感则害人五脏。以是知内外两感，脏腑俱病，欲表之则有里，欲下之则有表，表里既不能一治，故死矣。然所禀有虚实，所感有浅深，虚而感之深者必死，实而感之浅者犹或可治，治之而不愈者有矣，未有不治而复生者也。予尝用此，间有生者，十得二三，故立此方，以待好生君子用之，名曰解利两感神方大羌活汤。

易老方 **解利两感神方大羌活汤**

防风 羌活 独活 防已 黄芩 黄连 苍术 白术 甘草炙 细辛各三分 知母 川芎 地黄各一钱

上细切，作一服，水二盏，煎至一盏半，去渣热饮之。未解，再服三、四剂，病愈则止。若有余证，并依仲景法如证治。

张子和**六神通解散** 治夏月伤寒，得

---

❶ 神：会文堂本作“效”。

太阳、阳明二经病，汗不出，头项痛，腰脊强，目疼鼻干不得卧，代麻黄、葛根等汤发表药也。

苍术三钱　石膏　滑石　黄芩各一钱半　麻黄七分半　甘草半钱

上细切，作一服，水二盏，煎七分服。春加防风一钱。

以下皆河间方刘河间守真治伤寒直格要诀：伤寒前三日在表，法当汗，可用双解散，连进数服必愈。

双解散即后三方

防风通圣散方见中风门

益元散　又名六一散，又名天水散。方见痢门。

二药合而服之，当得汗而解。若不解者，病已传变。

伤寒后三日在里，法当下。若下之太早，则表邪乘虚入里，遂成结胸、虚痞、懊憹、斑疹、发黄之证，轻者必危，危者必死，但当以平和之药，宣散其表，和解其里。病势或有汗，或无汗，发热未愈，当用小柴胡、凉膈、天水，合而服之。

病若半在表半在里，法亦当和解，小柴胡、凉膈主之。

若里微热者，则当微下，大柴胡合解毒汤主之。若热势未退，又以大柴胡合三一承气下之。

三一承气汤

大黄　芒硝　厚朴　枳实各半钱　甘草一钱

上细切，作一服，水一大盏，姜三片，煎七分，热服。

其病胸膈满闷、或喘或呕、阳脉紧盛者，宜瓜蒂散吐之。

汗吐下三法之后，别无异证者，凉膈散调之。

病大热已去、微热未尽除者，以益元散服之，无令再病。此伤寒治法之大要也。

或伤风自汗、脉浮缓者，双解散去麻黄以解利之。

其病半表半里，白虎汤和解之。

其病在里、脉沉细者，无问风寒暑湿，或表里证俱不见，或内外诸邪所伤，有汗无汗，心腹痛满，谵语烦躁，蓄热内盛，俱是脉沉者，并用承气合解毒下之。

或中暑自汗，以白虎汤解之。白虎解后，以五苓合天水调之，多进数服无妨。

或腹胀满脉沉者，亦当以承气合解毒微下之。

或发汗之后，热不解、脉尚浮者，白虎加苍术再解之。

或里热内盛，阳厥极深，皆因失下而成此证，以致身冷脉微，昏愦将死，切不得以寒药下之，误下即死。有一辈庸医，妄言是阴厥，便欲投玄武、四逆温热之剂，下咽必死。殊不知此证乃阴耗阳竭，阴气极弱谓之耗，阳厥极深谓之竭。蓄热怫郁将欲绝者。当此之际，寒剂热剂俱不可投，但进凉膈解毒，以养阴退阳，宣散蓄热，脉气渐生，得大汗而愈，亦有无汗气和而愈者。未愈却用解毒合承气下之，次以解毒、凉膈、天水三药合而为一，调和阴阳，洗涤脏腑，则其余别证自不生矣。有大下之后热不退，再三下之热愈盛，若下之不愈，脉微气虚，力弱不加，以法则无可生之理，若辍而不下，则邪热极盛，阴气极衰，脉息渐绝，必不可救。似此之证，是下之亦死，不下亦死，医者到此，杀人活人一弹指间，其不至手足失措者几希。诀云：伤寒汗后，汗出不解，或反不汗，脉尚浮，白虎加苍术汤再解之。又按余论云：

伤寒下后，自汗虚热不已，白虎加苍术、人参，一服如神，汗止身凉，此通仙之法也。如此则汗下之后热不退，不问有汗无汗，并宜白虎加苍术解之，又加人参亦妙，仍服凉膈、解毒调之。

经云：三下而热不退者即死。后人有四、五次下而生，及十数次下而生者，此偶然误中耳，活者得一二，死者已千百。后学切不可以此为法，但当依前法用解毒合凉膈调之，使阳热除退，阴脉渐生，庶不失人命也。

若伤饮不解散，成结胸之证，临时择用大小陷胸汤丸累下之。若脉浮者不可下，是表证未出，小柴胡合小陷胸汤投之。脉虽浮而热大极者，承气徐徐疏利之。

或有留饮过度，湿热内生，自利不止，其热未退，解毒汤治之。阳毒生斑，凉膈散加当归。

怫郁热盛在表，燥而无汗，湿热在里，不能发于外，相搏遂成发黄，茵陈汤调五苓散。甚者，茵陈合承气下之。

——心烦不得卧，栀子豉汤。

茵陈蒿汤

山茵陈一两　大黄半两　栀子十枚

上细切，水三盏，煎一盏，温和服，以利为度。

栀子豉汤方见前。

——误下太早，遂成结胸虚痞，凉膈散加枳壳、桔梗。

——刚柔二痉，谵语发狂，逾垣赴井，皆阳热极盛而然，承气合解毒下之。

——汗下之后，烦渴饮水，凉膈散及减桂五苓、甘露、益元，选而用之。

甘露饮

茯苓　泽泻　甘草　石膏　寒水石各二两　白术　桂枝　猪苓各半两　滑石四两

上为末，每服三钱，白汤调或新汲水调，姜汤尤妙。

——小便不通，五苓泄之。大便闭结，承气下之。更有外证，加减防风通圣散，方内随证用药处治，万无一失也。

——妇人证治皆然，惟孕妇三、四月并七、八月不用硝黄，其余月分，用之无妨。

——小儿减剂服之。

此中有古人治伤寒不传之妙，后之学者，宜慎宝之。

愚按：河间以上治伤寒法，宜用于春三月及夏至前后温病及中暑热传经之证，能按法施治，无有不安。

丹溪活套：凡伤寒传经之证，初得太阳经病，恶寒发热，头项强，腰脊痛，无汗，急用东垣九味羌活汤表之而愈。或诸痛悉除，亦不恶寒，但发热不解，或微汗濈濈然出，此为挟虚证，宜用补中益气汤为主。治有汗，加桂枝、芍药。汗未透，脉尚浮紧，加羌活、苍术、防风、葛根，倍升麻、柴胡。满闷者，去黄芪、人参。仍头痛未去，加川芎、白芷、薄荷、荆芥、细辛、葛根。如渴，加五味子、麦门冬、天花粉。三四日间，不宜前药，则以小柴胡汤验证加减。如寒热胁痛、少阳外证悉具，只以本方服之。若兼腹满自利、已见太阴证而少阳证犹未除者，本方中加五苓散，名柴苓汤。热甚者，去桂，倍黄芩。渴甚者，本方去半夏，加五味子、天花粉。五、六日不大便，潮热引饮，本方中去人参、甘草，加芍药、枳壳、厚朴、大黄，甚者加芒硝，或用河间三一承气汤。七八日过经不解，热不退，或黄连解毒汤、凉膈散选而用之，或仍以小柴胡看证调治而愈。或愈后因劳役复热者，仍用补中益气汤，多服数帖自安。虽因食复病，切不可轻用大黄、芒硝之类下之，盖病后气血大虚，若复下之必死，慎之！

又伤寒下后谵语，初能认人，三五日后，妄言不休，此神不守舍，慎勿复下。脉多沉细，足冷气促，面青褐色，口干燥，宜用补中益气汤，倍人参，加竹叶二三十片。内外本弱，得汗下后大虚，脉细数，热如火炙，气促，宜用人参、当归、白术、黄芪、甘草、五味子、知母，加竹叶数片，煎用童便，二三帖而安。大病虚脱，本是阴虚，用艾灸丹田补阳，阳生则阴长故也。不可用附子，只可用参芪，多服为佳。伤寒已经发汗吐下误治后，三焦生热，脉洪数，谵语不顾体，昼夜喘息不休，衄血热不解，身目俱黄，狂叫欲走，三黄石膏汤连进三四服而愈。如怯弱人，因感寒湿，发热不食，数日后不省人事，言语乱妄，神思昏迷，面青齿黑，人以为必死之证，脉沉细，先用小柴胡汤等药不愈，急用四君子汤加附子数片煎，以碗盛放水盆中少时，杀其热性，稍温服之，脉与神思即回，然后可用别药，此谓之阴证伤寒。伤寒怫郁不解，三阳并入三阴，脏腑结燥，面赤口渴，心惊谵语，内热多而外热少，宜用三一承气汤，或以此药送下木香槟榔丸三五十粒，下其燥屎而安。如汗下后，热未能除，用栀子豆豉汤或东垣加减凉膈散煎服，以彻其邪而愈。

凡伤寒身体疼痛，恶风寒，遇暖则喜，脉浮而数，必得大汗而愈，不问日数，皆以六神通解散煎服。如谵语神思不宁，盖热邪已入里，不能尽解，本方加人参、黄连即安。服前药如汗不透，更加紫苏叶、葛根、白芷等药助之，当得大汗，去病如扫。此张载仁之法，药虽轻微，不知自有神妙，不可易而忽之。伤寒发斑面赤，昏愦谵语，脉洪而虚，按之无力，或绝不见，用人参、生地黄各五钱，炮附子一钱，大黄二钱半，服之，不甚泻，夏月服亦不妨。伤寒发斑生热，用黄瓜根杵汁黄瓜即墙头生小瓜蒌，貌如龙眼大，四月黄瓜生此根也调伏龙肝服之，去斑点甚妙。发斑似伤寒，乃痰热之病发于外，微汗以散之，通圣散消息用之。

东阳杜世良乃兄，三月间得伤寒证，恶寒发热，小便淋涩，大便不行。初得病时，茎中出小精血片，如枣核大。由是众医皆谓房事所致，遂作虚证，治而用补中益气等药。七八日后热愈甚，大渴引饮，胃中满闷，语言错乱。召予诊视，六脉俱数甚，右三部长而沉滑，左手略平，亦沉实而长。予曰：此大实大满证，属阳明经，宜大承气汤。众皆惊愕，曰：先生误矣。予不听，作大剂，连进二服，大泻后热退气和。病愈十数日后，因食鸭肉太多，致复热，来问，予教用鸭肉烧灰存性，生韭汁调下六、七钱，下黑粪一碗许而安。

东阳戚，十八，四月间得伤寒证，恶寒发大热而渴，舌上白胎。三日前，身脊百节俱痛。至第四日，惟胁痛而呕，自利。六日来召予治，诊其脉左右手皆弦长而沉实，且数甚。予曰：此本三阳合病，今太阳已罢，而少阳与阳明仍在。与小柴胡合黄连解毒，服三服，胁痛呕逆皆除，惟热犹甚。九日后，渐加气筑痰响，声如拽锯，出大汗退后而身复热愈甚，法当死。看其面上有红色，洁净而无贼邪之气，言语清亮，间有谵语而不甚含糊。予故不辞去而复与治，用凉膈散倍大黄，服二服，视其所下仍如前，自利清水，其痰气亦不息。与大承气汤合黄连解毒汤，二服，其所下亦如前。予曰：此盖热结不开而燥屎不来耳。后以二方相间，日三四服，每药又各服至五帖，始得结粪如肥皂子大者十数枚，痰气渐平，热渐减，至十五日热退气和而愈。一知医者问曰：《伤寒论》谓下后不可再下，连日用此峻剂而获安者，何也？曰：燥屎未下而脉尚实，胡为不可再下。是故为医者，不可胶柱而调瑟也。

卷之二

花溪恒德老人虞抟天民编集
侄孙虞守愚惟明校正
金陵三山街书肆松亭吴江绣梓

瘟　　疫

论

《内经》曰：苍天之气，清净则志意治，顺之则阳气固，虽有贼邪，弗能害也。又曰：冬不藏精者，春必病瘟。是以多感于房劳辛苦之人，安乐者未之有也。俗名瘟病，医书曰疫疠，曰黄病，岭南闽广等处曰瘴气，盖指山岚雾露烟瘴湿热恶气而名之也，一皆触冒四时不正之气而为病焉。《伤寒论》曰：春应温而反清，夏应热而反寒，秋应凉而反热，冬应寒而反温。庞安常曰：疫气之发，大则流行天下，次则一方，次则一乡，次则偏着一家，悉由气运郁发、有胜有伏、迁正退位之所致也。视斯疾者，其可不推运气而治之乎。陶氏曰：夫疫气之中人，轻重不一，仲景无治法，后人用败毒散治，甚得理，然亦有愈不愈者，盖疫气有浅深，资禀有壮怯。怯而受疠气之深者，虽智者尚不能治，况庸劣之士乎。若资禀壮实，所感又浅，则庶几可愈。切不可作伤寒正治而大汗大下也，但当从乎中治而用少阳、阳明二经药少阳，小柴胡汤；阳明，升麻葛根汤也，看所中阴阳经络脉证，而以二方加减和治之，殊为切当。学者宜详察之，毋忽。

脉法

脉阳濡弱，阴弦紧，更遇温气，变为瘟疫。

温病二三日，体热腹满头痛，食饮如故，脉直而疾，八日死。

温病四五日，头痛腹满而吐，脉来细而强，十二日死。

温病八九日，头身不疼，目不赤，色不变，而反利，脉来牒牒❶，按之不鼓手，时大，心下坚，十七日死。

温病汗不出，出不至足者死。厥逆汗自出，脉坚强急者生，虚软者死。

温病下利，腹中痛甚者死。

方法

丹溪曰：众人病一般者，此天行时疫也，治有三法，宜补宜散宜降。用大黄、黄芩、黄连、人参、桔梗、苍术、防风、滑石、香附、人中黄，神曲糊为丸，每服五七十丸。气虚，以四君子汤下。血虚，以四物汤下。痰多，以二陈汤下。热甚者，加童便谓人中黄者，人粪也。今人多有以粪缸中清汁，顿饮一、二碗，病随愈。然但恐畏其臭秽，不能下咽耳。故丹溪所取人中黄法，于冷月以竹

---

❶ 牒牒（dié dié）：迭迭，频频。

截筒，刮去青，两头留节，一头打通一窍，以大甘草纳入筒内，以竹针塞其窍，投粪缸中，二、三个月取出，晒干用。

陶尚文治瘟疫法 若病只在少阳经者，小柴胡加防风、羌活微发之而愈。若病兼阳明经者，柴、葛二方合服之小柴胡对升麻葛根汤也。

若见太阳证便大便泄者，以本方小柴胡也去黄芩对五苓散，尤当看脉寒热，若无寒去桂留苓。

若小便不利，是膀胱本病，本方加去❶桂五苓散。

若入太阴经，无热证见者，用理中汤，此证必须腹痛而泻。明日泻止痛止，仍用小柴胡和之。

若入少阴经及厥阴经，用阴证伤寒传经法治之。

若初看未端的，且先以败毒散治之，看归在何经，再随经施治，无不效者。

若发黄，小柴胡合去桂五苓散。未退，茯苓渗湿汤。

瘟疫作渴，本方加石膏、知母。湿温渴，苍术白虎汤。

瘟疫发狂不识人，大柴胡汤加当归。如大便泄者，三黄石膏汤、柴苓汤。

瘟疫胸膈满闷，本方中加枳壳、橘红、黄连。若大便不通，大柴胡汤微利之。

三黄石膏汤

石膏三钱 黄芩 黄连 黄柏各一钱半 豉半合 麻黄一钱 栀子五枚

上细切，作一服，水二盏，煎至一盏三分，连进三、五剂愈。

败毒散 治瘟疫，四时通用。

羌活 独活 前胡 柴胡 川芎 枳壳 桔梗 白茯苓 人参各等分 甘草减半

上为细末，每服三钱，加生姜三片，水一盏半，煎至一盏，温服，或沸汤点服亦可。此药治伤寒瘟疫，风湿风眩，四肢痛，憎寒壮热，项强睛疼，不问老人、小儿皆可服。或岭南烟瘴之地，或瘟疫时行，或人多风痰，或处卑湿之地，脚气痿弱，此药不可缺也。日三五服，以知为度。一方加薄荷少许，每服五钱，加姜，水煎服。

九味羌活汤方见伤寒门 治瘟疫初感，一二日间服之，取汗而愈，其效如神。

黑奴丸 治温毒发斑，烦躁大渴，及时行热病，六七日未得汗，脉洪大而数，面赤目眩，身痛大热，狂言欲走，渴甚。又云：五六日以上不解，热在胸中，卬❷噤不能言，为坏伤寒，医所不治，弃为死人，精魄已竭，心下尚温，斡开其口灌药，下咽则活。

黄芩 釜底煤 芒硝 麻黄 梁上尘 小麦奴 灶突墨各一两 大黄一两三钱

上为细末，炼蜜为丸，如弹子大，新汲水化服，饮水尽足当发寒寒已，汗出，乃瘥。若时顷不汗，再服一丸，须见微利。若不渴，不可与此药。

大无神术散 治四时瘟疫，头痛项强，憎寒壮热，身痛，专主山岚瘴气之妙剂也。

陈皮二钱 苍术 厚朴各一钱 甘草 石菖蒲各一钱半 藿香

上细切，作一服，加姜三片，大枣一枚，水一盏半，煎至一盏，去渣温服。一方无菖蒲，有香附一钱，名神术散气散。

附：大头天行病

丹溪曰：大头病，乃湿热在高巅之上，用羌活及酒炒黄芩、酒蒸大黄，随病加减，切不可服降药。

东垣曰：阳明邪热太甚，资实少阳相火而为之也。湿热为肿，木盛为痛，

---

❶ 去：原脱，据文义及会文堂本补。

❷ 卬（yǎng）：同“仰”，仰慕；仰仗；仰望；向上。会文堂本作“口”。

此邪见于头，多在两耳前后先出，皆主其病也。

治法大不宜药速，速则过其病所，谓上热未除，中寒复生，必伤人命。宜用缓药缓服，徐徐少与，当视其肿势在何部分，随经处治之。阳明为邪首大肿，少阳为邪出于耳前后也。

东垣**二黄汤** 治大头天行疫病。

黄芩酒制炒 黄连酒制炒 生甘草各等分

上细切，每服三钱，水一盏，煎七分，温服，徐徐呷之。如未退，用鼠黏子不拘多少，水煎，入芒硝等分，亦时时少与，毋令饮食在后。如未已，只服前药，取大便利、邪气已则止。前方宜各少加引经药，阳明渴，加石膏，少阳渴，加栝楼根，阳明行经，升麻、芍药、葛根、甘草，太阳行经，甘草、荆芥、防风，并与上药相合用之。或云：头痛酒芩，口渴干葛，身痛羌活、桂枝、防风、芍药，俱宜加之。

东垣**普济消毒饮子**

泰和二年四月，民多疫疠，初觉憎寒壮热体重，次传头面肿盛，目不能开，上喘，咽喉不利，舌干口燥，俗云大头伤寒，诸药杂治，终莫能愈，渐至危笃。东垣曰：身半以上，天之气也。邪热客于心肺之间，上攻头面而为肿耳。须用下项药共为细末，半用汤调时时服之，半用蜜丸噙化，服尽良愈，活者甚众。时人皆曰天方，谓天仙所制也。遂刻诸石，以传永久。

黄芩半两，酒制炒 黄连半两，酒制炒 人参三钱 陈皮去白，三钱 甘草二钱 连翘一钱 玄参二钱 白僵蚕七分，炒 升麻七分 柴胡五分 桔梗三分 板蓝根一钱 马勃一钱 鼠黏子一钱

上为末，服如上法。或加防风、川芎、薄荷、当归身，细切五钱，水二盏，煎至一盏半，时时稍热服之。如大便硬，加酒蒸大黄一钱或二钱以利之。肿势甚[1]者，以砭针刺之。

附：虾蟆瘟

丹溪曰：虾蟆瘟，属风热，防风通圣散加减用之。或用小柴胡加防风、羌活、荆芥、薄荷、桔梗煎服，外以侧柏叶捣汁，调大虾[2]蚯蚓粪敷之。或用丁香尖、附子尖、南星，醋调敷之。或五叶藤、车前草皆可捣敷之，有效。

甘桔汤 治冬瘟，咽喉肿痛。

甘草 桔梗各等分

上细切，水煎，时时频呷之。

葳蕤散 治冬瘟，头面肿。

萎蕤二钱半 石膏一钱半 麻黄 白薇 羌活 杏仁 甘草 青木香 川芎各半钱 丁菊花一钱半

上细切，作一服，水三盏，煎至一盏，去渣，日三服。

祖传经验秘方**人黄散** 治四时疫疠，大头天行等病。

粪缸岸置风露中年远者佳，水飞细研，一两重 甘草三钱 辰砂 雄黄各一钱半

上为细末，每服二钱，煎薄荷桔梗汤送下，日三、五服。煎药：甘草、桔梗、茯苓、藁本、白术各半钱，水煎服。疫疠，夏感寒，伏于少阴，咽痛，次必下利，名曰肾伤寒，宜用半夏、桔梗、甘草各一钱，加姜五片，煎服。大头天行病，从颐颔肿热者，又名颅鹚瘟，东垣有方用羌活、酒炒黄芩、酒蒸大黄加用，水煎服。十五、六日，服小柴胡汤不愈者，仍用陈皮、紫苏入散而愈。又法：酒炒黄芩、黄连为君，炙甘草为佐，

---

[1] 甚：原脱，据会文堂本补。

[2] 大虾：会文堂本作“火煅”。

水煎，细呷之。再加鼠黏子、酒蒸大黄煎，入芒硝，亦细细频与服之，微利为度。肿减后，去后三味，只服前药。如渴，属阳明，加石膏；属少阳，加栝楼根。若阳明行经，加升麻、芍药、葛根、甘草；太阳行经，加羌活、荆芥、防风。如头痛，加黄芩；渴，加葛根；身痛加羌活、防风、荆芥、桂枝、芍药，随宜用之，入上药相合煎服。有时疫肿毒疙瘩，或脏腑积热，发于头项，咽嗌堵塞，水浆不下，或面赤，脉浮洪，热甚，漏芦汤治之。升麻、黄芩、大黄各一两，蓝叶即大青叶、玄参各二两，煎服。

丹溪活套云：众人病一般者，乃天行时疫。盖冬月闭藏之时，反行春令，温胜于寒，而发泄真阴，土胜水亏矣。所胜者妄行，土有余也。所生者受病，所胜者侮之，火土相合，湿热相取。故春来木长之时，无水滋生化源，故人病瘟。治有三法见前。春感清气，无汗恶寒，为疫疠，通用升麻葛根汤。春感清气，发热而渴，不恶寒，宜解肌汤，葛根、黄芩、芍药各一钱，麻黄一钱半，甘草、桂枝各七分半，大枣一枚，水煎服。春温，发热咳嗽，身疼口燥渴，脉浮洪热甚，宜小柴胡汤加桂枝治之。咳嗽，加五味子。渴，去半夏，加栝楼根、人参。脉实渴，宜大柴胡汤下之。渴，加知母、石膏。凡温病，脉尺寸俱浮，素伤于风，因而伤热，风热相搏。其证四肢不收，身热自汗，头痛喘息，发渴昏睡，或体重不仁。慎勿发汗，汗之则谵语烦躁，目昧无睛光。病在少阴、厥阴二经，宜萎蕤汤、人参败毒散、葛根龙胆汤、小柴胡汤。甚者，瓜蒌葛根汤。脉浮身肿汗出，汉防己汤。误汗者，防己黄芪汤。四时伤寒疫疠，或伤风有汗，或风湿，身肿体痛，恶风口干，日晡潮热，脉实，并用人参败毒散。夏应热而反寒，夏及秋初而为暴寒，折于盛暑，热结四肢，则壮热头痛，或寒伤于胃，下利脓血或水泻，脉实者宜下之安。调中汤：大黄三钱，葛根、黄芩等药各二钱。

东阳李文会内子陈氏，年二十九，三月间得瘟疫证，病三日，经水适来，发热愈甚，至七八日病剧，胸中气筑作痛，莫能卧。众医技穷辞去，黑夜来迎予诊治医。病者以绵花袋盛托背而坐于床，令婢磨胸不息，手六脉俱微，数极而无伦次，又若虾游状。予问曰：恐下早成结胸耳？主人曰：未曾下。予再思之，三日而经水适来，致中气虚，与下同。用黄龙汤、四物汤、小陷胸汤共合一剂，加姜、枣煎服。主人曰：此药何名？予曰：三合汤也。一服而诸病悉减，遂能卧。再服，热退而病全安。愈后，又因食粥太多而病复热，又作内伤处治，而用补中益气汤出入加减调理而安。

斑　疹

论

《内经》曰：少阴所至为疡疹。夫少阴所至者，言君火有余，热令大行，戊子戊午之岁也。在人则心主之，心火太过，则制已所胜而烧烁肺金。盖肺主皮毛，故红点如蚤之状，见于皮肤之间，心火侮而乘之之色也，名曰瘾疹；或伤寒温热病而发斑斑如锦文者，名曰发斑，皆热毒之所致也。其证有阳毒，有阴毒，是皆冬应寒而反温，人受不正之气，故至春夏而发为斑烂，夫阳脉浮数而阴脉实大者，名为温毒。或为内外结热极深，舌卷焦黑，鼻若烟煤，狂言见鬼，面赤而斑烂者，名为阳毒。如温病下之太早，热气乘虚入胃，或下之太迟，热气郁积胃中，或医者误用热药过多，胃气热甚，及内伤热病，虚火燔灼肺之间，皆能成发斑也。是故发赤斑者半生半死，发黑斑者九死一生。治法用化斑汤即人参白虎汤、升麻葛根汤、玄参升麻汤、黑膏、黑奴丸之类，是皆正治之法也，学者宜详察而用之。

脉法

脉阳浮而数，阴实而大。火盛在表，故阳脉浮数。下焦实热，故阴脉实大。

脉多沉伏，或细而散，或绝无。滑伯仁曰：脉者，血之波澜。故发斑末❶，血散于肌肤，故脉伏。

方法丹溪方法凡七条

丹溪曰：发斑属气热挟痰而作，自里而发于外，通圣散中消息用，当微汗以散之，下之非理也。

戴氏曰：有色点而无颗粒者，曰斑。一云：发斑似伤寒，痰热之病发于外也。

有属里者，因胃热助手少阴火，入于太阴肺也，故红点如斑，生于皮毛间耳，白虎、泻心、调味承气从长选用之。

内伤发斑者，胃气极虚，一身之火游行于外所致，宜补以降之。

疹属热与痰在肺，清肺火降痰，或解散出汗，亦有可下者。

朱氏❷曰：浮小有颗粒者是也，随出即没，没而又出一颗者❸，经云主乎解散，汗之即愈，通圣散中消息用之是也。

丹疹皆是恶毒热血蕴蓄于命门，遇君相二火合起即发也。如遇热时，以通圣等辛凉之剂解之；寒月，以升麻葛根等辛温之剂解之。凡丹疹，先从四肢起而后入腹者，死。

有乳孩因胎毒两腋生疖，后腹胀发赤疹如霞片，取剪刀草杵汁，调原蚕沙敷之而愈。

附：冷丹

冷丹属血风血热，用通圣散。有痰血相搏，用蝉蜕、僵蚕、荆芥、南星治之。

消风散

荆芥穗　甘草炙　陈皮去白　厚朴　白僵蚕炒　蝉蜕去土，炒　人参　茯苓　防风　川芎　藿香　羌活各等分

上为细末，每服二钱，煎荆芥汤或茶清调下。

太无元戎**葛根橘皮汤**　肌肤斑驳，冬温始发，咳而心闷，但呕清汁。

葛根　橘红　杏仁　知母　黄芩　麻黄　甘草各等分

上细切，每服五钱，水一盏半，煎至一盏，温服。

《活人》**阳毒升麻汤**　治伤寒一二日间，身发斑烂，或吐下后变成阳毒，腰背疼痛，面赤狂言，下利，脉浮大咽痛。方见伤寒门。

《活人》**玄参升麻汤**　治发斑咽痛，烦躁谵语。方见伤寒门。

《活人》**阳毒栀子汤**　治伤寒壮热，百节烦痛，身发斑烂。

升麻　栀子仁　黄芩　芍药各一钱　石膏一钱　知母一钱半　杏仁七分半　柴胡一钱　甘草五分

上细切，作一服，入姜三片，香豉一百粒，煎服。

《和剂》**犀角消毒饮**　治发斑瘾疹等证。

---

❶ 末：会文堂本作“者”。
❷ 朱氏曰：会文堂本作“戴氏曰：疹”。
❸ 一颗者：会文堂本无此三字。

牛蒡子四分　荆芥穗　防风去芦，各二钱　甘草一钱　犀角一钱半，另镑为细末，不入汤煎

上细切，作一服，水二盏，煎至一盏，调犀角末服。

《和剂》**解毒防风汤**　治发斑及瘾疹痒痛。

防风一钱半　地骨皮　黄芪　芍药　荆芥穗　枳壳　牛蒡子炒，各七分半

上细切，作一服，水二盏，煎至一盏，去渣温服。

仲景**升麻葛根汤**　治伤寒阳明实热发斑。方见伤寒门。

阴毒升麻鳖甲汤　治阴斑。

升麻二钱　当归　甘草各一钱二分　蜀椒二十粒　鳖甲炙，一钱　雄黄四分，另研

上细切，水二盏，煎至一盏，去渣，调雄黄末服。

加味羌活散　治感四时不正之气，发为瘾疹。

羌活　前胡各一钱　人参　桔梗　甘草炙　枳壳麸炒黄色　川芎　天麻　茯苓各半钱　蝉蜕　薄荷各三分

上细切，作一服，加生姜三片，水二盏，煎至一盏，温服。

调中汤　治内伤外感所发阴斑。

苍术钱半　陈皮一钱　砂仁　藿香　芍药煨　甘草炙　桔梗去芦　半夏汤泡七次　白芷　羌活　枳壳各七分　川芎五分　麻黄去节　桂枝各三分

上细切，作一服，加生姜三片，水二大盏，煎七分，温服。

仲景**化斑汤**　治伤寒汗吐下后，发斑脉伏。即伤寒门白虎加人参汤也。守真《类萃》又加白术，水煎，时时服之。

《活人》**黑膏**　治温毒发斑。冬月大温，人受不正之气，至春发斑如锦文，脉浮散属阳，沉伏属阴，用此以消疫毒之气。

生地黄半斤　香豉一合

上二味细切，以猪膏二斤合煎之，取浓汁如膏，用雄黄麝香如豆大内中，搅和匀，每服用弹子大，白汤化下。

《活人》**大青四物汤**　治瘟疫发斑。

大青四钱　阿胶炒成珠子　甘草炙，各一钱　香豉一合

上细切，作一服，水煎服之。

祖传经验**加味败毒散**　治瘟疫及瘾疹等证。

羌活　独活　前胡　柴胡　川归　川芎　枳壳　桔梗　茯苓　人参各五分　甘草　薄荷各二分半　加白术　防风　荆芥　苍术　芍药　生地黄各五分

上细切，作一服，加生姜三片，大枣二枚，水煎服。此因虚而感冒风湿以致发斑者，服之良验。

内　伤

论

《内经》曰：阳者，天气也，主外；阴者，地气也，主内。故阳道实，阴道虚。犯贼风虚邪者，阳受之；食饮不节，起居不时者，阴受之。是故阳受之则入六腑，阴受之则入五脏。此内外阴阳腑脏虚实之不同也。举世医者，但见恶寒发热、头目沉重之证，更不察内外虚实，便作伤寒模糊处治，辄用仲景汗下解利之法治之多死，良可叹哉！我东垣先生，悯生灵之夭枉，著《内外伤辨惑论》《脾胃论》等书，一皆以扶植胃气为本，诚万世不刊之妙典也。其谆谆告诫之意，屡以饮食失节、劳役过伤为言，而立补中益气等汤为主治。若能确守其法而行

之，无有不验。惜乎今之医者，多承因习之弊，懵然不识机变，睥睨❶其书而不视。间有读者，不明脉候虚实，不偏于此则偏于彼，或遇内伤挟痰与食，清气怫郁于下、浊气填塞胸中之候，骤以补中益气等药一试，则气满痞塞，遂谓补药不宜于此证也，决意改用汗下解利之法，医死而不之悔。故王安道有内伤不足中有有余之议，此发东垣之所未发者耳。学者宜潜心究察其虚实似是之非，庶不夭人之天年也。东垣辨内外虚实之法，学者宜熟玩于胸中，临证之际，庶无鲁鱼亥豕❷之讹焉。抑考《辨惑论》曰：夫外伤风寒有余之证，其发热恶寒，寒热并作。其热也，拂拂❸发热，发于皮毛之上，如羽毛之拂，明其热在皮也。其口鼻气塞不通，心中烦闷不安。其恶风寒也，稍似裸体，便不能禁，虽重衣厚幕，逼近烈火，终不能御其寒，一时一日，增加愈甚，必待邪传入里乃已。语声重浊，前轻后重，高厉有力，腹中和，口知谷味，大小便如常，筋骨疼痛，不能动摇，手背热，手心不热，是皆外感有余之候也。其内伤饮食劳役不足之证，其发热恶寒，寒热间作。及热也，蒸蒸燥热，发于肌肉之间，扪之烙手，明其热在内也。其口鼻中气短，少气不足以息。其恶风寒也，居露地中，遇大漫风起却乃不恶，惟门窗隙中些少贼风则大恶之，亦必待其阴阳既和，汗出则已。语言困倦，前重后轻，气不相续，腹中不和，口不知谷味，大小便或闭或溏，或心下痞闷，或胸中如刀劙之痛，手心热，手背不热，是皆内伤不足之候也。以此辨之，岂不如黑白之易见乎。愚故略述东垣之言，以为后学之矜式耳。临证又当参考其脉候，求其有余中之不足，或不足中之有余，或外感挟内伤，或内伤挟外感，视其轻重而权宜用药以施治之，庶几登东垣之堂而为当世之司命矣。

脉法

东垣曰：右寸气口脉，大于人迎一倍，过在少阴则二倍，太阴则三倍。右手三部属三阴，少阴在关主脾，太阴在寸主肺，肌肤大热，故脾肺二脏之脉皆紧盛也。

右寸气口脉急大而数，时一代而涩。涩者肺之本脉，代者元气不相接续，此饮食失节，劳役过甚，大虚之脉也。右关脾脉大而数谓独大于五脉也。数中显缓，时一大也。此不甚劳役之脉也。右关胃脉损弱，甚则隐而不见，但内显脾脉之大数微缓，时一代。此饮食不节、寒温失所之脉也。右关脉沉而滑。此宿食不消之脉也。

方法

丹溪曰：东垣《内外伤辨》甚详，世之病此者为多，但有挟痰者，有挟外邪者，有热郁于内而发者，皆当以补元气为主，看所挟而兼用药。气虚甚者，必少加附子，以行参芪之气。挟痰者，补中益气加半夏，更以竹沥、姜汁传送。

戴氏曰：凡内外兼证，或内伤重而外感轻者，为内伤挟外感证，治法宜先补益而后散邪，或以补中益气为主治，加散邪药，当以六经脉证参究，各加本经药治之。或外感重而内伤轻者，为外感挟内伤证，治法宜先散邪而后补益，

❶ 睥睨（bì nì）：眼睛斜着看，形容高傲的样子。

❷ 鲁鱼亥豕：“鲁”和“鱼”、“亥”和“豕”篆文形似，以致引起误写错读。后以“鲁鱼亥豕”泛指书籍传写刊印中的文字错误。

❸ 拂拂：散布貌。

或以辛凉等解散药为君，而以参、术、茯苓、芎、归等药为臣使，是其治也。

东垣**补中益气汤**

黄芪一钱　甘草炙，五分或七分　人参病甚者一钱　白术　当归各七分　陈皮五分　升麻　柴胡各三分

上细切，作一服，水三盏，煎至一盏，去渣温服。脾胃一虚，肺气先绝，故用黄芪以益皮毛而闭腠理，不令自汗也。上喘气短，损其元气，用人参以补之。心火乘脾，用炙甘草之甘温，以泻火热而补胃中元气。若脾胃急痛、腹中急迫者，宜多用之。此三味，除湿热烦热之圣药也。白术苦甘温，除胃中热，利腰脐间血。升麻、柴胡苦平，味之薄者，升胃中之清气，又引黄芪、甘草甘温之气味上升，能补卫气之散解而实其表，又缓带脉之缩急。用当归以和血脉，橘红以理胸中之气，又能助阳气上升以散滞气，助诸甘辛为用。或少加黄柏，以救肾水而泻阴中之伏火也。表热者，一二服，气和微汗而愈。如咽干者，加干葛。如心刺痛，乃血涩不足，加当归。如精神短少者，加人参、五味子。如头痛，加蔓荆子。痛甚，加川芎。顶痛脑痛，加藁本、细辛。有痰，加半夏、生姜。如咳嗽，夏加五味子、麦门冬；秋冬，加藕节、麻黄；春加佛耳草、款冬花。久咳，肺中伏火，去人参。如食不下，乃胸中有寒，或气涩滞，加青皮、木香、陈皮；寒月，更加益智、草豆蔻；夏月，更加芩、连；秋，更加槟榔、砂仁。如心下痞闷，加芍药、黄连。如腹胀，加枳实、木香、砂仁、厚朴；天寒，加生姜、肉桂。如腹痛，加白芍药、甘草；有寒，加桂心；夏，加黄芩、干葛、芍药；冬，加益智、草豆蔻、半夏。如胁痛或缩急，加柴胡、甘草。如脐下痛，加熟地黄；不已，乃是寒也，加肉桂。如大便闭涩，加当归、大黄。如脚软乏力或痛，加黄柏；不已，更加防己。如气浮心乱，以朱砂安神丸镇固之则愈。

上此方加减法，是饮食劳倦，喜怒不节，如病热中，则可用之。若未传寒中，则不可用也，盖甘酸适足以益其病耳，如黄芪、人参、甘草、芍药、五味子之类是也。见《脾胃论》。

朱砂安神丸

黄连一钱五分　朱砂一钱　酒生地黄　酒当归身　炙甘草以上各五分

上为极细末，汤浸蒸饼为丸，如黍米大，每服十五丸，津唾咽下，食后服。一方无地黄、归身，用生甘草。

调中益气汤　其脉弦洪缓而沉，按之中之下得时一涩，其证四肢倦怠，肢节烦疼，难以屈伸，身体沉重，烦心不安，忽肥忽瘦，口失滋味，腹难舒伸，大小便清利而数，或上饮下便，或大便涩滞[1]不行，一二日一见，夏月飧泄，米谷不化，或便后见血，或见白脓，胸满短气，膈噎不通，或痰嗽稠黏，口中沃沫，食入反出，耳鸣耳聋，目中溜火，视物昏花，胬肉红丝，热壅头目，不得安卧，嗜卧无力，不思饮食，此药主之。

黄芪一钱　人参　甘草　苍术各五分　柴胡此味为上气不足，胃气与脾气下溜，乃补从阴养阳也　橘红如腹中气不得运转，更加一分　升麻各二分　木香一分或二分

上细切，作一服，水二盏，煎至一盏，去渣空心温服。宁心绝思，药必神效，盖病在四肢血脉，空心任旦是也。如时显热躁，乃下元阴火蒸蒸发也，加生地黄二分，黄柏三分。大便虚坐不得，或了而不了，腹中逼迫，血虚血涩也，

[1] 滞：原作“治”，据文义改。

加当归身三分。如身体沉重，虽小便数多，亦加茯苓二分，苍术一钱，泽泻五分，黄柏三分。如胃气不和，加半夏五分，生姜三片。有嗽，加生地黄二分，以制半夏之毒。如痰厥头痛，非半夏不能除，此足太阴脾经邪所作也。如兼燥热，加黄柏、生地黄各二分。如无以上证，只服前药。如春夏腹痛，加白芍药三分。如恶热而渴或腹痛者，更加白芍药五分，生黄芩二分。如恶寒腹中痛，加桂心三分，去黄芩，名桂枝芍药汤。如冬月腹痛，不可用芍药，盖其性之大寒也。只加干姜一分，或加半夏五、七分，以生姜制之。如秋冬之月，胃脉四道为冲脉所逆，并胁下少阳脉二道而反上行，病名厥逆。《内经》曰：逆气上行，满脉去形。明七神昏绝，离去其形而死矣。其正气上冲咽不得息，而喘息有音不得卧。加吴茱萸五分或一钱，汤泡去苦用，观厥气多少而用。如夏月有此证，为大热也，盖此病随四时为寒热温凉也。宜以酒黄柏、酒黄连、酒知母各等分，为细末，熟汤为丸，如梧桐子大，每服二百丸，白汤空心送下，仍多饮热汤，服毕少时，便以羹膳压之，使不用胃中停留，直至下元以泻冲脉之邪也。大抵治饮食劳倦所得之病，乃虚劳七损证也，常用温平、甘多辛少之药治之，是其本法也。

升阳顺气汤 治因饮食不节，劳役所伤，腹胁满闷短气，遇春则口淡无味，遇夏虽热犹有恶寒，饥则常如饱，不善食冷物。

黄芪一钱 半夏六分 甘草炙，二分 草豆蔻四分 神曲炒，三分 升麻 柴胡各二分 当归身 陈皮各三分 黄柏一分半 人参三分

上细切，作一服，水二盏，生姜三片，煎至一盏，去渣食前温服。夫脾胃不足之证，须用升麻、柴胡苦平，味之薄者，阴中之阳，引脾胃中清气，行于阳道及诸经，生发阴阳之气，以滋春气之和也。又引黄芪、人参、甘草甘温之气味上行，充实腠理，使阳气得卫外而为固也。凡治脾胃之药，多以升阳补气名之者此也。

升阳补气汤 治饮食不时，饥饱劳役，胃气不足，脾气下溜，气短无力，不能寒热，早饭后转增昏闷，频要眠睡，怠惰四肢不收，懒倦动作，五心烦热。

厚朴姜制，三分 升麻 羌活 白芍药 独活 防风 甘草炙 泽泻各五分 柴胡一钱二分 生地黄七分半

上细切，作一服，生姜三片，大枣二枚，水二盏，煎至一盏，去粗食前大温服。如腹胀及腹中窄狭，加厚朴一倍。如腹中似硬，加砂仁三分。

当归补血汤 治肌热燥热，因渴引饮，目赤面红，昼夜不息，其脉洪大而虚，重按全无。《内经》曰：脉虚血虚。又云：血虚发热。证像白虎，惟脉不长实为辨耳，误服白虎汤必死，此病得之于饥困劳役。

黄芪一两 当归酒洗，二钱

上细切，作一服，水二盏，煎至一盏，食前温服。

木香化滞汤 治因爱[1]食湿面结于中脘，腹皮抵痛，心下痞满，不思饮食，食之不散，常常痞气，或胃脘当心而痛，并皆治之。

半夏汤泡洗，一钱半 草豆蔻湿面裹煨，杵碎 甘草炙，各七分半 柴胡去芦，八分 木香 橘红各四分半 枳实麸炒黄色 当归各三分 酒红花一分

[1] 爱：会文堂本作“忧”。

上细切，作一服，水二盏，生姜五片，煎至一盏，去渣热服。

升阳益胃汤 肺及脾胃虚，则怠惰嗜卧，四肢不收，时值秋燥令行，湿热少退，体重节痛，口燥舌干，饮食无味，大便不调，小便频数，不欲食，食不消，兼见肺病，洒淅恶寒，惨惨不乐，面色恶而不和，乃阳气不伸故也，当升阳益气，此药主之。

黄芪一钱 半夏 人参去芦 甘草炙，各五分 独活三分 防风三分，四肢不收，以辛温泻之 白术二分 白芍药何故秋旺用人参白术芍药之类反补肺？盖为脾胃虚则肺最受邪，故因时而补，易为力也。 羌活各三分 橘红二分半 茯苓小便利、见❶不渴者，勿用 柴胡去芦，二分 泽泻二分，不淋秘者，不可用 黄连一分

上细切，作一服，生姜五片，大枣二枚，水二盏，煎至一盏，去粗，早饭后温服。

服药后，如小便罢而病加增剧，是不宜利小便，当去茯苓、泽泻。如方喜食一二日，不可饱食，恐胃再伤，以药力尚少，脾胃之气不得转运升发也。须滋味之食或美食助其药力，益升浮之气而滋其胃气，慎不可淡食，以损药力而助邪气之降沉也。可以少役形体，使胃与药得转运升发，慎毋大劳役使气复伤，若脾胃得安静尤佳。若胃气稍强，少食加果以助药力，经云五果为助是也。

双和散 补血益气，治虚劳少力，不热不寒，温而有补。

白芍药一钱 黄芪 熟地黄 川芎 川归各六分 甘草炙 肉桂各四分

上细切，作一服，生姜三片，大枣二枚，水一盏半，煎至一盏，温服。大病后血虚气乏者，以此调治。

门冬清肺饮 治脾胃虚弱，气促气喘，精神短少，或衄血吐血等证。

紫菀茸一钱 黄芪 白芍药 甘草炙，各七分 人参 麦门冬 当归身各五分 五味子九粒

上细切，作一服，水一盏半，煎至一盏，去渣，食后温服。

宽中进食丸 滋形气，喜饮食。

麦蘖面一两，炒黄 半夏 猪苓去黑皮，各七钱 草豆蔻湿面裹煨 神曲各五钱，炒 枳实麸炒黄色 橘红各三钱 白术五钱 白茯苓 泽泻各三钱 砂仁二钱 干生姜 甘草炙 人参 青皮各二钱❷ 木香一钱

上为细末，汤浸蒸饼为丸，如梧桐子大，每服三十丸，清米饮送下，食后服。

白术和胃丸 治病久厌厌不能食，而脏腑或闭或溏，此胃气虚弱也。常服则和中理气，去湿消痰，和脾胃，进饮食。

白术一两五钱 半夏汤泡洗 厚朴姜制，各一两 陈皮去白，八钱 人参五钱 甘草炙，二钱 枳实麸炒黄色 槟榔各二钱半 木香一钱半 干生姜

上为细末，汤浸蒸饼为丸，如梧桐子大，每服五十丸，温米饮送下。

枳术丸 治痞满，消食强胃。

白术二两 枳实麸炒黄色，一两

上为细末，用沸汤泡青荷叶干者亦可，顷间去叶，用汤浸晚粳米杵粉，以原汤煮糊为丸，如梧桐子大，每服五十丸，多至七八十丸，白汤送下。本方加橘红一两，名橘皮枳术丸，治元气虚弱，饮食不消，心下痞闷。本方加炒神曲一两，炒麦蘖面一两，名曲蘖枳术丸，治

---

❶ 见：会文堂本作“口”。

❷ 钱：原作“顾”，据会文堂本改。

饮食太过，致心腹满闷不快。本方加木香一两，名木香枳术丸，能破滞气，消饮食，开胃进食。本方加半夏一两，名半夏枳术丸，治因冷食内伤。本方加酒炒黄连、酒蒸大黄、炒神曲、净橘红各二两，黄芩四两，名三黄枳术丸，治伤肉食湿面、辛辣❶味厚之物，膜塞闷乱不快。

草豆蔻丸　治伤饮食卒心痛，甚效。或秋冬伤寒冷之物，胃脘当心而痛，上支两胁痛，膈噎不通，食饮不下。

草豆蔻面裹煨　枳实麸炒黄色　白术各一两　麦蘖面炒黄色半夏汤泡洗　黄芩去朽　神曲炒黄色，各五钱　干生姜　橘红　青皮各二钱　炒盐五分

上为细末，汤浸蒸饼为丸，如绿豆大，每服五十丸，白汤送下。如冬月，不可用黄芩。岁火不及，又伤冷物，加以温剂，是其治也。然亦有热物伤者，从权以寒药治之，随时之宜，不可不知也。

枳实导滞丸　治伤湿热之物，不得施化而作痞满，闷乱不安。

大黄一两　枳实去瓤，炙炒　神曲炒，各半两　茯苓去皮　黄芩去朽　黄连　白术各二钱　泽泻二钱　甘草一钱

或加木香、槟榔各二钱，名木香导滞丸。

上为细末，汤浸蒸饼为丸，如梧桐子大，每服七八十丸，温水送下，食远，量强弱加减丸数，以利为度。

白术丸　治伤豆粉、湿面、油腻之物。

白术六两　枳实炒　半夏泡洗　神曲炒，各一两　橘红七钱　黄芩五钱　白矾枯❷，三分

上为细末，汤浸蒸饼为丸，如绿豆大，每服六七十丸，白汤送下，量所伤加减丸数。因素食多用椒、姜，故用黄芩以泻之。

木香见晛丸　治伤生冷硬物，心腹闷疼痛。

神曲炒　京三棱煨，各一两　石三棱去皮，煨　草豆蔻面裹煨　香附子冬❸五钱　升麻　柴胡各二钱　木香一钱　巴豆霜五分

上为细末，汤浸蒸饼为丸，如梧桐子大，每服三十丸，白汤送下，量所伤多少服之。

三棱消积丸　治伤生冷硬物，不能消化，心腹满闷。

京三棱煨　广术炒　神曲炒，各七钱　净青皮　巴豆和皮米炒焦黑，去米及皮　茴香炒　陈皮去白，各五钱　丁香　益智去壳，各三钱

上为细末，醋调面糊为丸，如梧桐子大，每服十丸，加至二十丸，生姜汤送下，食前，量虚实加减。如更衣，止后服。

备急大黄丸　治心腹诸卒暴痛。

大黄　巴豆去皮膜及油　干姜各等分

上为细末，炼蜜和捣为丸，如小豆大，每服二丸，以利为度。

丹溪**保和丸**　治一切饮食所伤，胸腹饱闷不安，或腹中有食积癖块，多服日渐消散，脾胃虚者勿服。

山楂肉五两　神曲炒，三两　半夏汤泡洗，三两　茯苓　陈皮去白，各一两　莱菔子炒　连翘各一两　麦蘖面炒，一两

上为细末，别用生神曲五两，入生姜汁一小盏，水调打糊为丸，如梧桐子大，每服三、五十丸，白汤或清米饮送下。一方加麦蘖面，有白术二两，名大安丸，健脾胃，消食积，最效。一云：

❶ 辣：原作“棘”，据会文堂本改。
❷ 枯：原作“拍”，据文义及会文堂本改。
❸ 冬：会文堂本作“各”。

脾虚者服之，虚虚之祸，疾如反掌。或以四君子等作汤使送下。盖山楂一物，大能克化食物。若胃中无食、脾虚不运、不思食者服之，则克伐脾胃之气，故云然也。

丹溪**加味二陈汤**　导痰补脾，消食行气。

橘红　茯苓各七分　半夏汤泡洗，一钱　甘草炙，三分　川芎　苍术　白术各八分　山楂肉一钱五分　砂仁五分　神曲炒，七分　香附子一钱　麦蘖面炒，五分

上件，除神曲、麦蘖面细研炒另包，余细切，作一服，加生姜三片，大枣一枚，水二盏，煎至一盏，调神曲、麦蘖入内服。

祖传经验**溯源散**　凡伤食物，致恶寒发热久不愈，或伤寒后食诸物，致食复潮热不已，必询问其先食何物所伤，或糍粽，或肉食，则以原食之物烧存性，一两重，细研为末，别用生韭菜连根叶一握，杵汁调服，过一二时，以东垣枳实导滞丸百余粒催之，其所伤之宿食即下，热退而愈。

参苓白术散　治脾胃虚弱，饮食不进，或呕吐泻利。其大病后❶补助脾胃，此药极妙。

人参　白术　白茯苓　干山药　白扁豆去壳，姜汁浸，炒，一两半　甘草　桔梗去芦　薏苡仁　莲肉以上各一两

家传治噤口痢，用石莲肉，又加石菖蒲一两。或有气，加木香半两。

上为细末，每服二钱，枣汤调下，噤口痢用粳米汤，休息痢用砂糖汤调下。别方有缩砂一两。

社门❷傅氏妇，予族侄女也，年三十岁，因劳倦伤食，致腹痛䐜胀面黄，十数日后求予治。诊得右手气口脉洪盛而滑，右关脉浮诊虚大而滑，重按则沉实，左寸关亦弦滑而无力，两尺皆虚而伏。予曰：此中气不足，脾气弱而不磨，当补泻兼施而治。初与补中益气汤二服，次日与枳实导滞丸八十丸，大便去二次，次日又与补中益气汤。如此补一日，泻一日，二十日服补药十数帖，导滞丸千数丸，腹胀渐退❸而安。

东阳卢廉夫，善推明丹溪之医学者也，自病亦误治。年四十五，时正月间，因往未康，路途跋涉，劳倦发热，身体略痛而头不痛，自以为外感而用九味羌活汤，三帖汗出热不退，前后又服小柴胡汤五、六帖，热愈甚，经八日召予诊视。至卧榻前，见煎成汤饮一盏在案，问之，乃大承气汤，将欲饮。诊其脉，右三部浮洪略弦而无力，左三部略小，而亦浮软不足。予曰：汝几自杀矣，此内伤虚证，服此药大下必死。伊曰：我平生元气颇实，素无虚损证，明是外感无疑也。予曰：将欲作阳明内实治而下之欤？脉既不沉实，而又无目疼鼻干、潮热谵语等证。将欲作太阳表实治而汗之欤？脉虽浮洪而且虚，又无头痛脊强等证。今经八日，不应仍在其表，汝欲作何经而处治之乎？伊则唯唯不语。以补中益气汤加附子三分，作大剂与之，是夜连进二服，天明往诊，脉略平和。伊言尚未服，仍谓前药无效，欲易外感退热之药。予曰：再饮前药二服，不效当罪我。又如前二服，脉证俱减半。伊始曰：我几误矣。去附子，再煎二服与之，得热退气和而愈，予则告回。其热虽退，体犹困倦，伊如前自合二十余帖，服后方得强健复元而安。

---

❶ 后：原作“气”，据文义及会文堂本改。
❷ 社门：会文堂本作“杜门”。
❸ 退：原作“进”，据文义及会文堂本改。

上湖吕氏子，年三十余，九月间因劳倦发热。医作外感治，用小柴胡、黄连解毒、白虎等汤，反加痰气上壅，狂言不识人，目赤上视，身热如火，众医伎穷。八日后召予诊视，六脉数疾七、八至，又三部豁大无力，左略弦而芤。予曰：此病先因中气不足，又内伤寒凉之物，致内虚发热，因与苦寒药太多，为阴盛格阳之证，幸元气稍充，未死耳。以补中益气，加制附子二钱，干姜一钱，又加大枣、生姜煎服。众医笑曰：此促其死也。黄昏时服一剂，痰气遂平而熟寐。伊父报曰：自病不寐，今安卧，鼾声如平时。至半夜方省，始识人，而诸病皆减。又如前再与一剂，至天明时，得微汗气和而愈。

中　　暑

论

《内经》曰：因于暑、汗，烦则喘喝，静则多言。洁又曰：静而得之为中暑，动而得之为中热。中暑者阴证，中热者阳证。又曰：暑热之时，无病之人，或避暑于深堂大厦得之者，名曰中暑，其病必头痛恶寒，身形拘急，肢节疼痛而烦心，肌肤火热无汗，为房室之阴寒所遏，使周身之阳气不得伸越，大顺散等热药主之。若行人或农夫，于日中劳役得之，名曰中热，其病必苦头痛，发躁热恶热，扪之肌肤大热，必大渴引饮，汗大泄，无气以动，乃为天热外伤肺气，苍术白虎等凉剂主之。王安道曰：暑热之气一也，皆夏月中伤其邪而为病焉，岂以一暑热分为阴阳二证而名之耶？其避暑于深堂大厦，及恣食藏冰瓜果寒凉之物，正经所谓口得寒物、身犯寒气之病耳，自当同秋冬即病阴证伤寒处治，不可名中暑也。此论固是，抑亦有未悉之旨也欤。愚按：仲景《伤寒论》中，一证曰中暍，即中暑也，虚而微弱，烦渴引饮，体热自汗，此盖得劳役体虚而暑邪干卫之候，是宜东垣清暑益气汤等补益之剂治之而愈。一证曰热病，即中热也，脉洪而紧盛，头疼身热，口燥心烦，此盖得之于冬感寒邪，郁积至夏而发，乃挟暑而成大热之候，是宜黄连、白虎、解毒等汤，清凉之剂调之而愈。曰中暑者，阴证内伤之为病也；曰中热者，恐宜❶外感之为病也。曰阴曰阳，岂不于斯而明辨之乎，学者宜再思之。

脉法

经曰：脉虚身热，得之伤暑。

脉弦细芤迟。许学士云：伤暑，其脉弦细芤迟，何也？《内经》曰：寒伤形，热防气。盖伤气而不伤形，则气消而脉虚，所谓弦细芤迟，皆虚脉也。仲景以弦为阴，朱肱亦曰中暑脉虚细弱，暑脉虚可知矣。

脉虚而微弱，或浮大而散，或隐不见。微弱隐伏，皆虚类也。

方法丹溪方法凡二条

丹溪曰：夏月阳气尽出于地，人之腹属地气，阳气于此时浮于肌表，腹中之阴虚矣。夏月伏阴在内，此阴字有虚之义，若作阴冷看误矣。古人治暑，有用大顺散等剂，盖以凉亭水阁寒凉冰雪之伤，不用温剂，病何由安，非为伏阴而用也。火令之时，流金烁石，何阴冷

❶ 恐宜：会文堂本作“阳证”。

之有。孙真人制生脉散，令人夏月服之，非虚而何。

暑证，用黄连香薷饮、清暑益气汤、五苓散等药。有挟痰者，加南星、半夏之类。挟虚者，加人参、黄芪之类。

戴氏曰：暑有冒、有伤、有中，三者有[1]轻重之分。或腹痛水泻者，胃与大肠受之。恶心者，胃口有痰饮。二者冒暑也，可用黄连香薷饮，黄连退热，香薷消暑气。或身热头疼、躁乱不宁者，或身如针刺者，此为热伤在肉分也，当以解毒、白虎等汤加柴胡，气虚加人参。或咳嗽发寒热、盗汗出不止、脉微者，热在肺绝，火乘金也，此为中暑，宜用清肺汤、柴胡天水散之类急治则可。

清暑益气汤 治长夏湿热大胜，人感之多四肢困倦，精神短少，懒于动作，胸满气促，肢节烦疼，或气高而短，身热而烦，心下痞满，小便黄而数，大便溏而频，或泄黄如糜，或如泔色，或渴或不渴，不思饮食，自汗体重。或汗少者，血先病而气未病也。其脉中得洪缓，若湿热相搏，必加之以迟迟，病虽互换少差，其脉暑湿令则一也，宜以清燥之剂治之。

黄芪汗少，一钱　苍术各一钱五　升麻一钱　人参　白术　陈皮　神曲炒　泽泻各五分　甘草炙　黄柏酒浸炒　川归　青皮　麦门冬去心　干葛各五分　五味子九枚

上细切，作一服，水二盏，煎至一盏，去渣温服。

仲景**白虎汤** 治暑热发渴。

河间**益元散**一名天水散，一名六一散 治中暑，身热烦渴，小便不利。此药能燥湿，分利水道，实大腑，化热毒，行积滞，逐凝血，补脾胃，降火之要药也。方见痢门。

《局方》**香薷饮** 治一切暑热腹痛，霍乱吐利烦心等证。

香薷三钱　厚朴姜制　白扁豆炒，各一钱半

上细切，作一服，水二盏，煎七分，去渣温服。

《局方》**黄连香薷饮** 治证同前，以前方去扁豆，加黄连七分半也。

十味香薷饮

香薷一钱　人参　陈皮　白术　白茯苓　白扁豆　黄芪　木瓜　厚朴　甘草

上细切，作一服，水二盏，煎至一盏，去渣温服。

河间**桂苓甘露饮**

桂心　人参　黄芪　茯苓　白术　甘草　葛根　泽泻　石膏　寒水石各一两　滑石二两　木香

上为细末，每服三钱，白汤调下。

五苓散方见伤寒门 本方加茵陈，名茵陈五苓散，治湿热发热黄证最捷。

易老**大顺散**

甘草　干姜　杏仁　肉桂各等分

上先将甘草用白砂同炒，次入姜，却下杏仁炒过，筛去砂，同桂研为细末，每服二钱，白汤调下。

王安道曰：大顺散，本为冒暑伏热、引饮过多、脾胃受湿、呕吐，水谷不分、脏腑不调所致，故甘草、干姜皆经火炒，又肉桂而非桂枝，盖温中药也。内有杏仁，不过取其能下气耳。若以此药治静而得之之证，吾恐不能解表，反增内烦矣。愚按：《内经》必先岁气，无伐天和。其暑月，岂可用此热药。此方虽录于此，不可轻用。

生脉散

人参　五味子　麦门冬各等分

---

[1] 有：原脱，据文义及会文堂本补。

上细切，水煎，夏月时时代熟水饮之。孙真人曰：夏月必服五味子，以补五脏气。东垣曰：夏月服生脉散加黄芪、甘草，令人气力涌出。

祖传经验秘方 凡人夏月冲斥道途，或于田野中务农作劳，或肥白气虚之人，不能抵当暑热，忽然昏闷运仆，其气将绝。如在日中，即当移病者于阴处，徐徐以温汤水灌之。如未苏，急灸气海穴，以复其元气。醒后，以大剂滋补之药补之。切不可灌以凉水，即死。

愚按：《内经》有曰：阳气者，烦劳则张，精绝辟积，于夏使人煎厥，目盲不可以视，耳闭不可以听，愦愦乎若坏都，汩汩乎不可止。是则中暑运厥之候也。

湿　　证

论

《内经》曰：诸湿肿满，皆属脾土。又曰：湿胜则濡泄。地之湿气，感则害人皮肉筋脉。《原病式》曰：诸痉强直，积饮痞膈中满，霍乱吐下，体重，跗肿肉如泥，按之不起，皆属于湿。夫湿之为病，所感不同，有从外感而得之者，有从内伤而得之者。若居处卑湿之地，与夫道途冲斥风雨，或动作辛苦人汗沾衣，皆湿从外感者也。或恣饮酒浆湩酪❶，多食柑橘瓜果之类，皆湿从内伤者也。大抵宜发汗及利小便，使上下分消其湿，是其治也。经文曰：因如湿，首如裹，湿热不攘，大筋緛短，小筋弛长，緛短为拘，弛长为痿。因于气，为肿，四维相代，阳气乃竭。丹溪释曰：湿者，土之浊气也。首为诸阳之会，其位高，其气清，其体虚，故聪明系焉。浊气熏蒸，清道不通，故沉重不利，似乎有物蒙之。失而不治，湿郁为热，热留不去，热伤血，不能养筋，故为拘挛。湿伤筋，不能束骨，故为痿弱。王注曰：素尝气疾，湿热加之，气湿热争，故为肿也。邪气渐盛，正气渐微，阴气衰少，致邪代正，气不宣通，故四维发肿，诸阳受气于四肢也。但今人见膝间关节肿痛，全以为风，治者多误矣，学者详之。

脉法

《脉经》曰：湿家为病，一身尽疼，发热而身色似熏黄也。

脉浮而缓，湿在表也。脉沉而缓，湿在里也。或弦而缓，或缓而浮，皆风湿相搏也。

方法

丹溪曰：六气之中，湿热为病，十居八九。湿在上，宜微汗而解。经曰：湿上甚而热，治以苦温，佐以甘辛，以汗为效而止也。不欲汗多，故不用麻黄、干葛等剂。湿在中下，宜利小便，此淡渗治湿也。一云：湿在下，宜升提之。湿有自外而入者，有自内得者，阴雨湿地，皆从外治，宜汗散，久则疏通渗泄之。

加味二陈汤 苍术治湿，上下部都可用。一云：上焦湿，用苍术，其功甚烈。

二陈汤加酒芩、羌活、苍术、木通，散风❷行湿最妙。

金匮 **防己黄芪汤** 治风湿，脉浮身重，汗出恶风，或周身疼痛。

---

❶ 湩酪（dòng lào）：奶酪。

❷ 风：原脱，据会文堂本补。

防己三钱　甘草一钱半　白术一钱　黄芪三钱半

上细切，作一服，加生姜三片，大枣二枚，水二大盏，煎至一盏，去渣温服。喘者，加麻黄。胃气不和，加芍药。气上冲，加桂枝。下有寒，加细辛。湿胜身重，阳微中风，则汗出恶风，故用黄芪、炙甘草以实表，防己、白术以胜湿。

仲景**甘草附子汤**　治风湿相搏，骨节烦疼，掣痛不得屈伸，近之则痛剧，汗出短气，小便不利，恶风不欲去衣，或身微肿而痛者。

甘草炙，二钱　附子一钱半　白术二钱　桂枝四钱

上细切，作一服，水煎。《金匮》方：无❶桂枝，加生姜、大枣，名曰白术附子汤。

《元戎》**加味五苓散**　治湿胜身痛，小便不利，体重发渴者。

本方中，加羌活一倍是也。

东垣**除风湿羌活汤**　治风湿相搏，一身尽痛。

羌活七分　防风　升麻　柴胡各五分　藁本　苍术各一钱

上细切，作一服，水二盏，煎至一盏，去渣温服。

东垣**羌活胜湿汤**　治肩背痛，不可回顾。此手太阳气郁而不行，以风药散之。脊痛项强，腰似折，项似拔，此足太阳经不通行，此药主之。

羌活　独活各一钱　藁本　防风　甘草炙　川芎各五分　蔓荆子三分

上细切，作一服，水二盏，煎至一盏，去渣大温服，食前。如身重腰痛沉沉然，经中有寒湿也，加酒洗汉防己五分，轻者附子五分，重者川乌五分。

东垣**茯苓渗湿汤**　治湿郁成黄疸，寒热呕吐而渴，身体面目俱黄，小便不利，不思饮食，莫能安卧。

黄芩　黄连　栀子　防己　白术　苍术　陈皮　青皮　枳实各四分　赤茯苓　泽泻各五分　茵陈六分　猪苓去黑皮，一钱

上细切，作一服，水二盏，煎至一盏，去渣温服。

《局方》**茵陈五苓散**　治湿热大胜，黄疸发热。五苓散内，加茵陈一倍即是也。

秘传**经验白术酒**　治中湿，遍身疼痛，不能转侧，及皮肉痛，难着席❷。

白术一两

上细切，作一服，无灰老酒一盏半，煎至一盏，去渣温服。

丹溪活套云：湿本为土气，火热则能生湿土，故夏热则万物湿润，秋凉则万物干燥。夫热而怫郁，则生湿也，因湿生痰，故用二陈汤加酒芩、羌活、防风，去风行湿，盖风药能胜湿也。大抵治湿宜利小便为上策，故曰治湿不利小便，非其治也。如一身尽痛或无汗，是湿流关节，邪气在表，宜五苓散加羌活、苍术以微汗之，不可大汗，恐汗去而虚湿仍在也。若自汗多者，宜白术甘草汤。若小便自利清白，大便泄泻，身痛自汗，此为寒湿，宜五苓散加生附、苍术、木瓜。如风湿身痛，微肿恶风，宜杏仁汤：官桂五钱，天门冬、芍药、麻黄各二钱半，杏仁七个，水三盏，姜十片煎，分二服。又治湿，消肿胀，利小便，健脾胃，葶苈木香散：葶苈子、茯苓、猪苓、白术各一两，木香、泽泻、木通、甘草、桂枝各半两，滑石三两，为末，汤调服。然以上诸方，乃略示其端倪耳，全在活

---

❶ 无：原脱，据《金匮要略·痉湿暍病脉证治第二》补。

❷ 席：原脱，据会文堂本补。

法加减而用之，不可执一论也。夫治湿者，固当以二术为君，以补脾为主治。然亦有湿盛气满膨胀者，又当以利水行气为先，补脾药又未可遽用。我以二术为君，而利水药为臣使；或以木通、泽泻、葶苈、车前子等利水药为君，而以茯苓、白术、人参等补脾药为臣使。有本而标之者，亦有标而本之者。看缓急而施治，则万举万全之功，可立而待也。

燥　　证

论

《内经》曰：诸涩枯涸，干劲皴揭，皆属于燥。《原病式》曰：经云风、热、火同阳也，寒、燥、湿同阴也，又燥、湿少异也。然燥金肺虽属秋阴，而异乎寒湿，故反同其风热也。故火热胜，则金衰而风生，缘风能胜湿，热能耗液而反寒，阳实阴虚，则风热胜于水湿而为燥也。凡人风病多因热甚，而风燥者为其兼化，以热为其主也。盖肝主于筋，而风气自甚，又燥热加之，则筋大燥也。燥金主于收敛，其脉紧涩，故为病劲强紧急而口噤也。或病燥热太甚而脾胃干涸成消渴者，或风热燥甚怫郁在表而里气平者，或善伸数欠筋脉拘急，或时恶寒筋惕而搐，又或风热燥并而郁甚于里，故烦满而或秘结也。及风痫之发作者，由热甚而风燥为其兼化，涎溢胸膈，燥烁而瘈瘲，昏冒僵仆也。凡此诸证，皆由热甚而生风燥，病各有异者，由风热燥各微甚不等故也。所谓中风筋缓者，因其风热甚湿而为燥之甚也。然筋缓不收而痿痹，故诸膹郁病痿皆属于肺金，乃燥之化也。如秋深燥甚，则草木萎落而不收，病之象也。是以掌得血而能持，足得血而能步。夫燥之为病者，血液衰少，不能荣养百骸，故若是也，学者不可不知。

脉法

脉紧而涩，或浮而弦，或芤而虚。

方法

丹溪曰：皮肤皴揭折裂，血出大痛，或肌肤燥痒者，火烁肺金，燥之甚也，宜以四物汤去川芎，加麦门冬、人参、天花粉、黄柏、五味子之类治之。

以下皆臞仙❶方。

琼脂膏　治血虚、皮肤枯燥及消渴等证。

生地黄二十斤，洗净细捣，取真汁去渣　鹿角胶一斤　白沙蜜二斤，煎一、二沸，掠去面上沫　真酥油一斤　生姜二两，捣取真汁

上先以文武火熬地黄汁数沸，以绢滤取净汁，又煎二十沸，下鹿角胶，次下酥油及蜜同煎，良久候稠如饧，以磁器❷收贮，每服一二匙，空心温酒调下。

琼玉膏　治证同前，及肺热咳嗽甚者。方见咳嗽门。

天门冬膏　治血虚肺燥，皮肤折裂，及肺痿咳脓血证。

天门冬新掘者，不拘多少

上一味，净洗，去皮心，细捣，绞取汁，澄清，以布滤去渣滓，用银锅或

---

❶ 臞（qú）仙：明代医家朱权，字臞仙，曾著《臞仙活人心方》。

❷ 磁器：本谓磁州窑所产的瓷制品，后泛指瓷制器具。

沙锅，慢火熬成膏，每用一二匙，空心温酒调服。

地山煎　治诸燥证。

山药一斤，杵细　杏仁一升，去皮尖　生牛乳汁二升

上件将杏仁研细，入牛乳、山药拌匀，绞取汁，用新磁瓶密封，重汤煮一日，每服一二匙，空心温酒或汤调下。

东垣**和血益气汤**　治口燥舌干便数，舌上赤脉。此药生津液，除干燥，生肌肉。方见消渴门。

东垣**当归润燥汤**　治消渴，大便秘涩干燥结硬，兼喜温饮，阴头退缩，舌燥口干，眼涩难开等证。方见消渴门。

东垣**生津甘露汤**一名清凉饮子　治消中，能食而瘦，口舌干燥，自汗，大便结燥，小便频数。方见消渴门。

东垣**生津甘露饮**　治消渴，诸燥证。方见消渴门。

东垣**辛润缓肌汤**　治[1]诸燥肌渴，及皮肤燥涩等证。方见消渴门。

东垣**润燥汤**　治大便燥结，肠胃枯涸等证。

东垣**润肠丸**　治大便干燥，闭结不通。润燥和血。

东垣**活血润燥丸**　治大便风秘、血秘，常常燥结。

东垣**润肠汤**　治大肠结燥不通。以上四方，并见大便结燥门。

通幽汤　治大便结燥，治在幽门，以辛润之。

予仲兄怀德处士，年四十五，平生体瘦弱血少，值庚子年岁金太过，至秋深燥金用事，久晴不雨，得燥证，皮肤折裂，手足枯燥，搔之屑起，血出痛楚，十指甲厚，反而莫能搔痒。予制一方，名生血润肤饮，服数十帖，其病如脱，后治十数人皆验。

生血润肤饮

川归　生地黄　熟地黄　黄芪各一钱　天门冬一钱半　麦门冬去心，一钱　五味子九粒　片芩去朽，酒洗，五分　瓜蒌仁五分　桃仁泥五分　酒红花一分　升麻二分

上细切，作一服，水二盏，煎至一盏，温服。如大便结燥，加麻仁、郁李仁各一钱。

火　热

论

《内经》曰：诸热瞀瘈，暴喑冒昧，躁扰狂越，骂詈惊骇，胕肿疼酸，气逆冲上，禁栗如丧神守，嚏呕疮疡，喉痹耳鸣耳聋，呕涌嗌食不下，目昧不明，暴注瞤瘈，暴病暴死，皆属于火。丹溪曰：太极动而生阳，静而生阴，阳动而变，阴静而合，而生水火木金土，各一其性，惟火有二，曰君火，人火也，曰相火，天火也。火内阴而外阳，主乎动者也，故凡动皆属火。以名而言，形质相生，配于五行，故谓之君。以位而言，生于虚无，守位禀命，因动而见，故谓之相。火主生物，故恒于动，人有此生，亦恒于动，其所以恒于动者，皆相火之为也云云。又曰：五者之性为物所感，不能不动，谓之动者，即《内经》五火也。相火易起，五性厥阳之火相扇，则妄动矣。火起于妄，变化莫测，无时不有，煎熬真阴，阴虚则病，阴绝则死。愚按：心为君火，而又有相火寄于肝肾二脏，即《内经》一水不能胜二火也。五性之火，为物所感而动，即《内经》

[1] 治：原脱，据文义及会文堂本补。

一水不能胜五火也。夫五行之理，天人所同，知乎此，则造化阴阳，洞明于胸臆之间，又能约知其火邪之虚实，或补或泻，用药以平之，则愈疾之功，如射之中鹄矣，学者其可忽诸。

脉法

脉浮而洪数为虚火，脉沉而实大为实火。

洪数见于左寸为心火，见于右寸为肺火，见于左关为肝火，右关为脾火，两尺为肾经、命门之火。男子两尺洪大者必遗精，阴火盛也。

方法丹溪方法凡二十一条

丹溪曰：阴虚火动者，难治。

实火可泻，黄连解毒之类。虚火可补，参、术、生甘草之类。谓之实者，邪气实也。谓之虚者，正气虚也。郁火可发，当看在何经。风寒外束者可发，轻者可降，重则从其性而升之。

凡火盛者，不可骤用寒凉，必须温散。

火急甚者必缓之，生甘草兼泻兼缓，参、术亦可。

人壮气实火盛癫狂者，可用正治，硝、黄、冰水之类。

人虚火盛狂者，以生姜汤与之，若投以冰水之类正治，立死。

有补阴则火自降，炒黄柏、熟生地黄之类。

凡气有余便是火。气从左边发者，肝火也。气从脐下起者，阴火也。愚按：气有余者，非真气也，五志厥阳之火动而为邪气也。

饮酒人发热者，难治。不饮酒人因酒发热者，亦难治。

轻手按之热甚，重手按之不甚，此热在肌表，宜清之，地骨皮、麦门冬、竹茹之类。

重手按之，热甚而烙手，轻手按之，不觉热，此病在肌肉之内，宜发之，东垣升阳散火汤、火❶郁汤之类。

烦躁者，气随火升也。

木通下行，泻小肠火。人中白，泻肝火。尿缸岸也，秋石亦是。

黄芩、黄连以猪胆汁拌炒，能泻肝胆之火。

黄柏加细辛，泻膀胱之火。

青黛能泻五脏之郁火。玄参能泻无根之游火。

小便降火极速。山栀子能降火从小便中泄去，其性能屈曲下行，人所不知。

人有气如火从脚下起入腹者，此虚极也，盖火起于九泉之下也，此病十不救一。治法以四物汤加降火药服之，外以附子末，津调贴脚心涌泉穴，以引火下行。愚按：此条言犹有未悉者。如果劳怯阴虚之人有此，固当作阴虚治；若壮实之人有此，则是湿郁成热之候也。愚尝冒雨徒行，衣湿得此证，以苍术、黄柏加牛膝、防己等药，作丸服之而愈，后累医数人皆验。若误作阴虚治，即成痿证，剧矣。

左金丸一名回令丸　治肝火。

黄连六两　吴茱萸一两，汤泡浸半时许，焙干用

上为细末，粥丸，煎白术、陈皮汤下。

大补丸　治阴火。

黄柏去渣皮，细切，用新瓦盛盐酒炒褐色

上为细末，粥丸或水丸，煎四物汤送下。又云：气虚，四君子汤送下；血

❶ 火：原脱，据文义及会文堂本补。

虚，四物汤送下。

抑青丸 治肝火。

黄连不拘多少

为细末，粥丸，白汤送下。

石膏丸 泻胃火，并食积痰火。

石膏煅为细末，醋丸绿豆大，清米饮送下。

四物汤加白马胫骨，降阴火，代芩、连用。

阴虚发热，四物汤加炒黄柏、酒知母，乃降火补阴之妙剂。甚者，加龟板。兼气虚，加参芪、白术。

以上见丹溪方。

手心热，属热郁，当用火郁汤，或用栀子、香附、白芷、半夏、川芎，曲糊为丸服。

东垣**火郁汤** 治四肢热，及五心烦热。因热伏土中，或血虚得之，或胃虚多食冷物，抑遏阳气于脾土之中。

羌活 升麻 葛根 芍药 人参各七分 柴胡 甘草生，各三分 防风二分半❶ 葱白五茎

上细切，作一服，水一盏半，煎至一盏，稍热服。

东垣**升阳散火汤** 治男子妇人四肢发热，筋骨间热，肌表热如火燎，扪之烙手。此病多因血虚而得之，或胃虚过食冷物，郁遏阳气于脾土之中，火郁则发之。

升麻 葛根 独活 羌活 白芍药 人参各六分 炙甘草一分 柴胡三分 防风三分半 生甘草二分

上细切，作一服，加生姜三片，水一盏半，煎至一盏，热服，忌生冷等物。

泻阴火升阳汤 治肌热烦热，面赤食少，喘咳痰盛，右关脉缓弱，或弦，或浮而数。

羌活 甘草 黄芪 苍术各一分 升麻八分 柴胡一钱半 人参 黄芩各七分 黄连酒炒，五分 石膏五分，秋冬勿用

上细切，作一服，水二盏，煎至一盏，温服。

东垣**滋肾丸** 降肾火。

黄柏二两，酒拌阴干 知母二两，去毛，酒浸阴干 肉桂一钱，去粗皮

上二味气味俱阴，以同肾气，故能补肾而泻下焦火也。桂与火邪同体，故以寒因热用。凡诸病在下焦，皆不渴也。上为细末，以熟水丸，百沸汤下。

河间**凉膈散**

大黄 朴硝 甘草各半钱 连翘一钱 栀子 黄芩 薄荷各二分半 淡竹叶五片

上细切，作一服，水一盏，煎至八分，去渣，入蜜一匙，和匀服。

河间**三补丸** 泻三焦火。

黄芩 黄连 黄柏

上为细末，新汲水丸服。

《局方》**紫雪** 治内外烦热不解，口中生疮，癫狂叫走，解诸热毒邪热，小儿惊痫等证。

黄芩十两 寒水石 磁石 石膏 滑石各二斤，研

以上用水一石，煮至四斗，去渣，入下项药：

甘草炙，八两 青木香 生犀角屑 羚羊角屑 沉香各五两 丁香一两 升麻 玄参各一斤

以上再煮，至一斗五升，入下项药：

硝石二斤，芒硝亦可 朴硝十斤，择净者

以上入前药汁中，微火煎，柳枝不住手搅，候有七斤，投放水盒中，半日❷，入下项药，搅令匀。

---

❶ 二分半：原脱，据会文堂本补。

❷ 半日：此后会文堂本有“待药凝定”四字。

朱砂三两　当门子即麝香，一两二钱半

上煎成霜雪紫色，每服一钱或二钱，凉水调下。大人小儿，临时以意斟酌加减多寡服之，并食后服。

《局方》**妙香丸**　治时疫伤寒，解五毒潮热积热，及小儿惊痫等证。

巴豆取净，三百五十粒　牛黄　片脑　腻粉　麝香各七钱五分　辰砂九两　金箔九十片

上研极细，炼蜡六两，入蜜七钱半，同炼令匀，每两作三十丸，每服一丸，小儿绿豆大二丸，白汤下。《拔萃》方无金箔，有水银，硇砂，治久远成积。按：硇砂不可轻用，制炼不精则杀人，慎之！

《局方》**泻心汤**　治心经蕴热。

上以黄连一味为细末，水调服之。

千金**麦门冬汤**　治诸病后，火热乘肺，咳唾有血，胸胁胀满，上气喘急，羸瘦，五心烦热，渴而烦闷。

麦门冬　桑白皮　生地黄各七分　半夏　紫菀茸　桔梗　淡竹叶　麻黄各五分　五味子　甘草各三分

上细切，作一服，加生姜三片，水一盏半，煎至一盏，温服。愚按：此方曰病后火热乘肺，麻黄其可用乎？曰渴而烦闷，半夏亦不用可也。宜去此二味，加贝母、天门冬，方为稳当也。

河间**栀子仁汤**　治发热潮热，发狂烦躁，面赤咽痛。

栀子仁　赤芍药　大青　知母各五分　升麻　黄芩　石膏各一钱　杏仁七分半　柴胡一钱二分　生甘草一钱　豆豉五十粒

上切，水二盏，煎八分，去渣温服。

河间**当归龙荟丸**　治肾水阴虚，风热蕴积，时发惊悸，筋惕搐搦，神昏不宁，荣卫壅滞，头目昏眩，肌肉瞤瘦，胃膈咽嗌不利，肠胃燥涩，躁扰狂越，骂詈惊骇，火热等证。

当归　草龙胆　栀子　黄连　黄柏　黄芩各一两　大黄　青黛　芦荟各半两　木香一钱　麝香五分

上为细末，炼蜜丸如小豆大，每服三十丸，姜汤送下。

河间**三黄丸**　治三焦火盛，消渴，不生肌肉。

大黄　黄连　黄芩

上为细末，炼蜜丸如小豆大，每服五丸，渐加至十丸，白汤送下。服至一月，行及奔马。

丹溪活套云：凡去上焦湿热，须酒洗黄芩以泻肺火。如肺有实热，宜用；如虚热而用黄芩，则伤肺气。须先用天门冬保定肺气，然后用之。如去中焦湿热与痛，须用黄连以泻心火。若中焦有实热，宜用；若脾胃气虚不得转运，及中焦有郁热者，当用茯苓、白术、黄芩、葛根代之。如胸中烦热，须用栀子。实热者，切当；若虚烦，须用补药为主，人参、白术、黄芩、芍药、茯苓、麦门冬、大枣之类作。下焦有湿热肿痛、并膀胱有火邪者，须用酒洗防己、草龙胆、黄柏、知母之类，固是捷药。若肥白人气虚者，宜用白术、苍术、南星、滑石、茯苓之类。如黑瘦之人，下焦有虚热肿痛者，必用当归、红花、桃仁、牛膝、槟榔等药。柴胡泻肝火，须用片芩佐之。片芩又能泻肺火，须用桑白皮佐之。若鼠尾者，能泻大肠之火。黄连泻心火，若用猪胆汁拌炒，更以草龙胆佐之，大能泻胆中之火。白芍药泻脾火，若冬月用，必以酒浸炒，盖其性之酸寒也。知母、黄柏泻肾火，又泻膀胱之火。栀子泻三焦之火。在上、中二焦，连壳用。在下焦，须去壳，水洗去黄浆，炒焦色，研细用之。人中白非独泻肝火，又能泻三焦火及膀胱之火，从小便中出，盖膀

胱乃此物之故道也。

祖传经验秘方**人中白散**　治阴虚火盛，及五心烦热等证。

人中白二两　黄柏盐酒拌炒褐色　生甘草　青黛各五钱

上为细末，每服二钱，童子小便调服。

骆氏妇，年四十余，夜间发热，早晨退，五心烦热，无休止时，半年后求予治。六脉皆数，伏而且牢，浮取全不应。予与东垣升阳散火汤，四帖而热减大半，胸中觉清快胜前。再与二帖，热悉退。后以四物汤加知母、黄柏，少佐以炒干姜，服二十余帖全安。

郁　　证

论

《内经》曰：木郁达之，火郁发之，土郁夺之，金郁泄之，水郁折之。张子和曰：木郁达之，谓吐之令其条达也。火郁发之，谓汗之令其疏散也。土郁夺之，谓下之令无壅碍也。金郁泄之，谓渗泄解表利小便也。水郁折之，谓抑之制其冲逆也。此治五郁之大要耳。我丹溪先生触类而长之，而又着为六郁之证，所谓气血冲和，百病不生，一有怫郁，诸病生焉，此发前人之所未发者也。夫所谓六郁者，气、湿、热、痰、血、食六者是也。或七情之抑遏，或寒热之交侵，故为九气怫郁之候。或雨湿之侵凌，或酒浆之积聚，故为留饮湿郁之疾。又如热郁而成痰，痰郁而成癖，血郁而成癥，食郁而成痞满，此必然之理也。又气郁而湿滞，湿滞而成热，热郁而成痰，痰滞而血不行，血滞而食不消化，此六者皆相因而为病者也。是以治法皆当以顺气为先，消积次之，故药中多用香附、抚芎之类，至理存焉，学者宜知此意。

脉法

脉多沉伏，气郁则必沉而涩，湿郁则脉必沉而缓，热郁脉必沉数，痰郁脉必弦滑，血郁脉必芤而结促，食郁脉必滑而紧盛，郁在上则见于寸，郁在中则见于关，郁在下则见于尺，左右亦然。郁脉或促，或结，或代。

滑氏《诊家枢要》曰：气血食积痰饮，一有留滞于其间，脉必因之而止节矣，但当求其有神，何害之有。夫所谓有神者，即经所谓有中气也。

方法丹溪方法凡八条

丹溪曰：气血冲和，百病不生，一有怫郁，诸病生焉。其证有六：曰气郁，曰湿郁，曰热郁，曰痰郁，曰血郁，曰食郁。

气郁戴氏曰：胸胁痛，脉沉：香附此味而能横行胸臆间，必用童便浸，焙干用，否则燥、苍术、抚芎即蘼芜芎䓖苗头小块也，气脉上行，故能散郁也。湿郁戴氏曰：周身走痛，或关节痛，遇阴寒则发，脉沉：苍术、白芷、川芎、茯苓。热郁戴氏曰：目瞀，小便赤，脉沉散：栀子、青黛、香附、苍术、抚芎。痰郁戴氏曰：动则喘，寸口脉沉滑：海石、香附、南星、瓜蒌子。血郁戴氏曰：四肢无力，大便红，脉沉：桃仁、红花、青黛、川芎、香附。食郁戴氏曰：咽酸腹肥❶，不能食，左寸脉平和，右寸脉紧盛：香附、苍术、山楂、神曲、针砂或

❶ 肥：会文堂本作“闷”。

保和丸。

诸郁药，春加防风，夏加苦参，秋、冬加吴茱萸。

凡药在中焦，以苍术、抚芎开提其气以升之。假令食在气上，气升则食降。余仿此。

越鞠丸越音戈，细面也，一名芎术丸。

神曲炒　香附童便浸一宿　苍术　川芎　越栀炒

上为细末，水丸绿豆大，每服五七十丸，温水下。

生韭饮　治食郁久则胃脘有瘀血作痛，大能开提气血。

生韭叶一握，捣取自然汁一盏

上先以生桃仁连皮细嚼十数个，后以韭汁送下。

六郁汤　解诸郁。

陈皮去白，一钱　半夏汤泡七次　苍术米泔浸　抚芎各一钱　赤茯苓　栀子炒，各七分　香附二钱　甘草炙，半钱　砂仁研细，五分

上细切，作一服，加生姜三片，水二盏，煎至一盏，温服。如气郁，加乌药、木香、槟榔、紫苏、干姜，倍香附、砂仁。如湿郁，加白术，倍苍术。如热郁，加黄连，倍栀子。如痰郁，加南星、枳壳、小皂荚。如血郁，加桃仁、红花、牡丹皮。如食郁，加山楂、神曲、麦芽面。

以上皆丹溪方。

升发二陈汤　治痰郁，火邪在下焦，大小便不利。此药能使大便润而小便长。

陈皮去白，一钱　半夏一钱半　茯苓一钱　甘草半钱　抚芎一钱　升麻　防风　柴胡各半钱

上细切，作一服，加生姜三片，水一盏半，煎至一盏，温服。

东垣**升阳散火汤**　治热郁。

东垣**火郁汤**二方并见火门。

一男子，年二十九，三月间，房事后骑马渡溪，遇深渊沉没，幸得马健无事，连湿衣行十五里抵家。次日憎寒壮热，肢节烦疼，似疟非疟之状。一医作虚证治，而用补气血药，服月余不效。又易一医，作劳瘵治，用四物汤加知柏、地骨皮之类，及丹溪大补阴丸倍加紫河车服至九月，反加满闷不食。乃顾倩有乳妇人在家，只吃人乳汁四、五杯，不吃米粒。召予诊视，六脉皆洪缓，重按若牢，右手为甚。予作湿郁处治，用平胃散，倍苍术，加半夏、茯苓、白术、川芎、香附、木通、砂仁、防风、羌活，加姜煎服。黄昏服一帖，一更时又进一帖，至半夜，遍身发红丹如瘾疹，片时遂没而大汗。索粥，与稀粥二碗。由是前病皆减，能食。仍与前方，服三帖。后以茯苓渗湿汤倍加白术，服二十余帖平安。

痰　饮

论

《内经》曰：诸气膹郁，皆属肺金。盖肺气郁则成热，热盛则生痰。丹溪曰：自热成积，自积成痰，痰挟瘀血，遂成窠囊，此为痞、为痛、为噎膈翻胃之次第也。王隐君曰：痰证古今未详，方书虽有悬饮、留饮、支饮、痰饮诸饮之异，而莫知其为病之源。或头风目昏，眩晕耳鸣，或口眼蠕动，眉棱耳轮瘙痒，或四肢游风肿硬，似痛非痛，或为齿颊痒痛，牙床浮肿而痛痒不一，或嗳气吞酸，嘈杂呕哕，或咽嗌不利，咯之不出，咽之不下，色似煤炲，形如破絮桃胶蚬肉

之类，或心下如停冰雪，心头冷痛时作，或梦寐奇怪鬼魅之状，或足腕酸软，腰背卒痛，或四肢骨节烦疼，并无常所，乃至手麻臂痛，状若挫闪，或脊中每有一掌如冰冻之寒痛者，或浑身习习如虫行者，或眼沿涩痒，口糜舌烂，甚为喉闭等证，又或绕项结核，似疬非疬，或胸腹间如有二气交纽，噎塞烦闷，有如烟气上冲，头面烘热，或为失志癫狂，或为中风瘫痪，或为劳瘵荏苒之疾，或为风痹及脚气之候，或心下怔忡，惊悸如畏人将捕，或喘嗽呕吐，或呕冷涎绿水黑汁，甚为肺痈肠毒便脓挛跛，其为内外疾病，非止百端，皆痰之所致也。盖津液既凝为痰为饮，而汹涌上焦，故口燥咽干；流而之下，则大小便闭塞，面如枯骨，毛发焦干。妇人则经闭不通，小儿则惊痫搐搦。治法宜先逐去败痰，然后看虚实调理，故制沉香滚痰丸，为通治三焦痰饮之要药也。愚窃以其论证固详，不问虚实而以一峻药攻之，恐未中乎肯綮也欤。盖资禀有厚薄，病邪有浅深，一或失手，何以收救。故丹溪有曰：治痰用利药过多，致脾气虚，则痰反易生而多矣。又曰：中焦有食积与痰而生病者，胃气亦须所养，卒不可便攻，攻尽则愈虚而病剧。夫滚痰丸，只可投之于形气壮实、痰积胶固为病者；若气体虚弱之人，决不可轻用也。慎之慎之！

脉法

《要略》云：脉双弦者，寒饮也。或大下后善虚。

其脉偏弦者，饮也。肺饮不弦，但苦喘短气。

又云：脉浮而细滑者，伤饮。脉弦数有寒饮，春夏难治。

脉沉而弦者，悬饮内痛。

其人短气，四肢历节走痛，脉沉者，有留饮。

陈无择云：饮脉皆弦微沉滑。

或云：左右手关前脉浮弦大而实者，膈上有稠痰也，宜吐之而愈。

病人百药不效，关上脉伏而大者，痰也。眼胞及眼下如炭烟熏黑者，亦痰也。

丹溪曰：久得涩脉，痰饮胶固，脉道阻涩也。卒难得开，必费调理。

方法丹溪方法凡十六条

丹溪曰：有热痰，有湿痰，有酒痰，有食积痰，有风痰，有寒痰，有老痰。

热痰，用青黛、黄连及用青礞石丸最捷。湿痰，身多软，而重用苍术、白术。又曰：湿痰，用黄芩、香附、半夏、贝母。热痰，加瓜蒌、青黛。酒痰，用瓜蒌、青黛，蜜丸噙化。食积痰，用神曲、麦芽、山楂，或化痰丸、消积药攻之。风痰，用白附子。寒痰用半夏。卢氏注曰：凝结清冷，其状若寒，非寒也。然亦有用温药者，盖寒因热用，使引导无❶捍格也。老痰，用海石、香附、半夏、瓜蒌、五倍子。一云：五倍子佐他药，大治顽痰。

痰结核在咽喉，嗽而不能出，化痰药加咸能软坚之味，瓜蒌仁、杏仁、海石、桔梗、连翘，少佐以朴硝、姜汁，蜜丸噙化。

痰在胁下，非白芥子不能达。痰在四肢，非竹沥不行。痰在肠胃间，可下而愈。痰之为物，随气升降，故无处不到。

脉浮当吐，痰在膈上必用吐，胶固

———

❶ 无：原作“尤”，据会文堂本改，义胜。

稠浊必用吐，痰在经络中，非吐不可，吐中就有发散之义。

凡吐法，宜先升提其气，用防风、山栀、川芎、桔梗、芽茶、生姜之类，或就以此药探吐。吐时，须先以布勒腰腹，而于不通风处行之。

吐法，用萝卜子半升擂，和以浆水一碗，去渣，入少油与蜜，温服。或用虾半斤，入酱、葱、姜等物料，水煮，先吃虾，后饮汁，少时以鹅翎探吐。其鹅翎须先以桐油浸，而以皂角水洗，晒干待用。如服瓜蒂、藜芦等药，不用探法，自吐。

凡虚弱人，中焦有痰，胃气亦赖所养，卒不可便攻，攻尽则愈虚。治痰用利药过多，致脾气虚，则痰反易生而多。

许学士用苍术治痰挟瘀血成窠囊，行痰极效。即神术丸也。

油炒半夏，大治湿痰，又治喘、心痛，粥丸，生姜汤下。

燥湿痰星夏丸

南星　半夏各半两　海蛤粉三两

上为细末，姜汁浸蒸饼为丸，青黛为衣，如梧桐子大，每服三五十丸，姜汤送下。

中和丸　治湿痰气热。

苍术　黄芩　半夏　香附各等分

上为细末，姜汁调神曲糊为丸，如梧桐子大，每服五七十丸，白汤送下。

小胃丹　上可取胸膈之痰，下可利肠胃之痰。能损胃不食，胃气虚而少食者，不可用。

甘遂面裹煨熟，去面　大戟长流水煮一时许，洗净晒干用　芫花醋拌经宿，炒黑勿焦，以上各一两重　大黄酒拌，湿纸裹，煨熟焙干，再以酒炒润，一两五钱　黄柏炒褐色，二两

上为细末，粥丸麻子大，每服十丸，温汤送下。

坠痰丸　能利痰，从谷道中出。

风化硝　枳实麸炒黄色　黑牵牛取头末，五钱　生白矾三钱　猪牙皂角去皮弦酥炙黄，三钱

上为细末，莱菔丸如梧桐子大，每服五十丸，白汤下，鸡鸣时服，先见屎，次见痰古方无硝、枳，而用水丸，分两亦不同。

青礞石丸　能化痰降痰。一云治食积，去湿痰。

风化硝三钱，盆净者，冬月以绢袋盛，悬风前化之　茯苓　南星慢火煨裂　青礞石敲碎如骰子大，以焰硝同入锅，煅黄　半夏汤泡七次，去皮脐　黄芩各五钱

上为细末，神曲糊入姜汁为丸，如梧桐子大，每服三五十丸，姜汤送下。此药重在风化硝。一方加苍术五钱，滑石一两。一方无南星，有白术。一方有枳实，倍青礞石。

枳实泻痰，能冲墙倒壁。黄芩治痰，假其下火也。天花粉，大能降上膈热痰。海粉，热痰能降，湿痰燥，顽痰能消。

人中黄，饭丸，如绿豆大，每服十数丸，白汤送下，能降阴火，清痰，又治食积。

痰因火盛逆上，治火为先，白术、黄芩、石膏之类。

凡久病，阴火上升，津液生痰不生血，宜补血制相火，其痰自除，血药必用姜汁传送。

痰成块、吐咯不出、气郁滞者，难治。

脾虚者清中气，二陈汤加白术之类，兼用提药。

实脾土，燥脾湿，是治其本。

以上皆丹溪方。

二陈汤　一身之痰都管，治痰之要

药也。欲下行加引下药，上行加引上药引上，柴胡、升麻、防风之类。引下，黄柏、木通、防己之类。又曰：二陈加升提之药，能使大便润而小便长。

陈皮去白，一钱　半夏汤泡七次，二钱　茯苓一钱　甘草半钱

上细切，作一服，加生姜三片，水一盏，煎七分，温服。

《局方》**导痰汤**　治风湿痰等证。

半夏二钱，汤泡七次　南星煨裂　橘红去白　枳壳麸炒黄色　甘草炙　茯苓各一❶钱

上细切，作一服，加生姜五片，水一盏半，煎至一盏，温服。如久嗽肺燥热者，去半夏，加五味子九枚，杏仁泥五分。

《局方》**千缗汤**　治风痰壅盛。

半夏汤泡七次，七个四破　皂角一寸，去皮炒黄　甘草炙，一寸

上细切，作一服，入生姜三片，水一盏，煎七分，温服。

丹溪**利膈化痰丸**

南星煨裂　蛤粉　半夏汤泡　贝母去心　瓜蒌仁去壳　香附去皮　皂角去皮　杏仁去皮尖，炒　青黛各等分

上以前六味研为细末，却以皂角杵碎煎浓汁，擂杏仁如泥，再以姜汁和蒸饼为丸，如绿豆大，青黛为衣，每服五十丸，姜汤送下。

滚痰丸　治湿热、食积，成窠囊、老痰。

大黄酒拌蒸　黄芩去朽，各半斤　沉香五钱　礞石硝煅黄金色，一两

上为细末，滴水为丸，如梧桐子大，每服三五十丸，量人强弱，加减丸数。

丹溪**神术丸**　治痰饮。

苍术八两　生芝麻五钱，用水二小盏，研细取浆　大枣十五枚，煮肉研细

上以苍术焙干为末，然后以芝麻浆及枣肉和匀，丸如梧桐子大，每服五七十丸，温汤下。

东垣**黄芩利膈丸**　除胸中热，利膈上痰。

生黄芩　炒黄芩各一两　半夏　泽泻　黄连各五分　天南星煨裂　枳壳麸炒　陈皮去白，各三钱　白术二钱　白矾五分

上为细末，汤浸蒸饼入姜汁为丸，如梧桐子大，每服三五十丸，食远温水下。忌酒及湿面。

丹溪**蠲饮枳实丸**　逐饮消痰，导滞清膈。

枳实麸炒　半夏泡　陈皮去白　黑丑半斤❷，取头末三两

上为面糊为丸，如梧桐子大，每服五十丸，姜汤下。

河间**十枣汤**　治悬饮内痛。

芫花　甘遂　大戟

上为细末，以水一升半，煮大枣十枚，至八合，去渣，调药末，强人一钱，弱人半钱，平旦服之。不下，更加五分。下后，以糜粥调养之。河间曰：芫花之辛以散饮，二物之苦以泄水，其甘遂直达水气所结之处，乃泄水饮❸之圣药也。然亦有大毒，人虚者不可轻用。

三花神祐丸　治一切湿热沉积痰饮变生诸病，或风热燥郁，肢体麻痹，走注疼痛，风痰涎嗽，气血壅滞，不得宣通等证。人壮气实者，可服。

甘遂　大戟　芫花拌湿炒，各半两　黑丑二两，取头末　大黄一两　轻粉一钱

上为细末，滴水为丸，如小豆大，初服五丸，每服加五丸，温水下，日三服，加至快利，利后须服，至病根尽除

---

❶ 一：原脱，据会文堂本补。
❷ 斤：原脱，据会文堂本补。
❸ 饮：原作“之”，据文义及会文堂本改。

为度。痞闷极甚者，若便多服，则顿攻不开，转加痛闷，则当初服二丸，每服加二丸，至快利即止。

河间**控涎丹** 治患胸背胁颈项及手足腰胯隐痛不忍，筋骨牵引钓痛，时时走易，乃是痰涎在胸膈间，随气升降，于经络中作痛而然。或手足冷痹，气脉不通，误认为瘫痪者。

甘遂去心 大戟去皮 白芥子主上气发汗，胸膈有冷痰

上件各等分，为细末，糊丸如梧桐子大，每服五十丸，淡姜汤下，食后临❶卧服，量病人虚实加减丸数。一方名妙应丸，治惊痰，加朱砂为衣。痛甚者，加全蝎。酒痰，加雄黄、全蝎。惊气痰成块者，加穿山甲、鳖甲、玄胡索、蓬莪术。臂痛，加木鳖子霜、桂心。热痰，加盆硝。寒痰，加丁香、胡椒、肉桂。

半夏丸 治肺热痰嗽。

瓜蒌仁另研 半夏汤泡七次，去皮脐焙干，各一两

上为细末和匀，姜汁打糊为丸服。

取竹沥法 大治热痰，及能养血清热。有痰厥不省人事几死者，得竹沥灌之遂苏，诚起死回生药也。

用水竹、早笙竹俗名雷竹。苏东坡曰：淡竹苦竹为文耳，除苦竹之外，皆淡竹也。我丹溪先生存日，只用此二竹。盖取其为诸竹中之最淡者，以其笋味之甘淡也。截长二尺许，每段劈作四片，以薄砖二块排定，将竹片架于砖上，两头露一二寸，下以烈火迫之，两头以盆盛沥，六分中加姜汁一分服之。痰热甚者，只可加半分耳。

取荆沥法 能治热痰，功胜竹沥，但不补耳。

丹溪活套云：二陈汤，一身之痰，无所不治。但在上加引上药，在下加引下药。如偏头痛在右，本方加川芎、白芷、防风、荆芥、薄荷、升麻之类；在左，本方合四物汤，亦加防风、荆芥、薄荷、细辛、蔓荆子、柴胡、酒片芩之类。顶痛者，本方加川芎、藁本、升麻、柴胡、蔓荆子、细辛、薄荷等药。如痰在腰胯膝下肿痛，本方加苍术、防己、木通、黄柏、萆薢、川牛膝之类。如痰在胸腹中作痛或痞满，本方加白术、神曲、麦芽、砂仁之类。如痰在胁下作痛，或漉漉有声，本方加柴胡、青皮、川芎、芍药之类。如痰在经络中，或胸背手足臂膊作痛者在，上加防风、羌活、威灵仙，在下加防己❷、牛膝、木通之类，冬月加乌、附行经。如风痰壅盛，喘急咳嗽不宁，本方加防风、羌活、南星、枳壳、皂角之类。如热痰为病，腹胀喘满，本方加黄芩、黄连、栀子、瓜蒌子、滑石、石膏、竹沥之类。如湿痰，身重倦怠，本方加苍术、白术、南星之类。如酒痰，本方加葛根、枳壳、砂仁、神曲、麦芽之类。寒痰，本方加干姜、附子、益智、草豆蔻之类。气痰，本方加木香、槟榔、砂仁、枳壳、乌药、香附之类。燥痰，本方加瓜蒌仁、杏仁、贝母、五味子之类。阴虚咯血痰嗽，本方加天门冬、麦门冬、知母、黄柏、贝母、款冬花、紫菀、马兜铃之类。如痰在中焦，作嗳气吞酸，胃脘当心而痛，或呕清水，恶心等证，本方多加白术、苍术、神曲、麦芽、川芎、砂仁、草豆蔻、枳实、猪苓、泽泻、黄连、吴茱萸、栀子仁、木香、槟榔之类，作丸服之。

予侄妇何氏在室时，四月间因多食青梅，得痰饮病，日间胸膈中入痛如刀

---

❶ 临：原脱，据文义及会文堂本补。
❷ 己：原脱，据文义及会文堂本补。

锥，至晚胸中痛止而膝骱大痛，盖痰饮随气升降故也。一医作胃寒治，用干姜、良姜、官桂、乌、附、丁、沉辈，及煮胡椒粥间与。病日剧，加之口渴，小水淋涩。求予治，诊其六脉洪数而滑，予作清痰处治，令其急烹竹沥服。三日口不渴，小水亦不淋涩，但胸中与膝互痛如旧。用萝卜子汁研，与半碗，吐痰半升许，至夜痛尤甚如前证，丹溪所谓引动其猖狂之势耳。次日用人参芦一两，逆流水煎服，不吐。又次日与苦参煎汤服，又不吐；又与附子尖、桔梗芦，皆不吐。一日清晨，藜芦末一钱，入麝香少许，酸浆水调与，始得大吐，至次日天明，吐方定，前后得顽痰及稠饮一小桶许，其痛如脱，后以软粥将理而安。

咳　　嗽

论

《内经》曰：五脏六腑皆令人咳，非独肺也。皮毛者，肺之合也，皮毛先受邪气，邪气以从其合也。五脏之咳嗽久，乃移于六腑。河❶间曰：咳谓无痰而有声，肺气伤而不清也。嗽谓无声而有痰，脾湿动而生痰也。咳嗽谓有痰而有声，盖因伤于肺气，动于脾湿，咳而为嗽也。脾湿者，秋伤于湿，积于脾也。故《内经》又曰：秋伤于湿，冬必咳嗽。大抵素秋之气宜清肃，反动之，气必上冲而为咳，甚则动于脾湿，发而为痰焉。又曰：寒、暑、燥、湿、风、火，六气皆令人咳，惟湿病痰饮入胃，留之而不行，止入于肺，则为咳嗽。假令湿在心经，谓之热痰；湿在肝经，谓之风痰；湿在肺经，谓之气痰；湿在肾经，谓之寒痰，为患不同，宜随证而治之。是故咳而无痰者，以辛甘润其肺。夫欲治咳嗽者，当以治痰为先；治痰者，必以顺气为主。是以南星、半夏胜其痰，而咳嗽自愈；枳壳、橘红利其气，而痰饮自降。痰盛而能食者，小承气汤微下之；痰盛而不能食者，厚朴汤疏导之。夏月嗽而发热者，谓之热嗽，小柴胡加石膏、知母；冬月嗽而发寒热，谓之寒嗽，小青龙汤加杏仁。此治法之大要也，学者不可不知。

脉法

关上脉微为咳。肺脉微急为咳而唾血。

脉弦涩而咳为少血。脉紧者为肺寒。双弦者寒。

脉浮而紧者为虚寒。脉浮而缓者伤风。脉细者湿。

脉数为热。脉沉数为实热。脉弦为水。

偏弦为饮。脉沉为留饮。洪滑多痰。

咳，脉浮直者生。脉浮濡者生。脉紧者死。

沉小伏匿者死。咳而羸瘦，脉坚大者死。

咳而脱形发热，脉小坚急者死。

凡肌瘦脱形，热不去，咳呕，腹胀且泄，脉弦急者，皆死证也。

方法丹溪方法凡六条

丹溪曰：咳嗽有风寒，有火，有劳，有痰，有肺胀。

---

❶ 河：原脱，据文义及会文堂本补。

风寒者，与发散行痰，二陈汤加麻黄、杏仁、桔梗之类。

戴氏曰：风寒者，鼻塞声重恶寒是也。

风寒郁热于肺，夜嗽者，三拗汤加知母。脉大而浮，有热，加黄芩、生姜。

寒嗽，古方有以生姜切作薄片，焙干为末，糯米糊为丸，如芥子大，空心清米饮下三十丸。

声哑[1]为寒寒包热也，此言感寒而嗽者，宜细辛、半夏、生姜，辛以散之。

风入肺久嗽者，用鹅管石、雄黄、蔚金、款冬花为末，以生姜一片置舌上，以药末拌艾，于姜上灸之，取烟入喉中愈。

一方有南星、佛耳草，无蔚金此即烟筒法，小异。

治嗽烟筒 用鹅管石、雄黄、款冬花、佛耳草为末，以鸡子清刷纸上，卷药末作筒，烧烟，以口衔，吸烟入喉，姜汤送下。

喘嗽遇冬则发，此寒包热也，解表热自除。

枳壳 桔梗各一钱 麻黄 防风 甘草 陈皮 紫苏 木通 黄芩各等分

如严寒，去黄芩，加杏仁半钱。

感冷则嗽，膈上有痰，二陈汤加炒枳壳、黄芩、桔梗、苍术、麻黄、木通、生姜。

火者，主降火清金化痰，黄芩、海石、瓜蒌、青黛、桔梗、半夏、香附、诃子、青皮之类戴氏曰：有声痰少面赤是也，蜜丸噙化。

干咳嗽者，系火郁之甚，难治，乃痰郁火，邪在肺中，用苦梗以开之，下用补阴降火，不已则成劳，须行倒仓法，此证不得志者有之。

有痰因火逆上者，必先治火，然亦看痰火孰急，若痰急，先治痰而后降火也。

劳者，主补阴清金，四物汤加竹沥、姜汁。戴氏曰：盗汗出，多痰，多作寒热是也。

阴虚火动而嗽，四物合二陈，顺而下之。加炒黄柏、知母尤妙。

阴虚咳嗽或吐红者，四物汤加知母、黄柏、五味子、人参、麦门冬、桑白皮、地骨皮。

好色之人，元气虚弱，咳嗽不愈，琼玉膏最捷。

肺虚甚者，人参膏以生姜、陈皮佐之，有痰加痰药，此好色肾虚者有之。

久嗽、劳嗽，用贝母、知母各一两，以巴豆同炒黄色，去巴豆，再用白矾、白及各一两为末，以生姜一片蘸药，睡时噙化，药尽嚼姜咽之。麦门冬、陈皮、阿胶珠各等分，蜜丸噙化。又方有人参、五味子。

咳嗽声嘶者，乃血虚受热，用青黛、蛤粉蜜调服之。

《医说》内一方治痰嗽，用蚌粉新瓦上炒通红，拌入青黛少许，以淡齑水滴入麻油数点调服。

痰者，主豁痰。戴氏曰：嗽动便有痰声，痰出嗽止是也。

痰嗽，用半夏、瓜蒌子各五两，贝母、桔梗各二两，知母一两，枳壳一两半，为细末，生姜汁浸，蒸饼为丸服。

一方 黄芩一两半酒洗，白芥子去壳、滑石各五钱，贝母、南星各一两，风化硝二钱半，姜汁浸，蒸饼为丸，青黛为衣。

痰多喘嗽，白术、半夏、苍术、香附、杏仁各一两，黄芩五钱，为末，姜汁调面糊为丸服。

---

[1] 哑：原作"呕"，据会文堂本改。

痰嗽因酒伤肺，瓜蒌仁、杏仁俱杵如泥，黄连为末，以竹沥入紫苏叶煎，再入韭汁调丸服。一方用青黛、瓜蒌，蜜丸噙化以救肺。

久嗽，有积痰留肺脘中如胶，气不能升降，或挟湿与酒而作，茜根俗名过山龙，童便浸、僵蚕、炒海粉、瓜蒌仁、蜂房、杏仁、神曲为末，姜汁、竹沥调，噙化。

痰嗽气急，苍术三两，香附一两半，萝卜子蒸、杏仁、瓜蒌仁、半夏各一两，黄芩、茯苓各五钱，川芎三钱，丸服。

嗽而有痰，宜灸天突穴、肺腧穴，以泄火热，泻肺气。

食积痰嗽发热，半夏、南星为君，瓜蒌、萝卜子为臣，青黛、海石、石𥖶为使，姜汁浸，蒸❶饼丸服。

食积痰嗽，三补加二母炒为末，丸如椒核大，以竹沥、藕汁吞之。三补，芩、连、柏也。二母，知、贝母也。

肺胀者，主收敛。戴氏曰：动则喘满、气急声重❷者是也。

肺因火伤极，遂成郁遏胀满，用诃子为君，佐以海粉、香附、青黛、杏仁之类。

肺胀，抑遏不得眠者，难治。

凡嗽，春是春升之气，夏是火炎于上，秋是湿热伤肺，冬是风寒外来，用药发散之后，必以半夏等药，逐去其痰，庶不再作。

早晨嗽多者，此胃中有食积，至此时火气流入肺中，以知母、地骨皮降肺火。上半日嗽多者，胃中有火，知母、石膏降之。午后嗽多者，属阴虚，四物汤加知母、黄柏先降其火。黄昏嗽多者，火气浮为肺，不宜用凉剂，以五味、五倍敛而降之。

嗽而胁痛，宜以青皮疏肝气，后以二陈汤加南星、香附、青黛、姜汁。一云：实者，白芥子之类。

嗽而心烦不安，六一散加辰砂服。以上皆丹溪方。

嗽而失声，润肺散。

诃子肉　五倍子　五味子　黄芩　甘草各等分

上为细末，蜜丸噙化。

河间嗽而无声有痰。

半夏　白术　五味子　防风　枳壳　甘草

河间嗽而有声无痰。

生姜　杏仁　五味子　升麻　防风　桔梗　甘草

嗽而有声有痰。

白术　半夏　五味子　防风

久不愈，加粟壳、阿胶珠。

寒热交作而痰嗽者，小柴胡加知母之类。一方加白芍药、五味子、桑白皮。

阴气在下，阳气在上，咳嗽呕吐喘促，泻白散加青皮、五味子、人参、茯苓、粳米。

热嗽胸满，小陷胸汤。方见伤寒门。

治嗽劫药，五味子汤。

五味子五钱　甘草二钱半　五倍子　风化硝各一钱❸

上为末，蜜丸噙化。或用诃子、百药煎、荆芥穗、蜜丸噙化。

治嗽最要分肺虚肺实。若肺虚久嗽，宜五味子、款冬花、紫菀、马兜铃之类补之；若肺实有火邪，宜黄芩、天花粉、桑白皮、杏仁之类以泻之。

东垣曰：治嗽必用五味子为君，然有外邪者骤用之，恐闭住其邪气，必先发散之，而后用之可也。

---

❶ 蒸：原脱，据会文堂本补。
❷ 气急声重：原作“气急自饱”，据会文堂本改。
❸ 一钱：原脱，据会文堂本补。

治嗽用诃子，味酸苦有收敛降火之功。五味子收肺气，乃火热必用之剂。杏仁散肺气风热，然肺实有热因于寒者为宜。桑白皮泻肺气，然性不纯良，用之多者当戒。或用马兜铃，以其去肺热补肺也。多用生姜，以其辛能发散也。瓜蒌子甘，能补肺润肺降气，胸中有痰者，以肺受火逼，失降下之令，金得甘缓润下之功，则痰自降，宜其为治嗽之要药也。

丹溪**琼玉膏** 治虚劳、干咳嗽。

人参十二两 白茯苓去皮净者，二十五两 白沙蜜五斤，煎沸去沫 生地黄去芦净者，十斤，洗净，银石器内杵烂，取自然汁，大忌铁器 沉香五钱 琥珀五钱

臞仙曰：今予所制此方，加沉香、琥珀二味，其功效异于世传之方。

上以人参、茯苓、沉香、琥珀俱为细末，先将地黄汁与白沙蜜搅匀，用密绢滤去细渣，入药末搅匀，入好磁瓶或银瓶内，用绵纸十数层，外加箸箬包封，扎瓶口，入砂锅内或铜锅内，以长流水浸没瓶颈，用桑柴文武火煮三昼夜取出，换蜡纸数重包扎瓶口，浸没井中半日，以出火毒，提起，仍入前锅内煮半日，以出水气，然后收藏。每日清晨及午前、后，取一二匙，用温酒一盏调服。不饮酒人，白汤亦可。此法须用不闻鸡犬声处煅炼之，及不许孝子妇人见之。

丹溪**九仙散** 治一切咳嗽、久嗽，乃击其惰归之药也。

人参 款冬花 桑白皮 桔梗 阿胶炒成珠子 五味子各一钱 乌梅一个 贝母半钱 罂粟壳去瓤蒂盖，蜜炙，二钱

上细切，作一服，加生姜三片，水二盏，煎至一盏，温服。

《局方》**三拗汤** 治风寒咳嗽喘急。

麻黄不去根 甘草生用 杏仁不去皮尖，研细，各一钱半

上细切，作一服，加生姜五片，枣二枚，水一盏半，煎至一盏，温服，痰清[1]乃止。

《局方》**温肺汤** 治肺感寒邪，咳嗽吐痰。

半夏泡 陈皮去白 五味子 干姜 桂心各五分 杏仁去皮，炒研，五分 北细辛 阿胶炒成珠 甘草炙，各二分半

上细切，加生姜三片，大枣二枚，水一盏半，煎至一盏，去渣温服。愚按：此方乃冬月寒冷之时，触冒寒邪而未郁热者，极效。如久嗽郁热者，切不可用。

《局方》**杏苏饮** 治上气喘嗽，面目浮肿。

紫苏叶七分 五味子 大腹皮酒洗净 乌梅肉 杏仁泥各五分 陈皮去白 桔梗 麻黄去根节 桑白皮蜜炙 阿胶珠各二分半 紫菀茸三分半 甘草炙，二分

上细切，加生姜五片，水一盏半，煎至一盏，温服。

丹溪活套云：二陈汤治咳嗽，去痰伐病根之药也，除阴虚血虚火盛干咳嗽者勿用。如血虚有痰者，本方合四物汤，加五味子、麦门冬、瓜蒌仁之类。如伤风邪咳嗽，本方加南星、枳壳、防风、荆芥、前胡、细辛、旋覆花之类。如伤寒邪咳嗽，本方加麻黄、杏仁、桔梗、干姜、桂枝之类。如伤热邪咳嗽，本方加黄芩、薄荷、知母、石膏、桔梗之类。如先伤风寒郁热，久嗽不已，欲成劳者，本方加知母、贝母、款花、紫菀、五味子、天麦二门冬、马兜铃、当归、生地黄之类。如伤风寒，喘嗽并作，本方加麻黄、杏仁、防风、荆芥、枳壳、桑白皮、桔梗、地骨皮、紫苏之类。如咳嗽

[1] 清：原作“滑”，会文堂本作“清”，义胜。

声嘶，引两胁痛不可忍者，本方加芎、归、芍药、青皮、柴胡、草龙胆、黄芩、竹茹之类。如年久喘嗽，遇风寒则发作者，本方加紫菀、款花、桑白皮、杏仁、五味子、知母、石膏之类。不问风寒郁热，劳嗽久嗽，曾先服麻黄、杏仁、防风等药，病虽退减而病根未除者，本方加粟壳、乌梅、阿胶、五味子、瓜蒌仁之类，可一服而愈。凡诸嗽，须分气虚气实、新久用药。如新咳嗽挟虚者，可用人参；风寒邪甚者，亦不可用；如久嗽已郁热者，切不可用人参，反增喘满嗽剧。如肺虚久嗽，加五味子、款冬花、紫菀茸、马兜铃之类以补之。若肺实而有火邪者，宜桑白皮、片黄芩、天花粉、杏仁、枳壳、桔梗之类以泻之。

祖传经验润肺除嗽饮 治远年咳嗽如神。

人参 杏仁 生甘草 薄荷各三分 五味子九粒 款花 紫菀茸 麻黄 陈皮去白 石膏粉 桔梗 半夏 桑白皮蜜炙 枳壳麸炒 乌梅 粟壳去瓤，蜜炙，各五分

上细切，加生姜三片，细茶一撮，水一盏半，煎至一盏服。

祖传三圣丹 治久嗽极效。

天南星煨裂，一两 半夏汤泡七次，二两 甘草生用，半两

先以星、夏二味研为细末，用生姜自然汁拌匀，盒作曲，春秋七日，冬十日，夏五日取出，再同甘草共研为细末，别取淡竹沥一碗，将前药末用竹沥拌，捏作饼子，焙干，又将竹沥沃湿，又焙干，如此沃焙十数次，待竹沥尽为度，研为极细末，用白沙蜜调如饧，每临卧，抄一匙于口内噙化下，再用竹沥漱口咽之。

哮　喘

论

《内经》曰：诸逆冲上，皆属于火。又曰：夫起居如故而息有音者，此肺之络脉逆也。河间曰：火气甚为夏热，衰为冬寒，故病寒则气衰而息微，病热则气盛而息粗。又寒水为阴，主乎迟缓，热火为阳，主乎急数，是以寒则息迟气微，热则息数气粗而为喘也。大抵哮以声响名，喘以气息言。夫喘促喉中如水鸡声者，谓之哮；气促而连属不能以息者，谓之喘。虽然未有不由痰火内郁、风寒外束而致之者与。外有阴虚发喘，气从脐下起，直冲清道而上者。又有气虚发喘，而短气不能以接续者。是故知喘之为证，有实有虚，治法天渊之隔者也。若夫损不足而益有余者，医杀之耳，学者不可不详辨焉。

脉法

喘急，脉滑而浮者生，涩而数者死。

脉宜浮迟，不宜急疾。

脉数有热，喘咳吐血上气，不得卧者死。

上气面浮肿肩息，脉浮大不治，又加利[1]尤甚。

上气躁而喘者为肺胀，欲作风水，发汗则愈。一云：咳而上气肺胀，其脉沉，心下有水气也。《要略》《千金》《外台》沉作浮。

寸口伏，胸中有逆气。尺寸俱沉、

[1] 利：原作“刺”，据会文堂本改。

关上无有者，苦心下喘。

方法*丹溪方法凡十条*

丹溪曰：喘急者，气为火所郁而罚痰在肺胃也。有痰者，有火炎者，有阴虚自小腹下火起而上逆者，有气虚而致气短而喘者。

哮专主于痰，宜用吐法。亦有虚而不可吐者，谨之。

治哮必使薄滋味，不可纯用寒凉药，必兼散表。

戴氏曰：痰者，凡喘便有痰声。火炎者，乍进乍退，得食则减，食已则喘。大概胃中有实火，膈上有稠痰，得食坠下其痰，喘则暂止，稍久食已入胃，反助其火，痰再升上，喘反大作。俗不知此，作胃虚，治以燥热之药，以火济火也。昔叶都督患此证，诸医作胃虚治之不愈，后以导水丸利五、六次而安。气短喘急者，呼吸急促而无痰声。又有胃虚喘者，抬肩拮肚，喘而不休者是也。

痰者，降痰化气为主。火炎者，降心火，清肺金。阴虚痰喘者，补阴降火，四物汤加枳壳、半夏。一云：阴虚气喘，四物汤加陈皮、甘草些少以降气补阴。白芍药须以酒浸，日干。

气虚发喘，以参、芪补之而愈。

凡人喘未发时，以扶正气为主；已发，以攻邪为主。

火急甚者，不可用苦寒药，火盛故也，宜温劫之。劫药用椒目五、七钱，研为极细末，生姜汤调服。喘止之后，因痰治痰，因火治火。

千缗汤 治痰喘不得卧，人扶而坐数日，一服而安。方见痰门。

一方 用导痰汤合千缗汤服。

一方 用萝卜子二两蒸熟，皂角五钱烧存性，瓜蒌仁、海粉、南星用白矾一钱半，研细入水，浸一宿，曝干各一两，为末，炼蜜为丸，噙化。一方无南星、瓜蒌、海粉。

一方 治喘而嗽，用南星、瓜蒌、半夏、香附、橘红、萝卜子、青黛、皂角为末，神曲糊[1]丸，姜汤送下。一方有杏仁。

喘用阿胶，须分虚实。若久病发喘，必是肺虚，故用阿胶、人参、五味子之类补之。若新病肺实而发喘者，宜桑白皮、葶苈子、麻黄、杏仁之类泻之。东垣曰：久嗽郁热在肺，不用人参；新病未成郁热者，用人参。未知孰是。

以上皆丹溪方。

气实人，因服黄芪过多而喘者，宜服三拗汤以泻气。

三拗汤 治肺感风寒，喘急不已。方见咳嗽门。

河间**葶苈大枣泻肺汤** 治肺痈胀，胸膈满闷，上气喘急，身体面目浮肿等证。

葶苈子不拘多少，炒黄为末，炼蜜丸如弹子大

上以水三盏，大枣十枚，煎至二盏，去枣，入葶苈一丸，再煎至一盏，温服之。

济生葶苈散 治过食煎煿，或饮酒过度，致肺痈喘不得卧，及肺痈，咽燥不渴，浊唾腥臭。

甜葶苈子炒　桔梗去芦　瓜蒌子　升麻　薏苡仁　桑白皮蜜炙　葛根各八分　甘草四分

上细切，作一服，加生姜五片，水一盏半，煎至一盏，温服。

泻白散 治大人小儿，风寒伤肺，喘急咳嗽。

桑白皮一钱　地骨皮一钱　生甘草半钱

上细切，作一服，加姜，水煎服。

---

[1] 糊：原脱，据会文堂本补。

一方，加防风、荆芥各七分半。又方，加麻黄、杏仁各半钱，其效尤捷。

祖传治哮方凡四条　治远年喘急。

桑木内蠹虫粪一升，炒　莱菔子半升，炒　杏仁半升，不去皮尖，炒　甘草二两，生

共为极细末，汤浸蒸饼为丸，如梧桐子大，每服五、七十丸，淡姜汤送下。

又方　治哮喘，用苎麻根和砂糖烂煮，时时嚼咽下，永绝病根，神效。

又方　用猫儿头骨烧灰，酒调二、三钱，一服便止。

又方　用郭公每刺根煎服，即止而不发。

东阳一羽士，年五十余，素有喘病，九月间得发热恶寒证，喘甚，脉洪盛而似实。一医作伤寒治，而用小柴胡汤加枳壳、陈皮等药，六日后欲行大承气。一医曰：不可，当作伤食治，宜用枳实导滞丸。争不决，召予视之。二医皆曰：脉实气盛，当泻。予为诊后，晓之曰：此火盛之脉，非真实也。观其短气不足以息，当作虚治。而用补中益气汤加麦门冬、五味子，入附子三分，煎服。二帖脉收敛，四帖而病轻减，六帖病痊。

疟　　证

论

《内经》曰：夏伤于暑，秋为痎疟。又曰：先寒而后热者，名曰寒疟。先热而后寒者，名曰温疟。其但热而不寒者，名曰瘅疟。丹溪曰：痎疟皆生于风，痎疟者，老疟也，以其隔二日一作，缠绵不去，古方多用峻剂，恐非禀受怯弱与居养所移者所宜。殆悟常山、乌梅、砒丹劫剂，或误投之，轻病变重，重者必危。夫三日一作者，邪入于三阴经也。作于子午卯酉日者，少阴疟也。作于寅申巳亥日者，厥阴疟也。作于辰戌丑未日者，太阴疟也。疟得于暑，当以汗解。或因取凉太过，汗郁成痎，其初感也，弱者即病，胃气强者伏而未动，至于再感，复因内伤，其病乃作，宜其难瘥。夫感暑与风，皆外邪也，故非汗多不解。今之构此疾者，已经再三劫试，胃气重伤，何由得愈。欲治此证，必先与参、术等补剂为君，加柴、葛等发散药，渐而取[1]汗，得汗而虚，又行补养。下体属阴，最难得汗，补药力到，汗出至足，方是佳兆。又有感病极深，邪气必自脏传出至腑，其发无时。若发于午之后、寅之前者，血受病也，为难愈。须渐趱[2]早，亦佳兆也。治斯疾者，春夏为易，秋冬为难。大忌饱食，遇发日食饱，病愈加重。尤当以汗之难易，较轻重也。《内经》又曰：疟之且发也，阴阳之且移也，必从四末始，阳已伤，阴从之，故先其时坚束其处，令邪气不得入，阴气不得出，审候见之在孙络盛坚而血者皆取之谓用三棱针刺[3]孙络出血，此直往而未得并者也。故今人多以诸般草药，于臂膊内缚之，即此遗意耳。外有阴虚证，每日午后恶寒发热，至晚亦得微汗而解，脉必虚濡而数。且疟脉弦，而虚脉不大弦为辨耳。若误作疟治，而用常山、砒丹及柴胡、干葛等药，多至不救。医者宜以脉证参验其虚实而疗之，毋纵巨胆以杀人也。

---

[1] 取：原作"收"，据会文堂本改。
[2] 趱（zǎn）：赶；加快；加紧。
[3] 刺：原作"视"，据会文堂本改。

脉法

《要略》曰：疟脉自弦，弦数多热，弦迟多寒，弦而小紧者下之瘥❶，弦迟者宜温，弦紧者可发汗针灸，浮大者可吐之，弦数者风发也，以饮食消息止之。

《脉经》云：疟脉自弦，微则为虚，代散则死。

方法*丹溪方法凡十八条*

丹溪曰：有暑疟，有风疟，有湿疟，有痰疟，有食疟。三日一发者受病一年，间日一发者受病半年，一日一发者受病一月。连发二日住一日者，气血俱受病。俗名脾寒，乃因名而迷其实也。苟因饮食所伤而得之，未必是寒，况其他乎。

暑疟，宜人参白虎汤之类。

有痰者，二陈汤加常山、草果、柴胡、黄芩。

不能食者，必于饮食上得之，当从食治。

虚者，必用参、术一、二帖，托住其气，不使下陷，后用他药。若无汗，要有汗，散邪为主，带补。若有汗，要无汗，扶正气为主，带散。

数发之后，便宜截而除之。久则发得中气虚弱，病邪已深而难治。世有砒丹等截药，有大毒，不可轻用。

大渴大热，用小柴胡去半夏，加知母、麦门冬、黄连、黄柏、栀子、天花粉。

疟渴，用生地黄、麦门冬、天花粉、牛膝、知母、炒黄柏、干葛、生甘草。

久疟，二陈汤加川芎、苍术、柴胡、葛根、白术，一补一发药也。

甚者发寒热，头痛如破，渴而饮水，多汗，可以参、芪、芩、连、栀子、川芎、苍术、白术之类治之。

痰滞胸满，热多寒少，大便燥实，大柴胡利之愈。

久疟不得汗，以二陈汤倍加苍术、白术，少加槟榔。

小儿疟疾者，有痞块，生地黄、芍药各一钱半，陈皮、川芎、炒黄芩、半夏各一钱，甘草二分，加生姜煎，调醋炙鳖甲末。

疟母，用丸药消导之，醋鳖甲为君，三棱、蓬术、香附、海粉、青皮、桃仁、红花、神曲、麦芽随证加减，为丸，醋汤送下。

老疟系风暑入在阴分，宜用血药引出阳分而散，川芎、抚芎、当归、红花、苍术、白芷、黄柏、甘草煎，露一宿服之。

痎疟，老疟也，三日一发，阴经受病也。夫疟得于暑，当以汗解。或取风汗，令汗不得泄，郁而成痰，又复嗜欲纵❷饮，及经❸试劫药，胃气大伤，其病难愈。必先与参、术、陈皮、芍药等剂，佐以本经引用之药，若得汗而体虚，又须重补。俟汗通身，不过委中❹，方是佳兆。仍节饮食，避风寒，远房劳，无不愈者。

《局方》**截疟常山饮**

川常山　草果　槟榔　知母　炙甘草　乌梅　穿山甲慢火煨胖

上各等分，细切，每服五钱，水酒各半盏，煎至八分，露星月一宿，清晨冷服之，欲吐则顺之，忌热汤一日。然常山性暴悍，善驱逐痰饮，大伤真气，

---

❶ 瘥：原作“疟”，据会文堂本改。
❷ 纵：原作“继”，据会文堂本改。
❸ 经：会文堂本作“轻”，当是。
❹ 不过委中：会文堂本作“下过委中”，义胜。

病人稍虚弱者，戒勿轻用。

《局方》**截疟七宝饮**

常山一钱　厚朴　青皮　陈皮　炙甘草　槟榔　草果仁各半钱

上细切，作一服，酒水各半盏，寒多加酒，热多加水，煎八分，露星月一宿，空心冷服，忌热茶汤一日，至午食温粥。

东垣曰：夏月天气上行，秋月天气下行，治者当顺天道。如先寒后热，太阳阳明病，白虎加桂也，此天气上行宜用之。若天气下行，则不宜泻肺，宜泻命门相火则可矣。亦有内伤冷物而作者，当先调中，后定疟形，治随应见，乃得康宁。亦有久而不瘥者，当求虚实，以脉为期，虚补实泻，可使却疾，此之谓也。

太阳证，令人腰痛头重，寒从背起，先寒后热，熇熇暍暍❶然，热止汗出，难已，羌活加生地黄汤、小柴胡加桂汤。

阳明证，令人先寒洒淅，寒甚久乃热，热去汗出，喜日月光火气乃快然，桂枝二白虎一汤、黄芩芍药加桂汤。

少阳证，令人身体解㑊，寒不甚，热不甚，恶见人，见人心惕惕然，热多汗出甚，小柴胡汤。

太阴证，令人不乐，好太息，不嗜食，多寒热汗出，病至则善呕，呕已乃衰，小建中汤、异功散。

少阴证，令人闷，呕吐甚，多寒热，热多寒少，欲闭户牖而居，其病难已，小柴胡加半夏汤。

厥阴证，令人腰痛，小腹满，小便不利如癃伏，数便，思恐忧，气不足，腹中悒悒❷，四物玄胡苦楝附子汤。

《活人》**白虎加桂枝汤**　治湿疟。

知母四钱　甘草一钱　石膏五钱　桂枝二钱　粳米一钱

上以水三盏煎米，至二盏去米，入诸药，再煎至一盏，温服。三服，汗出愈。

《宝鉴》**温脾散**　久疟不愈。

紫河车俗名金线重楼　绿豆各一两　甘草半两　信砒一两半，研细

上为细末，入砒一处研匀，每服半钱，新汲水少许调下。须于发日隔夜夜深服药，忌荤酒瓜果生冷鱼腥鸡肉等物三日，孕妇勿服。但至诚合此药，与人并不吐。此虽有砒一味，而有河车、绿豆、甘草三味及新汲水皆能解毒，不妨。

按：以上二方，劫病之捷胜于他方，但虚弱或久病羸瘦之人，终不可轻用。如服上药吐不止者，以生绿豆细研，新汲水调饮，多即止。

丹溪活套云：凡疟证，或连日或间日发作，恶寒发热，腰背头项俱痛，此属太阳经疟也，宜二陈汤加麻黄、羌活、藁本、防风之类。如连日或间日发作，先寒后热，或寒少热多，或但热不寒，目痛鼻孔燥，此属阳明经疟也，宜用二陈汤加干葛、升麻、石膏、知母、白芷之类。如连日或间日发作，或先寒后热，或寒热间作，胁痛口苦，或呕吐恶心，此少阳经疟也，宜二陈汤倍加柴胡，及黄芩、人参、青皮之类。如于子午卯酉日发，寒热呕吐，舌干口燥，此少阴经疟也，宜二陈汤加川归、川芎、黄柏、黄连、柴胡之类。如辰戌丑未日发，寒热呕吐，不嗜食，或腹满自利，此太阴经疟也，宜二陈汤加苍白术、柴胡、芍药之类。如于寅申巳亥日发，恶寒发热，寒多热少，或腹痛引阴，如淋状，善

---

❶ 暍暍（yáng yáng）：晴热。

❷ 悒悒：积滞郁结。

恐❶，此厥阴经疟也，宜用二陈汤加桂枝、附子、干姜之类。大抵疟属三阳，宜汗宜吐，麻黄、葛根、柴胡、常山、草果、乌梅之属治之。疟属三阴，宜下宜温宜和，大柴胡汤、柴胡桂姜汤、柴胡四物汤、附子理中汤之类，选而用之。

祖传经验**截疟神方**凡三条

木通　秦艽　常山　穿山甲醋炙黄，各一钱　辰砂半钱，另研　乌梅七个　大枣七个

上细切，以水三盏，煎至一盏，先以枣和辰砂末食，后服药。

一方，用常山、草果、知母、槟榔各一钱，酒一盏浸一日，临发日早服。

又方，治久疟不愈，一服便止，永不发，其效如神。

常山一钱半　槟榔一钱　丁香半钱　乌梅一个

上细切，作一服，用好酒一盏浸一宿，临发日清晨饮之。

予壮年过杭，同舟有二男子，皆年逾四十五，各得痎疟三年矣，俱发于寅申巳亥日，一人昼发于巳而退于申，一人夜发于亥而退于寅。予曰：但到杭，可买药俱与痊可。昼发者，乃阴中之阳病，宜补气解表，与小柴胡汤倍柴胡、人参，加白术、川芎、葛根、陈皮、青皮、苍术。夜发者，为阴中之阴病，宜补血疏肝，用小柴胡合四物，加青皮。各与十帖，教其加姜、枣煎，于未发前二时服，每日一帖。服至八帖，同日得大汗而愈，永不再举。

霍　乱

论

《内经》曰：岁土不及，风乃大行，民病飧泄霍乱，体重腹痛，筋骨繇复。陈无择曰：霍乱者，心腹卒痛，呕吐下利，憎寒壮热，头痛眩晕，先心痛则先吐，先腹痛则先利，心腹齐痛，吐利并作，甚则转火，入腹即死。盖阴阳反戾，清浊相干，阳气暴升，阴气顿坠，阴阳否隔，上下奔趋。河间曰：吐泻不止者，其本在于中焦，或因渴而大饮，饮而过量，或因饥而始食，食而过饱，以致湿热内甚，故阴阳交错而不和，是为吐泻。仲景曰：邪在上焦则吐，邪在下焦则泻，邪在中焦则既吐且泻。此为急病也，然吐利为急，十死其一二，如挥霍撩乱而不得吐泻者，此名干霍乱也，多死。法曰既有其入，必有所出。今有其入而不得其出者，否塞也。故转筋吐泻者，其气有三：一曰火，二曰风，三曰湿。大抵霍乱吐泻之证，皆风木湿热之为害耳。治法宜分利阴阳，散风行湿而降火也。又当引清气上升，使浊气下降，无有不安。仲景又曰：热多欲饮水，五苓散；寒多不饮水，理中丸。河间亦曰：凡觉此证，急用五苓益元散、桂苓甘露饮，乃吐泻之圣药也。慎勿与粟米粥汤，入胃必死。丹溪曰：内有所积，外有所感，阳不升，阴不降，乖隔而成，非因鬼邪，皆饮食所致，此先哲确论也。切勿与谷食，虽米汤一呷，下咽立死。必待吐泻止，过半日饥甚，方可与稀粥少食，以渐而将息也。学者详之。

脉法

脉微而涩，或代而散，或隐而伏，或大而虚。

脉右关滑，为霍乱吐泻。脉结促代

❶ 恐：原作“恶”，据会文堂本改。

者，不可断以死。

脉大者生。脉微弱渐迟者死。

脉洪者为热。脉弦者为饮。

气口脉弦滑，膈间有宿食留饮，宜顺其性以盐汤探吐之。

方法丹溪方法凡七条

丹溪曰：大法，生姜理中汤最好。

有宜吐者，虽自吐利，还须以吐法提其气，用二陈汤探吐，或樟木屑煎汤，或盐汤，皆可吐之。

一方 苍术、厚朴、陈皮、干葛各一钱半，水煎服。

或用姜汤下保和丸四五十粒。

转筋属血热，四物汤加酒芩、红花、苍术、南星，煎服。

转筋，男子以手挽其阴，女子以手牵乳近两傍，此千金妙法也。

干霍乱忽然心腹痛疠，欲吐不吐，欲泻不泻者是也，俗名疠肠痧即是，难治，死在须臾，升降不通故也。宜吐以提其气，最是良法。内有物所伤，外为邪气所遏，大法宜发汗，有用吐法者，即兼发散之义。有用温药解散者，二陈汤加川芎、苍术、防风、白芷等解散药也。

委中穴出血，或十指头出血，皆是良法。

河间**桂苓甘露饮**

五苓散二方并见中暑门。

半夏汤 治霍乱转筋，吐泻不止。

半夏曲 茯苓 白术各五钱 淡桂二钱半 炙甘草一钱

上为细末，每服二钱，渴者以凉水调下，不渴者以温水调下，不拘时候。

《局方》**理中丸**

白术 人参 干姜 甘草各等分

上为细末，炼蜜为丸，如弹子大，每服一丸，凉水化下。

河间**六和汤** 治霍乱，吐泻不止。

白术 半夏 砂仁 杏仁 人参 甘草各五分 赤茯苓 藿香 白扁豆姜汁拌炒 木瓜各一钱 香薷 厚朴姜汁制炒，各二钱

上细切，加生姜三片，大枣一枚，水二盏，煎至一盏，温服。

《机要》**浆水散** 治暴泄如水，周身汗出尽冷，脉弱不能言语，甚而吐逆不止。

半夏二钱 附子 干生姜 炙甘草 桂心各五分 良姜三分半

上细切，作一服，浆水煎服之。

《活人》**姜附汤** 治霍乱，吐泻转筋，手足厥冷，多汗。方见伤寒门。

《局方》**理中汤** 治过食生冷，遂成霍乱吐泻，食不消，心腹满闷不快。加青皮、陈皮，名治中汤。更加丁香、附子，名丁香治中汤。宜临病斟酌施治。方见伤寒门。

祖传**灸法**凡二条 治霍乱已死而胸中尚有暖气者，灸之立苏。其法，以盐填满脐孔，灸之不计壮数。

又法 治霍乱吐泻不止，灸天枢、气海、中脘四穴，立愈。天枢二穴，在脐心两傍各开二寸。气海一穴，在脐下一寸半。中脘一穴，在脐上四寸。

洗法 治霍乱转筋。用大蓼一握，水煮熏洗，立效。

丹溪活套云：凡霍乱不渴，用生姜理中汤。如渴，用五苓散加五味子、麦门冬、滑石。转筋，用四物汤加酒芩、红花、南星、苍术。又云：冬月，用理中汤。夏月，用黄连香薷汤，放井中浸冰冷，顿服乃效。

一方 治吐泻，用藿香、苍术、厚朴、陈皮、砂仁、白芷、甘草、半夏、茯苓、人参、炒神曲各等分，水煎。遇

寒加干姜，寒甚加附子。

泄　　泻

论

《内经》曰：湿胜则濡泄。又曰：春伤于风，夏必飧泄。又曰：暴注下迫，皆属于热。又曰：诸病水液，澄澈清冷，皆属于寒。叔和云：湿多成五液。是故知风寒湿热皆能令人泄泻，但湿热良多而风寒差少耳。《原病式》曰：泻白为寒，青黄赤黑为热也。大抵泻利，小便清白不涩为寒，赤涩为热。又大便完谷不化而色不变，吐利不腥秽，水液澄澈清冷，小便清白不涩，身冷不渴，脉迟细而微者，皆寒证也。凡谷肉消化者，无间色及他证，便断为热。夫寒泄而谷消化者，未之有也。或火性急速，传化失常，完谷不化而为飧泄者，亦有之矣。仲景曰：邪热不杀谷。然热得湿，则为飧泄也。噫！寒热二证，冰炭相反，治之者差之毫厘，谬以千里者也，医者可不谨乎。

脉法

《内经》曰：脉细，皮寒，少气，泄利前后，饮食不入，是为五虚，死。其浆粥入胃，泄注止，则虚者活。

《脉经》曰：泄注，脉缓时小结者生，浮大数者死。又洞泄，食不化，不得留，下脓血，脉微小流连者生，劲急者死。

《脉诀》云：下利微小则为生，脉大浮洪无瘥日。

方法丹溪方法凡十二条

丹溪曰：泄属气虚，有火，有痰，有食积者。

戴氏曰：凡泻水，腹不痛者，湿也。饮食入胃不住，完谷不化者，气虚也。腹痛泻水肠鸣，痛一阵泻一阵者，火也。或泻或不泻，或多或少者，痰也。腹痛甚而泻，泻后痛减者，食积也。

燥湿，四苓散加苍术，倍白术。甚者，二术炒为末，米饮调服。

气虚，用人参、白术、芍药。

火宜伐火利小水，四苓散加滑石、黄芩、栀子、木通。

痰宜伐痰，海石、青黛、黄芩、神曲为丸服，或用吐以提其清气。

食积，宜消导疏涤之，神曲、大黄、枳实之类。

水泻，用苍术、厚朴、陈皮、炒曲、茯苓、猪苓、泽泻、地榆、甘草，冬加干姜，等分煎服。

泄泻水多者，必用五苓散。

夏月水泻，桂苓甘露饮。二方并见暑门。

治泄泻诸药，多作丸子效。

脾胃不和泄泻者，胃苓汤。五苓合平胃散是也。

世俗例用涩药治泻，若病久而虚者或可。若初得者，必变他证，为祸不小。殊不知泻多因于湿，分利小水，为上策也。

清六丸　治泄泻。

六一散一料　加红曲五钱。

上为细末，汤浸蒸饼为丸服。

温六丸　治泄泻，或兼呕吐者。

六一散加干姜，或生姜汁亦可，蒸饼丸服。

姜曲丸　治食积泻。

陈曲　茴香各五钱　生姜一两

上为细末，蒸饼丸服。

止泻方

肉豆蔻五钱　白滑石春冬一两二钱半，夏一两五钱，秋二两

上为细末，姜汁调神曲作糊，为丸服。

以上皆丹溪方。

脾泄丸

白术　神曲　芍药并炒，各等分

冬加肉豆蔻，去芍药，为细末，神曲糊为丸服。

东垣**茯苓汤**　治因伤冷饮水，泄泻注下，一夜十余次，变作白痢，或变赤白相杂，腹中疠痛，食减热燥，四肢沉困无力。

生黄芩一钱半　当归二钱　肉桂　炙甘草各二分半　猪苓　茯苓各三分　泽泻五分　芍药七分半　苍术　生甘草　升麻　柴胡各一钱

上细切，作一服，水二盏，煎至一盏，稍热服。

东垣**黄芪补胃汤**　治一日大便三四次，溏而不多，有时作泄，腹中鸣，小便黄。

黄芪　柴胡　当归身　益智　橘红各一钱半　升麻二钱　炙甘草五分　红花少许

上细切，作一服，水二盏，煎至一盏，稍热，食前服。

东垣**升阳❶除湿汤**　自下而上者，引而去之。

苍术一钱　柴胡　羌活　防风　升麻　神曲　泽泻　猪苓各五分　炙甘草　陈皮　麦花❷面各三分

上细切，作一服，水二盏，煎至一盏，去渣空心服。如胃寒肠鸣，加益智仁、半夏各五分，生姜三片，大枣一枚同煎。非肠鸣勿用。

刘草窗**治痛泄要方**

白术二两，炒　白芍药二两，炒　陈皮一两半，炒　防风一两

上细切，分作八服，水煎或丸服。久泻，加升麻六钱。

《机要》**白术芍药汤**　治太阴脾经受湿，水泄注下，体重微满，困弱无力，不欲饮食，水谷不化，宜此和之。身重暴下，是大势来，亦宜和。

白术　白芍药各四钱　甘草二钱

上细切，作一服，水二盏，煎至一盏，温服。

《机要》**茯苓汤**　治湿泻，又治食积、湿热作泻。

白术　茯苓各五钱

上细切，作一服，水煎，食前服。一方有芍药，三味各等分，名白术散，为末，米饮调下。

《机要》**苍术芍药汤**　治证如前。

苍术五钱　芍药二钱半　黄芩一钱半　淡桂五分

上细切，作一服，水二盏，煎至一盏，温服。

《机要》**防风芍药汤**　治飧泄身热，脉弦，腰痛微汗。

防风　芍药　黄芩各二钱

上细切，作一服，水煎，空心服。

《机要》**苍术防风汤**　治泄泻，脉弦头痛。

苍术二钱　防风一钱　白术四钱　麻黄一钱

上细切，作一服，加生姜五片，水二盏，煎至一盏，食前服。

《机要》**良方神术散**　治春伤于风，夏

---

❶ 阳：原作“麻”，据会文堂本改。
❷ 花：会文堂本作“蘗”。

必飧泄之证。

苍术一钱半　藁本　川芎各六分　羌活四分　甘草炙，三分　细辛二分

上细切，作一服，加生姜三片，水二盏，煎至一盏，去渣温服。如欲汗，加葱白三茎。

《局方》**胃风汤**　治证如前，及治风冷乘虚，入客肠胃，米谷不化，泄泻注下，及肠胃湿毒，下如豆汁，或下瘀血，或如鱼脑，日夜无度，久不得愈者。方见中风门。

丹溪活套云：泄泻注下如水，用生料五苓散，加苍术、车前子，倍白术，为末，米汤调服。湿热甚、下泄如热汤者，本方去桂，加滑石、黄芩、栀子、木通之类。如腹中疞痛，下泄清冷，喜热手烫熨，口不燥渴，乃寒泄也。本方倍桂，加肉豆蔻。有气，加木香。病甚者，更加丁香、附子。作丸服。如久泄，谷道不合，或脱肛，此元气下陷及大肠不行收令而然。用白术、芍药、神曲、陈皮、肉豆蔻、诃子肉、五倍子、乌梅为丸，以四君子汤加防风、升麻，煎汤送下。如食积，时常腹痛，泻积先以木香槟榔丸或东垣枳实导滞丸推逐之，而后以四苓加厚扑、苍术、神曲、麦芽之类，作丸服之，以安胃气。如泻水腹不痛者，属气虚，宜四君子汤倍白术，加黄芪、升麻、柴胡、防风之类，补以提之而愈。

祖传经验秘方　治暴泄注下用。

车前子一两，微炒

上一味，研为细末，清米饮调服。

又方　治腹痛泄泻用。

艾叶　车前叶各一握，阴干

上先将二叶细切，用水二盏，煎至一盏，去渣入姜汁，再煎一沸，稍热服，立愈。

一人泄泻，日夜无度，诸药不效。偶得一方，用针沙、地龙、猪苓三味，共为细末，生葱捣汁，调方，七帖，脐上，小便长而泻止。

一人吐泻三日，垂死嘱咐后事。予为灸天枢、气海三穴，立止。

卷之三

花溪恒德老人虞抟天民编集
侄孙虞守愚惟明校正
金陵三山街书肆松亭吴江绣梓

痢

论

《内经》曰：溲而便脓血，知气行而血止也。愚按：经文溲字下，必缺一涩字。溲即尿也，溲涩而便血脓者，言病因也，盖血因气滞，而大小二便俱不利耳。气行而血止者，言治法也。故河间阐明其说，所谓和气则后重自除，而用木香、槟榔、枳壳等药以和之，即此意也。

河间曰：行血则便脓自愈，和气则后重自除。又曰：后重则宜下，腹痛则宜和，身重则除湿，脉弦则去风，脓血稠黏以重药竭之，身冷自汗以热药温之，风邪外束宜汗之，惊溏为痢宜温之。又曰：在表者发之，在里者下之，在上者涌之，在下者竭之，身表热者内疏之，小便涩者分利之。又曰：盛者和之，去者送之，过者止之。《兵法》云：避其来锐，击其惰归。此之谓也。夫古方以泻痢滚同论治，朱紫混淆，殊不知泻属脾而痢属肾也。丹溪曰：先水泻而后脓血者，此脾传肾，贼邪难愈。先脓血而后水泻者，此肾传脾，微邪易愈。是皆先哲之格言，以为后学之绳墨，医者其可不详究乎？

脉法

《脉经》云：肠澼下脓血，脉沉小流连者生，洪大数身热者死。又曰：肠澼筋挛，脉小细安静者生，浮大而紧者死。

方法丹溪方法凡二十四条

丹溪曰：痢赤属血，自小肠来；白属气，自大肠来。

《原病式》曰：痢为湿热甚于肠胃，怫郁而成，其病皆热证也。俗以痢白为寒，误也。如热生疮疖而出白脓，可以白为寒乎？阴阳水火，一高则一下，一盛则一衰。若以白为寒赤为热，则兼赤白者，乃寒热俱甚于肠胃之间而为病乎？况下迫窘痛，小便赤涩而痢白者必多有之，为热明矣。世有用辛热药而愈者，盖辛甘发散，热主出行，故病微者则郁结开通，气和而愈；若病甚者，郁结不开，其病转加而死。故治痢者，必用寒以胜热，苦以燥湿，微加辛热佐之，以为发散通之用，如此固无不效者。

仲景治痢，可下者，悉用承气等汤加减下之。大黄之寒，其性善走，佐以厚朴之温，善行滞气，缓以甘草之甘，饮以汤液，灌涤肠胃，滋润轻快，积行即止。《局方》用砒、丹、巴、硇，类聚成丸，其气凶暴，其体重滞，积气已行而毒气未消，犹暴贼手持兵刃，使之徘徊瞻顾于堂奥之间，纵有愈病之功，而肠胃清纯之气，宁无损伤之患乎？可温者，乃用姜附温之。《局方》倒用热药为主，涩药为佐，用之于下利清白者犹可。其里急后重，经所谓下迫者皆属火热所为，加以涩热之剂，非杀而何。

初得一二日间，元气未虚，必推荡之，此通因通用之法，用大承气汤或调胃承气汤。下后，看气血调理，气用参、术，血用四物。五日后，不可下。此亦大概言之，气血虚者，虽一、二日亦不可下；实者，十余日后，亦有下之而安者。

腹痛，以白芍药、甘草为君，当归、白术为佐。恶寒者加桂，恶热者加黄柏。

腹痛，因肺金之气郁在大肠之间，以苦梗发之，后用痢药。一云，实则可下，虚则以苦梗发之。

初下痢腹痛者，用温药姜、桂之属，切不可骤用参、术。纵气虚胃虚，皆不可用。

后重者，积与气坠下之故，兼升兼消，尤当和气，木香槟榔丸、保和丸之类。

身热挟外感者，不恶寒，用小柴胡去人参；发热恶寒，身首俱痛，此为表证，宜微汗和解，又苍术、川芎、陈皮、芍药、甘草、生姜，煎服。愚每以上二方并治痢之挟外感者，亦多获奇效也。

发热不止者，属阴虚，用寒凉药必兼温药、升药。

大孔痛肛门痛也，因热流于下也，木香、槟榔、芩、连，加炒干姜。

仲景法治孔痛，一曰温之，一曰清之。若久病身冷自汗脉沉小，宜温之；暴病身热脉洪大，宜清之。

下血者宜凉血活血，当归、黄芩、桃仁之类，或用朴硝。有风邪下陷，宜升提之，盖风伤肝，肝主血故也。有湿伤血，宜行湿清热。

湿热下痢，小便涩少，烦渴能食，脉洪大而缓，腹痛后重，桂苓甘露饮送下保和丸二三十粒。

湿多热少，脾胃不和，食少，腹痛后重，夜多利下，胃苓汤送下保和丸二三十粒。

气虚，面色萎黄或枯白色，人疲倦，痢频并痛，后重不食，脉细弱，或微汗时出，黄芪建中汤送下保和丸二三十粒。

湿热为痢，不渴者，建中汤加苍术、茯苓，下保和丸。

脾胃不和，食少，腹胀痛后重，脉弦紧，平胃散加芍药、官桂、葛根、白术、茯苓，下保和丸。

下痢，血气大虚，腹痛频并后重不食，或产后得此证，用四君子汤加当归、陈皮，下保和丸二三十粒。

下痢白积者，用芍药汤加白术、陈皮、甘草、滑石、桃仁。

下痢赤积，身热，一元散加木通、炒芍药、炒陈皮、白术，煎汤送下保和丸加黄芩丸。

久下痢，已数日不能起床，不食，疲弱之甚者，用人参半钱　白术一钱　黄芪半钱　当归七分　芍药一钱　炙甘草三分　御米壳醋炒，三分　地榆五分　木香三分　缩砂五分　陈皮一钱　升麻三分　白豆蔻仁三分　泽泻五分

上细切，作一服，水一盏半，煎至一盏，去渣温服。

如下坠异常，积中有紫黑血而又痛甚者，此为死血证，用桃仁细研及活血行之。

血痢久不愈者，属阴虚，四物为主。

下痢如豆汁者，湿也。盖脾胃为水谷之海，无物不受，常兼四脏，故有如五色之相染。当先通利，此迎而夺之之义。如虚，宜审之。

古方用厚朴，专为行凝滞之气，滞气稍行则去之。枳壳虽少缓，亦不宜久服。只以陈皮和药可也。

古方多用粟壳治嗽与痢，但要先出病根，乃收功后药也。

如力倦气少恶食，此为挟虚证，宜用白术、当归身尾，甚者加人参、陈皮补之，虚回而痢自止。

如久痢，体虚气弱，滑泄不止，亦当以涩药止之，诃子肉、豆蔻、白矾、半夏、牡蛎之类，择而用之。然须以陈皮为佐，恐太涩亦能作疼。又，甚者须灸天枢、气海。取穴法，见前霍乱门。

久痢已减十之七八，秽积已尽，糟粕未实，用炒芍药、炒白术、炙甘草、陈皮、茯苓煎汤，下固肠丸二三十粒。此丸性燥涩，有去湿实肠之功。若滞气未尽除者，不可遽用。

如痢后糟粕未实，或食粥稍多，或饥甚方食，腹中作疼，以白术、陈皮二味煎汤，和之自安。

如气行血和积少，但虚坐努积，此为无血证，倍用归身尾、芍药、生地黄，而以桃仁泥佐之，陈皮和之，血生自安。

如痢后脚弱，渐细小，用苍术二两，白芍药、龟板各二两半，黄柏五两，粥糊丸，以四物汤加陈皮、甘草，煎汤送下。

噤口痢，胃口热甚故也，用黄连、人参煎汤，终日呷之。如吐，则再强饮，但得一呷下咽便好。又用田螺捣，盦脐中，以引下其热。胃中热结，当开以降之。人不知此，多用温药甘味，以火济火，以滞益滞也。亦有误服热毒之药犯胃者，当推明而祛其毒，用粪蛆焙干为末，清米饮调下一钱匕，甚效。

多有时疫作痢，传染相似，宜推明运气之胜复以治之。

小儿痢疾，用黄连、黄芩、大黄、甘草煎服。赤痢加桃仁、红花，白痢加滑石末，同煎。

一小儿八岁，下痢纯血，作食积治，苍术、白术、黄芩、白芍药、滑石、茯苓、甘草、陈皮、神曲煎汤，下保和丸。

凡下痢纯血者，如尘腐色者，如屋漏水者，大孔开如竹筒者，唇如朱红者，俱死。如鱼脑髓者，身热脉大者，俱半死半生。经所谓身凉脉细者生，身热脉大者死，亦大概言之耳，不可一途而论也。

一方，治热痢血痢，用大黄、黄连、黄芩、黄柏、枳壳、白芍药、川归、滑石、甘草、桃仁、白术等分，神曲糊丸，如梧桐子大，每服五六十丸，白汤下。

青六丸 治血痢神效。

温六丸 治痢及水泻皆效。以上二方，并见泄泻门。

以上皆丹溪方。

固肠丸 治湿热下痢，大便下血，去肠胃陈积之后，用此以燥下湿而实大肠。

樗根白皮不拘多少，细切，略炒

上一味，研为细末，米糊为丸，如梧桐子大，每服三五十丸，陈米饮送下，或用炒芍药、炒白术、炙甘草、陈皮、茯苓煎汤下。

芍药汤 行血则便脓自愈，和气则后重自除，此药是也。

白芍药二钱 当归尾 黄连 黄芩各一钱 大黄七分 甘草 槟榔 木香 桂心各五分

上细切，作一服，水一盏半，煎一

盏，空心服。如初病，后重窘迫甚者，倍大黄，加芒硝一钱。如痞满，气不宣通，加枳实一钱。如脏毒下血，加黄柏一钱。

河间**黄芩芍药汤** 治泻痢腹痛，或后重身热，久而不愈，脉洪数者，及脓血稠黏者。

黄芩 芍药各二钱 甘草一钱

上细切，作一服，水一盏半，煎至一盏，温服。腹痛甚，加桂二分，稍热服之。

河间**黄连汤** 治大便后下血，腹中不痛，谓之湿毒下血。

黄连 当归各二钱

上细切，作一服，水一盏半，煎至一盏，去渣温服。

河间**芍药黄连汤** 治大便后下血，腹中痛者，谓之热毒下血。

芍药 川归 黄连各一钱半 大黄三分 桂心一分半 甘草三分

上细切，作一服，水一大盏，煎七分，温服。

河间**大黄汤** 治痢久不愈，脓血稠黏，里急后重，日夜无度，脉沉实，人不甚困倦者，或初得腹痛甚者，窘迫不安者。

大黄一两

上细切，作一服，用好酒二大盏浸半日，煎至一盏半，去渣，分作二服，顿饮之。如痢未止，再进后服。后以芍药汤和之，又再服黄芩芍药汤以彻其邪。此乃荡涤邪热之剂，用酒煎者，盖欲其上至顶巅，外彻皮毛也。

《局方》**香连丸** 治下痢脓血，赤白相杂，里急后重。

黄连一十两，争❶吴茱萸十两一钱，各以酒拌湿同炒，去茱萸 木香四两八钱，不见火

上为细末，醋调面糊为丸，如梧桐子大，每服三五十丸，清米饮送下。一方加石莲肉半斤，治噤口痢尤佳。

河间**益元散** 谓此为治痢之圣药也，其功不能尽述。

桂府腻白滑石六两 粉甘草一两，炙

上二味，共为极细末，每服三钱，白水调，无时。

神效参香散 治痢疾日久，秽积已少，腹中不痛，或微痛，不后重窘迫，但滑溜不止，乃收功之后药也。

粟壳去瓤蒂❷，醋炙，一两二钱 陈皮一两三钱 肉豆蔻面裹煨，四钱 茯苓去皮 白扁豆炒，各四钱 木香 人参各二钱

上为细末，每服一钱匕，清米饮调下，食远。

丹溪活套云：痢疾乃外感兼内伤之候之，须分表里治之。在表者，必恶寒发热，身首俱痛，宜以小柴胡汤，去人参、枣子，加苍术、川芎、陈皮、生芍药，微汗以散之；在里者，必后重窘迫腹痛，下积早宜以大小承气、河间酒煎大黄汤之类下之。余邪未尽，更以芍药汤、香连丸之类以彻其邪。秽积已尽而更衣未息者，此大肠不行收令故也，宜以固肠丸、三香散之类以止涩之。噤口者，须详证按法调治，切不可轻用粟壳、肉豆蔻、诃子之类以试之，杀人于反掌之间也。但凡痢证不问轻重，若邪气正盛而以粟壳之类止遏之，虽不死亦成休息痢，二三年不能愈也。又不可轻用巴豆、牵牛等热毒之剂攻之，盖病因热毒，又得热毒之剂，以火济火，不死何待。

祖传经验方**和中饮** 治痢疾，不分赤白久近，服之无有不效者。但发热噤口

❶ 争：权兵卫本作“用”，会文堂本作“与”。

❷ 蒂：原脱，据会文堂本、权兵卫本补。

不食者，不可服。

陈皮　白术　茯苓　芍药各一钱　草果仁[1]七分　甘草三分　陈仓米二钱　砂糖三钱　粟壳醋炙，一钱半　乌梅一钱

上细切，作一服，加生姜三片，大枣一枚，水二盏，煎至一盏，去渣温服。

经验**三根饮**　治休息痢年久不愈者，其效如神。

五倍术[2]根　苍耳草根　臭樗术[3]根刮取白皮

各等分，细切，每服七钱重，加生姜三片，大枣一枚，大黑豆三十六粒，糯米四十九粒，水二盏，煎至一盏，去渣温服。

经验**二防饮**　治痢后不谨，感冒寒温，或涉水履霜，以致两足痛痹，如刀剥虎咬之状，膝膑肿大，不能行动，名鹤膝风，此药神效。

人参　白术　黄芪各一钱　甘草炙，半钱　川归　川芎　芍药　熟地黄各一钱　防风　防已　羌活　牛膝各七分　杜仲姜汁拌炒　萆薢各一钱　附子童子尿浸三日，去皮脐，七分，冬月一钱

上细切，作一服，加生姜三片，大枣二枚，水二盏，煎至一盏，去渣空心温服。

仁斋云：下痢噤口不食者，虽曰脾虚，盖亦热气闭隔心胸间所致也。俗用术[4]、香则失之温，用山药则失之闭，惟真料参苓白术散，加石菖蒲末，以道地粳米饮多年陈仓米尤佳温调下。或人参、茯苓、石莲子肉，入些少菖蒲，为末与之。胸次一开，自然思食。其参苓白术散本方该有缩砂，或少入木香，见内伤门。[5]

一子年将五十，夏秋间得痢疾，月余服药而少愈，秽积已，但[6]尽糟粕，不食，昼夜五六次入厕，兼脱肛不安，又半月诸药不效。予记祖传一方，用池塘中鳖一个，如法修事，多用生姜米糒[7]作羹，入沙糖一小块，不用盐酱熟煮，吃一二碗，三日不登厕，大肠自此实矣，肛门亦收而不脱。夫此证盖因脾土受虚，致肺与大肠俱失化源之所滋养，是故大肠不行收令也，此母能令子虚耳。鳖乃介虫属金，而有土性温，能补脾肺。又况肺恶寒，先得芩、连等寒凉之味已多，今用生姜之辛以补肺金，用沙糖之甘以补脾土，肺气既实，其大肠亦随而实，故得以行收令也，故其功效如是之验焉。

呕　吐

论

《内经》曰：诸呕吐酸，暴注下迫，皆属于火。东垣曰：夫呕、吐、哕三者俱属于胃，胃者摠[8]司也，以其气血多少为异耳。呕者阳明也，阳明多血多气，故有声有物，气血俱病也。吐者太阳也，太阳多血少气，故有物无声，血病也。哕者少阳也，少阳多气少血，故有声无物，气病也。河间曰：胃膈热甚则为呕，火气炎上之象也。吐证有三，气、积、寒也，皆从三焦论之。上焦在胃口，上通于天气，主纳而不出。中焦在中脘，

---

[1] 草果仁：原作“草姜之”，权兵卫本、会文堂本均作“草果仁”，当是。

[2] 术：权兵卫、会文堂本均作“木”。

[3] 术：权兵卫、会文堂本均作“木”。

[4] 术：权兵卫、会文堂本均作“木”。

[5] 此句原作“贝多苓白术散本方该者宿砂或小入木香见内伤门”，据权兵卫、会文堂本改。

[6] 但：原作“白”，据会文堂本改。

[7] 糒（bèi）：干粮。

[8] 摠（zǒng）：同“总”。

上通天气，下通地气，主腐熟水谷。下焦在脐下，下通地气，主出而不纳。是故上焦吐者，皆从于气，气者天之阳也，其脉浮而洪，其证食已即吐，渴欲饮水，大便燥结，气上冲胸而发痛，其治当降气和中。中焦吐者，皆从于积，有阴有阳，食与气相假为积而痛，其脉浮而长，其证或先痛而后吐，或先吐而后痛，治法当以毒药去其积，槟榔、木香行其气。下焦吐者，皆从于寒，地道也，其脉沉而迟，其证朝食暮吐，暮食朝吐，小便清利，大便秘而不通，治法当以毒药通其秘塞，温其寒气，大便渐通，复以中焦药和之，不令大便秘结而自愈也。外有伤寒，阳明实热太甚而吐逆者。有内伤饮食，填塞太阴，以致胃气不得宣通而吐者。有胃热而吐者。有胃寒而吐者。有久病气虚，胃气衰甚，闻谷气则呕哕者。有脾湿太甚，不能运化精微，致清痰留饮郁滞上中二焦，时时恶心吐清水者。宜各以类推而治之，不可执一见也。

脉法

《脉经》曰：呕而脉弱，小便复利，身有微热，厥者难治。

趺阳脉浮者，胃气虚，寒气在上，暖气在下，二气相争，但出而不入，其人即呕而不得食，恐怖即死，宽缓即瘥。

脉阳紧阴数，其人食已则吐，阳浮而数亦为吐。

寸口脉紧而芤，紧则为寒，芤则为虚，虚寒相搏，脉为阴结而迟，人则噎，关上脉数，其人则吐。脉弦者虚也，胃气无余，朝食暮吐，暮食朝吐，变为反胃。寒在于上，医反下之，令脉反弦，故名曰虚。

寸口脉微而数，微则无气，无气则荣虚，荣虚则血不足，血不足则胸中冷，故吐。

方法丹溪方法凡十条

丹溪曰：胃中有热，膈上有痰，二陈汤加炒栀子、姜炒黄连、生姜，煎服。

凡呕吐者，切不可下，逆之故也。

有久病吐者，胃气虚不纳谷也，生姜、人参、黄芪、白术、香附治之。凡痞满短气而呕，宜补中气，止可用调中益气汤。

肝火出胃，逆上呕吐，抑青丸。方见火门。

夏月呕吐不止，五苓散加姜汁，入汤调服。

吐虫而呕，用黑锡炒成灰，槟榔末、米饮调服。

恶心吐清水者，有热有痰有虚，皆用生姜，随证佐药治之。

胃中有热者，二陈汤加姜汁制炒黄连、黄芩。挟虚者，加人参、白术。又云：胃虚弱，呕者，二陈汤加砂仁、藿香、白术。

痰饮为患，或因多食生冷，脾胃不和，以致呕吐恶心，或头眩，或胃脘懊侬不快，或发寒热，二陈汤加丁香、乌梅、生姜，煎服。心下痞而痛者，加草豆蔻仁。

河间痰热恶心呕吐气盛者，导痰汤加缩砂、姜炒黄连、竹茹。

河间**藿香安胃散** 治胃气虚弱，不能饮食，时时呕吐恶心者。

藿香 人参 陈皮各一钱 丁香五分

上细切，作一服，水一盏，煎至七分，温服。

河间**和中桔梗汤** 治上焦气热上冲，食已暴吐，脉浮而洪，宜先和中。

桔梗一钱半　半夏曲二钱　陈皮去白，一钱　枳实麸炒黄色，一钱　白茯苓一钱　白术一钱半　厚朴姜汁拌炒，一钱

上细切，作一服，水一盏半，煎至一盏，去渣，取清汁调木香散二钱，空腹服。三服后，气渐下，吐渐止，然后去木香散，加芍药二钱，黄芪一钱半，煎服，病愈则已。如大便燥结，食不尽下，以大承气汤去芒硝微下之，再服前药补之。如大便复结，又依前微下之。

河间**木香散**

木香　槟榔

各等分，为细末，前药调之服。

河间**荆黄汤**　治暴吐，上焦热气所冲，脉浮而洪者。

荆芥穗五钱　人参二钱半　甘草一钱　大黄一钱半

上细切，作一服，水二盏，煎至一盏，去渣，调槟榔散二钱，空腹服。

河间**槟榔散**

槟榔三钱　木香一钱半　轻粉少许

上为细末，用前药调服。为丸亦可，用水浸蒸饼丸如小豆大，每服二十丸，食后服。

河间**清镇丸**　治上焦吐，头痛发热，有汗脉弦。

柴胡二两，去芦　黄芩七钱半　甘草五钱　半夏五钱　青黛二钱半　人参五钱

上为细末，姜汁浸蒸饼为丸，如梧桐子大，每服五十丸，生姜汤送下，食后服。

河间**白术汤**　治胃中虚损及有痰而吐者。

半夏曲五钱　白术二钱　槟榔二钱半　木香一钱　甘草一钱　茯苓二钱

上为细末，每服二钱，生姜汤调下，食前服。

河间**金花丸**　治吐食脉弦者，肝乘于脾而吐，乃由脾胃之虚，宜治风安脾。

半夏汤泡七次，一两　槟榔二钱　雄黄一钱半

上为细末，姜汁和蒸饼为丸，如梧桐子大，小儿丸如黍米大，生姜汤送下，从少至多渐加服之，以吐止为度。无羁绊于脾，故饮食自下。

河间**紫沉丸**　治中焦吐食，由食积与寒气相假，故吐而痛，宜服此药。

半夏曲二钱　乌梅肉二钱　代赭石三钱　杏仁去皮尖，另研，一钱　砂仁三钱　丁香二钱　沉香一钱　槟榔二钱　木香一钱　陈皮五钱　白豆仁半钱　白术一钱　巴豆霜另研，半钱

上为细末，入巴豆霜和匀，醋面糊为丸，如黍米大，每服五十丸，食后生姜汤下，吐愈则止。小儿另丸如芝麻大，治小儿食积吐食亦大妙。

仲景**小半夏汤**　治[1]阳明伤寒，不纳谷而呕吐不已者。

半夏汤泡七次，一两　生姜二两

上细切，水三盏，煎至一盏，去渣，分作二服服之。

《活人》**姜汁半夏汤**　治胸中似喘不喘，似呕不呕，似哕不哕，彻心愦愦然无奈者。

半夏汤泡洗七次，一两

上细切，水一盏半，生姜自然汁半盏，同煎至一盏，温服。仲景曰：呕多，虽有阳明证，慎不可下。孙思邈曰：呕家多服生姜，乃呕家之圣药也。气逆者以辛散之，故以生姜为主治之。

东垣**藿香平胃散**　治内伤饮食，填塞太阴，呕吐不已。

藿香一钱　厚朴姜制，一钱　苍术一钱半　陈皮一钱　甘草炙，三分　砂仁半

---

[1] 治：原作"加"，据会文堂本改。

钱，研　神曲半钱，炒

上细切，作一服，加生姜五片，大枣一枚，水一盏半，煎至一盏，去渣温服。

《局方》**胃苓汤**　治证同前。

平胃散加五苓散，加姜枣，水煎服之。

丹溪**黄连六一汤**　治因多食煎煿❶烧饼热面之类，以致胃脘当心而痛，或呕吐不已，渐成反胃。

黄连六钱　甘草炙，一钱

上细切，作一服，水一大盏，煎至七分，去渣温服。

《局方》**丁附治中汤**　治胃伤寒冷之物，致心腹疞痛而呕哕不止。

人参五分　白术一钱　干姜一钱　甘草三分，炙　陈皮　青皮　丁香各一钱　附子二钱

上细切，作一服，加生姜五片，大枣二枚，水一盏半❷，煎至一盏，去渣温服。

丹溪**加味二陈汤**　治胃中有伏火，膈上有稠痰，时常胃口作痛，及恶心吐清水不快。

陈皮去白，一钱　半夏炮，一钱半　茯苓一钱　甘草炙，三分　栀子炒，一钱　黄连姜汁拌炒，一钱半　川芎一钱　白术一钱　干姜炒，半钱　苍术一钱　香附一钱　牡荆子炒，另研，一钱半　挟虚者加人参一钱

上细切，作一服，水二盏，加生姜三片，煎至一盏，稍热服。如胃口痛甚，入生姜自然汁一合，和匀服。

东垣**丁香安胃汤**　治呕吐哕，胃虚寒所致。

丁香半钱　吴茱萸一钱　草豆蔻一钱　黄芪二钱　人参一钱　炙甘草半钱　柴胡半钱　升麻　当归身　陈皮各半钱　黄柏二分　苍术一钱

上细切，作一服，水一大盏，煎至七分，食前温服。

东垣**茯苓半夏汤**　治脾胃虚弱，身重有痰，恶心欲吐。风邪羁绊于脾胃之间，当先实其脾土。

白术一钱　茯苓一钱　半夏一钱　炒曲一钱　橘红七分　天麻七分　麦蘖面炒黄色，一钱二分

上细切，作一服，水一盏半，加生姜三片，煎至一盏，热服。

丹溪活套云：胃中有热，膈中有痰，令人时常呕吐清水，作嗳气吞酸等证，用二陈汤加姜炒黄连、栀子、苍术、川芎、香附、砂仁、神曲、山楂，少加木香以行滞气，加姜，水煎服。久病虚者，加人参、白术。胃寒者，加益智、草豆蔻、干姜、桂心之类，去黄连、栀子。又甚者，加丁香、附子。如膈❸痛或脾痛，右关脉弦，呕吐不已，此木乘❹土之分也，本方加人参、白术、升麻、柴胡、青皮、芍药、川芎、砂仁、神曲之类。如时常吐清水，或口甘不喜食，冷涎自下而涌上者，此脾热所致也，本方加白术、芍药、升麻、土炒黄连、栀子、神曲、麦芽、干生姜，或丸或煎皆可。如时常恶心吐清水，心胃作痛，得食则暂止，饥则甚者，此胃中有蛔也，本方加苦楝根、使君子，煎服即愈，或用黑锡灰、槟榔末等分，米饮调下。

有城黄氏妇，年将三十，产后因食伤，致胃虚不纳谷，四十余日矣，闻谷气则恶心而呕，闻药气亦呕，求予治。予曰：药不能入口，又将何法以治之乎。

---

❶ 煿：煎炒或烤干食物。

❷ 半：原作“生”，据文义及权兵卫本、会文堂本改。

❸ 膈：会文堂本作“胁”，义胜。

❹ 乘：原作“来”，据会文堂本改。

恳求不已，遂制一方，用人参、白术、茯苓各一钱，甘草二分，陈皮、藿香、砂仁各五分，炒神曲一钱，十年以上陈仓米一合，顺流水二大白盏煎沸，泡伏龙肝研细，搅浑，放澄清，取一盏，加姜枣，同煎前药至七分，稍冷服。此药遂纳而不吐，别以陈仓米煎汤时时与之，日进前药二三服，渐能吃粥而安。后以此法治十数人，皆验。

噎　　膈

论

《内经》曰：三阳结，谓之膈。子和云：三阳者，大小肠膀胱也。结，谓热结也。小肠热结则血脉燥，大肠热结则不能圊，膀胱热结则津液涸，三阳既结则前后闭塞，下既不通必反而上行，所以噎食不下，纵下而复出也。此阳火不下降而上行也，故经又曰少阳所至为呕涌，溢食不下，此理明矣。又先哲论膈噎反胃，大率以血液干槁。其或咽喉窒塞，食不能下，其槁在吸门；或食下则胃脘当心而痛，须臾吐出，食出痛止，其槁在贲门，此皆上焦之膈噎也。其或食物可下，良久复出，其槁在幽门，此中焦之膈噎也。其或朝食暮吐，暮食朝吐，其槁在阑门，大小肠之间，此下焦之膈噎也。虽然，亦有斯须轻病而为医所误者，丹溪论之详矣。谓夫气之初病，其端甚微，或因些少饮食不谨，或外冒风雨，内伤七情，或食味过厚，偏助阳气，积成膈热，或资禀充实，表密无汗，或性急易怒，相火上炎，以致津液不行，清浊相干，惟气之为病，或痞或痛，或不思食，或噫腐吞酸，或嘈杂痞闷。医者不求其本，便认为寒，遽以辛香燥热之剂投之，时暂得快，以为神方。厚味仍前不节，七情反复相侵，旧病被劫暂开，浊液易于攒聚，或半月，或一月，前证复作。如此延蔓，自气成积，自积成痰，此为痰为饮为吞酸之由也。良工未遇，谬药又行，痰挟瘀血，遂成窠囊，此为痞为痛为呕吐膈噎反胃之次第也。医者尤谓虚而积寒，非寻常草木可疗，竟以乌、附助佐丹剂，专意服饵。积而久也，血液俱耗，胃脘干槁。其槁在上，近咽之下，水饮可行，食物难入，间或可入，食亦不多，名之曰噎。其槁在下，与胃为近，食虽可下，难尽入胃，良久复出，名之曰膈，亦曰反胃，大便秘，小若羊屎。然名虽不同，病出一体。又曰：噎病生于血干，血，阴也，阴主静，内外两静则脏腑之火不起，而金水二脏有养，阴血自生，肠胃津液传化合宜，何噎之有。医者当知此意，不可妄以燥热之剂，以火济火，则何以异刺人而杀之也，慎之慎之！

脉法

《脉经》曰：寸紧尺涩，其人胸满不能食而吐，吐止者为下之，故不能食。误言未止者，此为反胃，故尺为微涩也。

寸口脉紧而芤，紧则为寒，芤则为虚，虚寒相搏，脉为阴结而迟，其人则噎。关上脉数，其人则吐。脉弦者虚也，胃气无余，朝食暮吐，暮食朝吐，变为❶胃反。寒在于上，医反下之，令脉反弦，故名曰虚。

趺阳脉浮而涩，浮则虚，涩则伤脾，脾伤则不磨，朝食暮吐，暮食朝吐，宿

❶ 为：原作“于”。据文义及会文堂本改。

谷不化，名曰胃反，脉紧而涩，其病难治。脉涩而小，血不足；脉大而弱，气不足。

方法丹溪方法凡十一条

丹溪曰：大率属血虚、气虚、有痰。

戴氏曰：气虚者，脉必缓而无力。血虚者，脉必数而无力。痰者，寸关脉必沉，或伏而大。有气滞结者，寸关沉而涩。

张鸡峰曰：噎当是神思间病，惟内观以自养可安。此言深中病情。

屎如羊屎者，不治大肠无血故也。年高者，不治。年五十余，则不可治矣。

戴氏曰：气血俱虚者，则口中多出沫。但见沫大出者，必死不治。

治法，用童便、韭汁、竹沥、姜汁、牛羊乳一本有驴屎，气虚入四君子汤，血虚入四物汤。切不可用香炒药，宜薄滋味。

一法，用黄连三钱姜汁炒，山楂肉二钱，保和丸二钱，同为末，糊丸麻子大，胭脂胚子为衣，人参汤入竹沥，下五十丸。

一方，用马匏儿烧存性，陈米汤调服。即野田瓜，北方多有。原本书马剥儿，误也。

一云，马匏儿烧存性一钱，好枣肉四枚，平胃散二钱，温酒调服，食即可下，然后随病源调理。

一方，用吴茱萸、黄连、贝母、瓜蒌子、牛转草，丸服。

一方，用韭汁二两，牛乳一盏，生姜半两捣汁，和匀顿服，效。

有气结者，用开导之剂。有阴火上炎者，作阴虚治。有积血者，当消息去之，韭汁能下膈上瘀血。

以上皆丹溪方。

古方用人参以补肺，御米以解毒，竹沥以清痰，干姜以养血，粟米以实胃，蜜以润燥，姜以去秽。有治寒者，必为当时有实因于寒者用之也，挟寒者间或有之。今人悉因痰气，久误于医，传变而成，其无寒也明矣。

《局方》**瓜蒌实丸**　治膈噎，胸膈痞，痛彻背胁，喘急妨闷。

瓜蒌实去壳别研　枳壳去瓤面炒　半夏汤泡七次　桔梗炒，各一两

上为细末，姜汁米糊为丸，如梧桐子大，每服五十丸，生姜汤送下。

东垣**宽中进食丸**　滋形气，喜饮食。方见内伤门。

东垣**人参利膈丸**　治膈噎，胸中不利，大便结燥，痰嗽喘满，脾胃壅滞。推陈致新，治膈气之圣药也。

木香　槟榔各七钱半　人参　当归　藿香　甘草　枳实麸炒黄，各一两　大黄酒浸蒸熟　厚朴姜制，一两

上为细末，滴水为丸，如梧桐子大，每服五十丸，温水下。

丹溪活套云：凡膈噎反胃，悉用二陈汤加姜汁、竹沥、童便、韭汁之类为主治。如胸中觉有热闷，本方加土炒黄连、黄芩、瓜蒌仁、桔梗之类。如血虚瘦弱之人，本方合四物汤，少加杏仁泥、红花，童便、韭汁之类仍不可缺。如饮酒人，本方加砂糖、驴屎入内服。如朝食暮吐，暮食朝吐，或食下须臾即吐者，此胃可容受而脾不能传送也，或大小肠秘结不通，食返而上奔也，本方加酒蒸大黄、桃仁之类以润之。脾不磨者，本方多加麦蘖面、神曲之类以助化之。如气虚肥白人膈噎者，本方合四君子汤，亦加竹沥、姜汁为要药也。有因七情郁结成气噎者，本方加香附、抚芎、木香、槟榔、瓜蒌仁、砂仁之类。凡膈噎，大便燥结，用大黄，乃急则治其标之剂也。

仍用四物汤加童便、韭汁，多饮牛羊乳为上策也。但不可以人乳代之，盖人乳内有饮食烹饪之火及七情之火存于中，故不可代服。

祖传经验❶秘方**润肠膏** 治膈噎，大便燥结，饮食良久复出，及朝食暮吐、暮食朝吐者，其功甚捷。

新取威灵仙四两，捣汁，四、五月开花者 生姜四两，捣汁 真麻油二两 白沙蜜四两，煎沸，掠出上沫

上四味，同入银石器内搅匀，慢火煎，候如饧，时时以箸挑食之。一料未愈，再服一料决效。

经验**大力夺命丸** 治膈噎不下食及翻胃等证。

杵头糠 牛转草各半斤 糯米一斤

上为细末，取黄母牛口中涎沫为丸，如龙眼大，入锅中，慢火煮热食之，加沙糖二、三两入内，丸尤佳。

一方 治噎膈久不纳谷者。

隔年炊饭干不拘多少

上一味，以急流顺水煎煮糜烂，取浓汁时时与之。待能食后，以调脾进食、生血顺气之药调治而安。

稠溪金贤九里，年五十三，夏秋间得噎证，胃脘痛，食不下，或食下良久复出，大便燥结，人黑瘦殊甚，求予治。诊其脉，右手关前弦滑而洪，关后略沉小，左三部俱沉弦，尺带芤。予曰：此中气不足，木来侮土，上焦湿热，郁结成痰，下焦血少，故大便燥结。阴火上冲吸门，故食不下。用四物以生血，用四君子以补气，用二陈以祛痰，三合成剂，加姜炒黄连、炒枳实、瓜蒌仁，少加砂仁。又间服润肠丸，或服丹溪坠痰丸。半年，服前药百余帖，病全安。

梅林骆氏妇，予妻婶也，年四十九，身材略瘦小，勤于女工，得膈噎证半年矣，饮食绝不进，而大便结燥不行者十数日，小腹隐隐然疼痛，求予治。诊之，六脉皆沉伏。予以生桃仁七个令细嚼，杵生韭汁一盏送下。片时许，病者云：胸中略见宽舒。以四物汤六钱，加瓜蒌仁一钱，桃仁泥五分，酒蒸大黄一钱，酒红花一分，煎成正药一盏，取新温羊乳汁一盏，合而服之。半日后，下宿粪若干。明日腹中痛止，渐可进稀粥而少安。后以四物汤出入加减，合羊乳汁，服五、六十帖而安。

呃　逆

论

《内经》曰：诸逆冲上，皆属于火。丹溪曰：呃，病气逆也，以其气自脐下直冲上，出于口之名也。东垣谓火与元气不两立，又谓火为元气之贼。古方悉以胃弱言之而不及火，且以丁香、柿蒂、竹茹、陈皮等剂治之。未审孰为降火，孰为补虚？人之阴气依胃为养，胃土损伤则木来侮之矣，谓之土败木贼也。阴为火所乘不得内相，木挟相火之势，故其气直冲清道而上。言胃弱者，阴弱也，虚之甚也，病者见此似为危证。依正法而治之者，尚不能保其一、二，而况误医者乎。虽然，亦有因实而为呃者，不可不审。或因饮食太过，填塞胸中，而气不得升降者。或有痰闭于上，火起于下，而气不得伸越者。有为伤寒热病，阳明内实，过期而失下，清气不得升，浊气不得降，以致气不宣通而发呃者。凡若此者，皆实证也。医者宜专心致意，

❶ 验：原作“曰”，据权兵卫本、会文堂本改。

察审虚实而调治之，不可妄为处治，以夭人之天年也，幸甚。

脉法

脉浮而缓者，易治；弦急而按之不鼓者，难治。

脉结或促或微，皆可治。脉代者危。

右关脉弦者，木乘土位，难治。

方法丹溪方法凡六条

丹溪曰：大率有痰，有气虚，有虚火上冲，视有余不足治之。

痰与食在上者吐之，人参芦、稀涎散之类。

不足者补之，人参、白术煎汤下大补丸。

痰用陈皮、半夏，气虚用人参、白术，阴火用黄连、黄柏、滑石，或吐或补，随证施治。

以上皆丹溪法。

呃逆自利，滑石、甘草、黄柏、芍药、人参、白术、陈皮，加竹沥服。

痢疾发呃，用人参白术煎汤，调益元散频服，自止。

《活人》**陈皮竹茹汤**　治伤寒余热未解，气虚发呃。

甘草炙，一钱　人参二钱　陈皮去白，三钱　青竹茹四钱

上细切，作一服，加生姜三片，大枣一枚，水煎服。

橘皮半夏生姜汤　治气虚有痰发呃。

陈皮　半夏　干生姜　人参　通草

上细切，作一服，水一盏半，煎至一盏，去渣温服。

《局方》**六君子汤**　治痰挟气虚发呃。

陈皮一钱　半夏一钱半　茯苓一钱　甘草五分　人参一钱　白术一钱半

上细切，作一服，加大枣二枚，生姜三片，新汲水煎服。

丹溪活套云：凡伤寒发呃，有四证，不可不辨。有中气不足，脉虚微，气不相续而发呃者，宜用补中益气汤加生脉散、黄柏以降虚火，或少加附子，服之立愈。有阳明内实，失下而发呃者，宜大承气汤下之而愈。有渴而饮水太过，成水结胸，而又发呃者，宜小陷胸汤，或用小青龙汤去麻黄，加附子治水寒相搏发呃，大妙。有传经伤寒热证，医者误用姜、桂等热药，助起火邪，痰火相搏而为咳逆者，宜用黄连解毒、白虎汤及竹沥之类治之。

祖传**经验灸咳逆法**

乳根二穴，直乳下一寸六分，妇人在乳房下起肉处陷中，灸七壮即止，其效如神。

又气海一穴，直脐下一寸半，灸三七壮，立止。

东阳李氏子，病伤寒阳明内实，医与补药治而成发呃，十日后召予。诊其脉长而实大，与大承气汤大下之，热退而呃亦止。盘松周氏子，得伤寒证七日，热退而呃连声不绝。举家彷徨，召予诊脉，六脉皆沉细无力，人倦甚。以补中益气汤作大剂，加炮附子一钱，一日三帖，兼与灸乳根、气海三处，当日呃止，脉亦充而平安。

吞　　酸

论

《内经》曰：诸呕吐酸，皆属于热。惟李东垣独以为寒，诚一偏之见也。河

间《原病式》曰：酸者，肝木之味也，由火盛制金，不能平木，则肝木自甚，故为酸也。如饮食热，则易于酸矣，是以肝热则口酸也。或言为寒者，但谓伤生冷硬物，而喜噫醋吞酸，故俗医主于温和脾胃。岂知人之伤于寒也，则为病热，盖寒伤皮毛，则腠理闭密，阳气怫郁而为热证。故伤寒热在表，而以麻黄汤热药发散，使腠理开通，汗泄热退而愈也。凡内伤冷物者，或但阴胜阳而为病寒，或寒热相搏怫郁而为病热，亦有内伤冷物而反病热，得汗泄热退身凉而病愈也。或微而止为中酸，俗谓之醋心，法宜温药散之，亦犹伤寒解表之义。若久吞酸不已，则不宜温，宜以寒药治之，后以凉药调之，结散热去则气和矣。所以中酸不宜食黏滑油腻者，谓能令气郁不通畅，如食物在器复盖，热而自酸。宜餐粝❶食菜蔬，能令气之通利也。曰寒曰热，于斯明矣，学者详之。

脉法

脉弦而滑。两手❷或浮而弦，或浮而滑，或沉而迟，或紧而洪，或洪而数，或沉而迟。胸中有寒饮洪数者，痰热在膈间。时吐酸水，欲成胃反也。

方法丹溪方法凡七条

茱萸丸

吴茱萸去梗，汤泡浸半日　陈皮去白　黄芩陈壁土炒，各五钱　黄连土炒，一两　苍术米泔浸，七钱半

上为细末，神曲糊丸，如绿豆大，每服二三十丸，津唾咽下。

一方茱萸、连二味，随时令寒热，迭为佐使寒月倍茱萸，热月依本方，苍术、茯苓为补助，汤浸蒸饼为小丸，吞之。

治酸必用茱萸，顺其性而折之。

食郁有痰，二陈汤加南星、黄芩之类。

加味平胃散　治吞酸因食郁所致。

生料平胃散　加炒神曲、炒麦芽、姜、枣同煎。

酸味宜节厚味，必蔬食自养，则病易安。

吐清水，用苍术陈壁土炒　茯苓　滑石炒　白术　陈皮

煎服。

参萸丸　上可治吞酸，下可治自利。又云：治湿而气滞者，湿热甚者用之为向导。

六一散一料❸　吴茱萸一两，制

上为饭丸服。

东垣**藿香安胃散**　治脾胃虚弱，饮食入胃，呕吐作酸，不待腐熟。

藿香　丁香　人参各二钱半　陈皮五钱

上为细末，每服二钱，加生姜，水煎温服。

丹溪**加减二陈汤**　治痰饮为患，呕吐头眩心悸，或因食生冷硬物，脾胃不和，时吐酸水。

丁香半钱　半夏　陈皮各二钱半　茯苓一钱半　甘草七分半

上细切，作一服，加生姜三片，水煎服。

三因曲术丸　治中脘宿食留饮，酸蜇心痛，吐清水。

神曲炒，三两　苍术米泔浸，一两半　砂仁一两　陈皮去白，一两

上为细末，生姜汁别煮神曲糊为丸，

---

❶ 粝（lì）：粗糙的米。
❷ 手：会文堂本作“寸”。
❸ 料：原作“米”，据权兵卫本、会文堂本改。

如梧桐子大，每服七十丸，姜汤送下。

祖传经验**治吞酸方**

用[1]黄连、吴茱萸各一两

上以黄连细切，同茱萸以井花水浸七日，去连，将茱萸焙干，每日清晨，以米汤下四十九粒。

嘈杂嗳气

论

《内经》曰：胃为水谷之海，无物不受。若夫湿面鱼腥，水果生冷，以及烹饪调和，黏滑难化等物，恣食无节，朝伤暮损，而成清痰稠饮，滞于中宫。故谓嘈杂嗳气，吞酸痞满，甚则为翻胃膈噎，即此之由也。夫嘈杂之为证也，似饥不饥，似痛不痛，而有懊侬不自宁之况者是也。其证或兼嗳气，或兼痞满，或兼恶，渐至胃脘作痛，实痰火之为患也。治法以南星、半夏、橘红之类，以消其痰。芩、连、栀子、石膏、知母之类，以降其火。苍术、白术、芍药之类，以健脾行湿，壮其本元。又当忌口节欲，无有不安者也。

脉法

有寸关脉紧而滑。两寸弦滑，胸中有留饮。

寸脉横者，膈上有横积也。右关弦急甚者，木乘土位，欲作胃反，难治。

方法丹溪方法凡三条

丹溪曰：此为食郁有热，炒栀子、姜炒黄连，乃必用之药也。

肥人宜二陈汤，少加抚芎、苍术、白术、栀子。

若湿痰气滞，不喜食，用三补丸加苍术，倍香附。

三圣丸　治嘈杂神效。

白术四两　黄连五钱　橘红一两

上为细末，神曲糊为丸，如绿豆大，每服五十丸，津唾下，或姜汤下。

术连丸　治嘈杂神效。

白术四两　黄连四钱五分

上为细末，神曲糊丸，如黍米大，津唾送下。

软石膏丸　治嘈杂嗳气。

南星泡制　半夏泡洗　软石膏煅　香附童便浸透　栀子炒，各等分

曲术丸　治中脘有饮则嘈，宿食则酸。方见吞酸门。

痞　满

论

《内经》曰：备化之纪，其病痞。又曰：太阴所至，为积饮痞膈。夫痞满之证，东垣论之详矣。谓太阴湿土主壅塞，乃土来心下为痞满也。伤寒下之太早，亦为痞满，乃寒伤荣血而然。心主血，邪入于本，故为心下痞。仲景以泻心汤，用黄连泻心下之土邪，功效甚速。非止伤寒为然，至于酒积杂病，下之太过，亦作痞满，盖下多则亡阴也。亡阴者，谓脾胃水谷之阴亡也。故胸中之气，因虚而下陷于心之分野，故心下痞。宜升胃气，以血药兼之。若全用利气之药

---

[1] 用：原作“通”，据文义及权兵卫本、会文堂本改。

导之，则痞尤甚。痞甚而复下之，气愈下降，必变为中满鼓胀，皆非其治也。又有虚实之异，如实痞大便秘者，浓朴、枳实主之。虚痞大便利者，芍药、陈皮主之。如饮食所伤而为痞满者，宜消导其胸中窒塞之气。上逆兀兀欲吐者，则宜吐之，所谓在上者因而越之是也。学者宜详究焉。

脉法

《脉经》曰：痞，脉浮紧而下之，紧反入里，因作痞。

脉濡而弱，弱反在关，濡反在颠，微反在上，涩反在下。微则阳气不足，涩则无血，阳气反微，中风汗出，而躁烦，涩则无血，厥而且寒，阳微不可下，下之则心下痞坚。

右关脉多弦，弦而迟者，必心下坚。此肝木克脾土，郁结涎闭于脏腑，气不行则痞。

方法丹溪方法凡二条

丹溪曰：痞满与胀满不同，胀满内胀而外亦形，痞则内觉痞闷而外无胀急之形也。盖由阴伏阳蓄，气血不运而成，位心下之中，腹满痞塞，皆土邪之所为耳。有因误下，里气虚，邪乘虚而入于心之分野。有因食痰积，不能施行，郁而作痞者。有湿热太甚，土来心下而为痞者。

用黄连、黄芩、枳实之苦以泄之，厚朴、生姜、半夏之辛以散之，人参、白术之甘温以补之，茯苓、泽泻之咸淡以渗之，大概与湿同治，使上下分消可也。

厚朴温中汤 治脾胃虚弱，心腹胀满疼痛，时发时止。

厚朴姜[1]汁拌炒 陈皮去白，各一两 茯苓 草豆蔻 甘草 木香各半钱 干生姜一钱

上细切水煎服。

东垣**木香顺气汤** 治膜胀，心腹满闷。

木香 益智 陈皮 苍术 草豆蔻各半钱 厚朴姜制 青皮各四分 茯苓 泽泻 半夏各六分 干生姜 茱萸各三分 当归 人参各五分 升麻 柴胡各一钱

上细切，作一服，水一盏半，煎至一盏，温服。

丹溪本方痞有痰挟血成窠囊者，用桃仁、红花、香附、大黄之类治之。

七气汤 治七情所伤，忧思郁结，腑脏气不和平，心腹痞闷。

半夏 茯苓各二钱 厚朴姜制，一钱半 紫苏叶一钱

上细切，作一服，加生姜三片，水一盏半，煎至一盏，温服。

大消痞丸 治一切心下痞，及年久不愈者。

干生姜 神曲炒 甘草炙，各二钱 猪苓二钱半 泽泻 厚朴姜汁拌炒 砂仁各三钱 半夏汤泡七次 陈皮去白 人参各四钱 枳实五钱，去瓤麸炒 黄连陈壁土炒，去土 黄芩如连制，各六钱 姜黄 白术各一两

上为细末，汤浸蒸饼为丸，如梧桐子大，每服五十丸至百丸，空心白汤下。

东垣**失笑丸**一名枳实消痞丸 治右关脉弦，心下虚痞，恶食懒倦。开胃进食。

干生姜一钱 甘草炙 麦蘖面炒 白茯苓 白术各二钱 半夏曲 人参各三钱 厚朴姜制，四钱 枳实曲炒黄色 黄连各五钱

---

[1] 姜：原作“易”，据权兵卫本、会文堂本改。

上为细末，蒸饼为丸，如梧桐子大，每服七八十丸，白汤下。

东垣**消痞汤**一名木香化滞汤　治因忧气郁结中脘，腹皮里微痛，心下痞满，不思饮食。

川归　枳实炒，各四分　陈皮　生姜　木香各六分　柴胡七分　甘草炙　草豆蔻各一钱，面包煨　半夏一钱半　红花一分❶

上细切，作一服，加生姜三片，水二盏，煎至一盏，温服。

黄连消痞丸　治心下痞满，壅滞不散，烦热喘促不安。

泽泻　姜黄各一钱　干生姜二钱　甘草炙　茯苓　白术各三钱　陈皮五钱　朱苓去黑皮，五钱　枳实麸炒黄色，七钱　半夏汤泡七次，三钱　黄连一两　黄芩二两，炒

上为细末，蒸饼为丸，如梧桐了大，每服五十丸，白汤下。

黄芩利膈丸　除胸中热，利膈上痰。

生黄芩　炒黄芩各一❷两　半夏　黄连各五钱　泽泻五钱　南星　枳壳麸炒去瓤　陈皮去白，各三钱　白术二钱　白矾一钱　今加萝卜子五钱，炒　小皂角一钱

上为细末，汤浸蒸饼为丸，如梧桐子大，每服五十丸，白汤下。忌酒、湿面、鱼腥。

丹溪活套云：凡心下痞满，须用枳实、黄连。如肥人心下痞，内有湿饮，宜苍术、半夏、缩砂、茯苓、滑石之类。如瘦人心下痞，乃郁热在上焦，宜枳实、黄连以导之，葛根、升麻以发之。如人饮食后，因冒风寒，饮食不消而作痞满，宜吴茱萸、缩砂、藿香、草豆蔻之类，温以化之。如脾气虚弱，转运不调，饮食不化而作痞者，宜白术、山楂、神曲、麦芽之类以消之。又曰：痞满之证不一，有伤寒下早而作痞者，枳壳桔梗汤、小陷胸汤之类。有因饮食填塞胸中而作痞者，保和丸、东垣枳实导滞丸、木香化滞汤之类。伤寒下名❸则亡阴而痞者，四物汤加参、苓、白术、升麻、柴胡，少佐以陈皮、枳壳之类除❹之。或大病后，元气未复而胸满气短者，宜补中益气汤、陈皮枳术丸、木香枳术丸之类。夫痞满之证，不可执一，全在活法，详脉证虚实而调之可也。

山头沉三十一丈，年三十余，身材肥盛，夏秋间因官差丈量田地辛苦，至冬间得痞满证，两胁气攻，胸中饱闷，不能卧，欲成胀满证。历数医者，皆以疏气耗散之药，皆不效。十一月初旬，召予诊治，两手关前皆浮洪而弦涩，两关后脉皆沉伏。予曰：此膈上有稠痰，脾土之气敦阜，肝木郁结而不伸，当用吐法，木郁达之之理也。奈何值冬月降沉之令，未可行此法，且先与豁痰疏肝气，泻脾胃敦阜之气。用平胃散加半夏、茯苓、青皮、川芎、草龙胆、香附、砂仁、柴胡、黄连、瓜蒌子等药，病退之十有三四。待次年二月初旬，为行倒仓法，平安。

肿　　胀

论

《内经》曰：诸湿肿满，皆属于脾。又曰，诸腹胀大，皆属于热。夫脾虚不能制水，水渍妄行，故通身面目手足皆浮而肿，名曰水肿。或腹大如鼓，而面

---

❶ 一分：原脱，据权兵卫本、会文堂本补。
❷ 一：原脱，据权兵卫本、会文堂本补。
❸ 名：权兵卫本作“早”，会文堂本作“多”。
❹ 除：原作“监”，据权兵卫本、会文堂本改。

目四肢不肿者，名曰胀满，又名鼓胀。皆脾土湿热为病，肿轻而胀重也。丹溪曰：心肺阳也，居上；肾肝阴也，居下；脾居中，亦阴也，属土。经曰：饮食入胃，游溢精气，上升于脾，脾气散精，上归于肺，通调水道，下输膀胱，水精四布，五经并行。是脾具坤静之德，而有干健之运，故能使心肺之阳❶降，肾肝之阴升，而成天地交之泰，是为平人。今也七情内伤，六淫外侵，饮食不节，房劳致虚，脾土之阴受伤，转输之官失职❷，脾胃虽受谷，不能运化，故阳自升、阴自降，而成天地不交之否，清浊相混，隧道壅塞，湿郁为热，热又生湿，湿热相生，遂成胀满，经曰鼓胀是也。以其外虽坚满，中空无物，有似于鼓，胶固难治。又名蛊者，若虫侵蚀，有蛊之义。理宜补脾，又须养肺以制木，使脾无贼邪之虑，滋肾以制火，使肺得清化之令，却盐味以防助邪，断妄想以保母气，远音乐，戒暴怒，无有不安。医者不察，急于获效；病者苦于胀满，喜行利药，以求通快。殊不知宽得一日、二日，复胀愈甚，真气已伤，去死不远矣。俗谓气无补法者，以其痞满壅塞，似难于补。不思正气虚而不能运行，邪滞着而不出，所以为病。经曰：壮者气行则愈，怯者着而成病。气虚不补，邪由何退，病何由安。且此病之起，固非一年，根深蒂固，欲取速效，自求祸耳，知王道者，可与语此。其或受病之浅，脾胃尚壮，积滞不固者，惟可略与疏导，而不可峻与利药也。

愚按：先生此论，详明尽，诚千古不易之定识也。及视东垣“胀满论”，又以脏寒生满病立说，引脉经胃中寒则胀满之语以为之证。愚恐南北风土寒热不同，难以一途而论。虽然，愚尝以丹溪法活人多矣，是以东垣之论，不与吻❸合，故不敢采取其言，以为后人之惑也。

脉法

《针经》曰：其脉大坚以涩者，胀也。

《脉经》曰：关上脉虚则内胀。迟而滑者胀。脉盛而紧者胀。虚而紧涩者胀。或弦而迟，或浮而数，皆胀也。

丹溪曰：水肿脉多沉伏。病阳水兼阳证，脉必沉数。病阴水兼阴证，脉必沉迟。烦满，小便赤涩，大便秘结，此为阳水。不烦满，大便溏，小便少而不赤涩，此为阴水。

脉沉而滑，为风水。脉浮而迟，弦而紧，皆为肿也。

水病，腹大如鼓，脉实者生，虚者死，洪大者生，微细者死。

腹胀便血，脉大时绝，剧；脉小疾者，死。

中恶，腹大四肢肿，脉大而缓者生，浮而紧者死。

紧而荣卫俱绝，面浮肿者死。

唇肿齿焦者死。卒唇肿面苍黑者死。

掌肿无纹者死。脐肿凸出者死。

缺盆平者死。阴囊茎俱肿者死。

脉绝口张足肿者死。足趺肿、膝如斗者死。

方法丹溪方法凡八条

丹溪曰：古方惟禹余粮丸，制肝补脾，殊为切当，然亦须随时随证加减。一友人得胀疾，自制此药服之。予曰：

---

❶ 阳：原脱，据文义及权兵卫本、会文堂本补。

❷ 职：原脱，据权兵卫、会文堂本补。

❸ 吻：原作“胎”，据文义及权兵卫本、会文堂本改。

温热药多，且煅炼之火尚存，宜自加减。彼不听，服之一月，口鼻出血，骨立而死。

朝宽暮急，血虚；暮宽朝急，气虚；朝暮急，气血俱虚。

治肿胀，大法宜补中行湿利小便，以人参、白术为君，苍术、陈皮、茯苓为臣，黄芩、麦门冬为使以制肝木，少加厚朴以消腹胀，气不运加木香、木通，气下陷加升麻、柴胡提之，血虚加补血药，痰盛加利痰药，随证加减用之，无不效者。

《卢氏医镜》以水肿隶于肾肝胃而不及脾，又肺金盛而生水，水溢妄行，岂理也哉。夫脾土受病，肺为之子，固不能自盛而生水。然肺金气清而能生水，则滋长肾阴，奉行降令，为生化之源，何病肿之有。今为肿之水，乃腐浊之气，渗透经络，流注溪谷，灌入隧道，血亦因之而化水。欲借脾土以制之，通肾气以利之，殊不知脾病则金气衰，木寡于畏而来侮土，脾欲不病不可得矣。治法宜清心经之火，补养脾土，全运化之职，肺气下降，渗道开通。其精之清者，复回而为气为血为津液；败浊者，在上为汗，在下而为溺，以渐而分消矣。

腰以上肿者宜发汗，腰以下肿者宜利小便，此仲景之法。

东垣曰：宜以辛散之，以苦泻之，以淡渗利之，使上下分消其湿，正所谓开鬼门、洁净府。开鬼门者，谓发汗也；洁净府者，利小便也。

产后浮肿，必大补气血，少佐以苍术、茯苓，使水自降，大剂白术补脾。壅满者，用半夏、陈皮、香附监❶之。有热，当清肺金，麦门冬、黄芩之属。

以上皆丹溪法。

热水肿，用山栀子仁炒为末，米饮调下三、五钱。若胃脘热、病在上者，连壳用。

《局方》**禹余粮丸**　治中满气胀喘满及水气胀。

蛇含石三两，煨　针砂五两　禹余粮三两，同针砂炒

以上三味为主，其次量人虚实，入下项药：

木香　牛膝　蓬莪术　白蒺藜　桂心　川芎　茴香　白豆仁　三棱　羌活　茯苓　干姜　青皮　陈皮　附子炮　当归各五钱

上为末，汤浸蒸饼为丸，如梧桐子大，每服五十丸，空心温酒下。

《局方》**挈矩三和汤**

陈皮去白　紫苏　甘草炙，各七分　厚朴姜制　槟榔　白术各一钱　海金沙四分❷　木通三分

上细切，作一服，加生姜三片，水煎服。

济生紫苏汤　专治忧虑过度，致伤脾肺，心腹胀满喘促。治肠鸣气走，漉漉有声，大小便不利，脉虚而紧涩。

紫苏子一钱，研　白术二钱　人参一钱　大腹皮酒洗净　草果仁　半夏　厚朴　木香　陈皮　枳壳麸炒黄色　甘草炙，各五分

上细切，作一服，加生姜三片，大枣一枚，水煎温服。

东垣**木香顺气汤**　治浊气在上，则生䐜胀。

木香三分　厚朴四分　青皮　陈皮　益智　茯苓　泽泻　干生姜　半夏各二分　川归五分　升麻一分　吴茱萸汤泡，二分　柴胡一分　苍术五分　白术一钱　草豆蔻

❶ 监：原作"紫"，据文义及权兵卫本、会文堂本改。

❷ 四分：原脱，据权兵卫本、会文堂本补。

三分

上细切，作一服，水二盏，煎至一盏，温服。

东垣**中满分消丸** 治中满，鼓胀气胀，水胀热胀。

黄芩去朽，细切。酒拌炒二次，六钱 黄连 枳实曲炒黄色 半夏汤炮七次，去皮脐，各五钱 姜黄 白术 人参各三钱半 甘草炙 朱苓去黑皮，各一钱 干生姜 白茯苓 砂仁各二钱 厚朴姜制，五钱 知母去毛，酒炒 泽泻 陈皮去白，各三钱

上为细末，蒸饼糊丸，如梧桐子大，每服百丸焙热，白汤或淡姜汤下。

东垣**广术❶溃坚汤** 治中满腹胀，内有积块坚硬如石，令人坐卧不宁，便涩滞，上气喘促或通身虚肿。

厚朴姜制 黄芩 黄连 益智 草豆蔻 当归各五分 半夏七分 广术 升麻 红花 吴茱萸各二分 生甘草 柴胡 泽泻 神曲炒 青皮 陈皮各三分 渴加干葛

上细切，作一服，加生姜三片，水二盏，煎七分，温服食远。忌酒、醋、湿面。二服之后，中满减半，只有积块未消，再服后药。

半夏厚朴汤

红花 苏木各半分 木香 青皮各二分 吴茱萸 干生姜 黄连各一分 肉桂 苍术 白茯苓 泽泻 柴胡 陈皮 生黄芩 草豆蔻 生甘草各三分 京三棱 当归梢 朱苓 升麻各四分 神曲炒，六分 厚朴姜制，八分 半夏汤泡，一钱 桃仁七个，去皮尖，研如泥 昆布五分❷ 如渴，加干姜三分

上细切，作一服，水三盏，煎至一盏，稍热服。服此药二帖之后，前证又减一半，却于前药中减服之。

东垣**破滞气汤**一名木香化滞散 破滞气，心腹满闷。

甘草炙一分 白檀香 藿香 陈皮 大腹子 白豆蔻 白茯苓 桔梗各一分 砂仁 人参 青皮 槟榔 木香 姜黄 白术各四分

上细切，作一服，水一盏半，煎至一盏，去渣温服，不拘时候。

东垣**草豆蔻汤** 治腹中虚胀。

泽泻一分 木香三分 神曲四分 半夏泡 枳实麸炒 草豆蔻 黄芪春夏不用 益智 甘草各五分 青皮 陈皮各六分 茯苓 当归各七分

上细切，作一服，加生姜三片，水二大盏，煎至一盏，温服。冬月加黄芪六、七分，春夏只服正药，食远。

河间**葶苈木香散** 治湿热内外甚，水肿腹胀，小便赤涩，大便滑泄。此药下水湿、消肿胀、止泻、利小便之圣药也。

葶苈子 茯苓去皮 朱苓去皮 白术各二钱半 木香半钱 泽泻 木通 甘草各五钱 辣桂二钱半 白滑石三两

上为细末，每服三钱，白汤调下，食前服。

河间**白术木香散** 治喘嗽肿满，欲变成水病者，不能卧，不敢多食，小便闭而不通者。

白术 木猪苓去皮 泽泻 甘草 木通 赤茯苓各五分 木香 槟榔各三分 陈皮去白，二钱 官桂二分 滑石二钱

上细切，作一服，加生姜三片，水一盏半，煎至一盏，温服。

河间**二气散** 治水气蛊胀满闷。

白丑 黑丑各二钱

上为细末，外用大麦面四两，同一处拌匀做烧饼，临卧用茶清一盏下，降

❶ 术：原作“末”，据权兵卫本、会文堂本改。
❷ 五分：原脱，据权兵卫本、会文堂本补。

气为验。

河间**牵牛丸** 治一切湿热肿满等证。

黑丑 黄芩 大黄 椒目 滑石各等❶分

上为细末，酒煮面糊为丸，如梧桐子大，每服五丸至七丸，生姜汤下，食后服，看虚实加减丸数。

河间**三花神祐丸** 治中满腹胀，喘嗽淋闭，一切水湿肿满、湿热肠垢、陈积变生诸疾，久病不已，黄瘦困倦，气血壅滞，不得宣通，或风热燥郁，肢体麻痹，走注疼痛，风痰涎嗽，头目眩晕，疟疾不已，癥瘕积聚，坚满痞闷，酒积食积，一切痰饮呕逆，及妇人经病不快，带下淋沥，无问赤白，并男妇伤寒湿热，腹满实痛，久新瘦弱，俗不能辨，兼治新旧腰痛，并一切下痢，及小儿惊疳积热，乳癖腹满，并宜服之。

甘遂 大戟各五钱 大黄一两 芫花醋拌湿炒，五钱 轻粉一钱，另包不研 黑丑二两，取头末一两净❷

上为细末，同轻粉拌匀，滴水为丸，如小豆大，初服五丸，温水下，日三服，加至快利为度。利后却又常服，病去乃止。设病愈后，惟老弱久病虚人勿服，平人常服保养，宜通气血，消进饮食。病痞闷极甚者，便多服则顿攻不开，转加痛闷，宜初服二丸，每服加二丸，至快利为度，以意消息。小儿丸如麻子大，随强弱大小，增减丸数，三、四岁者三、四丸，依前法服。

河间**宣明鸡屎醴饮**出《素问·腹中论》 治鼓胀，旦食则不能暮食，痞满壅塞难当。

大黄 桃仁去皮尖 干鸡屎

上各等分，为细末，每服二钱，水一盏，生姜三片，煎汤调下，食远临卧服。

丹溪活套云：凡腹胀，须用姜制厚朴。肥人腹胀，必用利湿，苍术、茯苓、滑石、海金沙之类。色白人腹胀，必是气虚，用人参、白术、白茯苓之类。瘦人腹胀是热，必用黄连、黄芩、栀子、厚朴之类。如因有故蓄血而腹胀者，用桃仁、红花，甚者用抵当汤丸之类。如因食积而腹胀者，保和丸加木香、槟榔、阿魏之类。有热郁而胀者，木香槟榔丸之类下之。有寒积郁结而胀者，《局方》丁香脾积丸、东垣三棱消积丸之类。如因外寒郁内热而腹胀者，用藿香、官桂、升麻、干葛之类。如因多怒郁气而胀者，宜用苍术、抚芎、香附、青皮、芍药、柴胡，及龙荟丸之类。凡腹胀，初得是气胀，宜行气疏导之剂，木香、槟榔、枳壳、青皮、陈皮、厚朴之类。久则成水胀，宜行湿利水之剂。

祖传经验**鸡屎醴** 治鼓胀、气胀、水胀等证。

羯鸡屎一升

上一味，研细炒焦色，地上出火毒，再研极细，百沸汤三升淋汁，每服一大盏，调木香、槟榔末各一钱，日三服，空腹服，以平为期。

又经验方 治肿胀，或通身水肿，或腹大坚满。

三棱 莪术各用醋炒 陈皮去白 青皮 砂仁 羌活 防己 泽泻 连翘 槟榔各三钱 甘遂二钱半 椒目 木香 干漆炒，各一钱 白丑 黑丑各二两，取头末九钱 大黄八钱 双头连三钱

上研为细末，面糊为丸，如梧桐子大，每服三钱重，空心温酒送下，以利为度，病退即止药。忌甘草、菘菜、

❶ 等：原脱，据会文堂本补。

❷ 净：原作“争”，据会文堂本改。

盐酱。

又经验桃奴丸 治妇人或室女月经不通，渐成胀满，及男子坠马，跌扑损伤，以致瘀血停积，成血蛊病，皆能治之。

桃奴桃树上干朽小桃也，十二月收 豭❶鼠粪两头尖者，是雄鼠粪也 玄胡索 肉桂 香附子 五灵脂 砂仁 桃仁去皮尖，各等分

上为末，每服三钱，温酒调下。

予族有一兄，素能饮酒，年五十，得肿胀病，通身水肿，腹胀尤甚，小便涩而不利，大便滑泄，召予治。予曰：若戒酒色盐酱，此病可保无危，不然去生渐远。兄曰：自今日戒起。予以丹溪之法，而以参术为君，加利水道、制肝木、清肺金等药。十帖而小水长，大便实，肿退而安。又半月，有二徒弟平日同饮酒者曰：天民弟素不饮酒，山中之鹿耳。我与兄，水中之鱼也。鹿可无水，鱼亦可无水乎。三人遂痛饮，沉醉而止。次日病作甚于前，复来求治。予曰：不可为矣。挨过一月而逝。

梅林妻侄孙骆智二，得肿胀证，亦令戒前四事，用前法服药四五十帖而愈，颇安五年。一日叹曰：人不吃盐酱，与死何异。遂开盐，十数日后，旧病大作，再来求治，不许。又告欲行倒仓法，予曰：脾虚之甚，此法不可行于今日也。逾月，膨胀而死。予用丹溪之法治肿胀，愈者多矣，不能尽述，特书此二人不守禁忌者，以为后人病此者之戒云。

积聚

论

《内经》曰：积聚留饮，痞膈中满，湿积霍乱吐下，癥瘕坚硬腹满，皆太阴湿土。乃脾胃之气，积聚之根也。《难经》曰：积者阴气也，聚者阳气也，故阴沉而伏，阳浮而动。气之所积名曰积，气之所聚名曰聚，故积者五脏所生，聚者六腑所成也。夫所谓积者阴气也，其始发有常处，其痛不离其部，上下有所终始，左右有所穷处。谓聚者阳气也，其始终无根本，其痛或隐或见，上下无所留止，痛发无所定位。是故肝之积，名曰肥气，在左❷胁下，如覆杯，有头足，久不愈，令人发咳逆痎霍❸连岁不已。心之积，名曰伏梁，起脐上，大如臂，上至心下，久不愈，令人烦心。脾之积，名曰痞气，在胃脘右侧，覆大如盘，久不愈，令人四肢不收，发黄疸，饮食不为饥❹肤，肺之积，名曰息奔，在右胁下，大如覆杯，久不愈，令人洒淅寒热，喘咳发肺痈。肾之积，名曰奔豚，在小腹，上至心下，若豚状，或下或上无时，久不愈，令人喘逆骨痿少气。东垣曰：《针经》云：其成积者，盖厥气生足悗❺，足悗生胫寒，胫寒则血脉凝涩，故寒上入肠胃，所以腹胀，腹胀则肠外之汁沫迫聚而不得散，日以成积矣。或盛食多饮则脉伤，或起居不节、用力过度则阳络脉伤，阳络脉伤则血外溢，血外溢则衄血，阴络脉伤则血内溢，血内溢则便血，肠胃之络脉伤则血溢于肠外，肠外有寒汁沫与血相搏，则气聚而成积矣。或外中于寒、内伤于忧怒则气上逆，气逆则六腧不通，温气不行，凝血蕴裹

---

❶ 豭（jiā）：雄性动物。

❷ 左：原作“右”，据会文堂本及《难经·五十六难》改。

❸ 霍：权兵卫本、会文堂本作“疟”。

❹ 饥：会文堂本作“肌”，当是。

❺ 足悗（mán）：病状名。指足部酸胀，行走不利。

不散，津液凝涩，渗着不去而成积矣。又曰：生于阴者，盖忧思伤心。重寒伤肺，忿怒伤肝，醉以入房、汗出当风则伤脾，用力过度、入浴则伤肾，此内外三部之所生病也。故《难经》中说五积各有其名，如肝积曰肥气，在左胁下如杯，而脐左有动气，按之牢若痛者是；无是，非也。余积皆然，治者当察其所痛，以知其应，有余不足，可补则补，可泻则泻，毋逆天时，详脏腑之高下，如寒者热之，结者散之，客者除之，留者行之，坚者削之，按之摩之，咸以软之，苦以泻之，全其真气而补益之，随其所利而行之，节饮食，慎起居，和其中外，可使必已。不然，徒以大毒之剂攻之，积不能除，反伤正气，终难复也，可不慎欤？

脉法

《脉经》曰：脉来细而附骨者，积也。在寸口，积在胸中。微出寸口，积在喉中。在关上，积在脐傍。在关中，积在心下。微下关，积在小肠。尺微，积在气冲。脉出在右，积在上。脉出在左，积在左。脉两出，积在中央。各以其部处之也。

脉来小沉而实者，胃中有积聚，不下食，食则吐。

肺积，脉浮而毛，按之辟易。心积，脉沉而芤，上下无常处。

肝积，脉弦而细。肾积，脉沉而急。

脉沉重而中散者，因寒食成积。

脉左转而沉重者，气癥积在胸中。

脉右转出不至寸口者，内有内癥也。

方法

丹溪曰：块乃有形之物，气不能成形，痰与食积、死血也。在中为痰饮，在右为食积，在左为死血。大法咸以软之，坚以削之，行气开痰为主。

治积块方，用海石、三棱、莪术、香附以上俱同醋煮、桃仁、红花、五灵脂之类为丸，石醾白术汤下。

黄蜀葵根煎汤，入人参、白术、青皮、陈皮、甘草梢、牛膝，煎成膏，入细研桃仁、玄明粉各少许，热饮之，二服当见块下。病重者，补接之后，加减再行。

石醾，去痰积食积，洗涤垢腻有功。

瓦垄子，能消血块，次消痰。瓦垄子，即蚶壳也。卢尚书移镇岭南，改蚶名瓦垄子，以其壳上有棱如瓦屋，故名之耳。出《领表异录》❶。

积块不可专用下药，徒损其气，病亦不去，当消导使之熔化，其死血块去，须大补。

三圣膏　贴积块。

用未化石灰半斤为末，瓦上炒微红，提出候热稍减，入大黄末一两，炒热仍提出，入桂心末五钱，略炒，以米醋熬成膏，厚摊烘热贴之。

琥珀膏　用大黄、朴硝各一两为末，以大蒜捣膏贴之。

阿魏丸　治肉积成块。

阿魏　山楂各一❷两　连翘五钱　黄连六钱半

上以下三味为细末，以阿魏用米醋煮糊为丸，如梧桐子大，每服五十丸。

---

❶ 《领表异录》：当作《领表录异》，唐代刘恂著。
❷ 一：原脱，据权兵卫本补。

脾胃虚者，以白术三钱，陈皮、茯苓各一钱，煎汤送下。一方，加半夏一两以皂角同煮过，晒干用，石礞三钱。又一方，以醋煮神曲糊为丸，无连翘。又一方，既兼诸方，而又有瓜蒌、贝母、南星、风化硝、胡黄连、莱菔子、麦蘖面，姜汁浸蒸饼为丸，治诸般积聚，用者更宜详之。

大温中丸　小温中丸　俱治[1]食积成痞块，面色萎黄，肌肤虚肿，饮食无味等证。二方俱见黄疸门。

凡妇人腹中有块，多属死血。

一方　治妇人死血、食积、痰饮成块，在两胁动作，雷鸣嘈杂，眩晕身热，时作时止。

黄连一两半。一半以吴茱萸五钱同炒，去茱萸；一半以益智半两同炒，去益智　莱服子一两，炒　台芎　栀子　三棱　莪术醋煮　麦曲　桃仁去皮尖，各五钱　香附童便浸，焙干　山楂各一两

上为细末，蒸饼为丸，如梧桐子大，每服五十丸，姜汤下。

一方　治妇人血块如盘，有孕难服峻药。

香附四两，醋煮　桃仁一两，去皮尖　海石二两，醋煮　白术一两

上为细末，神曲糊丸服。

凡痞块在皮里膜外，须用补气药及香附开之，兼二陈汤，先须断厚味为要。

倒仓法：用肥嫩黄牡牛肉二三十斤，切成小片，去筋膜，长流水煮糜烂，以布滤去渣滓，取净汁，再入锅中，慢火熬至琥珀色，则成剂矣。令病者预先断欲食淡，前一日不食晚饭。设密屋一间，明亮而不通风处行之，置秽桶及木瓦盆贮吐下之物，一磁瓶盛所出之溺。令病者入室，以汁饮一杯，少时又饮一杯，积数十杯，寒月则重汤温而饮之，任其吐利。病在上者欲其吐多，病在下者欲其利多，病在中者及在上复在下者，欲其吐利俱多，全在活法而为之缓急多寡也，视所出之物，必尽病根乃止。吐利后必渴甚，不得与汤，以所出之溺饮之，名轮回酒，非惟可以止渴，抑且可以荡涤余垢。行后倦睡，觉饥，先与稠米饮，次与淡稀粥，三日后方可与小菜羹，次与略厚粥、软饭。调养半月或一月，自觉精神焕发，形体轻健，沉疴悉能痊矣。其后，须忌牛肉数年。夫牛，坤土也。黄，土之色也。以顺为性而效法乎乾以为功者，牡之用也。肉者，胃之药也。熟而为液，无形之物也，横散入肉络，由肠胃而渗透肌肤，毛窍爪甲无不入也。积聚久则形质成，依附肠胃回薄曲折处，以为栖泊之窠臼，阻碍气[2]血津液，熏蒸燔灼成病，自非刮肠剖骨之神妙，可以铢两丸散窥犯其藩墙户牖乎。肉液之散溢，肠胃受之，其厚皆倍于前，有似乎肿，其回薄曲折处，肉液充满流行，有如洪水泛涨，其浮槎陈朽皆推逐荡漾，顺流而不可停留。在表者因吐而汗，其清道者自吐而涌，浊道者自泄而去，凡属滞碍一洗而尽。牛肉全重厚和顺之性，盎然涣然，润泽枯槁，补益虚损，宁无精神焕发之乐乎？正似武王克商，散财发粟，以赈殷人之仰望也。其方得于西域之至人，凡人于中年后行一二次，亦却疾养寿之一助也。

夫倒仓法，全借自饮轮回酒十数杯，以祛逐余垢，迎接调匀新布荣卫，使脏气肓膜生意敷畅，有脱胎换骨之功也。多嫌其秽，因致中辍而功亏一篑。若非明物理、通造化者，其肯视为美酝良味

---

[1] 治：原作“以”，据权兵卫本、会文堂本改。
[2] 气：原脱，据权兵卫本、会文堂本补。

乎。此段乃丹溪与人书简所论也。

愚按：《内经》谓脾胃者，仓廪之官，五味出焉。大肠者，传道之官，变化出焉。小肠者，受盛之官，化物出焉。今详此法名为倒仓，谓倾倒仓廪之陈腐也。其论中反复叮咛之意，无非只为肠胃中痰积胶固，及化生诸般奇形之虫，诚恐痼疾难疗。愚常屡试明验，惟脾胃与大小肠有食积痰饮，而为腹痛、痞癖、食疟、黄胖、痞满、恶心、嗳气、嘈杂、吞酸等证，行之无不应手获效。其余一应气血虚损，与夫反胃膈噎、鼓胀痨瘵、大风真病已成，及肥白气虚之人，或一切证候脉虚软无力者，切不可轻试，以自招咎愆。丹溪有谓咯血吐红久病，尝用此法而愈，盖必其人胃中痰火大盛，而真气壮实未亏，亦在丹溪之高见，亲手用之则可。今人效颦，而妄以似是而非者行之，是乃徒取诮于诸人，而反谤以丹溪之法不堪信也，慎之慎之！

东垣**广术溃坚汤**　治有积块，坚硬如石，形大如盘，令人坐卧不安，中满腹胀。方见肿胀门。

东垣**半夏厚朴汤**　治证同前。方见肿胀门。

三因散聚汤　治九气积聚，状如癥瘕，随气上下，发作有时，心腹疞痛，攻刺腰胁，小腹䐜胀，大小便不利。

半夏　槟榔　川归各四分　陈皮　杏仁去皮尖，另研　桂心　茯苓各一钱　甘草炙　附子炮　川芎各五分　枳壳麸炒　厚朴姜制　吴茱萸汤泡去梗，焙干，各一钱五分　大黄酒拌湿蒸，半钱或一钱，大便利即去之

上细切，作一服，加生姜三片，水二盏，煎至一盏，温服。

千金硝石丸　只可磨块，不令人困，须量虚实用之。

硝石六两　大黄八两，另研　人参　甘草各三两

上为细末，以三年陈米醋三升，置磁器中，以竹片作准，每入一升作一刻，先入大黄，不住手搅，使微沸，尽一刻，乃下余药，又尽一刻，微火熬使可丸，如鸡子黄大，每服一丸，白汤化下，或丸如梧桐子大，每服三五十丸。服后，下如鸡肝或如米泔赤黑色等物乃效。下后，忌风冷，宜软粥将息。

《局方》**妙香丸**　治久年陈积。方见火门。

导气枳壳丸　治气结不散，心胸痞痛，逆气上攻。分气逐风，功莫尽述。

枳壳去皮，曲炒　木通炒　青皮　陈皮并去白　桑白皮炒　莱菔子炒　白丑炒　黑丑炒　莪术煨　茴香炒　京三棱炮

上各等分，为细末，姜汁调面煮糊为丸，如梧桐子大，每服三十丸，煎橘皮汤下。

河间**木香三棱丸**　治一切气闷，胸膈痞满，荣卫不和，口吐酸水，呕逆恶心，饮食不化，胁肋疼痛。无门久执，能皆治之❶。

青木香　破故纸　茴香　黑丑　甘遂　芫花　大戟　京三棱　蓬莪术　川楝子　胡芦巴　巴戟以上各一两❷　巴豆不去油，二分　陈仓米二合，与巴豆一❸处同炒黑　砂仁一两五钱❹

上细切，用好米醋二升，除砂仁、木香外，余药入醋中浸一宿，入锅内煮，醋尽干为度，同木香、砂仁为细末，醋

---

❶ 无门久执，能皆治之：权兵卫本作"无问久新，能皆治之"，当是。

❷ 以上各一两：原脱，据权兵卫本、会文堂本补。

❸ 一：原脱，据权兵卫本、会文堂本补。

❹ 一两五钱：原脱，据会文堂本补。

煮面糊为丸，如绿豆大，每服五丸或七丸，食后服，看虚实大小加减丸数，随汤水任下。

东垣**草豆蔻丸** 治酒积，或伤寒冷之物，胃脘痛，咽膈不通。

草豆蔻 白术各一两 大麦蘖 神曲各炒 黄芩 半夏各半两 枳实炒，二两 陈皮 青皮 干生姜各二钱，炒 炒盐半两

上为极细末，汤浸蒸饼为丸，如绿豆大，每服一百丸，热水下。

愚按：此方乃饮酒过度，恣食寒凉之物，有痃癖积食在胸腹间作痛者之所宜也。

肥气丸 治肝之积，名曰肥气，在左胁下，如覆杯，有头足，久不愈，令人发咳逆连痎疟，连岁不已。

厚朴姜制，五钱 黄连七钱 柴胡一两 川椒四钱 巴豆霜五分 干姜泡，五分 川乌炮，二分 皂角去皮弦，炙，二钱半 白茯苓一钱半 广术炮，二钱半 人参泡，二钱半 甘草炙，三钱 昆布酒洗，二钱半

上件除茯苓、皂角、巴豆霜另研末外，诸药共为极细末和匀，炼蜜为丸，如梧桐子大，初服二丸，一日加一丸，二日加二丸，渐渐加至大便微溏，再从二丸起加服之，周而复始，积减大半，勿服。

东垣**伏梁丸** 治心之积，名曰伏梁，起脐上，大如臂，上至心下，久不愈，令人烦心。

黄连一两半 厚朴姜制 人参各五钱 黄芩三钱 桂枝一钱 干姜炮 菖蒲 巴豆霜各五分 红豆蔻二分 川乌头炮，五分 茯神 丹参炒，各一钱

上件除巴豆霜外，为细末，另研包巴豆霜旋入末和匀，炼蜜丸如梧桐子大，服如上法，淡黄连汤下。

东垣**痞气丸** 治脾之积，名曰痞气，在胃脘，复大如盘，久不愈，令人四肢不收，发黄疸，饮食不为肌肤。

厚朴姜制，四钱 黄连八钱 茱萸三钱 黄芩二钱 白茯苓 人参 泽泻各一钱 川乌炮，五分 川椒五分 茵陈酒炒 干姜炮 砂仁各一钱半 白术二分 巴豆霜四分 桂皮四分

上件，除巴豆霜另研，茯苓另末旋入外，为细末和匀，炼蜜为丸，如梧桐子大，服如上法，淡甘草汤下。

东垣**息奔丸** 治肺之积，名曰息奔，在右胁下，大如覆杯，久不愈，令人洒淅寒热，喘咳发肺痈。

厚朴姜制，八钱 黄连炒，一两三钱 干姜炮 白茯苓 川椒炒 紫菀各一钱半 川乌炮 桔梗去芦 白豆蔻 陈皮去白 京三棱泡 天门冬 人参一钱 青皮五分 巴豆霜四分

上件，除茯苓、巴豆霜各另研旋入外，为细末和匀，炼蜜丸，如梧桐子大，服如上法，淡姜汤送下。以上四方，秋冬加厚朴，减黄连四分之一。

奔豚丸 治肾之积，名曰奔豚，发于小腹，上至心下，若豚状，或上或下无时，久不愈，令人喘逆骨痿少气，及治男子内结七疝，女人瘕聚带下。

厚朴姜制，七分 黄连五钱 白茯苓 泽泻 菖蒲各二钱 川乌炮 丁香各五分 苦楝酒煮，三钱 玄胡索一钱半 全蝎 附子 独活各一钱 肉桂一分 巴豆霜五分

上件，除巴豆霜、茯苓各另研为末旋入外，为细末和匀，炼蜜丸，如梧桐子大，淡盐汤下，服如上法。

虚　损

论

《内经》曰：饮食饱甚，汗出于胃。惊而夺精，汗出于心。持重远行，汗出于肾。疾走恐惧，汗出于肝。摇体劳苦，汗出于脾。又曰：久视伤血，久卧伤气，久坐伤肉，久立伤骨，久行伤筋。若夫七情五脏之大飞越，男女声色之欲过淫，是皆虚损之所由也。《机要》曰：虚损之疾，寒热因虚而感也。感寒则损阳，阳虚则阴盛，损自上而下，一损损于肺，皮聚而毛落；二损损于心，血脉虚少，不能荣于脏腑，妇人则月水不通；三损损于胃，饮食不为肌肤，治宜以辛甘淡，过于胃则不可治矣。感热则损阴，阴虚则阳盛，损自下而上，一损损于肾，骨痿不能起于床；二损损于肝，筋缓不能自收持；三损损于脾，饮食不能消克，治宜以苦酸咸，过于脾则不可治矣。又曰：心肺损而色弊，肾肝损而形痿。《难经》曰：治损之法，损其肺者益其气，损其心者补其荣血，损其脾者调其饮食，适其寒温，损其肝者缓其中，损其肾者益其精。是皆虚损病因治法之大要也，学者详之。

脉法

《脉经》曰：脉来软者为虚。缓者为虚。微者为虚。弱者为虚。弦者为中虚。脉来细而微者，血气俱虚。脉小者，血气俱少。

《要略》曰：脉芤者，为血虚。脉沉小迟者，脱气。

又曰：血虚，脉大如葱管。又曰：脉大而芤者，脱血。

方法

丹溪曰：天为阳而运于地之外，地为阴而居乎中，天之大气举之。日，实也，属阳而运于月之外；月，缺也，属阴，禀日之光以为明。人受天地之气以生，天之阳气为气，地之阴气为血，故阳常有余而阴常不足，气常有余而血常不足也。又曰：经曰精不足者补之以味，味阴也，补精以阴，求其本也。然味乃如谷菽果菜，出于天赋自然冲和之味，故有食人补阴之功，非醯[1]酱烹饪调和偏厚之味，出于人为者也。经曰阴之所生，本在五味，非天赋之味乎。曰阴之五宫，伤在五味，非人为之味乎。善摄生者，不可谓味以补精，而遂恣于口腹，以自速其祸也。又曰：形不足者，温之以气。温，养也，温存以养，使气自充，气充则形完矣，曰补曰温，各有其旨。《局方》悉以温热药佐辅，名曰温补，岂理也哉。又曰：人年老或虚损，精血俱耗，阴不足以配阳，孤阳几于飞越，天生胃气尚尔留连，又借水谷之阴，故羁而定耳。《局方》用温剂劫虚，盖脾胃得温而食进，故亦暂可。夫质有浓薄，病有浅深，设或失手，何以收救。吾宁稍迟，计出万全，温剂补虚，决不敢用。

丹溪治老人虚损，但觉小水短少，即是病进，宜以人参、白术为君，牛膝、芍药为臣，陈皮、茯苓为佐，春加川芎，夏加黄芩、麦门冬，秋冬加当归身，倍生姜，一日或一帖或二帖，小水之长若旧乃止，此老人养生之捷法也。此丹溪养

[1] 醯（xī）：醋。

母之方也。

《局方》**四君子汤** 治气虚。

人参一钱半 白术 茯苓各二钱 甘草一钱

上细切，作一服，水煎。如自汗或小水利者，去茯苓，加黄芪二钱。无汗、小水不利者，只依本方。

《局方》**四物汤** 治血虚。

川归二钱 川芎 芍药各一钱半 熟地黄五钱

上细切，作一服，水煎服。春倍川芎，夏倍芍药，秋倍地黄，冬倍当归。

八物汤 治气血两虚。

四君子合四物汤共为一剂，如上法加减煎服。

六君子汤 治气虚挟痰。方见呃逆门。

《局方》**十全大补汤** 治气血俱虚而挟寒暑。

人参 黄芪 甘草 白茯苓 当归 白术 白芍药 肉桂 熟地黄 芎䓖各等分

上细切，每服一两重，加生姜三片，大枣一枚，水二大盏，煎至一盏，温服。加减法宜详前论。

大补阴丸 降阴火，补肾水。

黄柏盐酒拌，新瓦上炒褐色 知母去皮酒拌湿炒，各四两 熟地黄须用怀庆者佳，酒洗焙干用 龟板酥炙黄，各六两

上细末，猪脊骨髓和炼蜜为丸，如梧桐子大，每服五丸，空心姜盐汤下。

丹溪**补阴丸**一名虎潜丸

黄柏半斤，如前制 知母去毛，酒制炒 熟地黄各三两 龟板酥炙，四两 白芍药煨 陈皮 牛膝各二两 虎胫骨一两 锁阳酥炙 当归各一两半

上为细末，酒煮羯羊肉为丸，盐汤下。冬，加干姜半两。

丹溪**加味虎潜丸**

人参 黄芪 芍药煨 黄柏盐酒炒 当归酒洗 山药各一两 锁阳酥炙 枸杞子 虎胫骨酥炙 龟板酥炙 菟丝子盐酒浸三宿，细研焙干，入诸药再研 破故纸炒 杜仲姜汁拌炒丝断 五味子各七钱半 牛膝去芦，酒洗，二两 熟地黄四两

上为细末，炼蜜和猪脊骨髓为丸，如梧桐子大，每服五、六十丸，温酒或姜盐汤下。

丹溪**滋阴大补丸**一名还少丹，加楮实子一两

川牛膝去芦 山药各一两半 杜仲姜汁拌炒丝断 巴戟去心 山茱萸去核 五味子 白茯苓 肉苁蓉酒浸洗，新瓦上焙干 茴香炒 远志去心，甘草同煮，各一两 石菖蒲 枸杞子各五钱 熟地黄二两

上为细末，红枣肉和炼蜜为丸，如梧桐子大，每服七十丸，淡盐汤或温酒空心下。与上虎潜丸相间服之，佳。所谓补阴和阳，生血益精，润肌肤，强筋骨，性味清而不寒，温而不热，非达造化之精微者，未足以议于斯也。

丹溪**补肾丸**

黄柏 龟板各二两 杜仲各依前制 牛膝 陈皮各二两 干姜五钱，冬加 五味子

上为细末，姜汁糊或酒糊为丸服，温酒或白汤空心下。

补天丸

紫河车一具，即产后胞衣也。古方不分男女。世传男用女胎，女用男胎者，候❶以初胎者为胜，似为有理。若不可得，但求肥盛无病妇人者，俱可用。初取得，长流水洗净，去筋膜，以篾筐盛之，外以纸糊，使不泄气，焙干，要用时，以米醋浸一宿，焙干用

---

❶ 候：会文堂本作“俱”。

上以前补肾丸药为末，同河车再研极细，酒糊为丸。或新取紫河车蒸熟，同前药末捣烂为丸亦可。

虚劳者，当以骨蒸药佐之。一云：气虚加补气药，血虚加补血药。

一方 用侧柏叶、乌药叶，俱以酒浸，九蒸九曝，亦同紫河车为丸，名补肾丸。

《局方》**六味地黄丸** 治肾经虚损，久新憔悴，盗汗发热，五脏齐损，瘦弱虚烦，骨蒸痿弱，下血咯血等证。

干山药四两 山茱萸去核，四两 泽泻去毛 牡丹皮 白茯苓各三两 熟地黄八两

上为细末，炼蜜为丸，如梧桐子大，每服五十丸，白汤下。

《局方》**人参固本丸**

天门冬去心 麦门冬去心 生地黄各二两 人参去芦，一两 熟地黄二两

上各焙干，同磨为末，勿犯铁器，炼蜜为丸。或只以天门冬、熟地黄二味，量酒浸捣膏，同三味末，杵千余下，丸如梧桐子大，每服五七十丸，空心姜盐汤下。忌萝卜。

丹溪**人参膏**

人参一味，不拘多少，去芦细切，量水于银石器内，慢火煎如稠饧，瓷器盛贮，每服一二匙，白汤点服。

东垣**补中益气汤** 治饮食失节，劳役所伤，暴伤元气，恶寒发热，证似伤寒者。方见内伤门。

东垣**益胃升阳汤** 血脱益气，古圣人之法也，先补胃气，以助生发之气，故曰阳生阴长，诸甘药为之先务，举世皆以为补，殊不知甘能生血，从阳而引阴也，故先理胃气，盖人之身谷为宝也。

柴胡 升麻各二分半 炙甘草 当归身酒洗 陈皮各五分 人参久嗽不用 炒神曲各七分半 黄芪一钱 白术一钱半 生黄芩二分

上细切，作一服，水二盏，煎至一盏，温服。如腹中痛，每服加白芍药五分，中桂二分。如渴或口燥，加葛根三分。

严氏**芪附汤** 治阳虚气弱，虚汗大出不止，肢体倦怠。

川附子炮 黄芪蜜炙，各二钱

上细切，作一服，加生姜三片，大枣一枚，水一盏半，煎至一盏，温服。

严氏**参附汤** 治真阳虚乏，上气喘息，自汗盗汗，短气，头旋眼花。

人参半两 川附子炮，去皮脐，一两

上细切，分作三服，加姜水煎，温服。

《济生》**茯神汤** 治六脉虚软，咳则心痛，喉中介介，或肿或痛。

茯神 人参 远志 通草 麦门冬 黄芪 桔梗各六分 甘草 五味子各三分

上切，作一服，加生姜一片，水煎服。

瑞竹堂方**补气汤** 治气虚，脉浮而软，怔忡无时。

黄芪二分 人参 甘草各一钱 麦门冬去心 桔梗去芦，各七分

上细切，作一服，加生姜三片，水二盏，煎至一盏，温服。

《千金》**延寿丹** 治诸虚百损，怯弱欲成痨瘵，及大病后虚损不复。凡人于中年后常服，可以却疾延年。

五味子 菟丝子煮烂，另研 川牛膝 杜仲姜汁拌炒丝断 川归 山药 天门冬 麦门冬 生地黄 熟地黄各一两 肉苁蓉二两 人参 白茯苓 大茴香 泽泻 地骨皮 鹿茸 菖蒲九节者 花椒 巴戟去心 远志 覆盆子 枸杞子 柏子仁各五钱

上共磨为细末，勿犯铁器蒸捣，炼蜜为丸，如梧桐子大，每服一百丸，空心温酒或姜盐汤下。如大便溏、小便不利，加车前子二两。如精滑或梦遗，加赤石脂、山茱萸肉各五钱。忌萝卜菜。

《青囊集方》**斑龙丸** 治真阴虚损，老人、虚人常服，延年益寿。

鹿角胶炒成珠子 鹿角霜 菟丝子酒浸，研细 柏子仁取仁洗净 熟地黄各半斤 白茯苓 补骨脂各四两

上磨为细末，酒煮米糊为丸，或以鹿角胶入好酒烊化为丸，如梧桐子大，每服五十丸，空心姜盐汤下，昔蜀中有一老人货此药于市，自云寿三百八十岁矣，每歌曰：尾闾不禁沧海竭，九转金丹都谩说，惟有斑龙顶上珠，能补玉堂关下血。当时有学其道者，传得此方。彼老人化为白鹤飞去，不知其所终。

仲景**桂枝加龙骨牡蛎汤** 治六脉芤动微紧，男子失精，女人梦交，及盗汗自汗等证。

桂枝 白芍药各三钱 甘草炙，二钱 龙骨 牡蛎各三钱

上细切，加姜枣，水煎。愚谓上轻❶不可用姜

祖传经验秘方 治心虚手振。

川归身 粉甘草 生地黄各一两半 川芎一两 远志去心，二两半 酸枣仁 柏子仁各三两 人参一两 辰砂五钱，另研 金箔二十片 麝香一钱 琥珀三钱 茯神七钱 胆南星五钱 半夏五钱 石菖蒲六钱

上为极细末，蒸饼为丸，如绿豆大，辰砂为衣，每服七八十丸，津唾咽下，或姜汤送下。

本邑在城金儒元，国子生也，年五十余，身略瘦，十年前得内伤挟外感证，一医用发表疏利之剂，十数日后，热虽退而虚未复，胸中痞满，气促眩晕，召予治。以补中益气汤，间与东垣消痞丸、陈皮枳术丸等药调理而安，但病根未尽除而住药，故眩晕或时而举，不甚重来。延至此年，因往杭城跋涉辛苦，而兼色欲之过，还家眩晕大作。历数医，皆与防风、羌活、荆芥、南星、半夏、苍术等去风散湿消痰之剂，病愈重，一日十数次厥去，片时复苏，凡动或转侧，即厥不知人事。举家徨徨叫哭，召予治，诊其六脉皆浮洪而濡。予晓之曰：此气血大虚证，幸脉不数而身无大热，不死。但恐病愈后，而有数年不能下榻行动。病者曰：只要有命，卧亦甘心。与大补气血之药，倍人参、黄芪，或加附子引经，合大剂一日三帖，又煎人参膏及作紫河车丸、补阴丸之类间服，如此调理二月余，服煎药二百余帖，丸药三五料，用人参五六斤，其证渐不厥，饮食如故，但未能行动耳。次年闻黄布政汝言往京师，道经兰溪，以舟载去彼，俟候求诊。黄公曰：此证阴虚，风痰上壅，因误服参、芪多，故病久不愈。立方以天麻、菊花、荆芥、川芎等清上之药，亦未见效，住药。后越五、六年，方得起而步履如初。儒元不思昔日病剧而借参、芪等药之功，遂以黄公之语，归咎于予用药之误。噫！彼时若非峻补，何以得一儒元见王公耶。呜呼！此诚得鱼忘筌、得兔忘蹄也，可胜叹哉。

东阳邑庠❷邹掌教先生一证，发大汗战，鼓栗振掉，片时许，发燥热，身如火烧，又片时许，出大汗如雨，身本若冰冷而就发寒战如前，寒后又热，热后又汗，三病继作而昼夜不息。庠生卢明

❶ 轻：权兵卫本作“证”。
❷ 庠（xiáng）：古代称学校。

夫与作疟证治，不效。召予，诊其右手阳脉数而浮洪无力，阴脉略沉小而亦虚，左三部比右差小而亦浮软。予曰：此阳虚证也。用补中益气汤，倍参、芪，减升、柴一半，加尿浸生附子一钱半，炒黄柏三分，干姜、薄桂各五分，大枣一枚，同煎。服一服而病去三分，二服而减半，四服寒热止而身尚有微汗，去桂、附、干姜一半，服二帖全愈。

劳　极

论

《内经》曰：阴虚生内热。又曰：阴气者，静则神藏，躁则消亡，饮食自倍，肠胃乃伤。又曰：有所劳倦，形气衰少，谷气不盛，上焦不行，下脘不通，而胃气热，热气熏胸中，故内热。是故欲养阴而延生者，心神宜❶恬静而毋躁扰，饮食宜适中而无过伤，风寒暑湿之谨避，行立坐卧之有常，何劳怯之有哉？今也嗜欲无节，起居不时，七情六欲之火，时动乎中，饮食劳倦之过，屡伤乎体，渐而至于真水枯竭，阴火上炎，而发蒸蒸之燥热，或寒热进退，似疟非疟，古方名曰蒸病，或二十四种，或三十六种，名虽不同，证亦少异。大抵不过咳嗽发热，咯血吐痰，白浊白淫，遗精盗汗，或心神恍惚，梦与鬼交。妇人则月闭不通，日渐亏羸，渐成劳极之候。夫病此者，始多求延❷姑息日久，直至发热不休，形体瘦甚，真元已脱，然后求医治疗，虽仓、扁复生，莫能救其万一，良可叹哉！虽然一人未足怜也，况其侍奉亲密之人，或同气连枝之属，熏陶日久，受其恶气，多遭传染，名曰传尸，又曰丧尸，曰飞尸，曰遁尸，曰殗殜，曰尸注，曰鬼注，盖表其传注酷虐，而神妙莫能以测之名也。虽然，未有不由气体虚弱、劳伤心肾而得之者。初起于一人不谨，而后传注数十百人，甚而至于灭族灭门者，诚有之矣。然此病最为可恶，其热毒郁积之久，则生异物恶虫，食人脏腑精华，变生诸般奇状，诚可惊骇。是以劳伤于肝胆者，则为毛虫，如刺蝟瓦蛆之属，食人筋膜。劳伤于心与小肠者，则为羽虫，如灯蛾蚊虻禽鸟之形，食人血脉。劳伤于脾胃者，则为裸虫，如婴孩蚯蚓之类，食人肌肉。劳伤于肺与大肠者，则为介虫，如龟鳖虾蟹之状，食人肤膏。伤于肾与膀胱者，则为鳞虫，如鱼龙鲮鲤之形，食人骨髓；或挟相火之势，亦如羽虫之酷者鸱枭❸之类。为状不一，不可胜纪。凡人觉有此证，便宜早治，缓则不及事矣。治之之法，一则杀其虫，以绝其根本。一则补其虚，以复其真元。分经用药，各有条理，务如庖丁解牛，动中肯綮，无有不安者也。若待病势已剧，元气已脱，虽依古法取虫滋补，患者百无一生，但亦可绝后人之传注耳。学者详之。

脉法

《脉经》曰：男子平人脉大为劳极，虚亦为劳。

男子劳之为病，其脉浮大，手足烦，春夏剧，秋冬瘥，阴寒精自出，足痠软不能行，少阴虚满。

---

❶ 宜：原作“而”，据文义改。
❷ 求延：会文堂本作“未免”。
❸ 鸱枭（chī xiāo）：鸟名。一说类似猫头鹰。

人年五十、六十，其病脉大者，痹[1]侠背行，苦肠鸣、马刀挟瘿[2]者，皆为劳之得。

男子平人，脉虚弱微细者，喜盗汗出也。

男子面色薄白，主渴及亡血，卒喘心悸。其脉浮者，里虚。

男子脉虚沉弦，无寒热，短气里急，小便不利，面色白，时时目瞑，此人喜衄，小腹满，此为劳使之然。

男子脉微弱而涩，为无子，精气清冷也。

夫失精家，小腹强急，阴头寒，目眶痛一云目眩，发落，脉极虚芤迟，为消谷亡血失精。

脉得诸芤动微紧，男子失精，女人梦鬼交通。

脉沉小迟者，名脱气，其人疾行则喘喝，手足逆寒，腹满，甚则溏泄，食不消化。

脉弦而大，弦则为减，大则为芤，减则为寒，芤则为虚，虚寒相搏，此名为革，妇人则半产漏下，男子则亡血失精。

方法丹溪方法凡四条

丹溪曰：此阴虚之极，痰与血病，多有虫者，其传尸一证，不可云无。大法，四物汤加童便、竹沥、姜汁。

身瘦属火，因火烧烁也。肉脱甚者，难治。

气血虚甚，发热成劳者，补天丸加骨蒸药佐之。骨蒸药，知母、黄柏、地骨皮、麦门冬、秦艽、青蒿、鳖甲、石膏、竹叶、乌梅之类。

传尸劳，寒热交攻，久嗽咯血，日益羸瘦，先以三拗汤，次以莲心散。

以上皆丹溪方。

二十四味莲心散

川归　黄芪　甘草　鳖甲醋炙黄　前胡　柴胡　独活　羌活　防风　防己　茯苓　半夏　黄芩　陈皮　阿胶炒成珠　官桂　芍药　麻黄不去根节　杏仁另研　莲肉此味当用莲花内须　南星　川芎　枳壳面炒，各半钱　芫花醋炒黑色，一撮

上细切，作一服，加生姜三斤，大枣一枚，水二盏，煎至一盏，去渣温服。须待吐有异物，芫花渐减少，盖芫花反甘草，所以杀虫，炒之所以断热去寒，妙处在此。

丹溪**青蒿饮子**　治劳瘵。

青蒿一斗五升　童便三斗

上以文武火熬，约童便减去二斗，去蒿，再熬至一升，入猪胆汁七筒，或加辰砂、槟榔末三五钱，再熬数沸，甘草末收之，每服抄一匙，清汤点服，极妙。

丹溪白蜡尘一味，大杀瘵虫，可入丸药散中用。

《青囊集方》秘传取传尸劳虫**鬼哭饮子**

天灵盖酥炙，黄色　鳖甲醋炙，黄色　柴胡去芦，各二钱半　木香一钱二分半　鼓心醋炙，酥黄色　青蒿半握　阿魏一钱　桃仁二十一枚，另研，去皮　安息香一钱　贯众二钱半　甘草一钱，生用

上十一味细切，杵为粗末，先以童子小便二升，隔夜浸露星月，至四更时煎至八分，去渣分作三服，每服调后散子一帖，五更初温服，即稳卧，至三点时又进一服，至日出时觉腹中欲利，如未利又进一服，已利勿服。

散子方　槟榔二钱半　辰砂一钱二分

[1] 痹：原作“臂”，据《医宗金鉴·金匮要略注》改。

[2] 瘿：原脱，据权兵卫本、会文堂本补。

半　麝香一钱，另研　赤脚　蜈蚣以竹筒盛，姜汁浸，焙干，一条　乌鸡粪二钱半，先将鸡于五日前以火麻子喂之，然后取其粪用

上以五味研为细末和匀，分为三帖，各入前煎药内服。

凡合上药，宜于六甲建日或除日合之，服前药必利下恶物并虫，以盆盛之，急用火烧杀之，或油煎杀之。其病人所穿衣服及荐褥，尽易烧之。食葱粥将息，以复元气。服药后或梦人哭泣相别是其验也，如取下虫，视其色青赤黄者可愈，黑色者难疗也，虽虫老病不可疗，亦能绝后人之传注耳。合此药时，不可容孝子妇人鸡犬见之，及不可令患者知之与闻其气息，虫闻气变化难取也。

《青囊方》治劳瘵取虫经验**天灵盖散**

天灵盖二指大，用白檀香煎汤洗，酥炙黄色　槟榔五个，为末　阿魏二钱，细研　麝香二分，另细研　辰砂一钱，另研　甘遂连珠者，二钱，为末　安息香三分，铜刀切，细研

上七味各研极细和匀，每服三钱，后汤调下。

薤白二七茎　青蒿二握　甘草五寸许　葱白二七茎　桃枝　柳枝　桑枝　酸石榴枝各七寸　梅枝七寸，以上五枝俱取向东南者

上九味，用童子小便四升，于银石器内，以文武火煎至一升，去渣分作三盏，调前药末服。五更初服一盏，服后如觉欲吐，以白梅肉噙止之。五更尽，觉脏腑鸣，须转下虫及恶物黄水。若一服未下，如人行五七里又进一服，至天明又进一服。如泻不止，用龙骨、黄连等分为末，熟水调下五钱，或吃白粥补之。此药男病女煎，女病男煎，不可令患者知，及不许孝子僧人鸡犬见之。

麝香散　治男子妇人，骨蒸发热，五劳七伤等证。

天灵盖二钱半　柴胡一两　犀角屑半两　甘草三寸　东引桃枝　东引柳枝　东引榴枝　青蒿各一握　阿魏一钱，另研　薤白　葱白各七寸　麝香二钱半

上细切，杵为粗末，用童便二升半，浸药一宿，明日早，煎至一升半，去渣分作三服，每服入槟榔细末三钱，温服。五更初进一服，约人行五七里再进一服。若恶心兀兀欲吐，嚼白梅止之。三服后，泻出恶物异虫，或身如蚁行不可名状，后用葱粥止之。忌风一月，及忌食油腻、湿面、咸酸并牛羊鸡猪犬肉、鱼腥。年远重病，不过二服全安。修合此药时男病女煎，女病男煎。忌猫、犬、鸡、鹅、鸭、驴、马、僧尼、孕妇、孝子见之。凡取虫后，须以后大补茯神散补之。

《青囊》**取尸虫神仙秘方**

青桑枝　柳枝　梅枝　桃枝　石榴枝各七茎，俱长七寸，皆取东引者　青蒿一❶握　葱白七茎　阿魏一钱，另研　安息香一钱，去石，另研

上除阿魏、安息香二味外，余药用童小便一升半，煮去一半，去渣，将药汁、阿魏、安息香细研，再煎十数沸，分作二服调。

辰砂末　槟榔末各五分　麝香少许，另研

上三味亦分作二服，入前汤。五更初进一服，三点时又进一服，至巳午晚必取下虫，其嘴红者可治，青黑者不治，但可绝后人之传注耳。取虫后，进软粥温和将息，忌食生冷毒物，仍服纸丸子法❷。凡合此药，不可令患者先知气味。

---

❶ 一：原脱，据权兵卫本、会文堂本补。
❷ 纸丸子法：会文堂本作“紫河车丸”，当是。

亦不得令猫、犬、孕妇、孝子、僧尼等不祥人见之。

神授散 此方得之于河南郡王府，济世既久，功不可述也。

川椒二斤，择去闭口者，与梗略炒出汗

上一味，为细末，每服二钱，空心米汤送下，或用酒米糊为丸，如梧桐子大，每服二三十丸，渐加至八、九十丸，空心酒下或米汤下。凡人得传尸劳病，气血未甚虚损，元气未尽脱绝者，不须多方服食，但能早用此药，无有不愈者，真济世之宝也。愚尝治一妇人，用花椒二分，苦楝根一分，丸服，尸虫尽从大便泄出。

治劳极禁方 无比丸一名紫河车丸，一名调鼎方传尸劳瘵，二月可愈，其余劳怯之症，一月平安。

紫河车一具，初生者佳，或无病壮年妇人者亦可。一旦男病用女、女病用男者，若不可得，亦不必陈。米醋浸一宿，焙干用。 草龙胆 甘草炙，各二钱 鳖甲酥炙，半两 桔梗 胡黄连 大黄酒拌，湿蒸 苦参 黄柏 知母去毛 贝母去心 秋石另研，不必用煎炼者，但尿桶上凝结多年者亦可，又名人中白，长流水洗净用，以上各二钱半 犀角屑 蓬莪术 硝石各一钱半 辰砂一两，另研 败鼓皮心一本鼓心，注也。本草谓鼓心通灵，能逐飞尸鬼❶注，故用之。米醋炙黄，二钱半。

上共为细末，炼蜜为丸，如梧桐子大，辰砂为衣，每服二❷十丸，加至三十丸，温酒送下。肠热食前，膈热食后服。

《青囊方》**秘传取劳虫禁方**

啄木禽一只

上用朱砂四两，精猪肉四两，将肉切作片子，其朱砂杵如绿豆大块，二味拌匀，餧❸禽一昼夜，食肉尽为度。以盐泥固济其禽在内，刚火煅一夜，来日不见太阳取出，不得打破，埋入地中二尺许，一昼夜取出，去盐泥，银石器内研为细末，以无灰酒入麝香少许，作一服调下。置患者在帐中，四下紧闭，用铁钳等候，其虫必从口鼻中出，即以钳钳入沸油中煎杀之。如虫出之后，更进《局方》嘉禾散一服，软粥将息。

《青囊方》**紫河车丹** 治飞尸鬼注，虚劳羸瘦，喘嗽痰气等证。其法取首生男子胞衣，以皂角水洗净，次放铜铫子内，以米醋揲洗控干，做一小篾笼子盛之，围以纸，密糊之，不令泄气，以烈火焙干，加入后药：

人参一两半 白术一两 木香 白茯苓各半两 茯神 川归 熟地黄各一两 乳香四钱，另研 没药四钱，另研 朱砂二钱，另研 麝香二分

上为细末和匀，酒糊为丸，如梧桐子大，每服五十丸，煎人参汤送下，日三服，空腹服之。炼蜜为丸服亦可。

治虚劳，**柴胡散**

柴胡 人参 茯苓 桔梗 芍药 川归 青皮去白 麦门冬各二分 甘草一分

上共切，作一服，杵细，水一盏，煎七分，温服。

治虚劳，**鳖甲散**

鳖甲大者一个，醋煮 柴胡 川归 甘草炙 桔梗 芍药 人参各一两 麝香五分 杏仁去皮尖，炒，另研 胡黄连各二钱 官桂半两，去粗皮 地骨皮 宣黄连各二钱半 真酥三两 木香半两 白沙蜜三两

上为细末，用青蒿一斤，童便五升，熬青蒿汁约二升，滤去渣，入酥蜜，再

---

❶ 鬼：原作“一”，据会文堂本改。

❷ 二：原作“不”，据会文堂本改。

❸ 餧（wèi）：同“喂”。

熬成膏，候冷入药末，搜和为丸，如梧桐子大，每服十五丸，温酒送下，米饮亦可，日进三服。如秋冬时，更入桃柳心七个，与前柴胡散同煮间服。

去三尸九虫，**贯众丸**

贯众五分，杀伏尸虫　干漆三分，去白，略炒　厚朴三分，杀肺虫　白藿芦三分，杀尸虫　僵蚕四分，杀膈虫　雷丸六分，杀赤虫　雄黄三分，杀尸虫　狼芽子四分，杀胃虫

上件焙干，炒令黄色，研为细末，炼蜜为丸，如梧桐子大，新汲水下五丸，三服后渐加至十丸，服之二十日，百病皆愈，三尸九虫尽灭，更无传注之患耳。

治劳嗽，**轻骨散**

乌梅　龙胆草　胡黄连　贝母　知母　鳖甲酥炙　桔梗　秦艽　柴胡　甘草炙　栀子　人参　青蒿酒煮　阿胶炒成珠子　杏仁去皮尖，炒

上件各等分，晒干为末，用好京墨一块，以井花水磨，调前药末作饼子，如大指头大，透风处阴干二七日。每用一饼，以井花水磨化，又用没药五分，磨成一盏，更加黄柏末二钱，同煎数沸，倾入盏内，频频打转，于五更时轻轻起服，服后就睡仰卧，甚者不过三服。

治劳嗽，**蛤蚧散**

白茯苓一两，去皮细切，入铫内，慢火炒　桑白皮二两，以真酥炙黄色　知母二两，去毛，用酥醋炙令黄熟　杏仁六两，去皮尖及双仁者，炒干，用纸包敲出其油　甘草三两，酥醋炙三、五次，紫黄色　贝母二两，用酥醋炙令黄色　蛤蚧雌雄一对，酥醋内浸透，慢火干，再用酥醋别炙七次，令黄色，不得焦　乳酥真者四十两，切作骰子大块，入铫内溶成汁，入极酸上好米醋半斤和匀，用制前药，醋不宜太多，多则稀不堪用　人参一两，用酥醋炙三、五次，令黄色，不得焦

上为末，每服二钱，水一盏，煎至七分，和渣服，忌油腻生冷毒物。久患嗽者，初服此药必斗嗽加甚，须勤服，久则可安，须自保养为妙。

《青囊方》治劳热**蛤蚧饮子**

蛤蚧一对，洗净，酒醋浸炙黄色　黄芩半两　麻黄不去根节　胡黄连　秦艽去芦　甘草生　生地黄酒浸洗　熟地黄酒洗　青蒿　人参　柴胡去芦　知母去毛，酒洗　贝母　杏仁去皮尖及双仁者，另炒，以上各五钱　鳖甲一两，酒酥炙　桔梗　草龙胆　木香各二钱半❶

上为细末，每服二钱，加乌梅、姜、枣，煎服。

附：蒸病

《古今录验》**五蒸汤**

人参　知母　黄芩各一钱　竹叶七片　生地黄　干葛各一钱半　茯苓一钱　甘草炙，半钱　石膏二钱半　粳米一合

上细切，先以水三盏，煎小麦二合，至二盏，去麦煎药，至一盏，温服。随证加减于后。

实热，加黄芩、黄连、黄柏、大黄。

虚热，加乌梅、秦艽、柴胡、蛤蚧、牡丹皮、青蒿、鳖甲。

肺蒸鼻干，加乌梅、天门冬、麦门冬、紫菀茸。

大肠右鼻孔干痛，加大黄、芒硝。

皮蒸舌白唾血，加石膏、桑白皮。

肤蒸昏昧嗜卧，加牡丹皮。

气蒸鼻干喘促，通身气热，加人参、黄芩、栀子。

心蒸舌干，加黄连、生地黄。

小肠蒸下唇焦，加赤茯苓、生地黄、木通。

血蒸发焦，加生地黄、当归、桂心、

---

❶ 二钱半：原作“各钱”，据会文堂本改。

童便。

脉蒸唾白浪语，脉络溢，脉缓急不调，加当归、生地黄。

脾蒸唇焦，加白芍药、木瓜、苦参。

胃蒸舌下痛，加石膏、粳米、大黄、芒硝、干葛。

肉蒸食无味而呕，烦躁不安，加白芍药。

肝蒸眼黑，加川芎、当归、前胡。

胆蒸眼色白，加柴胡、瓜蒌。

筋蒸甲焦，加川归、川芎。

三焦蒸乍热乍寒，加石膏、竹叶。

肾蒸两耳焦，加生地黄、石膏、知母、寒水石。

膀胱蒸右耳焦，加泽泻、茯苓、滑石。

脑蒸头眩热闷，加生地黄、防风、羌活。

骨蒸齿黑腰痛足逆，变虫食脏，加生地黄、地骨皮、鳖甲、当归、牡丹皮。

髓蒸髓沸，骨中热，加生地黄、当归、天门冬。

臀蒸肢细股肿，腑脏俱热，加石膏、黄柏。

胞蒸小便赤黄，加泽泻、茯苓、生地黄、滑石、沉香。

丹溪活套云：劳极之证，五脏必归重于一经。假如足胫酸疼，腰背拘急，遗精白浊，面色黄黑，耳轮焦枯，脉沉细数，知其邪在肾也，宜以四物汤加知母、黄柏、五味子、麦门冬、天门冬、泽泻、杜仲、肉桂之类煎，入童便、韭汁、竹沥服。其或心神惊惕，怔忡无时，盗汗自汗，心烦热闷，口舌生疮，咯血面赤，脉洪而数，知其邪在心也，宜以前方去杜仲、泽泻、肉桂，加茯神、胡黄连、莲心、远志、菖蒲、朱砂之类。其或咳嗽喘促，衄血嗽血，皮肤枯燥，鼻塞声沉，时吐痰沫，脉微虚而涩数，知其邪在肺也，宜以四物汤加沙参、麦门冬、五味子、知母、贝母、桔梗、桑白皮、地骨皮、款冬花、紫菀、马兜铃、百合、百部之类煎，入童便、竹沥、姜韭汁服。其或胁痛目赤，面青颊赤，多怒，虚阳不敛，梦与鬼交，甚则卵缩筋急，脉弦而数，知其邪在肝也，宜以四物汤加竹茹、草龙胆、柴胡、黄芩、青皮、竹叶之类。其或面色萎黄，唇吻焦燥，饮食无味，腹痛肠鸣泻利，四肢倦怠，脉虚濡而数，知其邪在脾也，宜以四君子汤加酒炒白芍药、莲肉、薏苡、干山药、猪苓、泽泻、白扁豆之类。凡骨蒸劳热，元气未脱者，灸崔氏四花六穴，无有不安者也。

灸崔氏四花穴法

先二穴，令患人平身正立，取一细绳蠟❶之勿令展缩，于男左女右脚底贴肉竖踏之，其绳前头与大拇指端齐，后头循当脚根中心向后引绳，从脚腨肚贴肉直上，至曲脉中大横纹截断横纹即委中穴。又令患人解发分两边，令见头缝，自囟门平分至脑后，却平身正坐，取向所截绳一头，令与鼻端齐，引绳向上，正经头缝至脑后贴肉垂下，循脊骨引绳向下，至绳尽处，当脊骨中，以墨点记之墨点不是灸处。又取一绳子，令患人合口，将绳子按于口上，两头至吻，却钩起绳子中心至鼻孔根下如△，此便齐两吻截断，将此绳展令直，于前量脊骨上墨点处，横量取平，勿令高下。其量口绳子，先中摺❷，当中❸以墨记之，却展开绳子横量，却以中摺墨点记处，按于脊骨中先点处，两头是穴也。两头以白圈记之。以上是第一次点

---

❶ 蠟（là）：同“蜡”。
❷ 摺：原作“指”，据会文堂本改。
❸ 中：原作“出”，据会文堂本改。

二穴。

次二穴，令患人平身正坐，稍缩臂膊，取一绳绕项，向前双垂，头与鸠尾齐胸前歧骨间尽处也，双头齐截断，却翻双绳头向后，以绳子中心按于喉咙结喉骨上，其绳两头双垂，循脊骨以墨点记之墨点不是灸处。又取一绳子，令患人合口，横量齐两吻截断，还于脊骨上墨点横量如法，绳子两头以白圈记之白圈是灸处。以上是第二次点二穴，通前共四穴，同时灸各三七壮，累灸至一百余壮，候灸疮将瘥，又依后法灸二穴。

又次二穴，以第二次量口吻绳子，于第二次双绳头尽处墨点上，当脊骨直上下竖点，其绳子中心放在墨点上，于上下绳头尽处，以白圈记之，白圈是灸处也。

以上是第三次点二穴也，通前共六穴也，择取离日及火日灸之，一应虚劳发热尪羸等证，灸之立愈，真济世之妙法也。

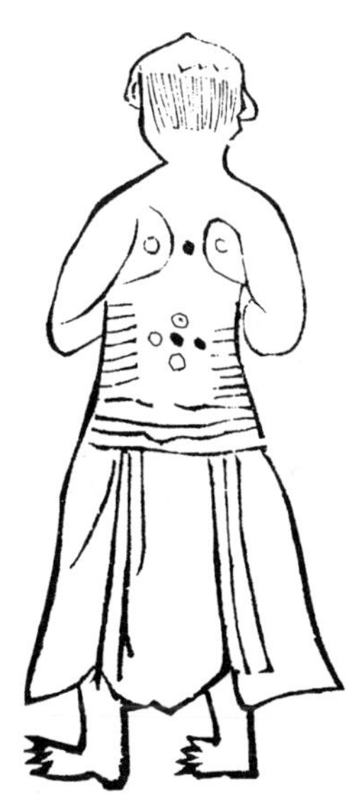

四花六穴人形图
白圈是穴，黑点不是穴

卷之四

花溪恒德老人虞抟天民编集
侄孙虞守愚惟明校正
潭城书林元初刘希信绣梓

眩　晕

论

《内经》曰：诸风掉眩，皆属肝木。又曰：岁木太过，风气流行，脾土受邪，民病飧泄食减，甚则忽忽善怒，眩冒巅疾。虽为气化之所使然，未必不由气体之虚衰耳。其为气虚肥白之人，湿痰滞于上，阴火起于下，是以痰挟虚火，上冲头目，正气不能胜敌，故忽然眼黑生花，若坐舟车而旋晕也，甚而至于卒倒无所知者有之，丹溪所谓无痰不能作眩者，正谓此也。若夫黑瘦之人，躯体薄弱，真水亏欠，或劳役过度，相火上炎，亦有时时眩晕，何湿痰之有哉。大抵人肥白而作眩者，治宜清痰降火为先，而兼补气之药。人黑瘦而作眩者，治宜滋阴降火为要，而带抑肝之剂。抑考《内经》有曰：风胜则地动。风木太过之岁，亦有因其气化而为外感风邪而眩者，治法宜祛风顺气，伐肝降火，为良策焉。外有因呕血而眩冒者，胸中有死血迷闭心窍而然，是宜行血清心自安。医者宜各类推而治之，无有不痊者也。

脉法

左手脉数，热多。脉涩而芤，有死血。右手脉实，有痰积。脉虚大，必是久病。

左手人迎脉，缓而浮大者，属风。

方法丹溪方法凡三条

丹溪曰：痰在上，火在下，火炎上而动其痰也。此证属痰者多，盖无痰不能作眩也。虽有因风者，亦必有痰。又曰：火动其痰，二陈汤加黄芩、苍术、羌活。挟气虚者，亦以治痰为主，兼补气降火药。

去血过多而眩晕者，芎归汤。

河间眩晕不可当者，以大黄酒炒为末，茶清调下。急则治其标也。

防风通圣散　治风热眩晕。方见中风门。

东垣**半夏白术天麻汤**　治风痰眩晕。方见头痛门。

丹溪**加味六君子汤**　治气虚痰盛，兼挟风邪，眩晕不休者。

陈皮去白，一钱　半夏汤泡透，一钱半　茯苓一钱　甘草半钱，炙　荆芥穗半钱

上细切，作一服，加生姜三片，大枣二枚，水二盏，煎至一盏，去渣，入竹沥一大匙，温服。

《良方》**六合汤**　治风虚眩晕。

四物汤加秦艽、羌活为佐，水煎服之。

《严氏方》**玉液汤**　治七情感动，气郁生涎，随气上冲，头目眩晕，心嘈忡悸，眉棱骨痛。

大半夏汤泡七次，去皮脐

上以前味薄切成片，每服四钱，加生姜十片煎，入沉香磨水一呷服，大效。

《严氏方》**芎术汤**　治冒雨中湿，眩晕呕逆，头痛不食等证。

川芎　半夏泡透　白术各一钱二分　甘草六分

上细切，作一服，加生姜七片，水一盏半，煎至一盏，温服。

《本事方》**川芎散**　治风眩晕。

山茱萸一两，去核　山药　甘菊花　人参　茯苓　小芎藭各半两

上为细末，每服二钱，温酒调下。

丹溪活套云：眩晕者，中风之渐也。如肥白人，气虚而挟痰者，四君子汤倍蜜炙黄芪，加半夏、橘红，或少加川芎、荆芥穗，以清利头目也。如痰盛而挟气虚者，二陈汤加人参、白术、黄芪，或少加炮附子煎，入竹沥、姜汁服。如体瘦血虚而痰火兼盛者，二陈汤合四物，加片芩、薄荷煎，入竹沥、姜汁、童便服。如诸般眩晕，挟风则加防风、荆芥、天麻、秦艽等药，挟热加片芩、黄连、栀子之类，挟寒加干姜、官桂、附子之属，无有不安者也。

头　痛

论

《内经》曰：新沐中风，则为首风。又曰：首风之状，头面多汗恶风，当先风一日则病甚，头痛不可以出内，至其风日则病少愈。东垣曰：《金匮真言》论曰：东风生于春，病在肝，腧在颈项，故春气者病在头。又诸阳会于头面，夫风从上受之，风寒伤上，邪从外入，客于经络，令人振寒，头痛身重恶寒，治在风池、风府，调其阴阳，不足则补，有余则泻，汗之则愈，此伤寒头痛也。头痛耳鸣、九窍不利者，肠胃之所生，乃气虚头痛也。心烦头痛者，病在耳中，过在手巨阳、少阴，乃湿热头痛也。如气上不下，头痛巅疾者，下虚上实也，过在足少阴、巨阳，甚则入肾，寒湿头痛也。如头半寒痛者，先取手少阳、阳明，后取足少阳、阳明，此偏头痛也。有真头痛者，甚则脑尽痛，手足寒至节者，死不治。有厥逆头痛者，所犯大寒内至骨髓，髓者以脑为主，脑逆故令头痛齿亦痛也。凡头痛皆以风药治之者，总其大体而言之也。高巅之上，惟风可到，故味之薄者，阴中之阳，乃自地升天者也。然亦有三阴三阳之异。故太阳头痛，恶风脉浮紧，川芎、羌活、独活、麻黄之类为主。阳明头痛，自汗发热恶寒，脉浮缓长实者，升麻、葛根、石膏、白芷为主。太阴头痛，必有痰体虚，或腹痛为痰癖，其脉沉缓，苍术、半夏、南星为主。少阴经头痛，三阴三阳经不流行，而足寒气逆为寒厥，其脉沉细，麻黄、细辛、附子为主。厥阴头项痛，或吐痰沫厥冷，其脉浮缓，吴茱萸汤主之。血虚头痛，川归、川芎为主。气虚头痛，人参、黄芪为主。气血俱虚头痛，调中益气汤少加川芎、蔓荆子、细辛，其效如神。白术半夏天麻汤，治痰厥头痛药也。清空膏，乃风湿热头痛药也。羌活附子汤，治厥阴头痛药也。如湿气

在头者，以苦❶药吐之，不可执方而治。先师尝病头痛，发时面颊青黄，晕❷眩目不欲开，懒言，身体沉重，兀兀欲吐。洁古曰：此厥阴、太阴合病，名曰风痰头痛，以《局方》玉壶丸治之，更灸侠溪穴即愈。是知方者体也，法者用也，徒执体而不知用者弊，体用不失，可谓下工矣。学者其可执一而不知变乎。

脉法

《内经》曰：寸口脉中短者，头痛也。

《脉经》曰：阳弦则头痛。又曰：寸口脉浮，中风发热头痛。

脉紧头痛，是伤寒。脉紧上寸口者，伤风头痛。

《脉诀》云：头痛短涩应须死，浮滑风痰皆易除。

方法丹溪方法凡七条

丹溪曰：头痛多主于痰，痛甚者火多，宜清痰降火。

劳役下虚之人，似伤寒发热汗出，两太阳穴痛甚，此相火自下冲上，宜补中益气汤加川芎、当归，甚者加知母、蔓荆子、细辛。

诸经气滞，亦作头痛，宜分经理气处治。

偏头风，在右属痰属热，痰用苍术、半夏，热用酒制片黄芩；在左属风及血虚，风用荆芥、薄荷或云荆芥、薄荷是头痛要药，宜详证加用，血虚用芎、归、芍药、酒黄柏。诸家不分所属，故药多不效。少阳偏头痛者，多大便秘，或可下之。

一方 治风湿热头痛神效。

片芩一两，酒制炒 苍术 羌活 防风各五钱 苍耳子三钱 细辛二钱

上为细末，以生姜一片擂细，和药末三钱捣匀，茶清调下。一方有生甘草、酒连、川芎、炒半夏曲，无防风、细辛。

一方 治少年强壮人，气实有痰，或头晕而重痛，立效。

大黄酒拌炒干，再拌三次

上为细末，汤清调下。

丹溪方**一方** 治眉棱骨痛，属风热与痰。

白芷 片芩酒制炒

各等分，为细末，每服二钱，茶清调下。

选奇汤 治眉骨痛不可忍，神效。

羌活 防风各二钱 甘草一钱，夏生，冬炒 酒片芩一钱半，冬不用，甚者冬亦炒用

上细切，作一服，水一盏半，煎至一盏，食后服。

《局方》**又方** 因风寒，眉骨痛不止者。

川乌 草乌各一钱，以上二味俱用童便浸二宿，炒用 细辛 羌活 片芩酒拌炒 甘草炙，各半分

上为细末，分二服，茶清调下。

清空膏 治偏正头痛，年深久不愈者。善疗风湿热头痛，上壅头目及脑疼不止者。除血虚头痛不治。

川芎五钱 柴胡七钱 黄连酒炒 防风去芦 羌活各一两 甘草炙，一两半 片黄芩三两，切片，酒拌湿，一半炒，一半晒干

上为细末，每服二钱，热盏内入茶清少许，汤调如膏，临卧抹口内，少用白汤送下。如若头痛，每服加细辛二分。如太阴脉缓有痰，名痰厥头痛，减羌活、

---

❶ 苦：原作“者”，据会文堂本改。

❷ 晕：原作“壶”，据会文堂本改。

防风、川芎、甘草，加半夏曲一两五钱。如偏正头痛服之不愈，减羌活、防风、川芎一半，加柴胡一倍。如发热恶热而渴，自阳明头痛，只服白虎汤加吴❶白芷，立愈。

东垣**半夏白术天麻汤** 治痰厥头痛，眼黑头旋，恶心烦闷，气促上喘，无力以言，心神颠倒，目不敢开，如在风云中，头苦痛如裂，身重如山，四肢厥冷，不得安卧。

黄柏一分半 干姜二分 泽泻 白茯苓 天麻 黄芪 人参 苍术各三分半 神曲炒 白术各五分 麦蘖面 半夏汤，去皮脐 橘红各七分半

上细切，作一服，水二盏，加生姜三片，煎至一盏，去渣稍热服，食前，可一服而愈。此头痛若甚，谓之足太阴痰厥头痛，非半夏不能除。眼黑头旋，风虚内作，非天麻不能疗。黄芪甘温，泻火补气，实表止汗。人参甘温泻火，补中益气。二术俱苦甘温，除湿补中。泽泻、茯苓利小便，导湿。橘皮苦温，益气调中。神曲消食，荡胃中滞气。大麦蘖，宽中助脾。干姜辛热，以涤中寒。黄柏苦辛，以疗冬天少火在泉发躁也。

东垣**安神汤** 治头痛，头旋眼黑。

生甘草 炙甘草各二分 防风二分半 柴胡 升麻 生地黄酒浸洗，各五分❷ 知母酒浸炒，五分 黄柏酒拌，炒 羌活各一钱 黄芪一钱半

上细切，作一服，水二盏，煎至一盏半，加蔓荆子五分，川芎三分，再煎至一盏，去渣临卧稍热服。

东垣**彻清膏**

蔓荆子 细辛各一钱 薄荷叶 川芎各三钱 生甘草 炙甘草各五钱 藁本一两

上为细末，每服二钱，食后茶清调下。

东垣**川芎散** 治头目不清利。

川芎五钱 柴胡七钱 羌活 防风 藁本 生甘草 升麻各一两 炙甘草 生地黄各一两半 酒黄连炒 酒片芩各二两

上为细末，每服二钱，食后茶清调下。

东垣**白芷散**一名紫金散 治诸热，苦头痛。

郁金一钱 白芷 石膏各二钱 雄黄 芒硝 薄荷叶各三钱

上为细末，口含水，鼻内搐之。

东垣**羌活清空膏**

蔓荆子一钱 黄连三钱 羌活 防风 甘草各四钱 片芩一两

上为细末，每服一钱，茶清调下，食后或临卧服。

东垣**清上泻火汤** 昔有人年少时气弱，常于气海、三里穴节次灸之，至年老成热厥头痛，虽冬天大寒，喜寒风，风吹之头痛即愈，略来暖处或见烟火，其痛复作，此灸之过也。

荆芥穗 川芎各二分 蔓荆子 当归身 苍术各三分 酒黄连 生地黄 藁本各四分 生甘草二分 升麻 防风各三分半 酒黄柏 炙甘草 黄芪各五分 酒黄芩 酒知母各七分 羌活八分 柴胡一钱 细辛二分 酒红花少许

上细切，作一服，水二盏，煎至一盏，去渣，食后稍热服。

东垣**细辛散** 治偏正头痛。

细辛 瓦松各二分 生黄芩 芍药各三分半 酒黄连 川芎各半钱 炒黄芩酒 甘草炙，各八分 柴胡去芦，一钱

上细切，作一服，水一盏半，煎至

---

❶ 吴：会文堂本作“香”，当是。
❷ 各五分：原脱，据会文堂本补。

一盏，食后服。

东垣**羌活汤** 治风热壅盛，上攻头目昏眩。

炙甘草一分半 泽泻三分 酒栝楼根 白茯苓 酒黄柏各四分 柴胡五分 防风 酒黄芩 酒黄连 羌活各六分

上细切，作一服，水二盏，煎至一盏，食后或临卧服。

东垣**一粒金** 治偏头风[1]。

荜茇以猪胆汁拌匀入胆内，悬，待阴干用 玄胡索 青黛 白芷 川芎各一两

上为细末，无根水为丸，每用一丸，以无根水化开，搐鼻内，外以铜钱咬口内，出涎。

东垣**羌活附子汤** 治冬寒犯脑痛，及齿亦痛，名曰脑风。

麻黄不去节 附子炮 防风 白芷 僵蚕 黄柏各七分 羌活 苍术各半钱 升麻二分 黄芪三分 甘草二分 佛耳草三分，无嗽不用

上细切，作一服，水二盏，煎至一盏，去渣温服。

仲景方**麻黄附子细辛汤** 治三阴三阳经不流行，而足寒气逆为寒厥头痛，其脉沉细。

麻黄 细辛各六钱 附子一个，去皮脐，生用

上细切，水三升三合，先煮麻黄令沸，减七合，掠去上沫，纳诸药，煎取一升，去渣分三服。

丹溪方**吴茱萸汤** 治厥阴头项强痛，或吐痰沫厥冷，其脉浮缓。

吴茱萸 生姜各半两 人参二钱半

上细切，作一服，水二盏，大枣一枚，煎至一盏，去渣温服。

东垣方**加味调中益气汤** 治气血俱虚头痛，其效如神。

陈皮 黄柏酒炒，各三分 升麻 柴胡去芦，各四分 人参 炙甘草 苍术各六分 黄芪一钱 川芎六分 蔓荆子三分 细辛二分

上细切，作一服，水二盏，煎至一盏，去渣温服。一方有木香二分，无黄柏。如大便虚坐不得，或了而不了，腹中逼迫，此血虚血涩也，加当归身五分。

愚按：东垣谓此方治气血俱虚头痛，本方加当归一味，虽无以上证，亦恐不可。

《局方》**玉壶丸** 治风湿头痛，亦治痰患。

雄黄一钱 南星煨裂 半夏汤泡七次，去皮 天麻 白术各二钱

上为细末，姜汁浸，蒸饼为丸服。

《局方》**川芎茶调散** 治诸风上攻，头目昏痛，鼻塞声重。

薄荷四两 荆芥穗 川芎各二两 羌活 白芷 甘草各一两，炙 细辛半两 防风二钱半

上为细末，每服二钱，食后茶清调下。

罗太无方《医垒元戎》**治三阳头痛方**

羌活 防风 荆芥穗 升麻 葛根 白芷 石膏 柴胡 川芎 芍药 细辛 葱白连须者

各等分，细切五钱，水二盏，煎至一盏，温服。

河间**如圣饼子** 治风寒伏留阳[2]经，痰饮气厥头痛。

防风 天麻各半两 南星 干姜 川芎 甘草各一两 半夏半两 川乌去皮，一两

上为细末，蒸饼糊调，捻作饼子如钱样，每用五饼，同荆芥末细嚼，茶清

---

[1] 治偏头风：原脱，据会文堂本补。

[2] 阳：会文堂本作“阴”。

送下。

《宝鉴》**川芎神功散** 治风热上攻头目，令人偏正头痛。

川芎 川乌 白芷 南星 麻黄各一钱 甘草半钱

上细切，作一服，加生姜三片，大枣一枚，水一盏半，煎至一盏，去渣食后温服。

《三因》**芎辛散** 治伤风寒生冷，及气虚痰厥，头痛如破，兼❶眩晕呕吐。

附子去皮脐，生用 乌头去皮，生用 南星 干姜 甘草炙 川芎 细辛各一钱

上细切，作一服，加生姜五片，茶芽小许，水二盏，煎至一盏，去渣温服。

《严氏》**小芎辛汤** 治风寒在脑，或感邪湿，头重而疼，眩晕呕吐。

川芎二钱 细辛 白术各一钱 甘草半钱

上细切，作一服，加生姜五片，茶芽少许，水煎服。

宝鉴石膏散 治阳明经头痛大效。

川芎 石膏 白芷各等分

上为细末，每服四钱，茶清调下。

《严氏》**三生丸** 治痰厥头痛。

半夏 白附子 南星各等分

上为细末，生姜自然汁浸，蒸饼为丸，如绿豆大，每服四五十丸，食后姜汤送下。

茯苓半夏汤 治风热痰逆，呕吐头痛。

半夏二钱 赤茯苓一钱 片黄芩 甘草 橘红各半钱

上细切，作一服，加生姜三片，水一盏半，煎至一盏，温服。

祖传经验方 治头风热，痛不可忍者。

片黄芩二两，酒拌湿炒，再拌再炒，如此三次，不可令焦 小川芎一两 白芷半两 细茶芽三钱 荆芥穗四钱 薄荷叶二钱半

上为细末，每服二钱，白汤或茶清调下。

又经验敷贴方 敷贴头风热痛。

朴硝 大黄各等分

上为细末，用深井底泥和，捏作饼子，贴两太阳穴，神验。

丹溪活套云：凡治头风，必以二陈汤加川芎、白芷为主。如太阳经头痛，加羌活。阳明经加石膏、白芷。少阳经，加柴胡、黄芩。太阴经，加苍术。少阴经，加细辛。厥阴经，加吴茱萸。如肥人头痛，必是湿痰，加半夏，苍、白术。如瘦人头痛，是热上壅，多加酒洗片黄芩。如因感冒而头痛者，宜加防风、羌活、藁本、升麻、柴胡、葛根之类。如气虚而头痛者，宜加黄芪、人参、东垣安神汤之类。如风热在上而头痛者，加天麻、蔓荆子、台芎、酒片芩之类。如苦头痛者，宜用细辛。如形瘦色弊而头痛者，是血虚，宜用川芎、芍药、酒黄柏之类。如顶巅痛者，宜藁本、酒炒升麻。

胃 脘 痛

论

《内经》曰：木郁之发，民病胃脘当心而痛，上肢两胁痛，膈噎不通，食饮不下。盖木气被郁，发则太过，故民病有土败木贼之候也。夫胃为脾之腑，阳先于阴，故脏未病而腑先病也。甚而至于胁下如刀劙之痛者，已连及于脏矣，古方名为脾疼者是也。胃之上口名曰贲

❶ 兼：原作“无”，据会文堂本改。

门，贲门与心相连，故经所谓胃脘当心而痛，今俗呼为心痛者，未达此义耳。虽曰运气之胜复，未有不由清痰食积郁于中，七情九气触于内之所致焉。是以清阳不升，浊阴不降，而肝木之邪得以乘机侵侮而为病矣。更原厥初致病之由，多因纵恣口腹，喜好辛酸，恣饮热酒煎煿，复食寒凉生冷，朝伤暮损，日积月深，自郁成积，自积成痰，痰火煎熬，血亦妄行，痰血相杂，妨碍升降，故胃脘疼痛，吞酸嗳气，嘈杂恶心，皆噎膈反胃之渐者也。俗医不究其源，例以辛香燥热之剂治之，以火济火，遂成危剧，良可痛哉。古方九种心痛：曰饮，曰食，曰风，曰冷，曰热，曰悸，曰虫，曰疰，曰去来痛。夫所谓冷者唯一耳，岂可例以热药治之乎。详其所由，皆在胃脘，而实不在于心也。有真心痛者，大寒触犯心君，又曰污血冲心，手足青过节者，旦发夕死，夕发旦死。医者宜区别诸证而治之，无有不安之理也。

脉法

《脉经》曰：阳微阴弦，则胸痹而痛，责其虚也。今阳虚知上焦所以胸痹心痛者，以其脉阴弦故也。

胸痹之病，喘息咳唾，胸痹痛短气，寸口脉沉而迟，关上小紧弦数。

心脉微急为痛，微大为心痹引背痛。

脉短而数者心痛。涩者心痛。脉浮大弦长者死。

方法丹溪方法凡二十二条

丹溪曰：心痛即胃脘痛，须分久新。若明知身犯寒气、口得寒物而病，于初得之时，当用温散温利之药。若病久则成郁矣，郁则成热，《原病式》中备言之矣，若欲行温散温利，宁无助火添病耶？由是古方多用山栀子为君，热药为之向导，则邪易伏，病易退。病安之后，若纵恣不改前非，病必再作难治矣。此病虽日久不食，不死。又曰：中宫有食积与痰而生病者，胃气亦赖所养，卒不便虚，虽日数多不食不死。若痛方止即吃物，病必复作，勿归咎于医也。必须再服三、五服药后，以渐而少介❶，方可获全安。

心膈大痛，攻走腰背，发厥呕吐，诸药不效者，就吐中以鹅翎探之，出痰积碗许而痛即止。

脉坚实不大便者，下之亦可。

一方 用黄荆子炒焦为末，米饮调服一云，上可治心痛，下可治白浊。

又方 用蓝叶擂细取汁，合姜汁服。

又方 用青黛，以姜汁入汤调服。

又方 用海粉，佐以香附末，以川芎、山栀子煎汤，入姜汁调服。

又方 无药处，以盐置刀头，烧红淬入水中，乘热饮之，吐痰而止。此法治绞肠痧大痛几死者，立效。

又方 治心痛，轻者以麻黄、桂枝之类散之，或以韭汁开提之，重者加石碱。

又方 痛甚者脉必伏，宜温药附子之类，不可用人参、白术，盖诸痛不可补气故也。

又方 治气痛者，用牡蛎粉一二钱，温酒调下。

又方 治湿痰作痛，用白螺蛳壳，去泥沙，火煅为细末，每服用七分，温酒调下，立止。

又方 以物拄按而痛定者，属虚，

---

❶ 介：会文堂本作“食”。

以二陈汤加炒干姜末和之而愈。

又方 山栀大者七枚或九枚，炒焦黄，用水一盏，煎七分，入生姜自然汁二三匙，令辣热，饮之立止。

又方 山栀子劫止之后复发者，前药必不效，用玄明粉一钱匕，白汤送下立止。

又方 治平日喜好热物，致死血流于胃口而作痛者，以桃仁承气汤下之安。

又方 治死血作痛证，用玄胡索一两半，桂心、红花、滑石、红曲各五钱，桃仁三十个，蒸饼丸服效。

又方 治虫痛者，必面上有白斑，唇红能食，时作时止，用二陈汤加苦楝根煎服。

又方 治痰积胃脘作痛，白螺壳丸。

白螺蛳壳火煨 滑石炒 苍术 山栀子 香附童便浸 南星煨裂各一两 枳壳曲炒黄色 青皮 木香 半夏 砂仁❶各五钱 莪术一两❷

上为末，春加川芎，夏加黄连，秋冬加吴茱萸，用生姜汁浸，蒸饼为丸，如绿豆大，每服五十丸。

黄连六一汤 治多食煎炒或烧饼米胖等物，致热郁胃口而痛者，甚效。方见呕吐门。

连附六一汤 治胃脘痛甚，诸药不效者，寒因热用方也。

黄连六钱 附子炮去皮脐，一钱

上细切，作一服，加生姜三片，大枣一枚，水一盏半，煎至一盏，去渣稍热服。

东垣**草豆蔻丸** 治各寒犯胃作痛，或因湿热郁结作痛，亦可劫而止之，又治气弱心痛亦妙。

草豆蔻一两，面煨 橘红 吴茱萸汤泡焙干 人参 白僵蚕 黄芪 益智仁各八钱 生甘草 炙甘草 当归身 青皮各六钱 泽泻小便多者减半 半夏各一两 桃仁去皮尖，七十个 麦蘖面一两半，炒 神曲炒微黄 柴胡胁不痛，减半 姜黄各四钱

上为细末，桃仁另研如泥，入诸药中和匀再研，汤浸蒸饼为丸，如梧桐子大，每服三十丸，白汤送下，食远服。

东垣**麻黄豆蔻丸** 治客寒犯胃，心头大痛不可忍。

木香 青皮 红花 厚朴姜制，各二钱 苏木三分 荜澄茄四分 升麻 半夏汤泡七次 麦蘖面 砂仁 黄芪 白术 陈皮去白 柴胡 炙甘草 吴茱萸 当归身各五分 益智仁六分 神曲炒，一钱 麻黄不去节，二钱

上为细末，汤浸蒸饼为丸，如梧桐子大，每服五十丸，白汤下，或细嚼白汤送下亦可。

东垣**木香化滞汤**

治因忧食湿面，结于胃脘，腹皮抵痛，心下硬，微满，不思饮食，食之不散，常常痞气不安。方见痞满门。

《三因》**仓卒散** 治气自腰腹间攻心，痛不可忍，腹中水冷，自汗如洗，手足挛急厥冷。

山栀子大者四十九枚，连皮捶碎炒焦 附子一枚，炮去皮脐

上为末，每服二钱，酒一盏，煎八分，温服。

河间**金铃子散** 治热厥心痛。

金铃子 玄胡索各一两

上为细末，每服二钱，温酒调下，白汤亦可。

河间**神圣代针散** 治心腹诸痛。

乳香 没药 当归 白芷 川芎各半两 芫青一两，去翅足，炒

---

❶ 仁：原脱，据会文堂本补。

❷ 莪术一两：原脱，据会文堂本补。

上为细末，每服一分，病甚者五分，先点好茶一盏，次掺药末在茶上，不得吹搅，立地细细呷之。心痛欲死者，服之立效。小肠气，搐如角弓，膀胱肿硬，一切气刺虚痛，并妇人血癖、血迷、血晕、血刺痛冲心，胎衣不下，难产，但是一切因血作痛之疾，服之大有神效。

《活人》**术附汤** 治寒厥暴痛，脉微气弱。

附子炮，九分 白术二钱 甘草一钱，炙

上细切，作一服，水一盏半，入生姜五片，大枣二枚，煎至一盏，去渣温服。此药又治风湿相搏，身重烦疼，不能转侧，不呕不喝，大便坚实，小便自利，及风虚头目眩晕，不知食味。暖饥补中，助阳气、止有汗之圣药也。

丹溪活套云：草豆蔻一味，性温能散滞气，利膈上痰，若胃脘果因寒而作痛，用之如鼓应桴。若湿痰郁结成痛者，服之多效。若因热、郁而痛者，理固不当用此，但宜以凉药监制，如芩、连、栀子之属，其功尤速。东垣草豆蔻丸，寒热心痛，大获奇功。但因热者不可多服，久服恐有积温成热之患耳。若久病郁热已胶固者，断不可用此味也。胃中若有流饮清痰作痛，腹中漉漉有声，及手足寒痛，或腰膝脊胁抽掣作痛者，用小胃丹或三花神祐丸或控涎丹渐渐服之，能彻去病根即止。

祖传经验**加味枳术丸** 治清痰、食积、酒积、茶积、肉积，在胃脘当心而痛，及痞满恶心，嘈杂嗳气，吞酸呕吐，脾疼等证，其效如神。

白术三两 枳实麸炒黄色 苍术米泔浸二宿，焙 猪苓去黑皮 麦蘖面炒黄色 神曲炒微黄色 半夏汤泡透，各一两 泽泻去毛 赤茯苓去皮 川芎 黄连陈壁土炒，去土 白螺蛳壳煅各七钱 缩砂仁 草豆蔻 黄芩陈壁土同炒 青皮去白 莱菔子炒 干生姜各五钱 陈皮去白 香附米童便浸 瓜蒌子 厚朴姜汁制炒 槟榔各三钱 木香 甘草各二钱

吞酸，加吴茱萸汤泡，寒月五钱，热月二钱半。久病挟虚，加人参、白扁豆、石莲肉各五钱。时常口吐清水，加炒滑石一两，牡蛎五钱。

上为细末，用青荷叶泡汤浸脱❶粳米，研粉作糊为丸，如梧桐子大，每服七十丸，多至一百丸，清米饮送下。

男子，年三十五，胃脘作痛久矣，人形黄瘦，食少而胸中常若食饱。来求治，与加味枳术丸，服不效，而日渐大痛，叫号声闻四邻，别父母妻子，嘱咐后事，欲自杀。予以桃仁承气汤作大剂与之，连二服，大下瘀血四、五碗许，困倦不能言语者三日，教以稀粥少食，渐渐将理，病全安，复壮如旧。

腹　　痛

论

《内经》曰：寒气入经而稽迟，泣与涩通而不行，客于脉外则血少，客于脉中则气不通，故卒然而痛云云。按《内经·举痛论》言寒邪外客而为痛者，甚为详悉，但未能尽述，学者自宜检阅。外有因虚、因实、因伤寒、因痰火、因食积、因死血者，种种不同，亦当表而出之，庶使学者易为参考焉。东垣曰：腹中诸痛，皆由劳役过甚，饮食失节，中气不足，寒邪乘虚而客入之，故卒然

❶ 脱：会文堂本作“晚”。

而作大痛，经云得炅则止。《此事难知》集论曰：伤寒中脘痛，太阴也，理中汤、黄芪建中汤之类。脐腹痛者，少阴也，四物汤、真武汤、附子汤之类。小腹痛，厥阴也，重则正阳散、回阳丹，轻则当归四逆汤之类。太阴连少阴痛甚者，当变为下利不止。若夫杂病腹痛，四物苦楝汤、酒煮当归丸之类。夏月腹痛，肌热恶热，脉洪数，属手太阴、足阳明，黄芩芍药汤主之。秋月腹痛，肌寒恶寒，脉沉疾，属足太阴、足少阴，桂枝芍药汤主之。四时腹痛，芍药甘草汤主之。《原病式》曰：热郁于内，则腹满坚结而痛，不可例言为寒也。成无己曰：阴寒为邪者，则腹满而吐，食不下，自利益甚，腹疠痛，太阴证也。发汗不解，医反下之，因而腹满时痛者，属太阳也，桂枝加芍药汤主之。大实而痛者，桂枝加大黄汤主之。又曰：邪气聚于下焦，则津液不得宣通，血气不得流行，或溺或血，流滞于下，而生胀满硬痛也。若从心下至小腹皆硬满而痛者，是邪实也，须以大陷胸汤下之。若但小腹硬满而痛，小便利者，则是蓄血之证；小便不利者，则为溺涩之证也。其有血虚瘦弱之人，津液枯涸，传送失常，郁火燥热煎成结粪，滞于大小肠之间，阻气不运而作痛者，宜以枳实导滞丸、备急大黄丸之类，先通其滞、止其痛，然后用四物等生血润燥之剂以治其本。外有卒然心腹大痛，欲吐不得吐，欲泻不得泻，唇青厥逆，死在须臾，此内因食积，外感寒邪，是名干霍乱之候也，宜急以盐汤灌之，而以鹅翎探吐取涎而愈。若夫清痰留滞于胸腹之间，食积郁结于肠胃之内，皆能令人腹痛。清痰作痛者，控涎丹、小胃丹之类。食积为患者，保和丸、枳术丸之类消之，枳实导滞丸、木香槟榔丸之类下之。浊气在上者涌之，清气在下者提之，寒者温之，热者清之，虚者培之，实者泻之，结者散之，留者行之，此治法之大要也，学者详之。

脉法

《脉经》曰：脉细小紧急，病进，在中，腹中刺病。阴弦，则腹痛。弦急，小腹痛。尺脉实，小腹痛，当利之。心腹痛，不得息，脉细小迟者生，脉大而疾者死。腹痛，脉反浮大而长者死。

方法丹溪方法凡十五条

丹溪曰：腹痛有寒，有积热，有食积，有痰，有死血。脉弦者多属食，宜温散之，盖食得寒则滞，得热则行，更宜以行气则气，若助之，无不愈者。脉滑者是痰，痰因气滞而聚，阻碍道路，气不得宣通而痛，宜导痰解郁。凡痛必用温散，以其郁结不行，阻气不运故也。脐下忽大痛，人中黑色者，多死。腹中水鸣，乃火击动其水也。

戴氏曰：痛甚便欲大便，去后则痛减者，是食积也。绵绵痛而无增减者，是寒也。时痛时止者，是热也。其痛者常处而不移动者，是死血也。

治腹痛，用台芎、苍术、香附、白芷为末，姜汁入汤调服。

白芍药，只能治血虚腹痛，余俱不治。以其酸寒收敛而别无温散之功者也。

如饮食过伤而腹痛者，宜木香槟榔下之。

如气虚之人，伤饮食而腹痛，宜调补胃气并消导药，用人参、白术、山楂、神曲、枳实、麦芽、木香、砂仁之类。

如腹中常有热而痛，此为积热，宜

调胃承气汤下之。

小腹实痛，用青皮以行其气。

小腹因寒而痛，宜肉桂、吴茱萸。

因寒气作痛者，宜小建中汤加干姜、官桂、台芎、苍术、白芷、香附。

因热而痛者，二陈汤加黄芪、黄连、栀子，痛甚者加炒干姜从之。

以上皆用丹溪方。

若腹痛不禁下者，宜川芎苍术汤以治之，川芎、苍术、香附、白芷、茯苓、滑石，加姜，水煎服。

东垣**高良姜汤** 治因寒心腹大痛。

高良姜 厚朴 官桂各一钱

上细切，作一服，水一盏半，煎至一盏，去渣稍热服。

东垣**草豆蔻汤** 治脐腹虚胀作痛。

泽泻一钱 木香三分 神曲四分 半夏 枳实麸炒黄色 草豆蔻 黄芪春夏勿用 益智仁 甘草炙，各半钱 青皮 陈皮各六分 川归七分 茯苓七分

上细切，作一服，加生姜三片，水一盏半，煎至一盏，温服。

东垣**益胃散** 治因服寒药过多，致腹痛不止。

人参 厚朴 甘草 白豆蔻 姜黄 干姜 砂仁 泽泻以上各三分 智仁六分 陈皮七分 黄芪七分

上细切，作一服，加姜，水煎服。

东垣**厚朴温中汤** 治胃虚冷，胀满疼痛。用：

厚朴 陈皮各一钱 茯苓 草豆蔻 甘草 木香各半钱 干姜三分半

加姜，水煎服。

河间**六合散**又名金钥匙 治一切燥热郁结，汗后余热宣转不通，并治小肠气结，心腹满闷，胸中痞结，走注疼痛。

大黄一两，酒拌湿蒸 白丑半两，炒 黑丑略炒 甘遂各半两 槟榔三钱，生 轻粉一钱

上为细末，每服一钱，蜜水调下，量虚实加减服。

河间**没药散** 治一切心腹疼痛不可忍者。

没药另研 乳香另研，各一钱 穿山甲五钱，用灰火 木鳖子四钱，去壳

上为细末，每服半钱或一钱，酒大半盏，煎三五沸服。

河间**木香槟榔丸** 治食郁气滞作痛。

木香三钱 槟榔三钱 青皮五钱 陈皮五钱 麦蘖面炒，七钱 枳实六钱，炒黄色 白术五钱 厚朴四钱，姜制

上为细末，汤浸蒸饼为丸，如梧桐子大，每服五十丸，温水下，食远。

东垣**枳实导滞丸** 治食伤湿热之物，不得施化，腹痛满闷不安，以利为度。方见内伤门。

瓜蒂散 治食伤太阴，填塞闷乱不快，甚则心胃大痛，兀兀欲吐者。方见中风门。

东垣**霹雳散** 治腹痛脉微欲绝。

附子一枚，泡，取出以冷灰焙之，去皮脐

上以一味取五钱重，入真腊茶一钱，同研细为末，分作一服，每服用水一盏，煎七分，去渣，入蜜一匙，稍冷服。

东垣**酒煮当归丸** 治小腹寒痛，及妇人白带疝瘕大寒等证。

茴香五钱 黑附子炮 良姜各七钱 当归一两

上四味细切，以上好无灰酒一升半，煮至酒干尽，焙干入后药：

炙甘草 苦楝生用 丁香各五钱 木香 升麻各一钱 柴胡二钱 炒黄盐 全蝎各三钱 玄胡索四钱

上与前四味同研为细末，酒煮面糊为丸，如梧桐子大，每服五、七十丸，

空心淡醋汤下。忌油腻、冷物及酒、湿面。

河间**黄连汤** 治胸中有热，胃中有邪气，腹内痛甚，时欲呕吐。此药升降阴阳。

黄连 甘草炙 干姜 桂枝各五钱 人参二钱 半夏半合，汤泡七次，去皮脐

上细切，入大枣二枚，量水煎服。

河间**芍药甘草汤** 治四时腹痛。

白芍药 甘草炙

各等分，每服五钱，细切，入生姜三片，水一盏半，煎至一盏，温服。《医垒元戎》云：腹痛脉弦伤气，用本药；脉洪伤金，加黄芩；脉缓伤水，加桂枝；脉涩伤血，加当归；脉迟伤寒，加干姜。

河间**加减小柴胡汤** 治寒热脉弦腹痛。

本方去黄芩，加白芍药。

河间**四物苦楝汤** 治脐下虚冷腹痛。

四物汤六钱加玄胡索、苦楝各一钱半。

上细切，水二盏，煎至一盏，温服。

河间**增损当归丸** 治三阴受邪，心腹疼痛。

四物汤五钱 防风 独活 全蝎各五钱 续断 茴香各一两 苦楝 玄胡索 木香 丁香各二钱

上为细末，酒糊为丸，如梧桐子大，每服五十丸，白汤下。

河间**苦楝丸** 治奔豚小腹作痛。方见疝气门。

《局方》**一捏金散** 治脐腹大痛，及奔豚小肠气等证。

玄胡索 川楝子 全蝎去毒，炒 茴香

各等分，为细末，每服二钱匕，热酒调下，神验。

丹溪活套云：凡腹痛多是血脉凝涩不行，必用酒炒白芍药，恶寒而痛加桂，恶热而痛加黄柏。如腹痛欲以物拄按者属虚，用人参、白术、干姜、官桂之类。如腹痛手不可按者属实，宜用建中汤加大黄，或调胃承气汤加桂枝类下之而愈。如因饮食过伤而作痛者，必问因伤何物。如伤生冷硬物而作痛者，东垣木香见晛丸、三棱消积丸之类。如伤热物而作痛者，枳实导滞丸、三黄枳术丸之类。看强弱缓急，用而下之。如气虚之人，因饮食过伤而腹痛者，宜补泻兼施，用二陈汤加川芎、白术、神曲、麦芽、人参、苍术之类，或送下前推积等丸子以下之。如腹中常觉有热而暴痛暴止者，此为积热，宜调胃承气汤之类下之。如因跌扑损伤而作痛者，此瘀血证，宜桃仁承气汤、抵当汤之类，逐去其血即愈。如因事损伤，或酒后涉水，血凝腹痛者，大承气汤加桂。

一黄氏妇，年五十余，小腹有块作痛二月余。一医作死血治，与四物加桃仁等药，不效；又以五灵脂、玄胡索、乳香、没药、三棱、莪术等作丸服，又不效。召予治，诊其六脉皆沉伏，两尺绝无。予曰：乃结粪在下焦作痛耳，非死血也。用金城稻藁烧灰淋浓汁一盏服之，过一时许，与枳实导滞丸一百粒催之，下黑粪如梅核者一碗许，痛遂止。后与生血润肠之药十数帖，调理平安。

一壮年男子，寒月入水网鱼，饥甚，遇凉粥食之，腹大痛，二昼夜不止。一医先与大黄丸，不通；又与大承气汤，下粪水而痛愈甚。召予治，诊其六脉皆沉伏而实，面青黑色。予曰：此大寒证，及下焦有燥屎作痛。先与丁附治中汤一帖，又与灸气海穴二十一壮，痛减半。继以江子加沉香、木香作丸，如绿豆大，生姜汁送下五粒，下五七次，平安。

腰痛

论

《内经》曰：足太阳脉令人腰痛，引项脊尻背如重状。少阳腰痛，就如以针刺其皮中，循循然不可以俯仰，不可以顾。阳明腰痛，不可以顾，顾如有见者，善悲。足少阴腰痛，痛引足内廉。厥阴腰痛，腰中如张弓弩弦。太阴腰痛，下如有横木居其中，继则遗溲。又曰：太阳所至为腰痛。巨阳虚则腰背颈项痛，是重则病项如拔，挟脊痛，腰似折，髀不可以曲。又曰：腰者，肾之府，转摇不能，肾将惫矣。《脉经》曰：凡有所用力举重，若入房过度，汗出如浴水，则伤肾。肾胀者，腹满引背央央然，腰节痛。又有肾着之病，从腰以下冷，腰重如带五千钱。若夫腰痛之证，虽有六经见候之不同，挫闪肾之或异，或瘀血，或风寒，或湿痰流注，种种不一，原其所由，未必不因房室过度、负重劳伤之所致也。经曰邪之所凑，其气必虚是也。治法，虚者补之，杜仲、黄柏、肉桂、当归、五味、菟丝子、天门冬、熟地黄之类。风者散之，麻黄、防风、羌活、独活之类。寒者温之，肉桂、附子、干姜之类。挫闪者行之，当归、苏木、乳香、没药、桃仁、红花之类。瘀血者逐之，大黄、牵牛、桃仁、水蛭、虻虫之类。湿痰流注者消导之，苍术、抚芎、香附、白芷、枳实、橘红、半夏、茯苓之类。宜各类推而治之，不可执一论也。

脉法

《脉经》曰：尺脉沉，腰背痛。凡腰痛时时失精，饮食减少，其脉沉滑而迟，此为可治。

腰痛之脉皆沉弦，沉弦而紧者为寒，沉弦而浮者为风，沉弦而濡细者为湿，沉弦而实者为挫闪。

丹溪曰：脉必沉而弦，沉为滞，弦为虚，涩者是瘀血，缓者是湿，滑者伏者是痰，大者是肾虚也。

方法丹溪方法凡七条

丹溪曰：有肾虚，有瘀血，有湿热，有倒闪，有痰。诸腰痛不可用补气药，亦不宜峻用寒凉药。

肾虚腰痛，用杜仲、黄柏、龟板、知母、枸杞子、五味子，猪脊骨髓丸服。

瘀血宜行血顺气，用补阴丸加桃仁、红花，外用三棱针于委中穴出血，以其血滞于下也。

湿宜燥湿行气，用黄柏、杜仲、苍术、川芎之类。

戴氏曰：疼之不已，为肾虚也。日轻夜重者，是瘀血也。遇天阴及久坐而发者，是湿也。

痰宜南星、半夏，加快气药佐之，使痰随气运。

腰曲不能伸者，针委中[1]立愈。

肾着为病，其体重，腰冷如冰，饮食如故，小便自利，腰以下冷痛而重，治宜流湿兼用温药。

《三因方》**肾着汤** 治肾着腰痛。

干姜泡 茯苓各一钱半 甘草炙，半钱 白术二钱半

三因**青娥丸** 治肾虚腰痛，常服壮筋补虚。

杜仲一斤，炒 生姜十两，炒 破故纸一斤，炒

[1] 委中：原作“人中”，据会文堂本改。

上为细末，用胡桃肉一百二十个，汤浸去皮膜，研为膏，炼蜜些少，丸如梧桐子大，每服五十丸，盐汤、姜汤任下。

三因**立安丸**　治五种腰痛。常服温补肾元，壮健腰脚。

破故纸　干木瓜各一两半　牛膝酒洗，一两　萆薢　二两　杜仲姜汁炒丝断　续断各一两

上为细末，炼蜜丸如梧桐子大，每服五十丸，温酒下。

《局方》**补骨脂丸**　治肾虚及寒湿一切腰痛。

萆薢四两，一两用童便浸，一两用米泔浸，一两用盐汤浸，一两用酒浸，各浸一昼夜　杜仲四两，炒丝断　补骨脂三两，炒香　胡桃肉八两，浸去油或另研如泥

上以前三味细研为末，不犯铁器，入胡桃肉，用木杵捣千余下，以糯米糊为丸，秋冬以炼蜜为丸，如梧桐子大，每服五十丸空心温酒下，干物压之。

东垣**独活汤**　治劳役腰痛如折。

羌活　防风　独活　泽泻　肉桂各三钱　大黄酒浸煨熟　甘草各二钱　川归五钱　连翘五钱　防己酒炒　黄柏酒炒，各二钱　桃仁三十个

每服一两，酒水煎服。

摩腰丹　治寒热腰痛。

附子尖　乌头尖　天南星各二钱半　朱砂　干姜各一钱　雄黄　樟脑　丁香各一钱半　麝香当门子，五粒

上为末，蜜丸如龙眼大，每用一丸，生姜汁化开，如厚粥样，烘热置掌中，摩腰上，冷尽粘着肉，烘绵衣缚定，腰热如火，间三日用一丸妙。或加吴茱萸、桂皮。

《局方》**煨肾丸**　治肾虚腰痛。

杜仲三钱，炒丝断

上为细末，以猪腰子一只，薄批作五七块，以椒、盐腌去腥水，掺药末在内，以荷叶包裹，更加湿纸二三重外包，微火煨熟食之，无灰酒送下。

丹溪**补肾丸**　治肾虚腰痛。方见虚损门。

丹溪**苍术汤**　治湿热腰腿疼痛。

防风　黄柏各一钱　柴胡二钱　苍术三钱

上细切，作一服，水一盏半，煎至一盏，去渣温服。

东垣**川芎肉桂汤**　治瘀血在足太阳、足少阴、足少阳三经腰痛。

酒防已　防风去芦，各三钱　炒神曲　独活各五分　川芎　柴胡　肉桂　当归梢　炙甘草　苍术各一钱　羌活　桃仁五个，去皮，另研

上细切，作一服，好酒三盏，煎至一盏，去渣稍热服，食远。

东垣**地龙散**　治腰脊痛，或打损伤，或从高坠下，恶血在太阳经，令人腰脊痛，或髀股胫腨中痛不可忍。

当归梢二分　中桂　地龙各四分　麻黄五分　苏木六分　独活　黄柏盐酒炒　甘草各八分　羌活一钱二分　桃仁六个，去皮尖，另研细

上细切，作一服，水二盏，煎至一盏，去渣温服。

东垣**拈痛汤**　治湿热为病，肩背沉重，肢节腰胁疼痛，胸膈不利。

白术四分　人参去芦　升麻　苦参酒炒　葛根　苍术各五分　防风去芦　知母去毛，酒洗　泽泻　黄芩　猪苓去皮　当归各六分　炙甘草　生黄芩酒洗　茵陈酒炒　羌活各八分

上细切，作一服，水二盏，煎至一盏，去渣温服。

东垣**苍术复煎散**　治寒湿相合，脑后

痛，恶寒，项筋脊骨强，肩背膝眼痛，腰痛，膝膑痛无力，行步沉重。

红花一分　黄柏三分　柴胡去芦　藁本　泽泻　白术　升麻各五分　羌活一钱　苍术四两

上细切，先以苍术一味，用水二大盏，煎至二盏，去渣入前药，复煎至一盏，去渣空心稍热服，取微汗为效，忌酒及欲。

河间**一粒金丹**　治腰膝走注疼痛，如虎咬之，状不可忍者。

草乌头　五灵脂各四两　木鳖子一两，去壳　白胶香一两　地龙去泥土净，一两　京墨二钱半　乳香二钱半　当归五钱　没药五钱　麝香二分半

上为细末，再研千余下，糯米糊丸，如梧桐子大，每服一丸或二丸，多至三丸，温酒下。服药后微汗，神验。

《元戎》**加味四物汤**　治瘀血腰痛。

本方加桃仁泥、酒红花二味，煎服❶。

《三因》**安肾丸**　治肾虚腰痛。

破故纸炒　胡芦巴炒　茴香炒　川苦楝炒　续断炒，各三两　桃仁炒　杏仁炒　山药　茯苓各二两

上为细末，炼蜜为丸，如梧桐子大，每服五十丸，盐汤下。

《三因》**如神汤**　治挫闪腰痛，甚者不过三服平安。

川归　肉桂　玄胡索各等分

上为细末，每服二钱匕，热酒调下。或细切，酒煎亦可。

《三因》**独活寄生汤**　治因肾虚，坐卧冷湿，当风所得。

独活一钱　桑寄生　杜仲炒　细辛　牛膝　秦艽　茯苓　白芍药　桂心　川芎　防风　炙甘草　人参　熟地黄　当归各五分

上细切，作一服，水二盏，煎至一盏，去渣，空心温服。

《局方》**五积散**　治寒湿及清痰流注经络，腰膝背胁疼痛。

白芷　川芎　桔梗　芍药　陈皮　厚朴　茯苓　甘草　麻黄　干姜　官桂　川归　半夏　苍术　枳壳各五分

上细切，作一服，加生姜三片，水二盏，煎至一盏，温服。

丹溪活套云：凡因房劳❷辛苦而腰痛者，四物汤加知母、黄柏、五味子、杜仲之类，吞补肾丸或大补阴丸。因风寒湿流注经络而作痛者，二陈汤加麻黄、苍术、川芎、白芷、防风、羌活、独活之类。因挫闪跌扑，致死血流于本经而作痛者，四物汤加桃仁、红花、苏木之类。脉实人壮盛者，大承气汤加桂下之安。有因醉饱入房太甚，而酒食之积乘虚流入于本经，致腰痛难以俯仰，四物汤合二陈汤加麦芽、神曲、杜仲、黄柏、官桂、砂仁、葛花、桔梗之类。

胁　痛

论

《内经》曰：肝病者，两胁下痛引小腹，令人善怒，虚则目䀮䀮无所见，耳无所闻，善恐如人将捕之。又曰：怒则气逆，甚则呕血及飧泄，故气上矣。盖心出血，肝纳血，因大怒而血不归经，或随气而上出于口鼻，或留于本经而为胁痛。又或岁木太过而木气自甚，或岁

❶ 其后原衍：“（三因）安肾丸治肾虚腰痛。本方加桃仁泥、酒红花二味，煎服。”据文义删。

❷ 劳：原脱，据会文堂本补。

金有余而木气被郁，皆能令人胁痛。经曰：病胁下满气逆，二、三岁不已，病名曰息积。是亦肝木有余之证也。外有伤寒发寒热而胁痛者，足少阳胆、足厥阴肝二经病也，治以小柴胡汤，无有不效者。或有清痰食积，流注胁下而为痛者。或有登高坠仆，死血阻滞而为痛者。又有饮食失节，劳役过度，以致脾土虚乏，肝木得以乘其土位，而为胃脘当心而痛、上支两胁痛、膈噎不通、食饮不下之证。医者宜于各类推而治之。毋认假以为真也。

脉法

《脉经》曰：肝脉搏坚而长，色不青，当病坠堕若搏，因血在胁下，令人喘逆。若软而散輭、軟、蠕、軟古通用，其色泽者，当病溢饮。溢饮者，暴渴多饮，而溢入于肌肤肠外也。

肝脉沉之而急，浮之亦然，若胁下痛，有气支满，引小腹而痛，时小便难，苦目眩头痛，腰背痛，是为逆寒，时癃，妇人月水不来，时无时有，得之少时有所坠堕。

脉双弦者，肝气有余，两胁作痛。

丹溪方法一条

丹溪曰：属肝，木气实因怒气大逆，肝气郁甚，谋虑不决，风中入肝，皆使木气大实，故火盛肝气急也，有死血因恶血停留于肝，搏于胁下而作痛，病则咳嗽气急引胁痛❶，按之益甚也，痰流注因痰下流注于厥阴之经，亦能使胁下痛，病则咳嗽气急引胁❷痛。

河间**当归龙荟丸**　泻肝火大盛之要药，因内有湿热，两胁痛甚，伐肝木之气，肝实宜之。

当归　龙胆草　栀子仁　黄连　黄芩　大黄酒湿，文火炒　芦荟　青黛各五钱　木香二钱半　麝香五分，另研

上为细末，神曲糊丸，如梧桐子大，每服二十丸，生姜汤下。一方，加柴胡五钱，青皮一两，热甚者烘热服。

丹溪**一方**　木气实者，用川芎、苍术、青皮、芍药、柴胡、甘草、龙胆草，各等分，水煎服。

丹溪**左金丸**　泻肝火行湿，为热甚之反佐。

黄连六钱　吴茱萸一钱

上为细末，汤浸蒸饼为丸，如绿豆大，每服三、五十丸，淡姜汤下。

丹溪**一方**　破血行气，治死血作痛之证。

桃仁去皮留尖，另研　红花酒拌，焙干　川芎　香附童便浸　青皮各等分

上细切，水煎服之。

丹溪**加味二陈汤**　治湿痰流注，胁内作痛。

本方加南星、苍术、川芎、姜，水煎服。

丹溪肝苦急，急食辛以散之，用抚芎、苍术。或用小柴胡汤，盖本方为胁痛发寒热者必用之要药也。

丹溪左胁痛，以柴胡为君，加佐使药川芎、青皮、草龙胆之类。

丹溪两胁走痛，或用**控涎丹**。因清痰流注作痛者可用，盖痰在胁下，非白芥子不能去，方见痰门。

丹溪治咳嗽胁痛者，二陈汤加南星、青皮、香附、青黛、姜汁。一云，四物汤加青皮等药，以疏肝气。

丹溪气弱之人，胁下痛，脉细紧或

---

❶ 搏于胁下而作痛，病则咳嗽气急引胁痛：原作“若于三下而痛病则自肝一甚”，据会文堂本改。

❷ 胁：原作“血”，据会文堂本改。

弦，多从劳役怒气得之，八物汤加木香、青皮，或加桂心，水煎服之。

去滞气用青皮，盖青皮乃肝胆二经药，人多怒，胁下有郁积❶，固宜以解二经之实者。若二经气血不足，先当补血气，少加青皮可也此承上条意思言也。

丹溪肥白人气虚，发寒❷热而胁下痛，用参芪补气，柴胡、黄芩退热，木香、青皮调。

丹溪瘦弱人寒热胁痛多怒，必有瘀血，宜桃仁、红花、柴胡、青皮、大黄之类行之。

丹溪发寒热胁痛，似觉有积块，必是饮食太饱劳力所致，必用龙荟丸治之。

丹溪解痛治标药，外用琥珀膏贴之。

又方，用芥菜子，水研敷。

又方，以吴茱萸研，水调敷。

又方，以韭菜叶捣细，炒热贴而以熨斗盛火熨之。

《局方》**推气散**　治右胁痛甚，胀满不食。

片姜黄❸　枳壳麸炒　桂心各五钱　甘草炙，三钱

上为细末，每服二钱，姜汤调下，水煎亦可。

东垣**枳芎散**　治右胁疼痛不可忍。

枳实麸炒　川芎各五钱　甘草炙，钱半

上为细末，每服二钱，姜枣汤或酒调下。

东垣**异香散**　治腹胁膨胀，痞闷噎塞，腹胁疼痛。

蓬莪术煨过　益智仁　甘草　荆三棱各一钱　青皮　陈皮各五分　石莲肉三分❹　厚朴姜制，三分

上细切，作一服，加生姜三片，大枣一枚，白盐少许，水一盏半，煎至一盏，去渣温服。

河间**分气紫苏饮**　治腹胁疼痛，气促喘急。

五味子　桔梗去芦　紫苏叶　桑白皮蜜炙黄色　草果仁　陈皮去白　大腹皮酒洗　茯苓　甘草炙，各半钱

上细切，作一服，加生姜三片，白盐少许，水一大盏，煎至七分，去渣空心温服。

河间**芎葛汤**　治胁下疼痛不可忍者。

桂枝　川芎　细辛　干葛　防风去芦，各八分　芍药　枳壳　麻黄　人参　甘草炙，各四分

上细切，作一服，加生姜三片，水一盏半，煎至一盏，温服。

丹溪活套云：凡胁痛者，多是肝木有余也，宜用小柴胡加青皮、川芎、芍药、草龙胆，甚者煎成正药，入青黛、麝香。痰流注者，本方倍半夏，加橘红、南星、苍白术、茯苓、川芎之类。瘀血作痛者，小柴胡合四物汤，加桃仁、红花或乳香、没药煎服。痛甚而元气壮实者，桃仁承气汤下之而愈。性急多怒之人，时常腹胁作痛者，小紫胡加川芎、芍药、青皮之类煎服。甚者以煎药送下当归龙荟丸，其效甚速。

金氏子，年四十余，因骑马跌扑，次年左胁胀痛。医与小柴胡汤加草龙胆、青皮等药，不效。来求治，诊其脉左手寸尺皆弦数而涩，关脉芤而急数，右三部❺惟数而虚。予曰：明是瘀血证。用抵当丸一剂，下黑血二升许，后以四物汤加减调理而安。

---

❶ 郁积：原作“爵青”，据会文堂本改。
❷ 寒：原作“气”，据会文堂本改。
❸ 片姜黄：原作“片姜”，据文义及会文堂本改。
❹ 三分：原脱，据会文堂本改。
❺ 部：原脱，据会文堂本补。

诸　气

论

《内经》曰：百病皆生于气也，故怒则气上，喜则气缓，悲则气消，恐则气下，寒则气收，炅则气泄❶，惊则气乱，忧则气沉一曰劳则气耗，思则气结。夫人身之正气，与血为配，血行脉中，气行脉外，一呼脉行三寸，一吸脉行三寸，气血并行，周流乎一身之中，灌溉乎百骸之内，循环无端，运气不悖，而为生生不息之妙用也。经曰：一息不运则机缄穷，一毫不续则穹壤判。若内无七情之所伤，外无六淫之所感，何气病之有哉？其不善摄生者，五志之火无时不起，五味之偏无日而不伤，是以酿成胶痰固积，留滞于六腑，郁火邪气，充塞乎三焦，使气血失其常候，腑脏不能传导，是故外邪得以乘虚而凑袭矣。以致清阳不升，浊阴不降，而诸般气痛，朝辍暮作，而为胶痼之疾，非良工妙手莫易治焉。若夫为胁痛，为心腰痛，为周身刺痛，甚则为反胃，为膈噎等证，即此之由也。大抵男子属阳，得气易散，女人属阴，遇气多郁，是以男子之气病者常少，女人之气病者常多。故治法曰妇人宜调其血以耗其气，男子宜调其气以养其血，此之谓也。学者宜致思焉。

脉法

《脉经》曰：脉滑者多血少气，涩者少血多气，大者血气俱多。脉来大而坚者血气俱实，小者血气俱少。脉来细而缓者血气俱虚。代者气衰。细者气少。浮而绝者气欲绝。辟大而滑中有短气。尺脉涩而坚，为血实气虚。尺脉细而微，血气俱不足也。

刘立之曰：下手脉沉，便知是气。沉极则伏。涩弱难愈。其或沉滑，气兼痰饮病也。

方法丹溪方法凡六条

丹溪曰：周流乎一身以为生者，气也。苟内无所伤，外无所感，何气病之有。今冷气、滞气、逆气、上气，皆是肺受火邪，气得炎上之化，有升无降，熏蒸清道，甚而转成剧病。《局方》例用辛香燥热之剂，以火制火，咎将谁执。又曰：气无补法，世俗之论也，以其为病痞满壅塞，似难于补。不思正气虚者，不能运行，邪滞着而不出，所以为病。经曰：壮者气行则愈，怯者着而为病。苟或气怯，不用补法，气何由行。又曰：冷生气者，出于高阳生之谬言也。病人自觉冷气从下而上者，非真冷也，盖上升之气，自肝而出，中挟相火，自下而上，其热为甚，火极似水，阳亢阴微。又曰：凡气有余便是火，是皆为治之正论也，可不究欤？

调气用木香。然木香味辛，气能上升，如气郁而不达，固宜用之；若阴火冲上而用之，则反助火邪而病甚矣，故当用黄柏、知母，而少用木香佐之。

禀受素壮而气刺痛，当用枳壳、乌药。若因气不舒而刺痛，当用木香调达之。

若肥白人气刺痛者，宜与人参、白术，加枳壳、木香。

一方，解五脏诸气，益少阴经血，

---

❶ 炅则气泄：原作“温则气心”，据《素问·举痛论》改。

用栀子炒令将黑为末，以生姜汁入汤同煎饮之，其效甚捷。

清膈丸 治因湿热气滞。

黄芩 黄连各五钱，炒 香附一两五钱 苍术二两

上为细末，新取红熟瓜蒌，去皮捣烂，和丸如绿豆大，每服三五十丸，白汤下。

河间**正气天香汤** 治妇人一切诸气作痛，或上凑心胸，或攻筑胁肋，腹中结块，发渴刺痛，月水因之而不调，或眩晕呕吐，往来寒热，无问胎前产后，一切气候并皆治之。

乌药一钱半 香附六钱 陈皮 紫苏 干姜各六分半

上细切，作一服，水一盏半，煎至一盏，去渣稍热服。

子和**木香槟榔丸** 此药流湿润燥，推陈致新，滋阴抑阳，散郁破结，活血通经。治男子妇人呕吐酸水，痰涎不利，头目昏眩，并一切酒毒食积，及米谷不化，或下痢脓血，大便秘塞，风壅积热，口苦烦渴，涕唾稠黏，膨胀气满等证。

木香 槟榔 青皮去瓤 陈皮去白 黄柏 莪术 枳壳 黄连 大黄 黑丑 香附各一两 当归一两半

上为细末，滴水为丸，如梧桐子大，每服五、七十丸，温水下❶，以利为度。

《局方》**苏合香丸** 大能顺气化痰，并治传尸骨蒸劳瘵，卒暴心痛，小儿惊搐，大人中风卒死等证。

沉香 麝香另研 诃子煨，去核 丁香 木香 安息香另研为末，用无灰酒一升半为膏 荜茇 白术 白檀香各一两 薰陆香另研 苏合油和入安息膏内 龙脑另研，各一两 朱砂另研飞 乌犀角各五钱

上为细末，研极匀，入安息膏及炼蜜和匀，丸如梧桐子大，空心温酒化下四丸，白汤亦可。

苏子降气汤 治气不升降，痰涎壅塞，气满气痛等证。

川归去头 甘草炙 前胡去芦 厚朴姜制，各半钱 肉桂去粗皮 陈皮去白，各七分半 半夏 紫苏子另研，各一钱

上细切，作一服，加生姜三片，大枣一枚，水一盏半，煎至一盏，去渣不拘时服。

《局方》**异香散** 治胃气不和，饮食不化，腹胁膨胀，一切冷气结聚作痛等证。方见胁痛门。

《局方》**沉香降气汤** 治阴阳壅滞，气不升降，胸膈痞闷，噫醋吞酸。

沉香四钱 砂仁五钱 甘草炙，一两二钱 香附童便浸一宿，四两

上为细末，每服二钱，入盐少许，白汤调下。

《局方》**复元通气散** 治跌扑损伤，或负重挫闪，致气滞于血分作痛，并一切气不宣通，瘀血凝滞，周身走痛等证。

舶上茴香炒 穿山甲煻火煨胖 木香各一两半 玄胡索 白芷 甘草炙 陈皮去白，各一两 当归一两半

今加乳香、没药。

上为细末，每服二钱，热酒调下，不饮酒人白汤下，病在上食后，病在下食前服。

木香流气饮 治诸气痞塞不通，胸膈膨胀，面目虚浮，四肢肿满，口苦咽干，大小便不利。

藿香叶 木香不见火 厚朴姜制 青皮去白 香附去毛，童便浸 麦门冬去白 白芷各七分半 甘草五分 陈皮去白，一钱 大腹皮酒洗净 干木瓜 人参去芦 蓬莪术煨 丁香皮不见火 半夏汤泡，各二分

---

❶ 下：原脱，据文义及会文堂本补。

赤茯苓去皮　石菖蒲各三分　草果仁五分　紫苏叶　槟榔　白术　肉桂　木通各六分　沉香七分半

上细切，分作二服，每服加生姜三片，大枣一枚，水一盏半，煎至一盏，去渣服。

丹溪活套云：苍天之气贵乎清净，若浩然充塞乎宇宙之间，以为生生不息之运用者，此一元之正气也。彼为云、为雾、为风雹、为雷霆鼓舞于天地之间者，皆山泽湿热郁蒸之气也。在人者亦犹是焉，其清纯之元气，与血并行，循环无端，未尝有盈亏也。彼冲击横行于脏腑之间，而为痛、为痞满、为积聚等证者，亦犹天地间云雷之鼓舞，因湿热郁蒸而发者也。湿热郁蒸之久在天地，则为霖雨雹雪等物；在人身者，为积聚、为痃癖、为痰气痞满之类。治之之法，在胸臆之间而为痞满刺痛伏梁等证者，二陈汤加枳实、黄连、桔梗、瓜蒌仁、木香之类。在下焦而为奔豚七疝等证者❶，本方加桃仁、山楂、栀子、枳核、茴香、川楝、荔核之类。在两胁以筑作痛者，本方加青皮、柴胡、芍药、草龙胆之类。在中焦而为痞满胀急者，本方加木香、厚朴、槟榔、枳壳，或用平胃散以平其敦阜之气。惟妇人胎前产后一切气疾作楚者，俱用四物汤为主治，加疏利行气之药。此治气之大法也，学者宜细详之。

疝　　气

论

《内经》曰：肝脉大急沉，皆为疝。又曰：三阳急为瘕，三阴急为疝。《难经》曰：任脉之为病，其内苦结，男子为七疝。夫所谓七疝者，寒、水、筋、血、气、狐、㿗，七者是也。子和曰：寒疝者，囊冷结硬如石，阴茎不举，或控睾丸而痛，得之于坐卧湿地，或寒月涉水，或值雨雪，或坐卧砖石或风冷处，使内过房，宜以温剂下之，久而无子。水疝者，其状肾囊肿痛，阴汗时出，或囊肿状如水晶，或囊痒而搔出黄水，或少腹按之作水声，得之于饮水醉酒，使内过多，汗出而遇风寒湿之气，聚于囊中，故冰冷令人为卒疝，宜以逐水之剂下之外有漏针法，恐误不录。筋疝者，其状阴茎肿胀，或溃而为脓，里急筋缩，或茎中作痛，痛极则痒，或挺纵不收，或出白物如精，随溲而下，得之于房室劳伤，及邪术所使，宜以降心火之剂下之。血疝者，其状如黄瓜，在少腹两旁，横骨两端约纹中，俗名便痈，得之于重感春夏大燠，劳于使内，气血流溢，渗入脬囊，留而不去，结成痈肿，脓少血多，宜以和血之剂下之。气疝者，其状上连肾腧，下及阴囊，多得于号哭忿怒，则气郁之而胀，号哭怒罢即气散者是也。有一治法，以针出气而愈，盖针有得失，宜以散气之药下也。或小儿亦有此疾，俗名偏坠，得之于父已年老，或年少多病，阴痿精怯，强力入房，因而有子，禀胎病也，此证难治，惟筑宾一穴有灸之而愈者穴法宜考灸经。狐疝者，其状如仰瓦，卧则入少腹，行立则出腹入囊中，如狐昼出穴而溺，夜入穴而不溺，此疝出入往来上下，正与狐相类也，亦与气疝大同小异，宜以逐气流经之剂下之。㿗疝者，其状阴囊大如升斗，不痒不痛者是也，得之于地气卑湿，故江淮之间

---

❶ 者：原作“若”，据会文堂本改。

多有之，宜以去湿之剂下之。女子阴户凸出，虽亦此类，乃热则不禁固也，不可便认为虚寒而温之补之，本名曰㿗，宜以苦药下之，以苦坚之。

愚按：子和论七疝病源至为详悉，但其处方一以攻下之法为主治，不能使人无疑耳，既曰多由房劳致虚而作，其可一例施之以攻下之法乎。大抵七疝为病，若非房劳所致，即是远行辛苦，涉水履冰，热血得寒而凝滞于小肠、膀胱之分，或湿热乘虚而流入于足厥阴之经，古方一以为寒而纯用乌附等热药为治，我丹溪先生独断为湿热，此发古人之所未发者也。夫热郁于中而寒束于外，宜其有非常之痛，故治法宜驱逐本经之湿热，消导下焦之瘀血，以寒因热用之法立方处治，即邪易伏而病易退也。其攻下之法，愚故未敢试而行之，以俟识者再论，学者宜致思焉。

脉法

《内经》曰：肝脉大急沉皆为疝，心脉滑搏急为心疝，肺脉沉搏为肺疝。又三阳急为㿗，三阴急为疝。又则：病脾风疝，阳明脉滑则病心风疝，太阳脉浮则病肾风疝，少阳脉滑则病肝风疝。

《脉经》曰：寸口脉弦而紧，弦则卫气不行，卫气不行则恶寒，紧则不欲食，弦紧相搏，则为寒疝。厥阳脉浮而迟，浮则为风虚，迟则为寒疝。绕脐痛，若发则自汗出，手足受寒，其脉沉弦者，乌头汤主之。

方法 丹溪方法凡十三条

丹溪曰：疝气者，睾丸连小腹急痛也。有痛在睾丸者，有痛在五枢穴边者，皆足厥阴之经也。或无形，或无声，或有形如瓜，或有声如蛙。自《素问》而下皆以为寒，盖寒主收引，经络得寒则收而不行，所以作痛。然亦有履冰涉水终身不病此者，无热故也。大抵此证始于湿热在经，郁而至久，又得寒气外束，不得疏散，所以作痛，若只作寒论，恐为未备。或曰：厥阴经郁积湿热，何由而致？予曰：大劳则火起于筋，醉饱则火起于胃，房劳则火起于肾，大怒则火起于肝，积之久，母能令子虚，湿气便盛，浊液凝聚，并入血隧，流于厥阴，厥阴属木系于肝，为将军之官，其性急速，火性又暴为寒所束，宜其痛之太暴也。有以乌头、栀子等分作汤服之，其效亦捷，后用此方，随形证加减与之，无不验。但湿热又当分多少而治，湿则肿多，㿉病是也。又有挟虚而发者，当以参、术为君，疏导药佐之，脉甚沉紧而豁大无力者是也，其痛亦轻，但重坠牵引耳。专主肝经，与肾绝无相干，切不可下。劫药神效，盖湿热因寒郁而作，用栀子以降湿热，乌头以破寒郁，况二物皆下焦之药，而乌头为栀子之所引，其性急速，不容胃中停留也。又谓按之不痛者属虚，须加肉桂，以姜汁丸服。

一方 定疝痛。用海石、香附为末，姜汁调下。

又方 治诸疝，定痛速效。用枳实、栀子、糖球即山楂、茱萸各炒，湿盛者加荔枝核炒，为末丸服。或用长流水调末子，空心服一二钱。一本有川楝子。

又方 治食积与瘀血成痛者。一云，少腹痛者，有瘀血及有积热者。

栀子仁　桃仁　山楂　枳实　茱萸

上为末，顺流水入姜汁作汤调服。

又方 治阳明经受湿热，传入大肠，恶寒发热，少腹连毛际结核闷痛不可忍。

用山栀、桃仁、枳核并炒，山楂等分，入姜汁煎，热服。

按之不痛者属虚，必用桂枝，山栀子炒，乌头炮。

上件为细末，姜汁打糊丸，为梧桐子大，每服四五十丸，劫痛效。

一方 治癞腰痛者一本腰不痛者；一本治癞腰药。苍术、南星、白芷、山楂、半夏、川芎、枳实，神曲糊丸服。

诸疝发时，用海石、香附二味为末，生姜汁入汤调服，亦治心痛因清痰而作痛者。

又治疝方，橘核炒，桃仁研，栀子炒，茱萸炒，川乌炮，水煎服。

小肠气肾核胀痛，苍术、陈皮、川楝子各二钱半，甘草五分，紫苏一钱半，细切，酒水各一盏，连须葱白五茎，煎服。

劫疝药，用乌头、栀子炒，擂细，顺流水入姜汁调服。

阴囊肿胀，大小便不通。

白牵牛一两　桑白皮　白术　木通去节　陈皮各半两

上为细末，每服二钱，姜汤调下，空心服。

凡疝气挟虚者，必以参、术为君，佐以疏导之药如川楝子、茴香、枳实、山楂、栀子之类。

三因**葱白散** 治一切寒症作痛。

川芎　当归　枳壳炒　厚朴炒　官桂　青皮　干姜　茴香炒　茯苓　川楝　麦芽炒　神曲炒　三棱炮　莪术　熟地黄　白芍药　木香　人参各等分

上细切，每服五钱，加葱白三茎，盐少许，水煎空心温服。

又方 桃仁二十四个，枸橘子十四个瓦上炒，山栀子九枚去皮，吴茱萸七十粒，山楂子十四个，并炒，生姜一指大，擂细，以顺流水一钟荡起，煎数沸，连渣服。

丹溪**又方治癞不痛丹** 苍术、神曲、白芷、山楂、川芎、栀子、半夏，入姜煎服。

凡癞证，非痛断房事与厚味，不可用药。

丹溪凡治七疝，须先灸大敦穴。一名大顺，在足大拇指离爪甲❶如韭叶大，灸三壮，足厥阴井也。

治疝气神方 其病甚至，气上冲，如有物筑塞心脏，欲死，手足冷者，二三服除根。

硫黄不拘多少，火中熔化，即投水中出毒，研细。　荔枝核为末，炒焦黄色　陈皮

上三味，各等分为末，饭丸如梧桐子大，每服十四五丸，酒下，其痛立止。自己觉疼甚不能支持，略用五六丸，再不可多也。

丹溪**又治疝方**

苍术　香附各盐炒　黄柏酒炒，以上为君　青皮去绒　玄胡索　益智　桃仁以上为臣　茴香　附子盐炒　甘草炙，以上为使

上细切，每服五钱，顺流水煎服。

《外集》**五叶汤** 洗疝痛立效。

枇杷叶　野紫苏叶　椒叶　苍耳草叶　水晶蒲桃叶

上五味，不拘多少，量水煎汤浴洗。

丹溪 **一方** 肥人肿疝作痛，发热恶寒。

五苓散加茴香煎服，神验。

东垣**吴茱萸汤** 治厥疝，腹中冷痛，积气上逆，致阴冷囊寒。

吴茱萸半钱　川乌头炮去皮　细辛各七分半　良姜　当归　干姜炮　官桂各二

---

❶ 爪甲：原作“用”，据会文堂本改。

分半

上细切，作一服，水一盏，煎七分，温服，日进三服，不痛为度❶。

东垣**茴香楝实丸** 治控睾，小肠痛结，上而不下，痛冲心膈。

茴香炒 楝实去核，略炒 食茱萸 陈皮各一两 马蔺花醋炒，一两 芫花醋炒，半两

上为细末，醋糊为丸，如梧桐子大，每服十丸至二十丸，空心温酒下。

《宝鉴》**蒺藜汤** 治阴疝，牵引小腹痛，诸厥疝即阴疝也，喜欲房劳，痛不可忍。

蒺藜去刺炒 附子炮去皮脐 栀子仁各一钱

上细切，作一服，水一盏，煎至六分，食前温服。亦治前控睾红。

东垣**木香散** 治心疝，小腹痛，闷绝不已。

木香 陈皮各半钱 良姜 诃子皮 赤芍药 枳实炒，各二分半 草豆蔻 川芎 黑丑各一分

上细切，水一盏，煎七分，去渣温服。

《局方》**香壳散** 治小肠气，脐腹疠痛，筋急，阴股中痛，闷晕不省人事。

舶上茴香盐炒 枳壳麸炒，各一两 没药半两

上为细末，每服一钱，温酒调下，不拘时，并进二、三服，效。

《宝鉴》**沉香桂附丸** 治中气虚弱甚，脾胃虚寒，脏腑积冷，心胁疼痛，手足厥逆冷，便利无度，七疝引痛，喜热物熨荡证。

沉香 附子炮 川乌炮 干姜炮 良姜 官桂 吴茱萸汤泡去苦 茴香炒，各一两

上为细末，醋煮面糊为丸，如梧桐子大，每服五十丸至七十丸，空心米饮下。

元戎**加味五苓散** 治疝气卒痛，小便秘涩。

本方加川楝子一分。

上为细末，每服二钱，空心米饮调下。

《宝鉴》**茴香楝实丸** 治阴疝痛不可忍及小肠气痛。

川楝子炒 茴香炒 山茱萸 食茱萸 吴茱萸 青皮 陈皮 芫花醋煮 马蔺花各等分 较之前方，多吴茱萸、青皮。

上为细末，醋糊丸如梧桐子大，每服三十丸，空心温酒下。

《宝鉴》**天台乌药散** 治小肠疝气，牵引脐腹疼痛。

乌药 木香 茴香炒 青皮 良姜炒，各半两 槟榔二钱 川楝子五枚 巴豆七十枚

上先以巴豆微打破，用川楝子麸炒黑，去麸及巴豆不用，其余药同为细末，每服一钱，温酒调下，甚者姜酒调下。

《宝鉴》**济生葵子汤** 治膀胱实热，腹胀小便不通，口舌干燥，膀胱作痛。

赤茯苓 猪苓 冬葵子 枳实 瞿麦 木通 黄芩 车钱子 滑石各半钱 甘草二分半

上细切，作一服，加生姜三片，水煎空心服。

丁香楝实丸 治男子七疝，痛不可忍，妇人瘕聚带下，皆任脉所主阴经病也。乃肾肝❷受邪，故治同法。

当归 附子炮 茴香炒 川楝子各一两

❶ 为度：原脱，据会文堂本补。

❷ 肝：原脱，据会文堂本补。

上细切，用好酒三升同煮，酒尽为度，焙干为细末，每末子一两八。

丁香　木香各半钱　玄胡索五钱　全蝎十三个，炒

上为末，与前药同拌匀，酒糊为丸，如梧桐子大，每服三十丸，加至一百丸，空心温酒送下。

《外集》**一捏金散**　治七疝及奔豚气痛不可忍者，神效。方见气门。

丹溪活套云：凡治七疝，多用热药而获效者，即《内经》从治之法耳，须用寒凉药监制之，不可纯用大热之剂，如乌头、附子之类，令人久服，多服必变剧不可治矣。但宜以二陈汤加枳实、橘核、栀子、山楂等药煎，入生姜汁，热辣饮之。恐有瘀血作痛者，本方加玄胡索、桃仁泥。如有气作痛者，本方加木香、茴香、楝实等药。如六脉沉细、手足厥冷者，本方加附子、干姜、肉桂之类以佐之。如睾丸痛甚者，加荔枝核、乳香、没药为细末，调入本方煎药内，或另用顺流水调服亦可。如木肾肿大如升斗者，本方去甘草，加海藻、昆布、荔枝核、茴香、川楝等药为末，顺流水调服。作丸子亦可。

祖传经验**马蔺花丸**　治七疝㿗气，及妇人阴㿗坠下，小儿偏坠等证，无有不效者。

马蔺花醋炒　川楝实　橘核　海藻　海带　昆布各味俱用酒洗　桃仁去皮尖，各一两　厚朴姜制　木通　枳实炒　玄胡索　肉桂　木香　槟榔各半两　脉沉细，手足逆冷者，加川乌头一个五钱。

上为细末，酒糊丸如梧桐子大，每服五、七十丸，或酒或姜盐汤送下。

脚　　气

论

《内经》曰：诸湿肿满，皆属脾土。又曰：伤于湿者，下先受之。盖脾主四肢，足居于下而多受其湿，湿郁成热，湿热相搏，其病作矣。是以先从气冲穴隐核痛起，及两足胫红肿，或恶寒发热，状若伤寒，筋挛掣痛，是其候也。或一旬，或半月，复作如故，渐渐而致于足筋肿大如瓠瓠者，多有之矣。东南卑湿之地，比比皆是；西北高燥之方，鲜或有之。古方名为缓风，由宋元以来呼为脚气。原其所由，非只一端，有从外感而得者，有从内伤而致者，所感虽有内外之殊，其为湿热之患则一也。故“异法方宜论”云：北方者，其地高陵居，风寒冰冽。俗饮醯酪而肉食，皆以饮多速饮为能。经曰：因而大饮则气逆。夫乳酪醇酒者，湿热之物，饮之属也，加以奉养太过，又滋其湿，水性顺下，气不能呴❶，故下注于足胫，积久而为肿满疼痛，此饮食下流之所致也。东南地势卑下，湿气迷满山泽，行履坐卧，无处不有。若禀壮而气实者，不能侵贼；其气虚血少之人，或遇房劳，及负重远行，冲冒雨雪，寒湿乘虚而客袭于足，而成此证，是外感寒湿之所致也。大抵病因有内外之殊，而治法无表里之异耳。故为治者，宜通用苍术、白术之类以治其湿，知母、黄柏、条芩之类以去其热，当归、芍药、生地黄之类以调其血，木瓜、槟榔之类以行其气，羌活、独活以

❶ 呴（xǔ）：慢慢呼气。

利关节而散风湿，兼用木通、防己、川牛膝之类引药下行及消肿去泻，以为此证大法，不过如此。东垣曰：湿淫所胜，治以苦温，以苦辛发之，透关节胜湿为佐，以苦寒泄之。流湿清热为臣，故立当归拈痛膏以治之，其效捷如影响。《针经》曰：有道以来，必有道以去。治宜多以病炙为佳，以导引其湿热之气外出也。学者宜详究焉。

脉法

脉弦者风，濡弱者湿，洪数者热，迟涩者寒，微滑者虚，牢坚者实，结则因气，散则因忧，紧则因怒，细则因悲。

方法

丹溪曰：脚气从湿从下，须提起其湿，在下之药随气血用。入心则恍惚谬妄，呕吐，食不入，眠卧不安，左寸脉乍大乍小或乍有乍无者死。入肾则腰脚肿，小便不通，呻吟，目与额皆黑，气冲胸而喘，左尺脉绝者死。

治湿热脚气方

紫苏　黄柏盐酒拌炒　芍药　木瓜　泽泻　木通　防己　槟榔　苍术　枳壳麸炒黄色　甘草炙　香附　羌活　痛加木香，肿甚加大腹皮，发热加黄连、大黄。

上细切，水煎服。痛除肿退则住服。

防己饮

黄柏酒炒　苍术盐水炒白术　防己各七分　生地黄　槟榔　川芎各半钱　犀角屑　甘草节　木通　黄连各三分

上细切，作一服，水一盏半，煎至一盏，去渣食前温服。有热，加黄芩。热甚及天令暄热，加石膏。有痰，加竹沥、姜汁或南星。便秘，加桃仁。小便秘涩，加牛膝。如常肿者，专主乎湿热。肥人，加痰药。

健步丸

苍术　当归尾各一两　生地黄　陈皮　芍药各一两半　川牛膝五钱　大腹子三钱　茱萸　条芩各五分　桂心一钱

上为细末，汤浸蒸饼为丸，如梧桐子大，每服一百丸，白术、木通汤送下，食前服。

加味四物汤　治脚气冲心。

本方加炒黄柏，煎服。更于涌泉穴，用附子末津调，捏作饼子贴穴上，以艾炷多灸，以泄引其热下行。

一方　治食积流注用。

苍术　防己　黄柏酒炒　南星　川芎　白芷　犀角　槟榔

血虚，加川牛膝、龟板酒糊为丸服。以上皆丹溪云。转筋，属血热，四物汤加酒芩、红花，煎服。有筋动于足大指，上至大腿近腰结了，此奉养厚，因风寒而作，又当加苍术、南星。

东垣**羌活导滞汤**　治脚气初发，一身尽痛，或肢节肿痛，便溺阻膈。先以此药导之，后用当归拈痛汤以撤其邪。

羌活　独活各一钱二分　防己　当归尾各七分　大黄二钱四分　枳实五分

上细切，作一服，水一盏半，煎至一盏，去渣空心温服。

当归拈痛汤　治湿热脚气为病，肢节烦疼，肩背沉重，胸胁不利，兼遍身疼痛，下注足胫肿痛，脚膝生疮赤肿，及里外生疮，脓水不绝，或痒或痛，并宜服之。

羌活一钱　人参　苦参　升麻　葛根　苍术各四分　甘草炙　黄芩酒炒　茵陈酒炒，各一钱　防风　当归身酒洗　知母去毛，酒制　泽泻　猪苓去皮　白术各半钱上细切，作一服，水二盏，煎至一盏，去渣空心温服，临卧再进一服。

东垣**开结导引丸** 治脚气，饮食不消，心下痞闷。

白术 橘红 泽泻 泽泻 茯苓 神曲炒 麦芽面炒 半夏泡七次，各一两 枳实麸炒 巴豆霜各二钱半 青皮 干生姜各五钱

上为细末，汤浸蒸饼为丸，如梧桐子大，每服五十丸、或七八十丸，温水下。

《三因》**麻黄左经汤** 治风寒湿流注足太阳经，腰脚挛痹，关节重痛，憎寒壮热，无汗恶寒，或自汗恶风，头痛脚软等证，并皆治之。

麻黄 干葛 细辛 白术 茯苓 防己 肉桂 羌活各半钱 甘草 防风去芦，各二分半

上细切，作一服，加生姜三片，大枣一枚，水煎服。

半夏左经汤 治足少阳经为风寒湿流注，发热，腰胁疼痛，头目眩晕，呕吐不食，热闷烦心，腿髀缓纵，不能行步。

半夏 干葛 细辛 白术 麦门冬 茯苓 肉桂 防风 干姜 黄芩各半钱 小草 甘草 柴胡各三分

上细切，作一服，加生姜三片，大枣一枚，水一盏半，煎至一盏，温服。如热闷，加竹沥。喘急，加杏仁、桑白皮。

《三因》**六物附子汤** 治四气流注于足太阴经，骨节烦疼，四肢拘急，自汗短气，小便不利，手足或时浮肿。

附子炮 肉桂 防己各一钱 甘草炙，五分 白术 茯苓各七分半

上细切，作一服，加生姜三片，水一盏半，煎至一盏，温服。

《局方》**换腿丸** 治足三阴经为四气所乘，发为挛痹缓纵，上攻胸胁肩背，下注脚膝疼痛，足心发热，行步艰难。

薏苡仁炒 南星炮 石楠叶 石斛 槟榔 萆薢 川牛膝酒洗 羌活 防风 木瓜各四两 黄芪 当归尾 天麻 续断各一两

上为细末，酒糊为丸，如梧桐子大，每服五十丸，盐汤下。

《局方》**五积散** 治寒湿流注经络，脚膝肿满疼痛等证。方见腰痛门。

导水丸 治脚气跗肿疼痛，或发热恶寒，湿热大盛者。

大黄 黄芩各二两 黑丑取头末 滑石各四两

上为细末，滴水为丸，如梧桐子大，每服四五十丸，温水送下，以利为度。

河间**除湿丹** 治诸湿病，腰膝肿痛，足胫浮肿，筋脉劲急，津液凝涩，便溺不利等证。

槟榔 甘遂 威灵仙 赤芍药 泽泻 葶苈子各二两 乳香 没药各一两 黑丑五钱 大戟炒，三两 陈皮四两

上为细末，面糊为丸，如梧桐子大，每服五十丸，温水下，以利为度。

河间**三花神祐丸** 治湿热流注，足膝浮肿，肢节烦疼，行步重坠等证。方见痰饮门。

祖传经验**杉木节饮** 治脚气发作，恶寒发热，两足肿大，心烦体痛垂死者。

杉木节四两 槟榔七枚 大腹皮酒洗 青橘叶四十片

上细切，作一服，用顺流水三升，煎至一升，分作三服，一日服尽。如大便通利黄水，其病除根；未愈，过数日再煎一剂服之，病根去为度。外以杉木、橘叶不拘多少，煎汤洗之神效。

又经验胜湿饼子 治远年脚气，足

胫肿如瓜瓠者。

黑丑一两，取头末五钱　白丑一两，取头末五钱　甘遂连珠者，五钱

上三味再同研极细，外用旧麦面一两半，连药末和匀，水调捏为饼子，如折三钱大，放饭上蒸熟，每服一饼，空心嚼，茶清送下，以利为度。未利，又服一饼。忌甘草、菘菜、生冷、油腻、鱼腥等物。

痛　　风

论

《内经》曰：诸风掉眩，强直支痛，緛戾里急筋缩，皆足厥阴风木之位，肝胆之气也。又曰：风寒湿三气杂至，合而为痹。其风气胜者为行痹，寒气胜者为痛痹，湿气胜者为着痹。以冬遇此为骨痹，以春遇此为筋痹，以夏遇此为脉痹，以至阴六月也遇此为肌痹，以秋遇此为皮痹。夫古之所谓痛痹者。即今之痛风也。诸方书又谓之白虎历节风，以其走痛于四肢骨节，如虎咬之状，而以其名名之耳。丹溪曰：大率因血虚受热，其血已自沸腾，或加之以涉水受湿，热血得寒，污浊凝滞，不得运行，所以作痛。夜则痛甚，行于阴也。治以辛温，监以辛凉，流散寒湿，开通郁结，使血行气，更能慎口节欲，无有不安者也。

脉法

《脉经》曰：脉涩而紧者痹。少阴脉浮而弱，弱则血不足，浮则为风，风血相搏，则疼痛如掣。或人脉涩小，短气自汗出，历节疼不可屈伸，此皆饮酒汗出当风所致也。

寸口脉沉而弦，沉则主骨，弦则主筋，沉则为肾，弦则为肝，汗出入水中，因水伤心，历节痛而黄汗出，故曰历节风也。

味酸则伤筋，筋伤则缓，名曰泄；味咸则伤骨，骨伤则痿，名曰枯；枯泄相搏，名断泄。荣气不通，卫不独行，荣卫俱微，三❶焦无御，四属断绝，身体羸瘦，独足肿大，黄汗出，胫冷，假令发热，变为历节风，疼痛不可屈伸。

方法丹溪方法凡十条

丹溪曰：因湿痰浊血流注为病，以其在下焦道路远，非乌附气壮不能行，故用为引经，若以为主治之，非惟无益而有杀人之毒。此病必行气流湿舒风，导滞血，补新血，降阳升阴，治有先后，须明分肿与不肿可也。不可食肉，肉属阳，大能助火。素有火盛者，小水不能制，若食肉厚味，下有遗溺，上有痞闷，须将鱼腥、面酱、酒醋皆断去之。先以二陈汤加酒浸白芍药，少佐以黄连降心火，看作何应，又为区处也。

大法用苍术、南星、川芎、白芷、当归、酒芩，在上者加羌活、桂枝、桔梗、威灵仙，在下者加牛膝、防己、木通、黄柏。

加味四物汤　治白虎历节风证。本方加：

桃仁　牛膝　陈皮　茯苓　甘草　白芷　草龙胆

如痛在上者属风，加羌活、桂枝、威灵仙。在下者属湿，加牛膝、防己、木通、黄柏。气虚者，加人参、白术、

❶ 三：原作“一”，据会文堂本改。

龟板。有痰者，加南星、半夏、生姜。血虚者，倍川归、川芎，佐以桃仁、红花，水煎服之。

因痰者，二陈汤加酒洗黄芩、羌活、苍术。

因湿者，用苍术、白术，佐以竹沥、姜汁及行气之药。或曰：有湿郁而周身走痛，或关节间痛，遇阴寒即发，当作湿郁治或用白术一味，酒煎服之，其痛立愈。

肥人多是湿与痰饮，流注经络脉必滑；瘦人多是血虚与热脉必涩。

下部有湿肿痛，用防己、龙胆草、黄柏、知母，固是捷药。若肥人病此，宜苍术、白术、南星、滑石、茯苓之类；瘦人，宜用当归、红花、桃仁、牛膝、槟榔等药。

薄桂味淡者，能横行手臂，领南星、苍术等药至痛处。

威灵仙治上体痛风，人虚弱勿用。

一方 治上中下痛风。

黄柏酒炒 苍术米泔浸一、二宿 南星各二两 神曲炒 台芎各一两 防风 白芷 桃仁各五钱 威灵仙酒炒 桂枝横行手臂 羌活各二钱 草龙胆一钱五分 酒红花五分

上为细末，神曲糊丸，如梧桐子大，每服一百丸，空腹服。

大羌活汤 治风湿相搏，肢节疼痛。

羌活 升麻各一钱 独活七分 苍术 防己 威灵仙 川归 茯苓 泽泻各五分

上细切，作一服，水一盏，煎至一盏，去渣空心温服。

东垣**四妙散** 治走注疼痛。

威灵仙酒浸焙干，五钱 羯羊角灰三钱 苍耳子一钱半 白芥子一钱，炒

上为细末，每服一钱，生姜汤调下。

丹溪**一方** 治饮酒湿疼痛风。

黄柏酒炒 威灵仙酒炒，各五钱 苍术米泔浸一宿 羌活各三钱 甘草炙，三钱 陈皮去白 芍药各一钱

上为细末，每服一钱匕，生姜汤调下。

丹溪凡因久痢后，两脚酸软疼痛，或膝肿如鼓捶者，此亡阴也，宜以芎、归、熟地黄等补血药治之自愈。挟气虚者，加参芪。挟风湿者，加羌活、防风、白术之类。切不可纯作风治，反燥其血，终不能愈。

丹溪气血两虚，有痰浊阴火痛风。

人参 山药 海石 南星各一两 白术 熟地黄 黄柏酒炒褐色 龟板酥炙，各二两 干姜烧存性 锁阳各五钱

上为酒糊为丸服。

丹溪肢节肿痛，痛属火，肿属湿，兼受风寒而发动于经络之中，湿热流注于肢节之间而无已也。

麻黄去根节 赤芍药各一❶钱 防风 荆芥 羌活 独活 白芷 苍术 威灵仙 片芩酒浸 枳实 桔梗 葛根 川芎各半钱 甘草 当归稍 升麻各三分

下焦加酒黄柏，妇人加酒红花，肿多加槟榔、大腹皮、泽泻，更加没药一钱定痛尤妙。一云：脉涩数❷者有瘀血，宜用桃仁、红花、芎、归加大黄微利之。

《局方》**二妙散** 治脚膝下焦湿热成痛。

黄柏酒浸焙干，二两 苍术米泔浸，春秋二宿，冬三宿，夏一宿，四两

上为细末，沸汤入姜汁调服。或用蒸饼为丸，姜、盐汤送下。二味皆有雄壮之气，表实气实者加酒少许佐之，有气加气药，血虚加补血药，痛甚者加生姜汁热服。

---

❶ 一：原脱，据会文堂本补。

❷ 数：原作“湿”，据会文堂本改。

丹溪**潜行散** 用黄柏一味酒浸，曝干为细末，每服方寸匕，煎四物汤调下，治血虚阴火痛风药也，多服帖数取效。

丹溪手臂痛，是上焦湿痰，横行经络中作痛也。

半夏 酒芩 白术 南星 香附各一钱 陈皮 茯苓各五分 苍术一钱半 威灵仙三钱 甘草三分

上细切，作一服，加生姜五片，水二盏，煎至一盏，食后服。

丹溪**加味二陈汤** 治臂痛。

本方加酒芩、羌活、威灵仙，入姜水煎，食后温服。

丹溪**一方** 治痛风神效。

赤芍药 青皮各一钱半 紫葳 台芎各七分半 威灵仙 木鳖子各一钱半 防风十分半 甘草五分

上细切，作一服，酒煎服之。

丹溪治妇人胸背胁走痛。

赤芍药一钱 桂枝 苍术各半钱 香附 炒黄柏各一钱 威灵仙七钱半，炒，酒拌湿 甘草五分

上细切，作一服，水二盏，煎至一盏服。

丹溪**治走注疼痛方**

威灵仙 苍术 桂枝 川归 桃仁去皮，面炒，各一钱 生桃仁七个 甘草二钱 川芎一❶钱半

上细切，作一服，加生姜五片，水二盏，煎至一盏，入童便、竹沥各半盏，再煎至一盏，热服。忌猪、羊、鸡肉，鱼腥、湿面。

丹溪**定痛丸** 治风湿一切痛。

乳香 没药 金星草 地龙去土泥 五灵脂 木鳖子去壳

上各等分，为细末，炼蜜为丸，如弹子大，每服一丸，温酒磨化下。或只作小丸，温酒送下亦可。

丹溪世俗有用草药而获速效者，如用石丝以为之君，过山龙等以为之佐，皆性热而燥者，不能养筋滋阴，但能燥湿病之浅者，湿痰得燥而开，瘀血得热而行，故有速效。若病之深而血少者，愈劫愈虚而病愈深矣，戒之戒之！

黄芪酒 治风寒湿痹，身体顽麻，皮肤燥痒，筋脉挛急，语言謇涩，手足不遂等证。

黄芪 防风 桂枝 天麻 萆薢 石斛 虎胫骨酥炙 白芍药 当归 云母粉 白术 茵芋叶 木香 仙灵脾 甘草 川续断各一两

上细切，以生绢袋盛，用无灰好酒一斗，以瓷罐浸之，包封罐口，勿令泄气，春五、夏三、秋七、冬十日，每服一盏，温饮之，不拘时候。

《局方》**独活寄生汤** 治肝肾虚弱，感冒风湿，致痿痹，两足缓纵，软弱不仁。方见腰痛门。

防风天麻散 治风湿麻痹，肢节走注疼痛，中风偏枯，或暴喑不语，内外风热壅滞昏眩。

防风 天麻 川芎 羌活 白芷 草乌头 白附子 荆芥穗 当归 甘草炙，各半两 白滑石二两

上为细末，每服半钱，加至一钱，热酒化蜜少许调下，觉药力运行微麻为度。或炼蜜为丸，如弹子大，每服半丸至一丸，热酒化下，白汤亦可。此药散郁用结、宣风通气之妙剂也。

《局方》**舒筋汤** 治臂痛不能举，盖是气血凝滞经络不行所致。一名通气饮子，一名五痹汤，其效如神。

片子姜黄二钱 甘草炙 羌活各二钱 海桐皮去外皮 当归去头 赤芍药 白术

---

❶ 一：原脱，据会文堂本补。

各一钱

上细切，作一服，加生姜三片，水一盏半，煎至一盏，去渣，磨沉香水少许入内温服，凡腰以上痛食后，腰以下痛食前服。

祖传经验**九藤酒**　治远年痛风，及中风左瘫右痪，筋脉拘急，日夜作痛，叫呼不已等证，其功甚速。

青藤　钩藤　红藤即俚省藤也　丁公藤又名风藤　桑络藤　菟丝藤即无根藤　天仙藤即青木香也　阴地蕨名地茶，取根，四两　五味子藤俗名红内消　忍冬藤各二两

上细切，以无灰老酒一大斗，用瓷罐一个盛酒，其药用真绵包裹，放酒中浸之，密封罐口，不可泄气，春秋七日，冬十日，夏五日，每服一盏，日三服，病在上食后及卧后服，病在下空心食前服。

经验加味二妙丸　治两足湿痹疼痛，或如火燎，从足附热起，渐至腰胯，或麻痹痿软，皆是湿为病，此药主之。

苍术四两，米泔浸　黄柏二两，酒浸日干　川牛膝一两，去芦　当归尾一两，酒洗　川萆薢　一两　防己一两　龟板酥炙，一两

上为细末，酒煮面糊为丸，如梧桐子大，每服一百丸，空心姜盐汤下。

经验川木通汤　一男子年四十岁，因感风湿，得白虎历节风证，遍身抽掣疼痛，足不能履地者三年，百方不效，身体羸瘦骨立，自分于死。一日梦与木通汤服愈，遂以四物汤加木通服，不效，后以木通二两剉细，长流水煎汁顿服，服后一时许，遍身痒甚，上体发红丹如小豆大粒，举家惊惶，随手没去，出汗至腰而止，上体不痛矣。次日又如前煎服，身体又发红丹，方出汙[1]至足底，汗干后通身舒畅而无痛矣。一月后，人壮气复，步履如初。后以此法治数人皆验。故录于此，以示后学。

经验熏洗痛风法　治手足冷痛如虎咬者。

用樟木屑一斗，以急流水一担熬沸，以樟木屑置于大桶内，桶边放一兀凳，用前沸汤泡之，桶内安一矮凳子，令人坐桶边，放一脚在内，外以草荐一领围之，勿令汤气入眼，恐坏眼，其功甚捷。

痿　证

论

《内经》曰：肺热叶焦，五脏因而受之，发为痿躄。心气热为脉痿，则胫纵而不任地。肝气热为筋痿，故筋急而挛。脾气热为肉痿，则胃干而渴，肌肉不仁。肾气热为骨痿，则腰膝不举，骨枯而髓减。又曰：治痿者独取阳明一经，阳明者五脏六腑之海，主润宗筋，能束骨而利机关也。冲脉者经脉之海也，主渗灌溪谷，与阳明合于宗筋，阴阳总宗筋之会，会于气冲，而阳明为之长，皆属于带脉，而络于督脉。故阳明虚则宗筋弛纵，带脉下引，故足痿不用也。治法各补其荣而通其腧，调其虚实，和其逆顺。筋脉骨肉，各以其时受月。言治诸痿宜调补各脏，以待其旺月而病安也。丹溪曰：《内经》谓诸痿起于肺热，又谓治痿独取阳明一经。盖肺金体燥居上而主气，畏火者也。脾土性湿居中而主四肢，畏木者也。火性炎上，若嗜欲无节，则水失所养，火寡于畏而侮所胜，肺得火邪而热矣。木性刚急，肺受热则金失所养，

[1] 汙：同“污”。

木寡于畏而侮所胜，脾得木邪而伤矣。肺热则不能管摄一身，脾伤则四肢不能为用而诸痿作矣。泻南方则肺金清而东方不实，何脾伤之有，补北方则心火降而西方不虚，何肺热之有，故阳明实则宗筋润，能束骨而利机关矣。治痿之法，无出于此。虽然天产作阳，厚味发热，凡病痿者，若不淡薄食味，吾必不能保其安全也。又曰：《内经》论风论痿，各有篇目，源流不同，治法迥异，《局方》乃以治风药，药通治诸痿，何其谬哉！按丹溪此论一出，扫尽千古之弊，学者睨而不视，则为聩者之雷霆，瞽[1]者之日月耳。夫医者为人之司命，其可不尽心于此乎？

脉法

《脉经》曰：肺痿脉必浮而弱，其人欲咳不得咳，咳则出干沫，久久则小便不利。

寸口脉不出，反为发汗，阳脉早索，阴脉不涩，三焦踟蹰，入而不出，阴脉不涩，身体反冷，其内反烦，多吐唇燥，小便反难，此为肺痿，伤于津液，便如烂瓜，亦如豚膏，但因误发汗故也。

方法丹溪方法凡九条

丹溪曰：有湿热，有痰，有血虚，有气虚，亦有死血者，有食积妨碍升降者。卢氏曰：上文论痿起于肺热，实痿之本论，治法之大要也。而此云然者，盖以其发而为病，所因所挟或有不同，而主治亦当各着其重也。

东垣取黄柏为君，黄芪等补药为辅佐，以治诸痿，无一定之方，有兼痰积者，有湿多者，有热多者，有湿热相半者，有挟气者，临病制方，其善于治痿者乎。

湿热，用东垣健步丸，加燥湿降火之剂，黄柏、黄芩、苍术之类。

湿痰，用二陈汤，加苍术、白术、黄芩、黄柏之类，入竹沥、姜汁。

血虚，用四物汤，加苍术、黄柏，下补阴丸。

气虚，用四君子汤，加苍术、黄芩、黄柏。

黄柏、苍术，治痿之要药也。

虎潜丸、补肾丸皆可治痿。

丹溪**加味四物汤**　治诸痿，四肢软弱，不能举动。

当归身一钱　熟地黄三钱　白芍药　川芎各七分半　五味子九枚　麦门冬一钱　人参半钱　黄柏一钱　黄连半钱　知母三分　杜仲七分半　牛膝三分，足不软者不用　苍术一钱

上细切，作一服，水二盏，煎至一盏，空心温服。酒糊为丸服，亦可。一云：血虚者，以四物汤加黄柏、苍术，下补阴丸。

东垣**健步丸**　治膝中无力，屈伸不便，腰背腿脚沉重，行步艰难。

羌活　柴胡　滑石炒　甘草炙　栝楼根酒洗　肉桂各五分　防风　泽泻各三钱　防己酒洗，一两　川乌炮　苦参酒浸，各三钱

上为细末，汤煮面糊为丸，如梧桐子大，每服七十丸，煎愈风汤下。一云荆芥汤下，按：荆芥汤又号为愈风汤也。

《局方》**大防风汤**　治两足痿弱，或沉重麻痹，不能行动，两膝虚肿，名曰鹤膝风等证。方见中风门。

祖传经验方　治两足痿弱软痛，或

---

[1] 瞽（gǔ）：瞎。

如火焙，从足踝下，上冲腿膝等证，因湿热所成者。

苍术米泔浸，一、二宿　黄柏酒浸日晒，各四两　牛膝去芦，二两　龟板酥炙　虎胫骨酥炙　防己各一两　当归尾二两

上为细末，面糊为丸，如梧桐子大，每服七十丸或一百丸。空心姜、盐汤下。一方，加炮附子五钱。

又经验鹿角胶丸　治血气虚弱，两足痿软，不能行动，久卧床褥之证，神效。

鹿角胶一斤　鹿角霜　熟地黄各半斤　川牛膝　白茯苓　菟丝子　人参各一两　当归身四两　白术　杜仲各二两　虎胫骨酥炙　龟板酥炙，各一两

上为细末，另将鹿角胶用无灰酒二盏烊化，为丸如梧桐子大，每服一百丸，空心姜、盐汤下。

诸　虫

论

《内经》曰：肠胃为市，无物不受，无物不包。又曰：饮食自倍，肠胃乃伤。若夫饮食不能谨节，则朝损暮伤，自伤成积，积久成热，湿热相生，而诸般奇形之虫，各从五行之气而化生矣，若腐草为萤之类是也。《外台秘要》所谓九虫者，皆能食人腑脏。一曰伏虫，长四寸许；二曰蛔虫，长尺许；三曰白虫，长四、五尺余；四曰肉虫，状若烂杏；五曰肺虫，其状如蚕；六曰蜎虫，状如虾蟆；七曰弱虫，又名膈虫，状如瓜瓣；八曰赤虫，状如生肉；九曰蛲虫，状如菜虫，形至细微。其伏虫，又为诸虫之主也。蛔虫，生虫生发多则贯心，即杀人。白虫，母子相生，其形转大而长，亦能杀人。肉虫，食人，令人烦满。肺虫，令人咳嗽。蜎虫，令人呕吐咳逆喜哕。弱虫，令人多唾。赤虫，令人肠鸣。蛲虫，居广肠，多则为痔，剧则为癞，因人疮处，以生诸痈疽癣瘘、病疥龋蚀。若虫之类，无所不为，人亦不必尽有，有亦不必甚多，或偏有，或偏无，皆能为害者也。凡此诸虫，依附肠胃之间，若元气尚实，未为大害；稍有虚损，遂能侵蚀，随其虫动而变生诸病也。若夫膈噎、劳瘵、癞风、蛊胀、狐惑、伤寒等证，无不生虫，又如鼷鼠、应声虫之类，未易悉举，医者宜于各类推而治之可也。

脉法

脉沉实者生，虚大者死。尺脉沉而滑者，为寸白虫。

䘌蚀阴疟，脉虚小者生，紧急者死。

《外台》云：虫脉当沉弱而弦，今反洪大，即知蛔虫甚也。

方法丹溪方法凡二条

丹溪曰：湿热之生虫，脏腑虚则侵蚀。上半月虫头向上，易治；下半月虫头向下，难治。以上二月字，恐并当作日字，盖虫无半月一转头之理也。先以蜜或砂糖或炒吃引虫头向上，然后用杀虫药。

腹内热，肠胃虚，虫行求食。上唇有疮曰惑，虫食其脏；下唇有疮曰狐虫食其肛。

《活人》**治䘌桃仁汤**　治狐惑唇口生疮，上䘌虫食其脏，下䘌虫食其肛。

桃仁　槐子　艾各五钱　大枣十五枚

用水二盏半，煎至一盏半，分二服❶。

《活人》**雄黄锐散** 治前证。

雄黄 青葙子 苦参 黄连各二钱 桃仁一钱

上为末，捣新艾汁和，捏如小指头大，纳谷道中，治虫食其肛也。

宝鉴化虫丸 治诸虫。

鹤虱去土 槟榔 苦楝根东引不出土者 胡粉炒，各一两 明白矾烧，二钱半

上为细末，米糊为丸，如梧桐子大，一岁儿服五丸，量人大小加减丸数，温浆水入生麻油三四点打匀送下，清米饮亦可，不拘时候。其虫细小者皆化为水，大者自下。

《宝鉴》**集效丸**

木香 鹤虱炒 槟榔 诃子面裹煨，去核 芜荑炒 附子炮，去皮脐 干姜各七分半 大黄一两半 乌梅十四个，去核

上为末，炼蜜丸如麻子大，陈皮汤或醋汤下。一方，加黄连、黄柏各七钱半。

《外台》**万应丸**

槟榔五两 大黄八两 黑丑四两，以上三味为末 皂荚十铤，不蛀❷者 苦楝根皮一斤

上先以皂荚，苦楝用水二大碗熬成膏，一处搜和药末为丸，如梧桐子大，又以沉香、木香、雷丸各一两为末为衣，先以沉香衣，次用雷丸衣，又次用木香衣，每服三丸，四更时用砂糖水送下。

一方 用鸡子炒白腊尘，酒糊丸服，治寸白虫。

一方 黑铅炒成灰，槟榔末等分和匀，米饮调下。

化虫丸 能化虫为水。

硫黄一两 木香五钱 密陀僧三钱❸ 附子一枚，炮干为末

上先以附子末，醋一盏熬膏，余药研为细末，以附子膏和匀，丸如绿豆大，每服二十丸，荆芥茶清下。

此三方皆《外台》。

《外台》一方用苦楝根、槟榔、鹤虱三味，浓煎汤饮之。

前胡汤 治脾劳身热，内有白虫在脾为病，令人好呕而胸中咳，呕而不出。

前胡 白术 赤茯苓 细辛 杏仁去皮尖，另研 草龙胆 常山各一钱 枳实 松萝各七分 旋覆花五分 竹叶七片

上细切，作一服，水二大盏，煎至一盏，去渣温服。若腹中热满闷，加芒硝半钱，栀子、黄芩、苦参各半钱，加水煎，忌桃、李、雀肉、醋、生葱、菜等物。

《外台》**茱萸根汤** 治脾劳热，内有白虫食肝❹为病，与前证同。

茱萸东引者，一钱 火麻子八钱 陈皮一两半

上三味，细切，水煎服，或下虫或下黄汁。凡合此药禁声，勿语虫觉便无效，此方治虫甚验。

《外台》**五膈下气丸** 治肺劳热瘦损，内有肺虫在肺为病，令人咳逆气喘，或谓忧忿气膈寒热，皆从劳之所生，名曰膏肓疾，针灸不着。

麦门冬五两，去心 蜀椒炒出汗，一两 远志肉 附子各半两 干生姜半两 甘草炙，半两 人参七钱半 桂心一钱半 百部 白术 黄芪各七钱半 杏仁去皮尖及双仁者，二十四粒 细辛半两

上为细末，炼蜜丸如弹子大，每服一丸，徐徐噙化咽汁，忌猪肉、冷水、

---

❶ 分二服：此后原衍“一”字，据会文堂本删。
❷ 蛀：原作“蛀”，据会文堂本改。
❸ 三钱：原脱，据会文堂本补。
❹ 脾：会文堂本作“肝”。

海藻、菘菜、生葱、桃李、雀肉等物。

《外台》**千金散** 疗肾劳热，四肢肿急，蛲虫生于肾中为病。

贯众三两，炒 干漆二两，炒烟尽 芜荑 胡粉 槐白皮各一❶两 吴茱萸五十粒 杏仁四十五粒，去皮尖，炒

上为细末，平旦以井花调服方寸匕，增之，以病瘥止。

《外台》**三圣饮子** 治劳热生虫，在肺为病。

茱萸根东引者，五两 桑白皮东引者，一升 狼牙子三两

上三味细切，以酒七升，煮取一升半，平旦服尽。

《外台》**五凤丸** 治肝劳热生长虫在肝为病，令人恐畏不安，眼中赤壅。

乌鸡卵五枚，去黄 东引吴茱萸根切，三升 黄蜡三两 干漆四两，炒烟尽 粳米粉半升

上五味，以茱萸根、干漆杵为细末，和入铜铫中，火炼可丸如小豆大，隔宿勿食，后饭早晨以米饮下一百二十丸，小儿五十丸，虫即烂尽。

《外台》**雷公丸** 治心劳发热，心里有长虫名曰蛊虫，长一尺许，贯心即死。

雷丸炒，五枚 陈皮 桃仁各一两二钱半，去皮尖，另研 贯众 芜荑 青葙子 干漆 乱发如鸡子大块，火内烧存性 僵蚕十四枚，炒

上为细末，炼蜜丸如小豆大，空心温酒送下二十丸，日二服。自前胡汤以下七方，治五脏劳虫方也，当与前劳极方互用。

《外台》**广济疗蛔虫方**

酸石榴根东引者，切，二升 槟榔十枚，细切

上二味，以水七升，煮取二升半，去渣，以粳米煮稀粥，平旦空腹食之，少间虫并死，快利神效。

《外台》**又治蛔虫方**

用苦楝根生子者，东引不出土者，刮去外尘皮，取内白皮二两。以水三碗，煮取一碗半，去渣，用晚粳米三合煮糜粥，空心先以炒肉一二片吃，引虫向上，然后进药粥一二口、少顷又吃一二口，渐渐加至一碗或二碗，其虫尽下而愈。

祖传经验槟榔丸 治小儿疳病，积气块痛，腹大有虫等证。

三棱细切，醋炒，五钱 莪术细切，醋炒，五钱 槟榔一两 青皮去瓤，麸炒黄色 陈皮去白，各半两 芜荑二钱半 雷丸五钱 鹤虱三钱，略炒 干漆五钱，炒无烟 木香三钱，不见火 良姜二钱，陈壁炒 砂仁一钱，去壳 麦蘖面半两，炒 胡黄连三两，炒 甘草炙，三钱 神曲五钱，炒黄色

上为细末，醋米糊为丸，丸如绿豆大，每服三五十丸，空心淡姜汤下。今加使君子肉五钱，尤妙。

又经验治妇人阴蚀疮，阴户中有细虫，其痒不可，饮食入脏腑即死，令人发寒热，与劳证相似。

先用蛇床子煎汤，洗净挹干，敷后药：梓树皮不拘多少

上焙干为末，入枯矾四分之一，麝香少许，敷之立效。

予曾治一妇人，因采桑，见桑有金虫如蚕者，被其毒，谓之金蚕毒，腹中疠痛欲死，召予治。予以樟木屑浓煎汤与之，大吐，吐出有金丝如乱发者一块，腹痛减十分之七八，又与甘草汤，连进二三盏而安。

---

❶ 一：原脱，据会文堂本补。

卷之五

花溪恒德老人虞抟天民编集
侄孙虞守愚惟明校正
潭城书林元初刘希信绣梓

麻　　木

论

《内经》曰：风寒湿三气，合而为痹。故寒气胜者为痛痹，湿气胜者为着痹。河间曰：留着不去，四肢麻木拘挛也。经又曰：痛者，寒气多也，有寒故痛也。其不痛不仁者，病久入深，荣卫之行涩，经络时疏，故不痛；皮肤不荣，故为不仁。夫所谓不仁者，或周身或四肢唧唧然麻木不知痛痒，如绳扎缚初解之状，古方名为麻痹者是也。丹溪曰：麻是气虚，木是湿痰死血。然则曰麻曰木者，以不仁中而分为二也。虽然，亦有气血俱虚，但麻而不木者。亦有虚而感湿，麻木兼作者。又有因虚而风寒湿三气乘之，故周身掣痛兼麻木并作者，古方谓之周痹，治法宜先汗而后补也。医者宜各以类推而治之，不可执一见也。

脉法

脉浮而濡属气虚。关前得之，麻在上体；关后得之，麻在下体也。

脉浮而缓，属湿，为麻痹。脉紧而浮，属寒，为痛痹。脉涩而芤，属死血，为木不知痛痒。

方法

丹溪曰：十指麻木，是胃中有湿痰死血，宜二陈汤加苍术、白术、桃仁、红花，少加附子行经。

东垣**人参益气汤**　治两手麻木，四肢困倦，怠惰嗜卧，热伤元气也。

黄芪二钱　炙甘草　升麻各半钱　五味子三十粒　柴胡六分　生甘草　人参各一钱二分半　白芍药七钱

上细切，作一服，水二盏，煎至一盏，去渣稍热服。

东垣**导气汤**　治两腿麻木沉重。

黄芪二钱　甘草一钱半　青皮一钱　升麻　柴胡　当归梢　泽泻各半钱　陈皮　红花少许　五味子三十粒

上细切，作一服，水二盏，煎至一盏，温服。

东垣**天麻黄芪汤**　治表有风证，因连日醉饮，其证复来，右口角并眼牵引侧视，及左手脚腿麻木疼痛。

天麻　芍药　神曲　羌活如肢节不痛不用　茯苓各三分　人参　黄连各四分　川归五分　黄芪　甘草　升麻　葛根　黄柏　苍术各六分　泽泻七分　柴胡九分　或加猪苓六分

上细切，作一服，水二盏，煎至一

盏，去渣温服。

东垣**补气升阳和中汤** 一妇人病，诊得六脉俱中得弦洪缓相合，按之无力，弦在上是风热下陷入阴中，阳道不行。其诊闭目则浑身麻木，昼减而夜甚，觉而开目则麻木渐退，久则绝止，常开目则此证不作，是以不敢合眼，致不得卧，身体皆重，时有痰嗽，觉胸中不利，烦躁气短喘促，肌肤充盛，饮食不减，大小便如常。此非风邪，乃气不行也，治宜补益肺气自愈。如经脉中阴火乘其阳入，火动为麻木者，当兼去其阴火则安矣。

生甘草去肾热　黄柏酒炒，除湿热　白茯苓除湿导水　泽泻除湿导水　升麻行温助经　柴胡以上各二分　苍术除湿补中　草豆蔻益阳辟外寒，各三分　陈皮　归身　白术各四分　白芍药　人参各六分　佛耳草　炙甘草各八分　黄芪一钱

上细切，作一服，水二盏，煎至一盏，去渣食远服。

东垣**麻黄桂枝升麻汤** 治妇人先患浑身麻木，睡觉则小减，开目则已。其证愈后，又因心中烦恼，遍身骨节痛，身体沉重，饮食减少，腹中气不转运。

木香　生姜各二分　桂枝　半夏　陈皮　草豆蔻　厚朴姜制　黑附子炮，去皮脐　黄柏各三分　炙甘草　升麻　白术　茯苓　泽泻各四分　黄芪　麻黄不去节　人参各五分

上细切，作一服，水二盏，煎至一盏，去渣食远服。

东垣**神效黄芪汤** 治浑身麻木不仁，或头面手足肘背腿脚麻木，并皆治之，及两目羞明畏日，隐涩难开，视物昏花，睛痛，亦皆治之。

蔓荆子二分　陈皮半钱　人参八分　炙甘草　白芍药一钱　黄芪二钱

上细切，作一服，水二盏，煎至一盏，去渣临卧稍热服。如麻木不仁，虽有热，不加黄柏，只加黄芪一钱，通草[1]三钱。如麻木甚者，加芍药一钱，通草[2]二钱。如小便淋涩，加泽泻五分，一服去则止。如有大热证，加酒洗黄柏三分。

补气汤 治皮肤麻木，神效。

黄芪　陈皮　甘草各一钱二分　泽泻六分　芍药八分

上细切，作一服，水一盏半，煎至一盏，温服。

冲和补气汤 治合眼则麻木，开则不麻，四肢无力，痿厥醋心，目昏头眩，神效。

羌活七分　独活　川归　黄柏各三分　柴胡　神曲　木香　草豆蔻各一分　人参　白术　泽泻　猪苓各一钱　甘草　升麻各半钱　芍药一钱　黄芪二钱　苍术　陈皮各一钱　黄连　麻黄不去节，二分

上细切，分作二服，每服用水一盏半，煎至一盏，温服。

祖传方经验三妙丸 治温热下流，两脚麻木，或如火烙之热。

黄柏四两，去皮酒拌略炒　苍术六两，米泔浸二宿，细切焙干　川牛膝去芦，二两

上为细末，面糊为丸，如梧桐子大，每服五、七十丸，空心姜、盐汤下，忌鱼腥、荞麦、热面、煎炒等物。

耳　病

论

《内经》曰：肾者作强之官，技巧

[1] 草：原脱，据文义及会文堂本补。
[2] 草：原脱，据文义及会文堂本补。

出焉。又曰：耳为肾之外候。一曰：肾通窍于耳。一曰：心通窍于耳。夫肾之为脏，水脏也，天一生水，故有生之初，先生二肾而一阴藏焉，而又有相火存乎命门之中也，每挟君火之势而侮所不胜，经所谓一水不能胜二火是矣。其或嗜欲无节，劳役过度，或中年之后，大病之余，肾水枯涸，阴火上炎，故耳痒耳鸣，无日而不作也。或如蝉噪之声，或如钟鼓之响，甚为可恶，早而不治，渐而至于龙钟，良可叹哉！治法宜泻南方之火，补北方之水，无有不安者焉。钱仲阳曰：肾有补而无泻。厥有旨哉。

脉法

两寸脉浮洪上鱼为溢，两尺脉短而微，或大而数，皆属阴虚，法当补阴抑阳。

左寸洪数，心火上炎，两尺脉洪或数者，相火上炎，其人必遗精，梦与鬼交，两耳蝉鸣或聋。

方法丹溪方法凡九条

丹溪曰：大病后耳聋，及阴虚火动而聋者，宜补阴降火，四物汤加黄柏主之。

耳鸣，宜当归龙荟丸；多饮酒人，宜木香槟榔丸。

耳聋，以茱萸、乌头尖、大黄三味为末，津调贴涌泉穴，以引火下行。

又方 治耳痛，以白矾枯吹入耳中，及青矾烧灰吹之，皆效。

又方 治耳痛及聤耳，用桑螵蛸炙黄为末，加麝香少许，吹入耳中，极效。或用胭脂胚子、蛀竹末，加麝香少许，吹入妙。

又方 治诸虫入耳，用香油滴入耳中，其虫即出，或死于耳内。或用驴牛乳或鸡冠血滴入皆好。

又方 治诸虫入耳，用桃叶卷作角子，切齐其头，纳入耳中，其虫从角中走出。

大补丸 治耳鸣欲聋。

用黄柏一味，不拘多少。

细切盐酒拌，新瓦上炒褐色，为细末，滴水丸如梧桐子大，每服一百丸。如气虚，以四君子煎汤下；血虚，以四物汤下。

以上皆丹溪方。

凡耳鸣耳聋，皆是阴虚火动，或补肾丸，或虎潜丸，或滋阴大补丸，皆好。

东垣**滋肾丸** 治耳鸣耳聋。

黄柏盐酒炒，一两 知母去毛，酒浸，一两 肉桂半钱

上为细末，炼蜜为丸，如梧桐子大，每服五十丸，淡盐汤下。

东垣**柴胡聪耳汤** 治耳中干结，耳鸣而聋。

连翘四钱 柴胡三钱 炙甘草 当归身 人参各一钱 水蛭五分，炒，另研 虻虫三个，去翅[1]足炒，另研 麝香

上除后三味别研外，其余细切作一服，加生姜三片，水二盏，煎至一盏，去渣入三味末子，再煎一二沸，食远服。

东垣**蔓荆子散** 治上焦热，耳鸣而聋，及出脓汁。

炙甘草 升麻 木通 赤芍药 桑白皮蜜制 麦门冬 生地黄 前胡 甘菊花 赤茯苓 蔓荆子各半钱

上细切，作一服，加生姜三片，大枣一枚，水一盏半，煎至一盏，去渣食

[1] 翅：原作“片”，据会文堂本改。

后服。

东垣**鼠黏子汤** 治耳痛生疮。

昆布 苏木 生甘草 蒲黄 草龙胆各二分 鼠黏子 连翘 生地黄 当归梢 黄芩 炙甘草 黄连各三分 柴胡 黄芪各四分 桔梗一钱半 桃仁三个，去皮尖，另研 红花少许

上细切，作一服，水二盏，煎至一盏，稍热食后服。忌寒药利大便。

祖传经验秘方 治耳内忽大痛，如有虫在内奔走，或有血水流出，或干痛不可忍者，用蛇蜕皮烧存性，细研，以鹅翎管吹入耳中，立愈。

目 病

论

东垣曰：按《阴阳应象论》云：诸脉者，皆属于目。又曰：目得血而能视。五脏六腑之精气，皆上注于目而为之睛，睛之窠为眼，骨之精为瞳子，筋之精为黑眼，血之精为目窠之总络，气之精为白眼，肌肉之精则为约束，裹撷筋骨血气之精而与脉并而为系，上属于脑，后出于项。是故瞳子黑眼法于阴，白眼赤脉法于阳，故阴阳合德而为睛明也。是以五脏、六腑、十二经脉、三百六十五络，其血气皆禀受于脾土，而上贯于目而为明。故目者心之使也，心者神之舍也，故精神乱而不守，卒然见非常之怪，若邪中其睛则精散，精散则视歧，观一物为两也。因事烦忧，饮食失节，劳役过度，致脾胃虚弱，心火大盛，则百脉沸腾，血脉逆行，经曰天明则日月不明，邪害空窍是也。夫脾者诸阴之首，目者血脉之宗也，故脾虚则五脏之精气皆失所司，不能归明于目矣。心者君火也，主藏神明，宜静而安，相火代行其令，相火乃包络之火，主百脉皆荣于目。既劳役妄动，又因邪气所并而损血脉，是故诸病生焉。医目者若不先理脾胃及养血安神，乃治标不治本，是不明至理者也，学者其可不用心乎。

脉法

左寸脉洪数，心火炎也。关弦而洪，肝火盛也。

右寸关俱弦洪，肝木挟相火之势而来，侮所不胜之金，而制己所胜之土也。

方法丹溪方法凡十条

丹溪曰：目病属风热、血少、神劳、肾虚。

河间曰：在腑则为表，当除风散热；在脏则为里，当养血安神。如暴失明，昏涩翳膜，眵泪斑入眼，皆风热也。一云：斑入眼，此肝气盛而发在标也，宜表散以去之。如昏弱不欲视物，内障见黑花，瞳子散大，皆里也，血少神劳肾虚也，宜养血补水安肾以调之。

瞳子散大，皆辛热所为也，辛主散，热乘之，当除风热，凉血益血，以收耗散之气。芩、连苦寒，除邪气之盛为君，当归身、生地黄养血凉血为臣，五味子酸寒[1]体浮，收瞳子散大，地骨皮、天门冬泻热补气，或用滋阴地黄丸最妙。

久病昏暗，以熟地黄、当归根为君，羌活、防风、甘菊花之类佐之。

暴发赤肿，以黄芩、防风为君以泻火，黄连、当归为臣以养血，羌活、柴

[1] 寒：会文堂本作“温”，义胜。

胡、升麻、白芷、甘草为使，白睛红加白豆蔻少许。

又方 治血热壅痛，四物汤加草龙胆、防己、防风、羌活。一云，实热上冲眼痛，用黄连泻火，当归补血。

劳役，饮食不节，内障昏暗，蔓荆子汤。

蔓荆子　人参　甘草炙　黄芪　黄柏　白芍药酒炒

上细切，水煎服。

又方 治眼痛。

用生地黄酒浸捣烂盦眼上，又用草乌、南星、干姜、桂枝为末，醋调贴两足心，时用牛膝膏洗眼。

肥人风热上壅，眼目疼痛。

防风　羌活　荆芥　酒芩

水煎服。

瘦人目痛，乃是血少兼热，须用养血药，少加风药。

当归　生地黄酒洗　玄参　川芎　防风　荆芥　菊花

细切，水煎服之。

东垣**滋阴地黄丸**

熟地黄一两　生地黄一两半　柴胡八钱　天门冬　炙甘草　枳壳　地骨皮　黄连　五味子各三钱　人参二钱　当归身酒浸洗　黄芩各五钱

上为细末，炼蜜为丸，如绿豆大，每服一百丸，茶清下。

秘传拨云退翳丸又名神仙退云丸　治一切内外障膜遮睛昏暗，大效。

栝楼根　枳实　甘草炙　蔓荆子　薄荷各五钱　川芎　木贼童便浸一宿，去节，焙干　密蒙花　荆芥穗　地骨皮　甘菊花　白蒺藜　羌活各一两　蛇蜕　蝉蜕　黄连各二钱　川椒七钱半，去核炒　当归一两半，酒浸洗　草决明五钱，炒

上为细末，炼蜜为丸，每两分作十丸，每服一丸，食后临卧服，日进三服。翳障，米饮下。睛暗，当归汤下。内障，木香汤下退云丸有犀角五钱，干地黄一两，无蔓荆子、甘草、川椒。妇人，当归汤下。有气，木香汤下❶。

《局方》**羊肝丸** 治一切目疾，不问内外翳障青盲等证。

白乳羊肝一具，以竹刀去膜　黄连一两　甘菊花　防风　薄荷去梗　荆芥穗　羌活　当归　川芎各三钱

上为细末，将羊蒸熟，同药末杵烂为丸，浆水下。

东垣**春雪膏** 点赤眼效。

朴硝不拘多少

置豆腐上蒸化，待流下以瓷器盛之。

烂翳验方

用茜草根烧灰，以灯心点之，须臾大痛，以百节草刮之。

东垣**神效明目汤** 治眼楞紧急，致倒睫拳毛，及上下睑皆赤烂，睛疼昏暗，昼则冷泪常流，夜则眼涩难开。

细辛二分　蔓荆子半钱　防风一钱　葛根一钱半　甘草二钱　一方加黄芪一钱

上细切，作一服，水二盏，煎至一盏，去渣临卧温服。

明目细辛汤 治两目发赤微痛，羞明畏日，怯风寒，怕火光，眼睫成纽，眵糊多，隐涩难开，眉攒肿闷，鼻塞，涕唾稠黏，大便微硬。

川芎二分　生地黄酒浸洗　蔓荆子各三分　当归身梢　白茯苓　藁本各四分　荆芥穗五分　防风　麻黄根　羌活各八分　细辛少许　红花少许　川椒四粒　桃仁七个，去皮尖，细研

上细切，作一服，水一盏半，煎至一盏，去渣临卧稍热服，忌酒、醋、

❶ 有气，木香汤下：原脱，据会文堂本补。

湿面。

东垣**复明散** 治内障。

青皮去瓤，三分 陈皮去白 川芎 苍术各半钱 炙甘草 生地 连翘 柴胡各一钱 黄芪一钱半 当归身二钱

上细切，作一服，水二盏，煎至一盏，去渣稍热服。忌酒、醋、湿面、辛热、大料物之类。

东垣**助阳和血汤** 治眼发之后，微有上热，白睛红，隐涩难开，睡多眵泪。

蔓荆子一分 香白芷三分 柴胡 黄芪 炙甘草 当归身酒洗 防风各半钱 升麻七分

上细切，作一服，水一盏半，煎至一盏，去渣稍热服。

东垣**归葵汤**一名连翘饮子 治目中溜火，恶日与火光，隐涩难开，小角紧，视物昏花，迎风有泪。

柴胡三分 生甘草 蔓荆子 连翘 生地黄 当归身 红葵花 人参各四分半 黄芪 酒黄芩 防风 羌活各七分半 升麻一钱

上细切，作一服，水二盏，煎至一盏，去渣食后服。

东垣**救苦汤** 治眼暴发赤肿，睑高苦疼不可忍者。

桔梗 连翘 红花 细辛各一分 当归身夏月减半 甘草炙，各一钱 苍术 草龙胆各一钱四分 羌活太阳 升麻阳明 柴胡少阳 防风 藁本 黄连各二钱 生地黄 黄柏 黄芩 知母各三分 川芎六分

上细切，作一服，水二盏，煎至一盏，去渣食后服。若苦疼，则多用苦寒药，兼治本经之药，再行加减。如睛昏，加知母、黄柏。

东垣**益阴肾气丸** 此壮水之主，以镇阳光。

泽泻 茯神各二钱半 生地黄酒洗 牡丹皮 山茱萸 当归梢酒洗 五味子 干山药 柴胡各五钱 熟地黄二两

上为细末，勿犯铁器蒸橹，炼蜜丸如梧桐子大，每服五十丸，空心淡盐汤下。

东垣**当归龙胆汤** 治眼中白翳。

防风 石膏各二分 柴胡 羌活 五味子 升麻各三分 甘草 酒黄连 黄芪各四分半 黄芩酒炒 黄柏酒炒 当归身酒洗 草龙胆酒洗 芍药各七分半

上细切，作一服，水二盏，煎至一盏，去渣入酒少许，热服。

东垣**泻阴火丸**一名连柏益阴丸

石决明三钱 羌活 独活 甘草 当归梢 五味子 防风各五钱 草决明 条黄芩 黄连酒炒 黄柏温酒炒 知母各一两

上为细末，炼蜜为丸，如绿豆大，每服五十丸，茶清下。

东垣**疗本滋肾丸**

黄柏酒炒 知母酒炒

各等分，为细末，滴水为丸，如梧桐子大，每服一百丸至一百五十丸，空心淡盐汤下。

东垣**加味滋肾丸**

肉桂三分 黄连一钱 姜黄一钱 苦参三钱❶ 苦葶苈酒洗炒 石膏觉肚冷勿用 黄柏酒炒 知母去毛，酒炒，各五钱

上为细末，面糊为丸，如梧桐子大，每服一百丸，白汤送下，空心服，以食压之。

东垣**退翳膏** 治黑白翳。

蕤仁 升麻各三分 连翘 防风 青皮各四分 甘草 柴胡各半钱 当归身六分 荆芥穗水半盏浸 生地黄一钱半 黄

❶ 参三钱：原脱，据会文堂本补。

连三钱

上细末，水一碗，煎至半碗，去渣更上火煎半盏，入荆芥水两匙，入蜜少许，再上火熬匀，磁器盛贮，频点之。

龙胆饮子 治疳眼，流脓，生疳翳，湿热为病。

谷精草 川郁金 蛇蜕 炙甘草各半钱 麻黄一钱半 升麻二钱 青蛤粉 草龙胆 黄芩炒 羌活

上为细末，每服二钱，温茶清调下。

还睛紫金丹 治目眶岁久赤烂，俗呼为赤瞎是也，当以三棱针刺目眶外以泻湿热。如眼生倒睫拳毛，两目紧，盖内伏火热而攻阴气，法当去其热内火邪，眼皮缓则毛立出，翳膜亦退，用手法攀出内睑向外，以针刺之出血。

白沙蜜二十两 炉甘石一十两，火煅十次，淬水内，连水浸半日 黄丹六两，水浸 乌贼骨二钱 硇砂入❶盏内，放于瓶口上熏红 麝香各一钱 白丁香直者，五分 轻粉一字

上将白沙蜜于砂石器内慢火熬，掠去沫，下甘石，次下丹，以柳枝搅，次下余药，以不粘手为度，作丸如鸡头实大，每用一丸，温水化开洗之。

河间**重明散** 治一切风热内外障膜眼疾。

川独活 川羌活 川芎 吴射干 仙灵脾 防风 甘草 井泉石 苍术各半两 丹参 白术 石决明 草决明各三钱

上为细末，每服二钱，水一盏半，煎至一盏，温服，日三服。

河间**石膏羌活散** 治久患双目不明，远年近日内外翳障，风热昏暗，倒睫拳毛，一切眼疾头风，并皆治之。

羌活治脑热头风 密蒙花治羞明怕日 木贼退翳障 白芷清利头目 细辛 干菜子二味起倒睫 麻子起拳毛 川芎治头风 苍术明目暖水脏 黄芩洗心退热 甘菊花 荆芥穗治目生疮 石膏治头痛退热 藁本治偏头风，一云治顶痛 甘草解药毒

上各等分，为细末，每服一钱至二钱，食后临卧用蜜水调下，茶清亦可，日进三服，服至十日渐明，二十日平安。

河间**黄连膏** 治一切眼目疼痛，胬肉攀睛，风痒泪落不已。

朴硝一斗，以水淘净，阴干用 白丁香五升，以水一斗淘净，去土，杵细用 黄连半斤

上量水入硝、香釜内，熬至七分淘出，令经宿，水面浮芽者取出控干，以纸袋子盛，风中悬至风化，将黄连细末熬汤汁洒干，入风硝，更加猪、羊胆，和蜜令匀，点眼极妙。

河间**涤昏膏** 治一切风瘫眼目，疼痛不可忍者。

白沙蜜一斤 黄连一两 没药半两 黄丹一两，炒紫金

上以蜜同黄丹熬黑，以水二大盏，煎黄连成稠汁，去渣入前丹、蜜内，煎熬稠，更入没药末，同煎数沸，滤去渣，洗眼甚妙。

河间**金丝膏** 治一切目疾昏暗，视物如丝膜所遮，或痒或痛。

宣黄连半两，细切，水一盏浸一宿取汁，再添水浸渣，至半日许取汁，并放 白沙蜜一两 白矾一字 井盐一分，如无，以青盐代之 山栀子二钱，槌碎，入前黄连汁时，加水同煎五、七十沸

上用银磁器煎药十余沸，用上细生绢加纸数重再滤过，银罐子盛贮，时常点眼。

东垣**地芝丸** 治不能远视而能近视，

❶ 入：原作“小”，据会文堂本改。

以此除风热。

生地黄　天门冬各四两　枳壳炒　甘菊花各半两

上为末，炼蜜丸，茶、酒任下。

眼睫方即倒睫拳毛也

木鳖子一个

去壳为末，绵裹塞鼻中，左目塞右，右目塞左，一、二夜其睫自正。

点眼光明丹　治一切风热上壅，两目赤肿涩痛，风弦烂眼，及内外翳障等证。

白炉甘石一两，以黄连半两煎浓汁，滤去渣，用炭火煨炉甘石通红，淬黄连汁，匀如此者七次，研　辰砂一钱　硼砂二钱　轻粉五分　片脑三分，多至五分　麝香一分

如赤眼肿痛，加乳香、没药各五分。内外翳障，加珍珠半钱，鸭嘴胆矾二分，熊胆二分。烂弦风眼，加铜青半钱，飞丹半钱。或以诸药总合为一，治诸般眼疾。

上各研为极细末，一处和匀，再研一、二日，无声银瓶盛贮，密封口不可令泄气。点眼极妙。

丹溪活套云：东垣谓目能远视而不能近视，火盛而水亏也，法当补肾，六味地黄丸主之。目能近视而不能远视，有水而无火也，法当补心，定志丸加茯苓主之。又曰：不能近视，晨服地黄丸，不能远视，卧服定志丸，是皆通手足少阴经也。是以知不能远视者，心血不足也；不能近视者，肾水亏欠也。凡目暴发赤肿，宜用羌活、防风、柴胡、白芷、升麻、酒制芩、连、甘草、生地黄、当归身。白睛红，少加白豆蔻。又曰：凡眼暴发赤肿，须以防风、黄芩为君，当归、生地黄、黄连和血泻火药为臣使。凡目久痛或内障昏暗，须以熟地黄、当归根为君，以羌活、防风、荆芥穗、生甘草、菊花之类为佐使也。

祖传经验固本还睛丸　治远年一切目疾，内外翳膜遮睛，风弦烂眼，及老弱人目眵多糊，迎风冷泪，视物昏花等证，悉皆治之。

天门冬去皮心，酒浸一宿，另杵，杵如泥　麦门冬去心，焙干　生地黄酒浸焙，勿犯铁　熟地黄酒洗净，再用瓷蒸，勿犯铁，以上各三两　人参一两半　白茯苓一两半　干山药一两半　枸杞子一两半　川牛膝一两酒洗　石斛一两，去芦酒洗　草决明一两，微炒　杏仁一两，去皮，另研　甘菊花一两，用少金钱　菟丝子一两，酒浸三宿，另研，焙干　羊角一两，细剉，取净末八钱　乌犀角八钱，剉用，膏用❶　五味子七钱，焙干　防风八钱，去芦　甘草七钱，炙　白蒺藜七钱，杵去刺　黄连七钱，去须　枳壳一两，麸炒黄色　川芎七钱　青葙子八钱，微炒

上为细末，炼蜜为丸，如梧桐子大，每服五、七十丸，盐汤下。

经验复明膏　去翳膜立效。

人参一钱半　川归一钱半　硼砂一钱半，生　青盐一钱　乳香一钱，另研　没药一钱，另研　芦荟一钱　珍珠半钱　麝香半钱，后加　黄丹一两，水飞，炒　海螵蛸五钱　黄连四钱　黄柏六钱　赤炉甘石淬数❷次　白沙蜜半斤　蕤仁一钱，去壳　白蔹一钱半

上件各研为极细末，先将白蜜煎沸，掠去上沫再熬，滴水中沉碗底不散可用，然后入前药末，略沸搅匀，磁罐收贮，日三五次点之效。

❶ 膏用：会文堂本作“生用”。

❷ 数：原脱，据会文堂本补。

口　病

论

《内经》曰：中央黄色，入通于脾，开窍于口，藏精于脾，故病在舌。夫口之为病，或为重舌木舌，或为糜烂生疮，或见酸苦甘辛咸味，原其所因，未有不由七情烦扰、五味过伤之所致也。经曰阴之五宫，本在五味，阴之五宫，伤在五味是也。是以肝热则口酸，心热则口苦，脾热则口甘，肺热则口辛，肾热则口咸。有口淡者，知胃热也。外有谋虑不决，肝移热于胆而口苦者。亦有脾胃气弱，木乘土位而口酸者。或膀胱移热于小肠，膈肠不便，上为口糜。生疮溃烂则伤寒狐惑之证，上唇生疮，虫食其脏，下唇生疮，虫食其肛❶。其为口之为病，种种不同，医者宜各类推而治之，无有不安者也。

脉法

《经》曰：左寸洪数，心热口❷苦。右寸浮数，肺热口辛。左关弦数而虚，胆虚口苦。甚洪而实，肝热口酸。右关沉实，脾胃有实热口甘。兼洪数者，口疮，或为重舌木舌。脉虚者，中气不足，口疮，若服凉药不愈，宜理中汤。

方法丹溪方法凡三条

丹溪曰：脾热口甘，三黄丸主之。

三黄丸　兼治五劳七伤，消渴不生肌肉。

黄芩春四、夏秋六、冬三两　黄连春四、夏五、秋三、冬二　大黄春三、秋二、夏一、冬五两

上三味，炼蜜为丸，如梧桐子大。每服五丸，未愈❸加至七丸，日三服，一月病愈，久服行及奔马。愚按：此方惟实热者可用，虚者勿用。

胆热口苦，谋虑不决所致，小柴胡汤加麦门冬、酸枣仁、地骨皮、远志，煎服。

河间**益胆汤**　治谋虑不决，肝胆虚气上溢则口苦证。

黄芩去根　甘草炙　人参各一钱　官桂半钱　苦参　茯神各一分　远志取肉去骨，七分

上细切，作一服，水一盏半，煎至一盏，去渣温服。

东垣**柴胡地骨皮汤**　治膀胱移热于小肠，膈肠不便，上为口糜，生疮溃烂，心胃壅热，水谷不化等证。

柴胡去芦　地骨皮各等分

上细切，每服五钱，水一盏半，煎至一盏，食后温服。如病人大便实者，加大黄、朴硝以利。

治口疮，用西瓜浆水徐徐饮之。无瓜时，以瓜皮烧灰敷之。

又方　细辛、黄柏炒

各等分为末，掺舌上，吐涎乃愈。

又方　用焰硝、硼砂含口勿开，外以南星为末，醋调贴足心涌泉穴上，神效。

又方　用好酒煮黄连成汁，呷下即愈。

又方　五倍子一两，黄柏蜜炙、滑石各半两，铜绿半两，麝香一字，为末掺之，极效。

---

❶ 肛：原作“肝”，据会文堂本改。
❷ 口：原脱，据会文堂本补。
❸ 未愈：原作“末知”，据会文堂本改。

凡口疮服凉药不愈者，乃中气不足，虚火泛上无制，用理中汤反治之而愈。甚者，加附子，或用官桂噙之亦妙。

又方 治赤口疮。

白矾枯 没药 乳香 铜绿

上为细末掺之。

又方 治白口疮。

雄黄 没药 乳香各一钱 轻粉 巴豆霜少许

上为细末掺之。

治实热口中生疮，用凉膈散、甘桔汤皆效。

丹溪方法一小儿口疮不下食，众以狐惑治之，必死。后以矾汤于脚上浸半日顿宽，更以黄柏蜜炙、僵蚕炒为末敷之而愈。

又方 治唇紧燥裂生疮。用青皮烧灰敷之立愈。

又方 治唇紧。以皮纸然于刀上，熏取沥敷，立效。

又方 治口糜。用野蔷薇花根，煎汤漱之。一云白蔷薇根，杵汁敷之。

又方 治口内生疮用。

明矾枯 黄丹炒 盐白梅烧存性，各一钱 人中白一钱半 麝香小许，另研

上为细末，干掺口内。甚者加硼砂半钱，片脑一分。

硼砂散 治口舌生疮，及咽喉肿痛，皆效。

硼砂 马牙硝 滑石❶ 寒水石 枯白矾各一钱 片脑二分

上为细末，每服半钱许，食后新汲水调下。

碧雪 治口疮，及咽喉肿痛，神效。

蒲黄 青黛 硼砂 焰硝 生甘草

各等分，为细末敷之，咽喉肿痛，鹅管吹入。

祖传经验方 治舌肿大塞口，不通饮食者。

真蒲黄一味

频刷舌上，自退。若能咽药，即以黄连一味煎浓汁，细细呷之，以泻心经之火，则愈。

丹溪活套云：肝胆有实热，令人口酸而苦，小柴胡汤加甘草、龙胆、青皮之类。甚者，当归龙荟丸。若谋虑不决、肝胆虚而苦者，人参、远志、茯神、甘草为君，柴胡、草龙胆为佐使。甚者，钱氏地黄丸，虚者补其母也。心热而口苦，或口舌生疮，黄连泻心汤、牛黄清心丸、凉膈散之类。脾热而口甘者，三黄丸、平胃散之类。肺热而口辛者，甘桔汤、泻白散、金沸草散之类。肾热而口咸者，滋肾丸、大补阴丸、滋阴大补丸之类。

喉 痹

论

《内经》曰：一阴一阳结，谓之喉痹。王注谓一阴即厥阴，肝与胞络是也。一阳即少阳，胆与三焦是也。四经皆有相火存焉。子和曰：胆与三焦相❷火，治肝和胞络都无异。东垣曰：火与元气不两立，一胜则一负。盖元气一虚，则相火随起，而喉痹等暴病作矣。夫喉之为会厌者，经谓之吸门是也。以其司呼吸，主升降，为人身紧关之橐籥门户也。若夫卒然肿痛，水浆不入，言语不通，死在须臾，诚可惊骇。其会厌之两旁肿者，俗谓之双乳蛾，易治；会厌之一边肿者，

❶ 滑石：原作“活石”，据会文堂本改。
❷ 相：原作“寻”，据会文堂本改。

俗谓之单乳蛾，难治。古方通谓之喉痹，皆相火之所冲逆耳。经曰：一水不能胜二火。又曰：一水不能胜五火。甚言其真水之易亏，而相火之易动也。如大怒则火起于肝，房劳则火起于肾，饮食失节则火起于脾胃之类。是故知火者痰之本，痰者火之标，火性急速，故病发则暴悍。治之之法，必先大涌其痰，或以铍针刺其肿处，此急则治标之法也。用药者，必须以《内经》从治之法，而以桔梗、甘草、玄参、升麻、防风、羌活、荆芥、人参、白术、茯苓之类，少加干姜、附子等药为向导，徐徐频与，不可顿服，此为治之大法也。切不可骤服寒凉之药，非徒无益，而且促其死耳。俗人未识此理，而峻用芩、连、栀、柏之类而正治之，又甚者杂进以大寒草药，频与顿服，但觉肿势稍退，语言略通，而医者病者皆谓获效而喜。殊不知上热未除，中寒复生，其毒气乘虚而入腹，渐而至于发喘不休，不可治矣，良可叹哉！外有天行一种，名曰大头病，俗呼捏颈瘟，其证甚为凶恶，染此者十死八、九，宜推运气治之，治法亦不甚相远也，东垣普济消毒饮子甚妙，实为百发百中之剂，学者再宜详究而扩充之，务活人于斯世也，幸甚。

脉法

两寸脉浮洪而溢者，喉痹也。脉微而伏者死。

方法丹溪方法凡十一条

丹溪曰：喉痹多属痰，宜用吐法，或只以桐油灯脚，用鹅翎探吐之。病轻者，新取园中李实根噙之，更研水于项上敷之。卢氏曰：按《本草》蠡实根即马蔺草根也，龙胃治喉痹，北方多有之。此又曰园中李实根，未知孰是。

缠喉风，属痰热，亦宜吐之。

又方 用远志去心为末，水调敷项上。

又方 用灯心草烧灰，吹入喉中。

一方 治咽喉肿痛。

荆芥穗 当归身 桔梗 甘草各等分

上细切，水煎放温，漱而服之。有热加黄芩、枳壳。宜刺少商出血，立愈。

又方 治喉干燥痛，用四物汤加桔梗、荆芥、黄柏、知母，立已。

又方 治喉疮痛者，多属虚火游行无制，用人参、黄柏蜜炙、荆芥。虚火，用人参、竹沥。血虚，用四物汤，加竹沥。

又方 用黄撩郎根俗名倒❶摘刺，入好酒少许研汁，滴入喉中愈。

又方 以灯笼草炒焦为末，酒调敷喉中。泻实热火，用黄连、荆芥、薄荷、硝石为末，姜汁蜜调噙化。

喉舌之疾，皆属火热，虽有数肿之名，轻重之异，乃火之微甚故也。微而轻者，可以缓治；重而急者，惟用砭针刺血，最为上策。

东垣**通关饮** 治喉痹肿痛不能语言者，但可进药，无不愈者，此从治之法也。一方，有鼠黏子，无白术、茯苓、干姜、附子，名❷利膈汤，治一切咽喉生疮肿痛

人参 白术 茯苓各一钱 炙甘草一钱半 桔梗去芦，二钱 防风去芦，七分 荆芥半钱 薄荷半钱 干姜炮，半钱 或加附子炮，半钱

上细切，作一服，水二盏，煎七分，

---

❶ 倒：原作“钞”，据会文堂本改。
❷ 名：原作“疾”，据文义及会文堂本改。

徐徐与之。

又方 治喉痹。

用鸭嘴胆矾三分或半钱，吹入喉中，吐痰愈。

普济消毒饮子 治天行喉痛等证。方见瘟疫门。

桔梗汤 治咽喉微觉肿痛，声破难语。

当归身 马勃各一钱 白僵蚕炒 黄芩各三分 麻黄去节，五分 桔梗去芦 甘草炙，各一钱 桂枝少许

上细切，作一服，水二盏，煎至一盏，去渣温服。

此三俱东垣方。

又治喉痹方 新取青艾叶杵汁，灌入喉中即愈。

又方 用蛇床子于有嘴瓶中烧，令病者以瓶嘴布口中，吸烟入喉内，立愈。

吹喉散 治咽喉一切肿痛。

绿矾半两，别用青鱼胆一个，以矾研细入胆内，阴干 巴豆七粒，去壳 朴硝二钱半，另研 铜青一钱 轻粉五分 青黛少些，另研

上将胆矾同巴豆肉于铜铫内飞过，去巴豆，合朴硝以下四味，再加麝香少许研匀，每用一字，吹入喉中，吐出痰血，立愈。

圣烟筒 治喉痹。

蓖麻子取肉槌碎，纸卷作筒，烧烟吸之。

祖传经验秘方 治喉痹神效。

马蔺菊 五爪龙草 车前草俗名虾蟆衣

上以三物杵汁，徐徐饮之。

又方 治喉痹及喉中热痛等证。

用上好消梨杵汁，频频饮之。如患者能自嚼咽下，亦可。多食为良，大解热毒。惟金疮产妇及诸脱血证不可食，以其破血故也。其余一应痈疽❶发背等证，多食极妙。

齿病

论

《内经》曰：百病之起，有生于本者，有生于标者。夫齿者，肾之标，骨之余也。足阳明胃之脉贯络于齿上龈，手阳明大肠之脉贯络于齿下龈，手阳明恶寒饮而喜热饮，足阳明恶热饮而喜寒饮，故其为痛有恶寒恶热之不同也。有开口呷风则痛甚者，肠胃中有风邪也。有开口则秽臭不可近者，肠胃中有积热也。或谓痛而齿动摇，或谓痛而虫侵蚀，又有齿缝疏豁饮食不便者，比比是也。大抵齿龈宣露而动摇者，肾元虚也，治宜滋阴补肾为要。憎寒恶热而口臭秽者，胃气热也，治宜安胃泻火为良。其所谓风邪虫蚀之证，盖因热生风而风生虫也。肠胃之火既平，更加以擦牙诛虫之药以治其标，无有不安之理也，学者详之。

脉法

右寸关脉洪数，或弦而洪，肠胃中有风热，齿痛。

尺脉洪大而虚者肾虚，主齿动摇疏豁，相火上炎而痛。

方法丹溪方法凡二条

丹溪曰：牙疼或出血，属热，胃中

❶ 疽：原作“瘟”，据文义及会文堂本改。

有热，有风寒，有虫，有温热。实热牙❶痛，调胃承气加黄连，又用升麻、白芷、防风、荆芥、薄荷、甘草、桔梗之类，外用胡桐泪❷、麝香擦之。

灸法：上爿❸痛，灸足三里二穴在足阳明经，膝下三寸，䯒骨外，大筋内陷中，灸七壮；下爿痛，灸手三间二穴在手大指次指本节后内侧陷中，手阳明大肠经，灸七壮。

《外台》治虫牙痛，用韭菜子，以黄蜡包之，外以瓦片烧红，将韭子蜡丸置为其上，又别糊一纸袋如巨螺样，上以小竹管为袋嘴，将袋覆于蜡丸上，以竹管拄于齿窍中，接烟熏之，其虫即死而愈。

丹溪治走马牙疳方，其效如神。

干姜　南枣各烧存性　枯白矾

上件各等分为末，敷之即愈。

丹溪小儿走马牙疳，牙❹床一齐腐烂即死，此方神效。

妇人尿桶中白垢，火煅一钱，入铜绿三分，麝香一分半，敷之立愈。

东垣**麝香散**　治热多寒少，牙龈露，肉脱血出，齿动欲落，疼痛妨食，忤寒少，忤热多。

熟地黄二分　益智仁二分半　当归身　生地黄　麻黄根　酒汉防己　人参各半钱　升麻一钱　草豆蔻　黄连各一钱半　羊胫骨灰二钱　麝香少许

上为末，先用温水漱口净，擦之。

东垣**草豆蔻散**　治寒多热少，牙齿疼痛。

细辛叶　防风各二分　羊胫骨灰　熟地黄各半钱　当归六分　草豆蔻❺　黄芩各一钱三分　升麻二钱半

上为细末，如前法擦❻之。

羌活散　治客寒犯胫，及风寒凑袭❼，脑痛项筋急，牙齿痛动摇，肉龈袒脱疼痛。

藁本　香白芷　桂枝各三分　苍术　升麻各半钱　当归身　草豆蔻一钱　羌活一钱半　羊胫骨灰二钱　麻黄去根　防风去芦，各三钱　柴胡五钱　细辛少许

上为细末，如前法擦之，立愈。

东垣**白牙散**

白芷七分　升麻一钱　石膏一钱半　羊胫骨灰二钱　麝香少许

上为细末，如前法擦之，立效。

东垣**独圣散**　治一切牙痛风疳等证。

北地蒺藜不拘多少，阴干

上为细末，每用刷牙，以热浆水漱牙，外粗末熬浆水刷牙，大有神效。

东垣**立效散**　治牙齿痛不可忍，微恶寒饮，大恶热饮，其脉上中下三部阴胜阳虚，是五脏内盛，六腑阳道脉微小，小便滑数。

细辛三分　炙甘草半钱　升麻十一分　防风一钱　草龙胆酒洗，三钱

上为细末，作一服，水一盏，煎至七分，去渣，以匙抄在口中，媟❽痛处，待少时则止。如多恶热饮，更加草龙胆一钱。此法不定，随寒热多少，临时加减。若❾更恶风作痛，加豆蔻、黄连各五分，勿加草龙胆。

东垣**牢牙散**　治牙龈肉绽有根，牙疳肿痛，牙齿动摇欲落，牙齿不长，牙黄口臭。

---

❶ 牙：原作“腰”，据会文堂本改。

❷ 胡桐泪：原作“梧桐泪”。《新修本草》载：“胡桐泪、味咸、苦，大寒，无毒。主大毒，焚心腹烦满，水和服之取吐。又主牛马急黄，马黑汗，研二三两灌之。又为金银汗药。”

❸ 爿（pán）：用于整体的部分，相当于“边”、“段儿”、“截儿”等。

❹ 牙：原脱，据会文堂本补。

❺ 豆蔻：原脱，据会文堂本补。

❻ 擦：原作“之”，据会文堂本改。

❼ 及风寒凑袭：原脱，据会文堂本补。

❽ 媟（xiè）：轻慢，污秽。会文堂本作“漱”。

❾ 若：此前原衍“大”字，据文义及会文堂本删。

羌活一两　草龙胆酒洗，一两半　羊胫骨灰二两　升麻四两

上为细末，临卧时贴牙龈上。

东垣**清胃散**　治因服热药，或食辛热之物，致使上下牙疼痛不可忍，牵引头脑，满面发热大痛，足阳明之别络入脑，喜寒恶热，乃是手阳明经中热盛而作也，其齿喜冷恶热。

当归身　黄连夏月倍用　生地黄酒制，各三分　牡丹皮半钱　升麻一钱

上为细末，作一服，水一盏半，煎至一盏，滤去渣，带凉服。

东垣**神功丸**　治多食肉人，口臭不可近，牙齿疳蚀，牙龈肉将脱，牙齿落，血不止。

兰香叶如无，藿❶香代之　当归身　藿香叶　木香各一钱　升麻一钱　生地黄酒洗　甘草各三分　黄连酒洗　缩砂仁各三钱

上共为细末，汤浸蒸饼为丸，如绿豆大。每服一百丸，或加至二百丸止，白汤下，食远服。此药兼治血痢，及血崩，及血下不止，血下褐色，或紫❷色，或黑色，及肠澼下血，空心服，米汤下。其脉洪大而缓者，及治麻木，血气上冲，逆气上行，妄闻妄见者，皆效。

祖传经验秘方　治胃有实热齿痛，或上爿痛尤甚者。

用凉膈散，以大黄酒蒸为君，加知母、石膏、升麻为佐，频频含咽即愈。

又方　治胃热齿痛，口臭秽不可近者。

用大黄荆条一二十升，于火上烹沥，入姜汁六分之一，时时含咽❸，甚效。

又擦牙止痛方

用黄虿❹蜂窠一个，以川椆❺填满其窍，更以白盐一钱封口，烧存性，入香白芷、羊胫骨灰各一钱，同研为细末，先以清茶漱口净，然后以此药擦之，及敷痛处。如有虫蛀孔作痛，以小许塞于孔中，立愈。

又灸法亦妙

列缺二穴，在手太阴肺经与阳明经相连，叉手取穴中指尽处、又看其浮脉丫叉之间，灸七壮，其痛立止，永不再发。

鼻　　病

论

《内经》曰：西方白色，入通于肺，开窍于鼻。又曰：鼻者肺之外候。丹溪曰：肺之为脏，其位高，其体脆，性恶寒，又恶热。是故好饮热酒者，始则伤于肺脏，郁热久则见于外而为鼻皻准赤之候，得热愈红，得寒则黑，此谓热极是水之象，亢则害承乃制也。其或触冒风寒，始则伤于皮毛，而成鼻塞不通之候，或为浊涕，或流清汁，久而不已，名曰鼻渊，此为外寒束内热之证也，《原病式》曰肺热则出涕是也。又有胆移热于脑，则为辛頞鼻渊，鼻中浊涕如涌泉不渗而下，久而不已，则为鼻蔑、衄血、塞肉、鼻痈等证，医者宜各以类推而治之，无忽也。

❶ 藿：原脱，据会文堂本补。
❷ 紫：原作“不”，据会文堂本改。
❸ 咽：原作“热”，据会文堂本改。
❹ 虿（chài）：蛇、蝎类毒虫的古称。
❺ 椆（chóu）：古书上说的一种树。会文堂本作“椒”。

脉法

右寸脉浮洪而数，为鼻衄鼻齇❶。左寸脉浮缓，为伤风鼻塞，鼻流清涕。

方法丹溪方法凡十一条

丹溪曰：鼻为肺之窍，因心肺上病而不利也，有寒有热。寒邪❷伤于皮毛，气不利而壅塞；热壅清道，气不宣通。寒则表之，麻黄、桂枝之类；热则清之，芩、连、栀子之类。

面鼻紫黑，面为阳中之阳，鼻居面之中，一身之血运到面鼻，皆为至清至精之血。多酒之人，酒气熏蒸，面鼻得酒，血为极热，热血得寒，污浊凝结而不行，故色紫黑。治宜化滞血，生新血，四物加片芩酒炒、红花酒湿❸、茯苓、陈皮、甘草、生姜煎，调五灵脂末服。气弱者，加黄芪酒浸。

酒齇鼻乃热血入肺治用前方，用梧桐子桐油，入黄连，以天吊藤烧油，热敷之。

又方 用山硫黄入萝卜内煨、乳香、轻粉、乌头尖，酥调敷。或用胆矾敷之。

又方 用山栀为末，蜜蜡丸如弹子大，空心嚼一丸，白汤下。

齆❹鼻塞肉乃肺气盛，用枯矾研为末面，脂绵裹塞鼻中，数日自消。

又方 木通、细辛、附子炮，蜜和绵裹塞鼻中。又用防风通圣散加荆三棱、山茱萸肉、海藻，并用酒浸，炒为末，每服一钱半，酒调服之。

河间鼻渊，胆移热于脑则辛頞鼻渊，防风通圣散一两，加薄荷、黄连各二钱半，水煎服。

《宣明》**防风汤** 治鼻渊脑热，渗下浊涕不止，久而不已，必成衄血之疾。

黄芩 人参 甘草炙 川芎 麦门冬去心，各一两 防风去芦，一两半

上为细末，每服二钱，沸汤调服，食后服，日三服。

东垣**丽泽通气汤** 治鼻不闻香臭。

黄芪八分 苍术 羌活 独活 防风 升麻 葛根各六分 炙甘草四分 麻黄不去节，冬月加 川椒 白芷各二分

上细切，作一服，加生姜三片，枣二枚，葱白三寸，水二盏，煎至一盏，温服食远。忌一切冷物，及风寒凉处坐卧。

东垣**温肺汤** 治鼻不闻香臭，多眵泪。

丁香二分 防风 炙甘草 葛根 羌活各半钱 升麻 黄芪各七分半 麻黄不去节，一钱半

上细切，作一服，水二盏，葱白三根，煎至一盏，食后温服。

御寒汤 治寒气风邪伤于皮毛，令鼻壅塞，咳嗽上喘。

黄连 黄柏 羌活各二分 炙甘草 佛耳草 款冬花 白芷 防风各三分 升麻 人参 陈皮各半钱 苍术七分 黄芪一钱

上细切，作一服，水二盏，煎至一盏，去渣食后服。

祖传经验秘方 治鼻中时时流臭黄水，甚者脑亦时痛，俗名控脑砂，有虫食脑中。

用丝瓜藤近根三五尺许，烧存性，为细末，酒调服之即愈。

---

❶ 齇：原作“蔬”，据会文堂本改。
❷ 寒邪：原作“无的”，据会文堂本改。
❸ 湿：会文堂本作“浸”。
❹ 齆（wèng）：原作“瓮”。因鼻孔堵塞而发音不清。

又方 用治白牛毛枨叶如白杨木叶，香疏者是焙干为末，吹入鼻中，立愈。

血　　证

论

《内经》曰：大怒则形气绝而血菀于上。又曰：怒则气逆，甚则吐血。又曰：阳明厥逆，喘咳身热，善惊衄呕血。又曰：湿淫汗出为鼽衄。又曰：脾移热于肝，则为惊衄。胞移热于膀胱，则癃而溺血。又曰：结阴者，便血一升，再结二升，三结三升。又曰：卧则血归肝，肝受血而能视一云目得血而能视，此云肝者，盖目为肝之外候，足受血而能步，掌受血而能握，指受血而能摄。又曰：心出血，肝纳血。肺出气，肾纳气。夫人身之气血者，精性之所依附，并行不悖，循环无端。经曰：一息不运则机缄穷，一毫不续则穹壤判。若夫暴喜伤心，则气缓而心不出血，故肝无所受。或暴怒伤肝，则气逆而肝不纳血，故其血无所归。又苦房劳过度，以致阴火沸腾，血从火起，故错经而妄行也。是以从肺而上溢于鼻者，曰衄血。从胃而上溢于口者，曰呕血。夫所谓咯血唾血者，出于肾也。咳血嗽血者，出于肺也。有痰带血丝出者，或从肾或从肺来也。其血出于小便者，曰溺血，曰血淋。出于大便者，曰肠风痔血。粪前来者曰近血，粪后来者曰远血，流结于肠胃之间而成积者，曰血瘕血蔑。大抵血从下流者为顺，易治；血从上溢者为逆，难治。丹溪曰：口鼻出血，皆是阳盛阴虚，有升无降，血随气上，越出上窍，法当补阴抑阳，气降则血归经。又曰：诸见血为热证。正经所谓知其要者，一言而终，不知其要者，流散无穷，此之谓也。

脉法

《内经》曰：脉来如悬钩，为衄血常脉。脉至而搏，血衄身热者死。肠澼下脓血，脉悬绝则死，滑大则生，血温身热者死。

《脉经》曰：脉得诸涩濡弱，为亡血。脉来轻轻在肌肉，尺中自浮，目睛晕黄，衄血未止；晕黄去，目睛慧了，知衄当止❶。

太阳脉大而浮，必衄吐血。病人面无血色，无寒热，脉沉弦者，衄也。脉浮弱，手按之绝者，下血；烦咳者，必吐血。脉极虚芤迟，为清谷、亡血、失精。脉芤为失血，涩为少血。脉弦而紧，胁痛，肝脏伤，主有瘀血。吐血唾血，脉滑小弱者生，实大者死。唾血，脉坚强者死，滑濡者生。

方法丹溪方法凡二十七条

丹溪曰：口鼻血出，皆是阴虚阳盛，有升无降，血随气上，越出上窍，法当补阴抑阳，气降则血归经。按：此语虽见前论，盖一章之大旨，故重以示学者。

衄血，凉血行血为主，犀角地黄汤入郁金。

一方 用荆芥穗研服，或用萝卜上半段杵汁服，又以汁滴入鼻窍中，或灸大椎及哑门穴二三壮，俱可止之。

《本草衍义》以萱草叶洗净，研汁一盏，入生姜汁三分之一，细细呷之，

❶ 晕黄去，目睛慧了，知衄当止：原脱，据会文堂本补。

治大热衄血。

吐血是火载血上，错经妄行，脉必大而芤大则热，芤则热，血失。

大法，四物汤加炒栀子、童便、姜汁、竹沥。

一方 用韭汁一云，凡血逆行，或吐血，或唾血，或见血腥气，用韭汁服之甚妙、童便、姜汁磨入郁金饮之，其血自清。如无郁金，以山茶花代之。一方，用郁金末，以姜汁、童便和好酒调服。

吐血，《大全良方》四生丸甚妙亦治衄血。

又方 童便调香附末服之。

又方 童便二分，酒一分，擂侧柏叶，温饮之。

吐血亦有因怒而得者，经曰：怒则气逆，甚则呕血。

一方 治吐血不止，用干姜炮为末，童便调服。

山栀子，最能清胃脘之血。

有先吐血、后有痰者，是阴虚火盛，四物汤为主，加痰火药。若先吐痰而后血多者，是积热，降痰火为急。

有暴吐紫血成块者，是热伤血结于中，上出为好，用四物汤加清热等药调之。

唾血鲜血随唾而出出于肾，亦有瘀血内积，肺气壅遏，不能下降，用天门冬、麦门冬、知母、贝母、桔梗、黄柏、熟地黄、远志，或加干姜。

咳血嗽出痰内有血痰盛心热，多是血虚，用青黛、瓜蒌仁、诃子、贝母、海石、山栀子为末，姜汁蜜丸噙化，嗽盛者加杏仁，后以八物汤加减调理痰盛者，宜更加凉药。

咯血，用姜汁、童便、青黛入血药中用，如四物汤、地黄膏、牛膝膏之类有咯血痰带血丝出者同治，但宜加痰药。

舌上无故出血如线，用槐花炒为末掺之。一方，用蒲黄炒焦为末敷之，极妙。

大便下血，有热有虚，热用四物汤加炒山栀子、升麻、秦艽、阿胶。虚用四物汤加干姜炮、升麻。

便血，用白芷、五倍子为丸服效。

便血，有风邪下陷者，盖风伤肝，肝生血故也，宜升提之，四物汤加防风、荆芥、升麻、柴胡、秦艽、槐花、条芩、地榆、枳壳，煎服。

有湿伤血者，宜行湿清热，苍术、白术、黄连、黄柏、当归、川芎、芍药、地榆、槐花，水煎服之。

因积热下血，用苍术、陈皮各一两半，连翘五钱，黄连、黄芩、黄柏各七钱半，炒为末，生地黄膏丸服。

肠风下血，独在胃与大肠出，用黄芩、秦艽、槐角、青黛、升麻。

一方 用大黄、煨桃仁去尖，另研各三钱，当归、槟榔、皂角仁、黄柏、荆芥穗、枳壳各五钱，猬皮炙黄、黄连炒、秦艽、槐角子各一两。

上为末，面糊为丸，如梧桐子大。每服五十丸，白汤送下。如鲜血下甚者，棕榈灰、莲房灰各五钱。

以上皆丹溪方。

凡经血逆行，或血腥，或吐血、唾血，用韭汁服，自清。

东垣**人参饮子** 治衄血。

麦门冬二钱 当归身一钱 人参 黄芪各一钱半 白芍药 甘草各一钱 五味子九枚

上细切，作一服，水一盏半，煎至一盏，温服。

丹溪痰涎杂血出于脾，葛根、黄芪、芍药、黄连、川归、沉香末、甘草，水煎服。

东垣**三黄补血汤**　治吐血。

黄芪　川归　柴胡　熟地黄　川芎各一钱半　芍药　生地黄各二钱　牡丹皮　升麻各半钱

上细切，作一服，水二盏，煎至一盏，温服。

一方　治痰嗽吐血。

红花　杏仁去皮尖，另研　枇杷叶拭去毛，姜汁涂炙黄　紫菀茸　鹿茸酥炙　木通各一两　大黄半两

上为细末，蜜丸龙眼大，噙化。

东垣**黄芪散**　治咳血成劳。

黄芪　麦门冬　熟地黄　桔梗　白芍药各一钱　甘草半钱

上细切，作一服，水一盏半，煎至一盏，去渣温服。

东垣**一方**　治痰带血咳出。

白术一钱半　川归　芍药　牡丹皮各一钱　桃仁半钱，研　栀子七分半，炒黑色　生甘草三分，生　麦门冬半钱

上细切，水一盏半，煎至一盏，去渣温服。

《济生》**鸡苏散**　治劳伤肺经，咳嗽有血。

鸡苏即薄荷　黄芪　生地黄　阿胶珠　贝母　白茅根各一钱　桔梗　麦门冬　蒲黄炒黑色　甘草各半钱

细切，水煎服。

东垣**薏苡仁散**　治肺损嗽血。

薏苡仁不拘多少

上一味，研为细末，以猪猪肺一个煮熟，蘸药食之。

丹溪**又方**　用猪心一个，竹刀劈开，入沉香末一钱重，大半夏七个，入在心中，纸包数重，外以童子小便沃湿，慢火煨熟，取去半夏吃之，嗽血、吐血皆效。

丹溪**一方**　治溺血，山栀子饮。

栀子不拘多少，炒黑色

上为细末，水煎，连渣服之。

丹溪**一方**　用小蓟根、琥珀二味为末，水煎服之。盖二物能治下焦热结血淋。

丹溪**又方**　治溺血神效。

生地黄四钱二分　小蓟根　滑石　通草炒　蒲黄炒　淡竹叶　藕节　当归酒浸　山栀子炒黑色　甘草炙，各七分

上细切，作一服，水二盏，煎至一盏，去渣温服。

治溺血因血虚者，用四物汤加牛膝膏服。

一方　治溺血。用五苓散合四物汤煎服，效。

凡用血药，不可单行单止，又不可纯用寒凉药，必加辛温升药，如加凉药用酒煮、酒炒之类，乃寒因热用之法也。此三俱丹溪方。

《局方》**一方**　治小儿尿血。用甘草、升麻煎汤，调益元散。

《局方》**犀角地黄汤**　治衄血及吐红。

犀角镑　赤芍药　牡丹皮　生地黄各一钱

上细末，作一服，水煎，食后服。

《局方》**四生丸**　治吐血、衄血，阳乘于阴，血热妄行。

生荷叶　生艾叶　生地黄　生侧柏叶

上各等分细研，为丸如弹子大，每服一丸，水煎或盐汤化下。

丹溪**圣饼子**　治咯血。

青黛一钱　杏仁四十个，以黄芪煎炒黄色

上研杏仁细，入青黛捏作饼子，用时以柿饼一个破开，以药饼置于柿中合，宜湿纸炮，包煨，连柿饼研细，米饮调。

东垣**地榆汤**　治结阴便血不止，渐而

极多。

地榆四钱　生甘草一钱半　炙甘草一钱　缩砂七枚，另研

上细切，作一服，水一盏半，煎至一盏，温服。

东垣**结阴丹**　治结阴肠风脏毒下血等证。

枳壳炒　威灵仙　黄芪　陈皮　樗根皮　何首乌　荆芥穗各等分

上细末，酒糊为丸，如梧桐子大，每服五七十丸，清米饮入醋少许送下。

椿皮散　治血痢及肠风下血，神验。

樗根白皮二两　槐角仁四两　枯白矾二两　炙甘草一两

上为细末，每服三钱，清水饮调下。

乌梅丸　治大便下血如神。

僵蚕一两，炒　乌梅肉一两半

上为细末，醋糊为丸，醋汤下三、五十丸，空心服。

《本事》**槐花散**　治肠风脏毒下血。

槐花炒　侧柏叶杵　荆芥穗　枳壳麸炒黄色

上各等分为末，每服二钱，空心米饮调下。

东垣**加减四物汤**　治肠风下血。

侧柏叶　生地黄　当归　川芎各八分　枳壳麸炒　荆芥穗　槐花炒　甘草炙，各四分　地榆　条黄芩　防风各六分　乌梅大者，一个

上细切，作一服，加生姜三片，煎至一盏，去渣空心温服。

东垣**当归和血汤**　治肠澼湿毒下血。

槐花炒　青皮各六分　当归身　升麻各一钱　川芎四分　荆芥穗　熟地黄　白术各六分

上为细末，每服三钱，米饮调下。

枳壳散　东垣曰：血清而色鲜者肠风，血浊而黯者为脏毒，粪前来者为近血，粪后来者为远血，此药并皆治之。

枳壳十两，麸炒黄色　甘草三钱，炙

上为细末，每服一钱，空心米饮调，送下。

东垣**酒煮黄连丸**

黄连去须，十二两　好酒五升

上将黄连细切，以银石器盛酒，煮黄连待干尽为度，焙干为末，面糊为丸，如梧桐子大，每服三十丸，空心服。

《局方》**秘方枳壳汤**　治大便肠风下血。

枳壳一两，麸炒黄色　黄连二两，以槐花四两同炒，去槐花不用

上二味，量水煎浓汁，食前温服。

《局方》**槐角丸**　治五种肠风下血，痔漏脱肛，并皆治之。

槐角二两，炒　地榆　黄芩　当归　防风　枳壳

上各等分，为细末，酒面糊为丸，如梧桐子大，每服五十丸，空心清水饮送下。

东垣**升阳去热和血汤**　治肠澼下血，另作一派，其唧唧然出者，有力而远，四散如筛，肠腹中作痛，热毒所作也。

陈皮二分　熟地黄　当归身　苍术　秦艽　肉桂各三分　生地黄　牡丹皮　生甘草各五分　升麻七分　炙甘草　黄芪各一钱　白芍药一钱半

上细切，作一服，水二盏，煎至一盏，食前稍热服。

生地黄散　治郁热衄血、咯血、吐血等证。

枸杞子　柴胡　黄连　地骨皮　天门冬　白芍药　甘草　黄芩　黄芪　生地黄　熟地黄各半钱

上细切，作一服，水一盏半，煎至一盏，温服。

玉屑膏　治热血。

黄芪　人参

上二味，各等分为末，用萝卜大者，切片厚一指许四五片，蜜淹少时，蘸蜜炙干，尽蜜二两为度，勿令焦，点药末吃，不拘时，仍用盐汤送下。

龙骨散　治衄血不止。凡九窍出血，皆可止之。

龙骨不拘多少

上一味细研，吹入鼻中即止。

麝香散　治鼻衄不止。

白矾枯　龙骨各五钱　麝香一分半

上各另研和匀，每用时，先以冷水洗鼻孔净，然后用药吹入孔内，或以湿纸捻蘸入亦妙。

祖传**经验方**　治泻血。

百药煎一两，以半两烧灰存性

上共研细，饭丸如梧桐子大，每服三四十丸。或以米汤调下末子二三钱亦可。

又方　治前证。

用干柿饼烧灰存性，清米饮调下二、三钱，立止。

桃仁承气汤　治男子妇人血结胸，手不可近，及中焦蓄血，妄言见鬼，昏迷如狂，及久病胃脘疼痛，蓄血等证。

抵当汤　治下部蓄血，脐下结痛满硬等证。二方并见伤寒门。

丹溪活套云：凡诸见血证，皆是阳盛阴虚，君相二火亢甚，煎迫其血而出诸窍也，悉宜四物汤加知母、黄柏补阴降火之剂为主治。如衄血、咳血或痰带血丝出者，皆从肺中来也，本方加酒洗薄黄芩、茅花等药，以泻肺火。如呕血、吐血，此从胃中来也，本方加石膏、知母等药，以泻胃火。唾血、咯血及潮热咳血，此血从肾中来也，本方用栀、柏，皆当以盐、酒炒，更加肉桂一分许，以泻肾火。如小便血于溺窍中出，涩数成淋成痛，或杂尿而出者，此从膀胱中来也，本方加栀子仁、瞿麦、牛膝、滑石之类，以泻膀胱之火。如小便出血不痛者，此心移热于小肠，故曰血从精窍中出也，本方加黄连、栀子、条芩之类，以泻本经之火。大便未粪而血先来者，谓之近血，知其从大肠中来也，本方加槟榔、枳实、槐花、条芩之类，以泻大肠之火。如大便粪而血来者，谓之远血，知其从小肠中来也，本方木通、萸炒黄连之类，以泻小肠之火。夫血出于口鼻者，或加犀角、芩、连之类以清之，或加茅花、藕节、棕榈灰、炒蒲黄之类以止之，或加韭汁、童便、山茶花、牡丹皮之类以消之。其血出于大便者，或加枸杞、侧柏叶、条芩之类以清之，或加地榆、荆芥、白芷、茅根之类以止之。其血出于小便者，或加瞿麦、麦门冬、栀子仁之类以清之，或加滑石、木通、大小蓟之类以行之。或行之，或清之，或止之，皆当视其所缓急而施治之，俱以四物为君主之药也。

祖传经验方　治小便溺血。用：

车前草叶　金陵草叶俗名墨斗草

二味，捣取自然汁一盏，空腹饮之，立止。

又，**发灰丸**

用小儿胎发，如无，以壮年无病人头发，剪切者为上，自落者次之。烧灰细研，别用新取侧柏叶捣汁，调糯米粉，打糊为丸，如梧桐子大，每服五十丸，白汤送下，或煎四物汤送下尤妙，空心服之。

又方　治大便下血。

用筀竹叶烧灰存性，米糊为丸，如梧桐子大，每服七八十丸，空心米饮送下。

一男子四十余，素年饮酒无度，得

大便下血证，一日入厕二三次，每次便血一升许，予以四物汤加条芩、防风、荆芥、白芷、槐花等药，连日与服，不效，后用橡斗烧灰二钱七分，调入前药汁内服之，又与灸脊中对脐一穴，血遂止而平安，其病自此不发。

痔　　漏

论

经曰：因而饱食，筋脉横解，肠澼为痔。又曰：脾胃者，仓廪之官，五味出焉。大肠者，传道之官，变化出焉。若夫饱食太过，则脾气倦甚，不能运化精微，朝伤暮损，清浊混淆，故食积下流于大肠之间而为病也。盖脾胃一虚，肺气亦乏，而大肠之气亦从而虚，其肝木得以乘虚下流而为肠风病，则是皆金失所养、木寡于畏之所为耳。其为变见名状种种不同，曰牛奶妳，曰鼠奶，曰鸡心，曰鸡冠，曰莲花，曰翻花，曰蜂窠，曰穿肠，曰外痔，曰虽为状不一，而其因则同焉。治法以苦寒泻火，芩、连、栀子、槐花之类。以辛温和血，川归、川芎、桃仁之类。风邪在下，以秦艽、防风、升麻之类提之。燥热怫郁，以大黄、枳壳、麻仁之类调之。遘此疾者，自宜慎口节欲，依法调治，无有不安者也。

脉法

脉沉小实者，易治；浮洪而软弱者，难愈。

方法丹溪方法凡十条

丹溪曰：痔病，因风热燥归于大肠也，治血为主，大法用芩凉大肠，人参、黄连、生地黄、槐角凉血生血，当归和血，川芎、升麻、枳壳宽肠。

漏疮，先须用补药以补气血，参、芪、归、术为主，大剂服之。外以附子为末，津和作饼子如钱厚，以艾多灸之，漏大者艾炷亦大，漏小者艾炷亦小，灸令微热，不可令痛，饼干即易之，再和再灸。又以补气血药，作膏药贴之。

一方　治痔疮肿痛，用蜗牛一名蜒蝣阴干为末，敷之即愈。或用香油浸蜗牛月余，而以其油沫之，亦效。

洗药　用五倍子、朴硝、桑寄生、莲房煎汤，先熏后洗。

又方　治痔疮风肿疼痛，用胡麻子煎汤洗之，其肿即消。

又方　用木鳖子、五倍子共为细末，调敷。

塞药　用炉甘石煅，以童子尿淬之，牡蛎，共为末敷之。

又方　用马蔺草根研细敷上，片时看肉平去[1]药，稍迟恐肉反出。

肠风，独在胃与大肠出，用黄芩、秦艽、槐角、青黛、升麻。

以上皆丹溪方。

一方　用：

大黄煨　桃仁去尖，各三钱　猬皮炙　黄连　秦艽　槐角子各一两　当归　槟榔　皂角仁　黄柏炒　荆芥　枳壳各五钱

上为末，面糊为丸，如梧桐子大，每服五十丸，白汤下。如下鲜血者，加棕榈灰、莲房灰。

---

[1] 去：原脱，据会文堂本补。

东垣**秦艽羌活汤** 治痔漏，成块下垂，不任其痒。

羌活一钱二分 秦艽 黄芪各一钱 防风去芦，七分 升麻 炙甘草 麻黄 柴胡各五分 藁本三分 细辛 红花各少许

上细切，作一服，水煎服。忌寒风处大小便。

东垣**秦艽苍术汤** 治痔核已破，谓之痔漏，大便秘涩，必作大痛，此湿、热、风、燥四气合而为病。故大肠头成块者，湿也。作大痛者，风也。大便燥结者，兼受火邪也。其西方肺金主气，其体收下，亦助病为邪，须当用破气药兼之，其效如神。

秦艽去芦 桃仁去皮尖，另研 皂角仁烧存性，各一钱 苍术米泔浸 防风各七分 黄柏酒洗，五分 当归梢酒洗 泽泻各三分 槟榔二分，另研 大黄少许，虽大便过涩，亦不可多用

上件除槟榔、桃仁、皂角仁三味另研外，余药细切，作一服，水三盏，煎至一盏二分，去渣，入槟榔等三味末子，再上火煎至一盏，空心热服，待少时以美膳压之，不犯胃气也。服药日，忌生冷硬物及酒、湿面、大料、椒、姜等物，若犯之其药无效。如有白脓，加白葵花头五朵，去萼心，青皮半钱，入正药中同煎，木香三分为细末，同槟榔等三味依前煎服饵。古人治此疾，多以岁月待除之，惟此药一服即愈。

东垣**秦艽当归汤** 治痔漏，大便结燥疼痛。

大黄煨，四两 秦艽去芦 枳实各一钱 泽泻 当归梢 皂角仁 白术各五分 红花少许 桃仁二十个，去尖，研细

上细切，作一服，水三盏，煎至一盏，食前服，忌如前。

东垣**秦艽防风汤** 治痔漏，每日大便时发疼痛如无疼痛者，非痔漏也，此药主之。

秦艽 防风 当归身 白术各一钱半 炙甘草 泽泻各六分 黄柏酒洗，五分 大黄煨 陈皮各三分 柴胡 升麻各二分 桃仁三十个，去尖，另研 红花少许

上细切，作一服，水三盏，煎至一盏，去渣稍热空心服之。避风寒，忌房事、酒、湿面、大辛热之物。

东垣**当归郁李仁汤** 治痔漏，大便硬，努出大肠头，下血苦痛。

郁李仁 皂角仁各一钱 枳实七分 秦艽去芦 麻仁 当归梢 生地黄 苍术各半钱 大黄煨 泽泻各三分

上细切，作一服，除皂角仁为末，用水三盏，煎至一盏，去渣，入皂角仁末和匀，空心服，忌如前。

东垣**红花桃仁汤** 治痔漏经年，因而饱食，筋脉横解，肠澼为痔。治法，当补北方，泻中央。

黄柏一钱半 生地黄一钱 泽泻八分 苍术六分 当归梢 汉防己 防风梢 猪苓各半钱 麻仁二分 红花少许 桃仁十个

上细切，作一服，水三盏，煎至一盏，去渣稍热服，忌如前。

东垣**七圣丸** 治大肠疼痛不可忍。《脉诀》云：积气生于脾脏旁，大肠疼痛阵难当，但令稍泻三焦火，莫漫[1]多方立纪纲。

羌活一两 郁李仁汤浸，去皮尖，另研，一两五钱 大黄煨，八钱 槟榔 桂心 木香 川芎各五钱

上除郁李仁另研细入外，其余共为细末，炼蜜为丸，如梧桐子大，每服三五十丸，白汤下，食前服，取微利，一

[1] 漫：原作“慢”，据会文堂本改。

服而愈。切禁不得多利大便，其痛滋甚。

东垣**秦艽白术丸** 治痔疾并漏，有脓血，大便硬燥，疼痛不可忍。

秦艽去芦 桃仁去皮尖，另研 皂角仁烧存性，各一两 当归梢酒浸 泽泻 枳实麸炒黄色 白术各五钱 地榆三钱

上为细末，和桃仁泥再研匀，面糊为丸，如鸡头实大，令药光滑，焙干，每服五七十丸，白汤空心下，待少时，以美膳压之。忌生冷、硬物、冷水、冷菜之类，并酒、湿面及辛辣、大料、热物，犯之则药无验也。

脱疘疘音江，下部病也。俗作肛

属气血虚与热，气虚参芪、升麻、川芎，血虚四物汤，热加黄柏。外以五倍子为末，托而上之，一次未收，至五次、七次必收。

又方 以陈壁土泡汤，先熏后洗。

又方 以鳖头烧存性为末，真麻油调敷即收。龟头亦可。

祖传经验秘方七花丸 治肠风下血、久痔皆效。

山茶花 芙蓉花 石榴花 检漆花 松花 白茅花各一两，俱烧存性 槐花二两，炒焦黑 枳壳一两，麸炒黄色 甘草炙，半两 地榆一钱 槟榔二钱半

上为细末，醋调面糊为丸，梧桐子大，每服七八十丸，煎乌梅汤下。

又方 治肠风下血等证。

干柿饼烧存性，净灰二两 酒瓶箬包酒过一年者，或二三年者，尤甚。烧存性 乌梅烧存性，以上各二两 百药煎一两，如无，以五倍子炙焦黄代之 槐花半两，炒焦黑 枳壳半两，麸炒黄色

上为细末，醋糊为丸，如梧桐子大，每服七八十丸，醋汤下。或加槟榔半两。

汗 证

论

《内经》曰：心之液为汗。《原病式》曰：心热则出汗。东垣曰：西南，坤土也，在人则为脾胃，夫人之汗，犹天地之雨，阴滋其湿，则为雾露为雨也。据《内经》独主于心，而东垣又指脾胃而言，何也？盖心为君火主热，脾胃属土主湿，湿热相搏为汗明矣。亦如地之湿气，为云雾而上升，其天气若不升降，则不能成霖雨也。又如甑中烧酒，若非汤火蒸淘，则不能成汗液也。夫各脏皆能令人出汗，独心与脾胃主湿热，乃总司耳。故《内经》又曰：饮食饱甚，汗出于胃。惊而夺精，汗出于心。持重远行，汗出于肾。疾走恐惧，汗出于肝。摇体劳苦，汗出于脾。若夫自汗与盗汗者，病似而实不同也。其自汗者，无时而濈濈然出，动则为甚，属阳虚，胃气之所司也。盗汗者，寐中而通身如浴，觉来方知，属阴虚，荣血之所主也。大抵自汗宜补阳调卫，盗汗宜补阴降火。大[1]法：心虚而冷汗自出者，理宜补肝，益火之源，以消阴翳也。阴虚火炎者，法当补肾，壮水之主，以制阳光也。医者宜详辨之，无错。

脉法

脉大而虚、浮而濡者汗。在寸为自汗，在尺为盗汗。

---

[1] 大：原作“则火”，据会文堂本改。

伤寒，脉阴阳俱紧，当无汗。若自汗者曰亡阳，不治。

方法丹溪方法凡四条

丹溪曰：自汗，属气虚，属湿与热。盗汗，属血与阴虚。

火气上蒸胃中之湿，亦能作汗，凉膈散主之。

治自汗，用人参、黄芪，少佐以桂枝。阳虚者，附子亦可用。

痰病亦有汗者。

东垣**麦煎汤** 治诸虚不足，及新病暴虚，津液亏欠，体常自汗，夜卧则甚，久而不止，体瘦，心忪惊惕，短气疲倦。

牡蛎 黄芪 麻黄根各一钱

上细切，作一服，入小麦百余粒，水煎服。

东垣**调卫汤** 治湿胜自汗，补卫气虚弱，表虚不任风寒证。

黄芪 麻黄根各一钱 羌活二分 生甘草 当归梢各五分 生地黄 麦门冬各三分 生黄芩 半夏各五分 猪苓二分 苏木 红花各一分 五味子七粒愚恐自汗阳虚之证不应下羌活、半夏、生姜三味辛散发表之剂，恐传写之误，姑存之

上细切，作一服，加生姜三片，水二盏，煎至一盏，去渣稍热服。

河间**当归六黄汤** 盗汗之圣药也。

当归一钱 生地黄 熟地黄 黄柏各七分 黄芪一钱 黄连 黄芩各七分

上细切，作一服，水二盏，煎至一盏，食前温服，小儿减半。又曰，小儿不须治。小儿虽能自愈，然❶不治，病恐日甚，治之尤妙。

《活人》**黄芪建中汤** 治自汗及盗汗皆效方见伤寒门桂枝汤。或加浮小麦一撮，尤妙。

四制白术散 治盗汗。

白术四两，内一两以黄芪同炒，一两以石斛同炒，一两以牡蛎同炒，一两以麸皮同炒，凡同炒者皆去之。

上取白术一味为末，每服三钱，粟米汤调下。

东垣**正气汤** 治❷盗汗。

黄柏 知母各一钱半 甘草炙，半钱

上细切，水煎服之。

东垣**白术散** 治饮酒中风多汗，食即汗出如油漏，久不治必成消渴。

牡蛎三钱炒 白术一两二钱半 防风二两半

上为细末，每服一钱，温水调下，不拘时候。如恶风，倍防风、白术。如多汗面肿，倍牡蛎。

丹溪活套云：仲景桂枝汤，治外感风邪自汗之圣药也。黄芪建中汤，治外感挟气虚自汗之剂也。东垣补中益气汤，内治伤寒气虚自汗之妙剂也。甚者六脉浮濡而虚，本方加附子以治阳虚，其效如鼓应桴。如左寸脉浮洪而自汗者，心火炎也，本方倍参、芪，加麦门冬、黄连、五味子各半钱。如左关脉浮弦而自汗者，挟风邪也，本方加桂枝、芍药各半钱。若不阴虚，只有桂枝汤可用也。右关脉浮洪无力而自汗者，只宜本方倍参、芪而自愈。右尺脉洪数无力而自汗或盗汗者，相火挟君火之势而克伐肺金也，本方加黄连、黄芩、黄柏各半钱，只用当归六黄汤。左尺脉浮洪无力而自汗者，水亏火盛也，本方加知母、黄柏各半钱，熟地黄一钱，壮水之主，以制阳光也。凡内伤及一切虚损之证自汗不休者，总用补中益气汤，少加附子、麻

❶ 然：原作“终”，据会文堂本改。

❷ 治：原脱，据会文堂本补。

黄根、浮小麦，其效捷如影响。但升麻柴胡俱用蜜水制炒，以杀其升发勇悍之性，又欲其引参、芪等药至肌表，故不可缺也。凡上所云，皆指内伤虚损自汗之证，故皆以补中益气汤为主治之药也。

上湖吕俊文，得内伤虚证，发热自汗，如雨不止，服补中益气汤十数帖不效。予以前方加减，每帖用蜜制黄芪一钱半，人参一钱，白术、甘草、陈皮各七分，当归、白芍药各一钱，升麻、柴胡各一分，加桂枝三分，麻黄根七分，浮小麦一撮，炮附子三分，三帖而汗止，热亦退而安。

痉　　病

论

《内经》曰：诸痉项强，皆属于湿王注云：太阳伤[1]湿也。又曰：诸暴强直，皆属于风王注云：阳明郁，两阴行于外也。《原病式》曰：筋劲强直而不柔和也。夫肝木属风而主筋，经曰诸暴强直属风，理宜然也。其所谓诸痉项强而属于湿者何欤？盖太阳阴湿甚则兼风化，亢则害承乃制也。是故知痉之为病，湿为本，风为标耳。故仲景有刚柔二痉之分，不可不辨，盖刚为阳痉而柔为阴痉也。若夫太阳发恶热，无汗恶寒，脉弦长胫急，胸满口噤，手足挛急，咬牙，甚则搐搦，角弓反张，此为刚痉。太阳微热，多汗不恶寒，脉迟涩弦细，四体不收，时时搐搦，闭目合口，此为柔痉。大抵因风湿二气，袭于太阳之经，亦有轻重之分。其风气胜者为刚痉，风性刚急故也。湿气胜者为柔痉，湿性柔和故也。外有诸虚之候，表虚不任风寒，亦能成痉，是以或产后，或金疮，或跌仆扑伤，痈疽溃脓之后，一切去血过多之证，皆能成此疾也，是乃虚为本而风为标耳。亦有绝无风邪，而亦能使人筋脉挛急，而为角弓反张之候者，血脱无以养筋故也。丹溪甚言不可作风治而用风药，恐反燥其阴血而致不救也，可不慎欤！

脉法

《脉经》曰：太阳病发热，其脉沉而细者，为痉。

痉脉来，按之筑筑然而弦，直上下行。

痉家，其脉伏坚，直上。

痉病，发其汗已，其脉浟浟然而蛇暴腹胀大，为欲解；脉如故，反伏弦者，必痉此痉字恐当作死字。

太阳脉，其证备，身体强几几然，脉沉迟，此为痉，瓜蒌桂枝汤主之。

方法丹溪方法凡二条

丹溪曰：大率与痫相似，比痫为虚，切不可作风治而纯用风药。多属气血虚，有火有痰，宜补兼降痰火，参、芪、芎、归、竹沥之类。

一方　治少年痘疮靥后成痉，口噤不开，四肢强直，时或连脐腹痛一阵，则冷汗如雨，痛定汗止，脉极强紧如真弦。先因劳倦伤血，疮后血愈虚而又感风寒，当用温药养血，辛凉散风，芍药、当归为君，川芎、青皮、钩藤为臣，白术、甘草为佐，桂枝、木香、黄连为使，更加红花少许，水煎服愈。

[1] 伤：原脱，据会文堂本补。

以上丹溪方法凡二条。

《活人》**瓜蒌桂枝汤** 治太阳伤寒成痉。

栝楼根 甘草炙，各三两 桂枝 芍药 生姜各三两 大枣十二枚

上六味细切，作一服，以水九升，煮取三升，作三服，连饮取微汗。如汗不出，少顷以热粥汤发之。

《活人》**葛根汤** 治太阳病无汗而小便反少，气上冲胸，口噤不得语❶，欲作刚痉。方见伤寒门。

《活人》**麻黄葛根汤** 治刚痉，无汗恶寒。

麻黄 赤芍药各三钱 干葛四钱半 豆豉半合

上细切，作一服，水二大盏，葱白三茎，煎八分，稍热服。

大承气汤 治刚痉，大便实热。方见伤寒门。

桂枝葛根汤 治柔痉，有汗不恶寒。方见伤寒门。

桂枝栝楼根汤 治柔痉通用。方见中风门。

此三方皆《活人》。

《金匮》**小续命汤** 治刚柔二痉通用。方见中风门。

《金匮》**防风当归散** 治发汗过多，发热头摇，口噤背反张者，宜去风养血。

防风 当归 川芎 生地黄各二钱半

上细切，作一服，水煎服。

东垣**当归补血汤** 治一切去血过多，因无血养筋，令人四肢挛急，口噤如痉。

黄芪一两 当归五钱，酒浸洗净

上细切，作一服，水二盏，煎至一盏，温服。如挟风或兼破伤风者，加防风、羌活各一钱，荆芥穗一钱半，甘草半钱，减去黄芪一半，煎服。

《活人》**举卿举败散** 治新产血虚发痉者，汗后中风发热亦然。

荆芥穗不拘多少，微炒

上为末，每服三、五钱，外以大豆黄卷，以热酒沃之，去黄卷，用汁调下，其效如神。

丹溪活套云：昔之所谓刚柔二痉者，当以虚实论之，是也。一属外感，一属内伤。属外感者为刚痉，宜用麻黄葛根汤、瓜蒌桂枝汤、小续命汤；在里者，大承气汤之类。属内伤者为柔痉，宜用补中益气汤、八物汤、四物汤之类。如以风湿二事分刚柔而治，恐误医者不胜其多；今以虚实分治，其理昭然无疑矣。

陶氏妇，年三十余，身材小琐，形瘦弱，月经数忽后日发痉❷，口噤，手足挛缩，角弓反张。予知其去血过多，风邪乘虚而入，用四物汤加防风、羌活、荆芥，少加附子行经，二帖病减半，六帖病全安。

厥　　证

论

《内经》曰：阳气衰于下，则为寒厥；阴气衰于下，则为热厥。又曰：寒厥者，此人质壮，以秋冬夺于所用，下气上争，不能复，精气溢下，邪气因从之而上也，气因于中，由阳衰不能渗营其经络，阳气日损，阴气独在，故手足为之寒也。热厥者，此人必醉饱入房，精气中虚，酒入于胃，则络脉满而经脉虚，脾主为胃行其津液者也，阴气虚则阳气入，阳气入则胃不和，胃不和则精

❶ 语：原脱，据会文堂本补。

❷ 月经数忽后日发痉：会文堂本作“月经后，忽一日发痉”。

气竭，精气竭则不能渗营其四肢也。气聚于脾中不得散，酒气与谷气相薄，热盛于中，故热遍于身内热而溺赤也。胃气日衰，阳气独盛，故手足为之热也。又阴气盛于上则下虚，下虚则腹胀满，则下气重上而邪气厥，厥则阳气乱，阳气乱则令人暴仆不知人，或至半日远至一日乃知人也，名曰尸厥。考之张仲景《伤寒论》，阴阳二厥之证，皆指手足逆冷而言也。河间《原病式》曰：阴厥者，原病脉候皆为阴证，身凉不渴，脉迟而微。阳厥者，原病脉候皆为阳证，烦渴燥妄，身热而脉数。若阳厥极深，或失下而至于身冷，反见阴证，脉微欲绝而死者，只为极热而然。俗医妄谓变成阴证，急用热药助其阳气，以致十无一生也。愚按：《内经》所寒热二厥者，皆常病虚损证也，并宜补益之法，但热厥补阴，寒厥当补阳耳，正经所谓壮水之主，以镇阳光，益火之原，以消阴翳也。若夫《伤寒论》所谓阴阳二厥者，冰炭殊途，治法亦异，诊察之间，死生反掌，医者其可不尽心乎。

脉法

《脉经》曰：寸口沉大而滑，沉则为实，滑则为气，实气相搏，血气入于脏则死，入于腑则愈，此为卒厥。不知人，唇青身冷，为入脏即死；如身温和，汗自出，为入腑而后自愈。

《活人书》云：阳厥脉滑而沉实，阴厥脉细而沉伏。

方法

丹溪曰：厥因气虚、血虚者多。气虚脉细，血虚脉大如葱管，热厥脉数，外感脉浮而实，有痰者脉弦。热用承气汤，痰用白术、竹沥，外感宜解散药中加姜汁服。

《活人书》曰：初得病身热头痛，大便秘，小便赤，或畏热，或饮水，或扬手掷足，烦躁不得安卧，谵语昏愦而厥，此阳厥也，大柴胡汤、大小承气汤治之，渴者白虎汤妙。手足厥冷，脉乍热结，此邪气结在胸，心下烦满，饥不能食，瓜蒂散吐之。寒热而厥，面色不泽，冒昧，两手忽无脉或一手无脉，必是有正汗也。多用绵衣包手足，急服五味子汤，或兼与桂枝麻黄各半汤，须臾大汗而解。伤寒厥逆，心下怔忡者，宜先治水，茯苓甘草汤主之。如得病后，四肢逆冷，脉沉而细，足挛卧而恶寒，引衣盖覆，不欲饮水，或下利清谷而厥逆者，阴厥也，四逆汤、白通汤。厥逆脉不至者，通脉四逆汤。手足指头微寒者谓之清，理中汤。无热证而厥，当归四逆加茱萸生姜汤。喘促脉伏而厥，五味子汤。吐利，手足厥冷，烦躁欲死，吴茱萸汤。

《活人》**五味子汤**　治阳厥脉伏，手足厥冷。

五味子一两　人参　麦门冬　杏仁　陈皮以上各半两

上细切，用水三盏，生姜十片，枣二枚，煎至一盏半，去渣分作二服。

桂枝麻黄各半汤方见伤寒门。

茯苓甘草汤　治阳厥怔忡，手足厥逆，心下有水气。

茯苓　桂枝各二钱　甘草一钱　生姜三两

上细切，作一服，水一盏半，煎至一盏，去渣温服。

《活人》**通脉四逆汤**　治阳厥，下利清谷，四肢逆冷，脉微。

甘草六钱半　附子大者一枚，生用　干姜一两

如面赤者，加葱九茎。呕者，加生姜。咽痛，加桔梗。利止脉不出，加人参。用水三大盏，煎至一盏半，去渣分作二服。

《活人》**当归四逆加茱萸生姜汤**　治无热证而厥。

当归　芍药　桂枝　细辛各二两　甘草　通草各六钱半　吴茱萸三钱　生姜六钱

上细切，水三升，煮至一升半，分三服。

《活人》**吴茱萸汤**　治阴厥吐利，手足逆冷，烦躁欲死。

吴茱萸　生姜各五钱　人参二钱半

上细切，作一服，水二盏，煎至一盏半，大枣一枚，服。

《局方》**苏合香丸**　治卒厥不知人，未详风痰气厥，先与此药极妙。每用一丸，以汤调化灌之即醒，醒后察脉而用他药。

丹溪活套云：热厥四肢烦热，盖湿热郁于脾土之中，治用东垣升阳散火汤、火郁汤之类。寒厥手足逆冷者，多是气血不足，补气血药加附子。饮酒人或体肥盛人手足热者，湿痰郁火盛也，二陈汤加芩、连、栀子之类。若忽然手足逆冷、卒厥不知人者，多属痰火，亦有阴先亏而阳暴热者，宜多用参膏，点竹沥、姜汁与之。人瘦弱者，虽无痰而火亦盛也，服竹沥亦能养血而降火。

癫狂痫证

论

《内经》曰：巨阳之厥，则肿首头重，足不能行，发为眴仆眴仆，其目而暴仆也。是盖阳气逆乱，故令人卒然暴仆而不知人，气复则苏，此则痫之类也。又曰：阳明之厥，则癫疾欲走呼，腹满不得卧，面赤而热，妄见妄言。又曰：甚则弃衣而走，登高而歌，逾垣上屋，骂詈不避亲疏。是盖得之于阳气太盛，胃与大肠实热燥火郁结于中而为之耳，此则癫狂之候也。曰癫曰狂，分而言之，亦有异乎？《难经》谓：重阴者癫，重阳者狂。《素问》注云：多喜为癫，多怒为狂。然则喜属于心而怒属于肝，乃二脏相火有余之证，《难经》阴阳之说，恐非理也。大抵狂为痰火实盛，癫为心血不足，多为求望高远不得志者有之。痫病独存乎痰，因火动之所作也。治法，痫宜乎吐，狂宜乎下，癫则宜乎安神养血，兼降痰火。虽然此三证者，若神脱而目瞪如愚痴者，纵有千金我酬，吾未如之何也已矣。

脉法

脉大坚疾者癫狂，脉虚弦为惊，为风痫。脉沉数为痰热。脉大滑者自已。沉小急疾者死。虚而弦急者死。寸口沉大而滑，沉则为实，滑则为气，实气相搏，入脏则死，入腑则愈。丹溪曰：癫狂，脉虚易治，实者难治。

方法丹溪方法凡五条

丹溪曰：痫证大率属痰与热，不必分五等。大法：行痰为主药，用黄连、南星、瓜蒌、半夏。寻火寻痰分多少，治无不愈者。有热者，用凉药以清心。有痰者，必用吐，吐后用东垣安神丸及平肝之药青黛、柴胡、川芎之类。

癫狂《原病式》所论甚精，盖以世以重阴为癫，重阳为狂，误也，大概皆是热耳。卢氏曰：重阴重阳之分，《难经》之言也。河间谓《素问》注云，多喜为癫，多怒为狂，五志所发皆谓热也，心热甚则多喜，火旺制金不得平木，则肝实而多怒也。又发热于中，则多于阳明，经谓阳明之厥则癫疾，又谓服膏粱芳草石药，则热气慓悍，而为癫狂。此《原病式》本《素问》之论，以明癫狂俱是热病，而重阴之说非也。

大率多因痰结于心胸间，宜开痰镇心神。亦有中邪者，以治邪法治之。

神不守舍，狂言妄作，经年不愈，如心经蓄热，当清心除热，如痰迷心窍，当去痰宁心，宜大吐大下愈。

以上丹溪。

一方 治痫证，用大蝙蝠一个，以朱砂三钱填入腹内，以新瓦盛火炙，令热酥为度，候冷为细末，每一个分作四服，气弱及年幼者作五服，空心白汤调下。

《宝鉴》**龙脑安神丸** 治男女五般癫痫，无问远近，发作无时。

茯神三两 人参 地骨皮 甘草 麦门冬 桑白皮各二两 马牙硝二钱 龙脑 麝香各三分 牛黄五钱 朱砂二钱半 乌犀角一两 金箔三十五片

上为细末，炼蜜为丸，如弹子大，金箔为衣。如风痫病，冬月温水化下，夏月凉水化下，不拘时。二三岁者，日进一服。大人每服一丸，小儿一丸，分作二丸服。虚劳发热咳嗽，新汲水化下。

《宝鉴》**神应丹** 治诸痫。

辰砂不拘多少，研细

上以猪心血和得所，以蒸饼裹剂蒸熟，取出为❶丸如梧桐子大，每服一丸，食后、临卧煎人参汤下。

钱氏**五色丸** 治诸痫。

朱砂半两，另研 水银二钱 雄黄一两，熬 珍珠一两，另研末 铅三两，用水银❷同熬

上和匀再研极细，面糊为丸如麻子大，每服三四丸，别煎金银薄荷汤送下。

《元戎》**二白丸** 治痰涎为病患，以致癫痫狂妄惊悸等证。

白矾一两 轻粉一字或半钱，量虚实加减

上用生蒸饼剂裹，蒸熟去皮，可丸，入轻粉，丸如梧桐子大，每服二三十丸，生姜汤下，小儿如黍米大。

《拔萃》**妙香丸** 治时毒伤寒，解五毒潮热积热，及小儿惊痫等证。

辰砂九两，另研 龙脑 腻粉 麝香研，各五钱 牛黄五钱 金箔九十片，研 巴豆二百二十五粒，去皮及油

上合研匀，炼蜜为丸，每两分作三十丸，米饮下。

子和**朱砂滚涎丸** 治五痫等证。

朱砂 白矾生用 赤石脂 硝石各等分

上为细末，研蒜膏为丸，如绿豆大，每服三十丸，食后荆芥汤下。

《局方》**碧霞丹** 治痰涎壅塞，牙关紧急，目睛上视，癫痫狂妄等证。

石绿半两，研九度飞 附子尖 乌头尖 蝎梢各二十个

上为末，入石绿令匀，面糊为丸，如鸡头实大，每服一丸，薄荷汤化下，更以温酒半合饮之，须臾吐出痰涎，然后随证以他药治之。如口噤者，擀开灌之。

控涎丹 治痰迷心窍，狂言谵语，如有所见。方见痰饮门。

牛黄泻心汤 治心经邪热，狂言妄

---

❶ 为：原作“就”，据会文堂本改。
❷ 银：原脱，据会文堂本补。

语，心神不安。

脑子另研　牛黄另研　朱砂另研，各一钱半　大黄生，一两

上各研为细末，和匀再研，每服三钱，凉生姜、蜜水调下。

《局方》**牛黄清心丸**　治心气不足，神志不定，惊恐癫狂，语言谵妄，虚烦少睡，甚至弃衣而走，登高而歌，逾垣上屋等证。

羚羊角末一两　人参去芦，二两半　白茯苓一两二钱　川芎一两二钱半　防风去芦，一两半　阿胶炒，七钱半　干姜炒，七钱半　白术一两半　牛黄研，一两二钱　麝香研，一两　犀角末二两　雄黄研飞，八钱　龙脑研，一两　金箔一千四百片，由成四百片为衣　白芍药一两半　柴胡去芦，一两二钱　甘草剉炒，五两　干山药七两　麦门冬去心，一两半　桔梗去芦，一两一钱　杏仁去皮尖及双仁者，麸炒黄色，一两二钱半，另研　黄芩一两半　神曲炒，二两　大枣一百个，蒸黑去皮核，研成膏　白蔹七钱半　蒲黄炒，二两半　大豆黄卷一两七钱半，炒　当归去头，一两半　肉桂去皮，一两七钱半

上除枣、杏仁、金箔外，牛黄、龙脑、麝香、雄黄四味研为细末，入余药和匀，炼蜜入枣膏为丸，每两作十丸，金箔为衣，每服一丸，食后温水化下。

丹溪活套云：五志之火，因七情而起，郁而成痰，故为癫痫狂妄之证，宜以人事制之，非药石所能疗也。须诊察其由以平之：怒伤于肝者，为狂为痫，以忧胜之，以恐解之。喜伤于心者，为癫为痫，以恐胜之，以怒解之。忧伤于肺者，为痫为癫，以喜胜之，以怒❶解之。思伤于脾者，为痫为癫为狂，以怒胜之，以喜解之。恐伤于肾者，为癫为痫，以思胜之，以忧解之。惊伤于胆者，为癫，以忧胜之，以恐解之。悲伤于心胞者，为癫，以恐胜之，以怒解之。此法惟贤者能之耳。

祖传经验秘方　治癫痫，神效。

九节菖蒲一味不拘多少，不闻鸡犬声，去毛焙干

上以木臼杵为细末，不能犯铁器，用黑獖猪心，以竹刀批开，沙罐煮汤送下，每日空心服二三钱。

邪　　祟

论

《内经》曰：邪气盛则实，正气夺则虚。夫经之所谓邪者，风寒暑湿燥火有余之淫邪耳，非若世俗所谓鬼神之妖怪也。病有心虚惊惕，如醉如痴，如为邪鬼所附，或阳明内实，以致登高而歌，弃衣而走，皆痰火之所为，实非妖邪祟之所迷也。古方有禁咒一科，及龙树咒法之治，皆移精变气之术，但可解疑释惑，以使心神之归正耳，何邪祟之可祛哉。丹溪曰：血气者，心之神也，神既衰乏，邪因而入，理或有之按：此恐指山谷间狐魅而言。若夫气血两虚，痰塞❷心胸，妨碍升降，不得运行，以致十二官各失其职，视听言动皆为虚，妄以邪治之，其人必死，可不审乎。

脉法

脉乍疏乍数，乍大乍小，或促或结，皆邪脉也。脉紧而急者，遁尸。

---

❶ 怒：会文堂本作“思”，当是。

❷ 塞：原作“虚”，据会文堂本改。

方法

丹溪曰：俗云冲恶者，谓冲斥邪恶鬼祟而病也。如病此者，未有不因气血先亏而致者焉。

《素问》遗篇曰：人忧愁思虑则伤心，又惊而夺，汗出于心，或遇少阴司天，天所不及，因而三虚，神明失守。盖心为君主之官，神明出焉，神既失守，神光不聚，却遇火不及岁，有黑尸鬼见之，令人暴亡。治法，刺手少阳之所过，阳池穴也，复刺心俞即生。人饮食劳倦则伤脾，又饮食饱甚，汗出于胃，醉饱入房，汗出于脾，或遇太阴司天，天数不及，因而三虚，脾神不守。盖脾胃谏议之官，志意出焉，神既失守，神光不聚，却遇土不及岁，有青尸鬼见之，令人暴亡。可刺足阳明之所过，冲阳穴也，复刺脾俞即生。人久坐湿地，强力入水则伤肾，又遇持重远行，汗出于肾，或遇太阳司天，天数不及，因而三虚，肾神不守。盖肾为作强之官，伎巧出焉，神既失守，神光不聚，却遇水不及岁，有黄尸鬼见之，令人暴亡。可刺足太阳之所过，京骨穴也，复刺肾俞即生。人暴❶怒气逆则伤肝，又遇疾走恐惧，汗出于肝，或遇厥阴司天，天数不及，因而三虚，肝神不守。盖肝为将军之官，谋虑出焉，神既失守，神光不聚，却遇木不及岁，有白尸鬼见之，令人暴亡。可刺足少阳之所过，丘墟穴也，复刺肝俞即生。人形寒饮食则伤肺，复登高疾走，喘出于肺，或遇阳明司天，天数不及，因而三虚，肺神不守。盖肺为相传之官，治节出焉，神既失守，神光不聚，却遇金不及岁，有赤尸鬼见之，令人暴亡。可刺手阳明之所过，合谷穴也，复刺肺俞即生。

愚按：人见五色非常之鬼，皆自己精神不守，神光不完故耳，实非外邪所侮，乃元气极虚之候也。因患者亲目所视，故实信真为邪鬼所迷，但当推其同行同坐者不见有物，足可以决此疑耳。

五邪刺法

肝虚见白尸鬼，而后暴厥不知人，名曰卒尸五邪病名并同。目中神彩不变，四肢虽冷，心腹尚温，口中无涎，舌不卷，卵不缩者，可刺之复苏。

丘墟二穴，在足外踝下如前陷中，去临泣穴五寸，足少阳之原也，以毫针刺入三分，得气则补，留三呼，徐徐出针，按口中闭气，腹中鸣者可治，更刺肝俞。

肝俞二穴，在背第九椎下两旁各一寸半，以毫针刺三分，得气则补，留三呼，次进二分，留三呼，复取针至三分，留一呼，徐出针，气反即苏。

心虚见黑尸鬼，而后暴厥不知人，四肢虽冷，目中精彩不变，气虽闭绝，舌不卷，卵不缩，未出一时可治，刺之复苏。阳池二穴，在手表腕陷中，手少阳之原也，用毫针刺入二分，得气则补，留七呼，次进一分，留三呼，复退，留一呼，徐徐出针，手扪其穴，更刺心俞。

心俞二穴，在背第五椎下两旁各一寸半，以毫针刺入七分，得气则补，留一呼，进一分，留一呼，退至二分，留三呼，徐徐出针，以手扪其穴，即苏。

脾虚见青尸鬼，而后暴厥不知人，四肢冷而身温唇温，不出一时可治。

冲阳二穴，在足趺上骨间动脉，去陷谷三寸，足阳明之原，以毫针刺入三分，得气则补，留三呼，次进二分，留一呼，徐徐退针，以手扪之，复刺脾俞。

---

❶ 暴：原作“喜”，据会文堂本改。

脾俞二穴，在背第十椎下两旁各一寸半，以毫针刺入三分，得气则补，留二呼，进二分，动气至徐徐出针即苏。

肺虚见赤尸鬼，而后暴厥不知人，虽无气、手足冷，心腹温、鼻微温、目中神彩不变、口中无涎、舌不卷、卵不缩者，未出一时可治。

合谷二穴，在手大指次指两歧骨间，手阳明之原也，用毫针刺入三分，得气则补，留三呼，复退一分，留一呼，徐徐出针，以手扪其穴，复刺肺俞。

肺俞二穴，在背第三椎下两旁各一寸半，用毫针刺入一寸半，得气则补，留三呼，次进二分，留一呼，徐徐出针，以手扪穴，即苏。

肾虚见黄尸鬼，而后暴厥不知人，气绝，四肢厥冷，心腹微温，目中精彩不变，唇舌不黑，口中无涎可救。

京骨二穴，在足外侧大骨下赤白肉际陷中，足太阳之原，用毫针刺入一分半，得气则补，留三呼，进至三分，留一呼，徐徐出针，以手扪穴，复刺足少阳之俞。

足少阳之俞，在背第十椎下两旁各一寸半，用毫针刺入三分，得气则补，留三呼，次又进五分，留三呼，徐徐出针，以手扪其穴即苏。凡以上刺法，必先以口含针暖而刺之，则经脉之气无拒逆也。

丹溪治一妇人如痴，或作或辍，恍惚不省人事。一日略苏醒，诊视间忽闻床上有香气，继又无所知识。丹溪曰：气因血虚亦从而虚，邪因虚而入，理或有之。遂以秦承祖灸鬼法灸治，病者哀告曰：我自去，我自去。即愈。

秦承祖灸鬼法 治一切惊狂谵妄，逾垣上屋，骂詈不避亲疏等证。

以病者两手大拇指，用细麻绳扎缚定，以大艾炷置于其中两介甲及两指角肉，四处着火，一处不着即无效，灸七壮，神验。

还魂丹 治中恶已死。

麻黄三两 桂枝二钱 杏仁十二粒

上作一服，水煎，灌下即醒。

桃奴丸 治心气虚怯有热尸注魇梦惊痫等证。

桃奴即桃树上不落干桃，十二月收七个，另研 辰砂半两，另研 桃仁十四个，另研 玳瑁 琥珀另研，三钱 乌犀角五钱，石上水磨 牛黄一钱，另研 龙脑二钱，另研 麝香一钱，另研 雄黄桃叶煮水飞，三钱 安息香一两，少无灰酒研飞

上以安息香同桃仁、琥珀共熬成膏，和诸药末为丸，如鸡头实大，阴干，每服一丸，人参汤化下。

苏合香丸 治诸般怪疾。方见气门。

一方 治魇死不还。

用半夏末不拘多少，吹入鼻中，即醒。

祖传经验辟邪丹 治冲恶怪疾，及山谷间九尾狐精为患。

人参 茯神 远志 鬼箭羽 九节菖蒲 白术 苍术 当归各一两 桃奴焙干，五钱 雄黄另研 辰砂各三钱，另研 牛黄一个，另研 金箔二十片 或加麝香一钱

上件以桃仁奴以上诸药为细末，入雄黄、辰砂、牛黄三味末子和匀，以酒调米粉打糊为丸，如龙眼大，金箔为衣，临卧以木香汤化下一丸，诸邪不敢近体，更以绛纱囊盛五七丸悬床帐中尤妙。

一妇人年二十七，美貌，得一证如醉如痴，颊赤面青，略有潮热，饮食不美，其脉乍疏乍数而虚，每夜见白衣少年与睡。一医与八物汤，服数十贴不效。召予治之，见其家有白犬，卧枕户阈，

予曰：必此犬作怪，命杀犬，取其心血及胆汁丸安神定志之药，以八物汤吞下。服药十数贴，丸药一料，以安其神。药用远志、石菖蒲、川归、黄连、茯神、朱砂、侧柏叶、草龙胆等药。

怔忡惊悸健忘证

论

《内经》曰：心者，君主之官，神明出焉。夫怔忡惊悸之候，或因怒气伤肝，或因惊气入胆，毋能令子虚，因而心血为之不足，又或遇事繁冗，思想无穷，则心君亦为之不宁，故神明不安而怔忡惊悸之证作矣。夫所谓怔忡者，心中惕惕然动摇而不得安静，无时而作者是也。惊悸者，蓦然而跳跃惊动而有欲厥之状，有时而作者是也。若夫二证之因，亦有清痰积饮，留结于心胞胃口而为之者，又不可固执以为心虚而治。医者自宜以脉证参究其的而药之，毋认非以为是也，慎之慎之！

脉法

寸口脉动而弱，动为惊，弱为悸。趺阳脉微而浮。浮为胃气虚微，则不能食，此恐惧之脉，忧迫所致也。寸口脉紧，趺阳脉浮，胃气则虚，是以悸。肝脉动暴，有所惊骇。

方法丹溪方法凡四条

丹溪曰：属血虚。有虑便动，属虚。时作时止者，痰因火动。瘦人多是血少，肥人只是痰多。时觉心跳者，亦是血虚。怔忡无时，悚悸有时而作。

大法，四物汤、安神丸之类，有痰者用痰药。

惊悸者属血虚，用朱砂安神丸最好。或有痰迷心窍者，宜用治痰药。

一方 治劳役大虚心跳。

朱砂 白芍药 当归身 侧柏叶各二钱 川芎 甘草 陈皮各一钱 炒黄连

上为细末，猪心血为丸，如黍米大。每服五六十丸，津唾咽下，或少用白汤一口送下，食后临卧服。

《局方》**惊悸养血汤** 治肥人因痰火而心惕然跳动惊起。

黄芪 茯神 半夏曲 川芎各半钱 远志 桂心 柏子仁 酸枣仁炒 五味子 人参各二分半 甘草四分

上细切，作一服，生姜三片，大枣一枚，水一盏，煎至七分服。如停水，加茯神、槟榔各三分❶同煎。

安神丸

黄连一钱半，酒洗 朱砂一钱，另研，水飞 生地黄酒洗 当归身酒洗 甘草炙，各半钱

上为细末，汤浸蒸饼为丸，如黍米大，每服十五丸，食后津唾下。朱砂安神丸，无地黄、当归，用生甘草。

温胆汤 治心胆怯，怔忡易惊。

半夏 竹茹 枳实各二钱 生姜四钱 陈皮三钱 甘草一钱

上细切，作一服，水二盏，煎至一盏，去渣食后温服。

定志丸 治心气不足，恍惚多忘，及怔忡惊悸等证。

人参 白茯苓各三两 远志去心 石菖蒲各二两

上为细末，炼蜜为丸，如梧桐子大，

---

❶ 分：原作“味”，据会文堂本改。

朱砂为衣，每服五十丸，食后白汤下。

河间**朱雀丸** 治怔忡惊悸等证。

茯神二两 沉香半两 朱砂半两

上为细末，蒸饼为丸，如梧桐子大，每服五十丸，人参汤下。

东垣**八物定志丸** 平补心气，安神镇惊，除膈间痰热等证。

远志去皮心 石菖蒲 麦门冬 茯神 白茯苓各一两 白术半两 人参一两半 牛黄二钱，另研

炼蜜丸，如梧桐子大，朱砂为衣，每服二十丸，白汤送下。

东垣**归脾汤** 治思虑过度，劳伤心脾，健忘怔忡。

白术 茯神 黄芪 龙眼肉 酸枣仁各一钱 人参 木香各半钱 甘草炙，二分半

上细切，作一服，水二盏，加生姜三片，大枣一枚，煎至一盏，去粗温服。

祖传经验秘方 治忧愁思虑伤心，令人惕然心跳动，惊悸不安之证。

川归酒洗用身 生地黄酒洗 远志去心 茯神各五钱 石菖蒲九节 黄连各二钱半 牛黄一钱，另研 辰砂二钱，另研 金箔十五片

上以前六味研细，入牛黄、辰砂二味末子，猪心血丸如黍米大，金箔为衣，每服五十丸，煎灯❶心汤送下。

三 消

论

《内经》曰：二阳结谓之消。又曰：瘅成为消中。东垣曰：二阳者阳明也，手阳明大肠主津液，若消则目黄口干，乃津液不足也。足阳明胃主血，若热则消谷善饥，血中伏火，乃血不足也。结者津液不足，结而不润，皆燥热为病也。此因数食甘美而多肥，故其气上溢，转为消渴，治当以兰，阴❷陈气也。不可服膏粱芳草石药，其气慓悍，能助燥热也。岐伯曰：脉实病久，可治；脉弦小病久，不可治。当分三消而治之，高消者，舌上赤裂，大渴引饮，经曰心移热于肺，传为膈消者是也，以白虎加人参汤治之。中消者，善食而瘦，自汗，大便硬，小便数，叔和云口干饮水，多食虚瘅，成为消中者是也，以调胃承气汤、三黄丸治之。下消者，烦渴引饮，耳轮焦干，小便如膏，叔和云焦烦水易亏，此肾消也，以六味地黄丸治之。《总录》所谓末传能食者，必发脑疽背痈；不能食者，必传中满膨胀，皆为不治之证也。张洁古分而治之，能食而渴者，白虎加人参汤；不能食而渴者，钱氏白术散倍加葛根治之，上中既平，不复转下消矣。先哲用药，厥有旨哉。然脏腑有远近，亦宜斟酌。如心肺位近，宜制小其服，肾肝位远，宜制大其服，皆适其志❸所为，故如过与不及，皆诛罚无过之地也。如高消、中消制之太急，速过病所，久而成中满之病，正所谓上热未除，中寒复生也，非药之罪，失其缓急之制也❹，治斯疾者宜审焉。

脉法

《脉经》曰：厥阴之为病，消渴气上冲心，心中疼热，饥而不欲食，食则吐，下之不肯止。《伤寒》“厥阴篇”云：

---

❶ 灯：原作“汤”，据会文堂本改。
❷ 阴：会文堂本作“陈”，义胜。
❸ 志：会文堂本作“至”，义胜。
❹ 如高消……制也：此句原脱，据会文堂本补。

食则吐蚘，下之利不止❶。寸口脉浮而迟，浮则为虚，迟则为劳，浮则卫气不足，迟则荣气竭。趺阳脉浮而数，浮则为气，数则消谷而紧《要略》作消谷而大坚，气盛则溲数，溲数则紧《要略》作坚❷，紧数相搏，则为消渴。男子消渴，小便反多，以饮一斗，小便一斗，肾气丸主之。

心脉滑为渴滑者阳气临，心脉微小为消瘅。消瘅，脉实大病久可治，悬小坚急病久不可治。脉数大者生，沉小者生；实而坚大者死，细而浮短者死。

方法丹溪方法凡五条

丹溪曰：养气降火生血为主，分上中下治。上焦者肺也，多饮水而少食，大小便如常。中消者胃也，多饮食而小便赤黄。下消者肾也，小便浊淋如膏之状。

大法，黄连、天花粉二味为末，藕汁、人乳汁、生地黄汁、佐以蜜、姜汁为膏，和二末，留舌上，徐徐以白汤少许送下。能食者，加石膏。

猪肚丸

黄连五两　麦门冬　知母　栝楼根各四两

上为细末，入雄猪肚内缝，熟乘热于石臼中捣烂，如干加炼蜜，丸如梧桐子大，每服一百丸，食后米饮下，可以清心止渴。

天花粉，治消渴之圣药也。凡消渴药中，大禁半夏，及不可发汗。

二消者，琼玉膏最妙。方见咳嗽门。

东垣**和血益气汤**　治口干舌干，小便数，舌上赤脉。此药生津液，除干燥，生肌肉。

柴胡　炙甘草　生甘草　麻黄根各三分　当归梢酒洗，四分　知母酒洗，半两　黄连酒洗，八分　黄柏酒洗，一钱　石膏六分　生地黄酒洗　汉防己酒洗，半钱　羌活半钱　升麻一钱　杏仁去皮，另研，六分　红花少许　桃仁去皮，另研，六分

上细切，作一服，水二盏，煎至一盏，温服，忌酒醋热湿面。

当归润燥汤　治小便多，大便秘涩干燥结硬，燥渴喜好温饮，阴头退缩，舌燥口干，眼涩难开，及于黑处见浮云。

细辛三分　生甘草　炙甘草　熟地黄各三分　柴胡去芦，七分　黄柏酒洗　知母酒洗　石膏　桃仁泥　当归身　麻仁　防风　荆芥穗各一钱　升麻一钱半　红花少许　杏仁七个，另研为泥　小椒三粒

上细切，作一服，水二盏，煎至一盏，热服食远，忌辛热物。

东垣**生津甘露汤**一名清凉饮子　治消中能食而瘦，口舌干，自汗，大便结燥，小便频数。

升麻四分　防风去芦　生甘草　汉防己　生地黄各三分　当归身六分　柴胡　羌活　炙甘草　黄芪　酒知母　酒黄芩各一钱　酒草龙胆　石膏　黄柏各一钱半　红花少许　桃仁五钱，另研　杏仁十个，研

上细切，作一服，水二盏，煎至一盏，加蜜一匙，稍热服。

东垣**辛润缓肌汤**一名清神补气汤　前消渴症才愈，止有口干腹不能努，此药主之。

生地黄　细辛各一分　熟地黄　石膏四分　黄柏酒洗　黄连　生甘草　知母各半钱　柴胡去芦　当归身　荆芥穗各一钱　升麻一钱半　桃仁泥　防风各一钱　杏仁六个，另研　红花少许　小椒一粒

---

❶《伤寒》……不止：此句原脱，据会文堂本补。

❷《要略》作坚：原作“要紧则坚”，据会文堂本改。

上细切，作一服，水二盏，煎至一盏，稍热服食远。

生津甘露饮子 治消渴，上下齿皆麻，舌根强硬肿痛，食不能下，时有腹胀，或泄黄如糜，名曰飧泄，浑身色黄，目睛黄甚，四肢废弱，前阴如水，尻臀腰背寒，面生黧色，胁下急痛，善嚏，喜怒不常，健忘。

藿香二分 柴胡 黄连 木香各三分 白葵花 麦门冬 当归身 兰香各五分 荜澄茄 生甘草 山栀子 白豆仁 白芷 连翘 姜黄各一钱 石膏一钱二分 杏仁去皮 酒黄柏各一钱半 炙甘草 酒知母 升麻 人参各二钱 桔梗三钱 全蝎五个，去毒

上为细末，汤浸蒸饼和匀成剂，捏作片子，日中晒半干，擦碎如黍米颗❶大，每服一钱，津唾下，或白汤送下，食❷远服。

东垣**黄芪饮** 治三消。

黄芪蜜炙，六两 炙甘草一两

每服二钱，水煎服。

六味地黄丸方见虚损门。

东垣**人参白术汤** 治胃膈瘅热烦满，饥不欲食，瘅成为消中，善食而瘦，燥热郁甚而成消渴，多饮水而小便数。兼疗一切阴虚阳实，风热燥郁，头目昏眩，中风偏枯，酒过积毒，肠胃燥涩，并伤寒杂病产后烦渴，气液不得宣通。

人参 白术 当归 芍药 大黄 栀子 荆芥穗 薄荷 桔梗 知母 泽泻各五钱 茯苓 连翘 栝楼根 干葛各一两 甘草三两 藿香叶 青木香 官桂各一钱 石膏四两 寒水石二两 白滑石半斤

上为细末，每服抄五钱，水一盏，入盆砂半两，生姜三片，煎至半盏绞汁，入蜜少许，温服，渐加至十余钱，得脏腑流利取效。如常服，以意加减。如肠胃郁结，湿热内甚自利者，去大黄、芒硝服。

东垣**绛雪散** 治消渴、饮水无度、小便数者，大有神效。

黄芩 黄丹 汉防己 栝楼根各等分

上为细末，每服二钱，温浆水调下，临卧时并进三服即止。

东垣**人参散** 治肾消善饮，而小便频数，白浊如膏。

人参一分 白术 泽泻 栝楼根 桔梗 栀子 连翘各二分 葛根 黄芩 大黄 薄荷 白茯苓各五分 甘草七分 石膏一钱 滑石 寒水石各一钱半 缩砂

上细切，作一服，为末，水一盏半，煎至一盏，入蜜少许，再煎三两❸沸，肾消食前，上消食后服。

河间**大黄甘草饮子** 治男子妇人一切消渴不能止者。

大豆五升，先煮二、三沸出，去苦，水再煮 大黄二两半 甘草四两，长四指，段槌碎

上用井水一桶，将前药同煮三五时，如稠强更添水煮，豆软煮为度，盛于盆中放冷，令病人食豆，渴饮汤汁，无时候。食尽，如燥干止，罢药；未止，依前再煮食之，不过三剂，其病悉愈。

河间**麦门冬饮子** 治心移热于肺，名曰膈消，心膈有热，久则引饮为消渴。

麦门冬去心，一钱 栝楼根 知母 甘草 五味子 生地黄 人参 葛根 茯神

上细切，作一服，加竹叶七片，用水一盏，煎至七分，温服。

---

❶ 颗：原作“多”，据会文堂本改。
❷ 食：原脱，据会文堂本补。
❸ 再煎三两：原作“平煎二两”，据会文堂本改。

丹溪活套云：三消者，多属血虚不生津液，俱宜四物汤为主治。上消者，本方加人参、五味子、麦门冬、天花粉煎，入生藕汁、生地黄汁、人乳。饮酒人，加生葛汁。中消者，本方加知母、石膏、滑石、寒水石，以降胃火。下消者，本方加黄柏、知母、熟地黄、五味子之类，以滋肾水，又间当饮缫丝汤为上策。

经验原蚕茧汤 治肾消白浊，及上中二消，饥渴不生肌肉，其效如神。盖此物属火，有阴之用，大能泻膀胱中相火，引阴水上潮于口而不渴也。

原蚕即再养晚蚕也，其缫丝汤极效。如无缫丝汤，以茧壳、丝绵煎汤，皆可代之。

卷之六

花溪恒德老人虞抟天民编集
侄孙虞守愚惟明校正
潭城书林元初刘希信绣梓

便 浊 遗 精

论

《内经》曰：诸转反戾，水液浑浊，皆属于热。夫便浊之证，因脾胃之湿热下流，渗入膀胱，故使便溲或白或赤而混浊不清也。《原病式》曰：如夏月天气热甚，则水液浑浊、林木流津是也。血虚而热甚者，则为赤浊，此心与小肠主病属火故也。气虚而热微者，则为白浊，肺与大肠主病属金故也。丹溪曰：大率多是湿痰流注，宜燥中宫之湿。又曰：治宜燥湿降火，兼升举之法。此皆至要之语也。外有遗精滑泄之候，与浊相类，不可一例而推。夫遗精者，多梦与鬼交而泄，名曰梦遗。或随溲溺而出，谓之精滑。亦有思想无穷、所愿不遂而得之者，治宜安心神以降火。又有因好色太过、房劳致虚而得之者，治法宜滋水脏以复真阴。是皆千古不易之定论也，学者详之。

脉法

两尺脉洪数，必便浊失精。女人尺脉涩而弱者，或洪数而促者，皆为便浊白带。心脉短小，因心虚所致，必遗精便浊。

方法丹溪方法凡十九条

丹溪曰：便浊属湿热，有痰有虚。赤属血，由小肠属火故也。白属气，由大肠属金故也。大率皆是湿痰流注，宜燥中宫之湿。赤者，乃是湿伤血。胃中浊气下流，渗入膀胱。

肥白人多痰，治宜燥湿降火，兼升提之。大法，二陈汤加二术、升、柴，赤者加白芍药，煎服。

一人便浊，尝有半年，或时梦遗，形瘦，作心虚主治，以珍珠粉丸和定志丸服效。见怔忡门。

梦遗主热，精滑主湿热，热则流通故也。

内伤，气血虚，不能固守，当补，以八物汤加减吞樗木根丸。

大法用青黛、海石、黄柏。

精滑用知母、黄柏降火，牡蛎、蛤粉燥湿，白浊同法治。

一方 用良姜三钱，芍药、黄柏炒焦各二钱，樗根白皮一两五钱，为末糊丸，每服三十丸。

思想而得病在心，治当安心神以带补。一法用温胆汤去竹茹，加人参、远志、莲肉、酸枣仁、茯神煎服。

一方 治便毒丸药。

樗白皮 黄柏炒 青黛 干姜炒 滑石 蛤粉炒

神曲糊为丸服之。

戴氏曰：黄柏治湿热，青黛解热，蛤粉咸寒入肾，滑石利窍，炒干姜味苦，敛肺气下降，使阴血生，且能监制。

二陈汤 治浊，加升提之药，使大便润而小便长。

珍珠粉丸 治精滑白浊等证。

黄柏 真蛤粉各一斤 珍珠三两，一方无此味，而有青黛

上为末，水和丸如梧桐子大，每服一百丸，空心温酒下，或加樗根白皮、滑石、青黛等药。

半苓丸 治白浊。

神曲 半夏燥湿 猪苓分水

曲糊丸服。

虚劳者，用补阴药。胃弱者，兼用人参，及升麻、柴胡升胃中之清气。

张子元气血两虚，有痰浊，阴火痛风。

人参一两 白术半两 熟地黄 黄柏炒黑色，各二两 山药 海石 锁阳各半两 干姜半两，烧存性 南星一两，煨裂 龟板酥炙，二两

上为细末，酒曲糊为丸，如梧桐子大，每服一百丸，姜盐汤下。

燥湿痰、治白浊方，如肝脉弦者，须以青黛泻肝，大概不可纯用凉药。卢氏曰：病因湿热，药壳❶矣，然亦不可专用寒凉药，故用炒柏之类，又以干姜之温而佐之也。

妙香散 治心虚遗精白浊。

麝香一钱，另研 人参五分 木香二钱半，煨 茯苓 茯神 黄芪 远志去心炒，各一两 桔梗 甘草各二钱 辰砂二钱，另研 山药二两，姜汁炙

上为细末，每服二钱，温酒调服，不拘时。

河间**秘真丸** 治思想无穷，所愿不遂，意淫于外，入房太甚，宗筋弛纵，发为筋痿，及为白淫，及白物随溲而下，或梦与阴人通泄耳。

白龙骨一两，另研 诃子皮大者，五枚 缩砂仁半两，去壳 朱砂一两，另研，以一分为末

上为细末，面糊为丸，如绿豆大，每服一丸，空心温酒下，冷冰亦不可，多服大秘。或用葱白茶汤下。

《杨氏家传》**萆薢分清饮** 治真元不足，下焦虚寒，小便白浊，频数无度，漩面如油，光彩不定，漩脚澄下，凝结如膏糊之状。

石菖蒲 乌药 益智仁 川萆薢 白茯苓各一钱 甘草梢半钱

上细切，作一服，水一盏半，入盐一钱，煎至一盏，空心服。

东垣**治浊固本丸**

莲花须 黄连炒，各二两 白茯苓 砂仁 益智 半夏 黄柏炒，各一两 甘草炙，三两 猪苓二两五钱

为末，蒸饼为丸，空心温酒下五十丸。

丹溪**九龙丹** 治精滑。

枸杞子 金樱子 山果子又名山楂 莲肉 佛座须莲花心也 熟地黄 芡实 白茯苓 川归各等分

上为末，酒面糊为丸，如梧桐子大，每服五十丸，或酒或盐汤送下。如精滑便浊者，服二三日，溺清如水，饮食倍常，行步轻健。妇人厌产者，二三服便住孕。如仍欲产，以服通利之药❷。

《录验》**水陆二仙丹** 治遗精、白浊、

❶ 壳：会文堂本作“的”。
❷ 服通利之药：原脱，据会文堂本补。

梦泄、脱精等证。

金樱子一斗　芡实二斤

上以芡实去壳，杵为细末，取金樱子黄熟者，用篮盛于水中杵去刺，又于石臼中杵碎，去核净再杵细，绞取自然汁，煎熬成饴糖，和芡实末为丸，如梧桐子大，每服五、七十丸，空心姜盐汤送下。

丹溪**定志珍珠粉丸**　治心虚梦泄。

人参　白茯苓各三两　远志去心　石菖蒲各二两　海蛤粉　黄柏炒焦色，各三两　樗根皮二两　青黛二两

上为细末，面糊为丸，青黛为衣，如梧桐子大，每服五十丸，空心姜盐汤下。

丹溪活套云：赤白浊，乃胃中痰积下流，渗入膀胱，宜用二陈汤加升麻、柴胡、防风之类以提之。肥白人属湿热，加苍术、白术、炒黄柏、蔓荆子之类。或有挟寒者，本方加炒干姜、肉桂，甚者加附子。有心虚不能固守，及平素虚寒之人，本方加草薢、石菖蒲、益智、炒干姜、牡蛎、龙骨之类。气虚者，本方加黄芪、白术、人参，或加附子之类。赤者，多有血虚瘦弱之人得之，宜四物汤加酒知母、酒炒黄柏，煎汤送下珍珠粉丸。赤白浊小腹疼痛不可忍者，宜作寒治，东垣酒煮当归丸最妙。方见妇人门。

祖传经验秘真丹　治好色肾虚，遗精梦泄，白淫白浊等证。

菟丝子　韭子　柏子仁各一两　龙骨　牡蛎　山茱萸去核取肉　赤石脂各半两　补骨脂一两　远志　巴戟　覆盆子　枸杞子　黄柏盐酒炒　山药各七钱半　芡实　杜仲姜汁炒丝断，各五两　金樱子半青黄者去皮核取肉，焙干，二两　干姜炒黑色，一两　鹿角胶一两半，炒成珠

上为细末，炼蜜为丸，如梧桐子大，每服一百丸，空心姜盐汤下。

莲塘朱显二里，病遗精潮热，不起床三月矣，召予治。脉之，左右寸关皆浮虚无力，两尺洪大而软，与补中益气汤加熟地黄、知母、黄柏、地骨皮煎，吞下珍珠粉丸。外做小篾笼一个，以笼阴茎，勿使搭肉。服药三十余帖，一月平安。

淋　闭

论

《内经》曰：饮食入胃，游溢精气，上输于脾，脾气散精，上归于肺，通调水道，下输膀胱。夫膀胱者，主足太阳寒水之化，其体有下口而无上口者也。长生在申，是故西方肺金以为之母而资其化也。肺金清肃，则水道通调而渗营于下耳。然肺金又借脾土健旺，以资化源，而清气得以上升，而归于肺以运行也。故经又曰：清阳出上窍，浊阴出下窍。故清阳不升，则浊阴不降，而成淋闭之患矣。先哲以滴水之器譬之，上窍闭则下窍不出，此理甚明。故东垣使灸百会穴，丹溪使吐以提其气之横格，是皆开上窍之法也。原其为病之由，皆膏粱之味，湿热之物，或烧酒炙肉之类，郁遏成痰，以致脾土受害乏力，不能运化精微，清浊相混，故使肺金无助，而水道不清，渐成淋闭之候。或谓用心太过，房劳无节，以致心肾不交，水火无制，清阳不升，浊阴不降，而成天地不交之否，皆先哲之法言也。古方有五淋之别，气、砂、血、膏、劳是也。若夫气淋为病，小便涩滞，常有余沥不尽。砂淋为病，阴茎中有砂石而痛，溺不得

卒出，砂出痛止。膏淋为病，溺浊如膏。劳淋为病，遇房劳即发，痛引气冲。血淋为病，遇热则发，甚则溺血。候其鼻准色黄者，知其为小便难也。东垣分在气、在血而治之，以渴与不渴而辨之耳。如渴而小便不利者，热在上焦气分，肺金主之，宜用淡渗之药，茯苓、泽泻、琥珀、灯心、通草、车前子、瞿麦、萹蓄之类，以清肺金之气，泻其火以滋水之上源也。不渴而小便不利者，热在下焦血分，肾与膀胱主之，宜用气味俱阴之药，知母、黄柏之类，滋肾丸是也。除其热，泄其闭塞，以滋膀胱肾水之下元也。治淋之法，无越于此，学者不可不知。

脉法

《脉经》曰：少阴脉数，妇人则阴中生疮，男子则为气淋，脉细而数。脉盛大而实者生，虚细而涩者死。

方法丹溪方法凡九条

丹溪曰：淋虽有五，皆属于热，宜解热利小水，山栀子之类。不可发汗，汗之必便血。

老人气虚淋闭，参、术中带木通、栀子之属。

有肾虚极而淋者，当补肾精而利小便，不可独用利水药。

有死血作淋者，用牛膝膏。一云：牛膝膏能损胃不食，宜斟酌用之。

一方 治淋，用益元散加栀子仁、木通。或用栀子一合炒为末，白汤调下。夏月以茴香煎汤，调益元散服效。

痰热隔滞中焦，淋涩不通，二陈汤煎大碗顿服，探吐之以提其气。

淋涩有血因火燥，下焦无血，气不得降，而渗泄之令不行也，宜补阴降火，以四物汤加知母、黄柏，或用四物汤煎下滋肾丸。

阴茎痛，乃厥阴气滞兼热，用甘草梢，盖欲缓其气耳。

小便因热郁成淋不通，用赤茯苓、黄芩、泽泻、车前子、麦门冬、肉桂、滑石、木通、甘草梢。气虚者，加黄芪、木香。淋痛，加黄柏、生地黄。夏月煎调益元散。

参苓琥珀汤 治小便淋涩，茎中痛，相引胁下痛，不可忍者。

人参 茯苓各五分 川楝子去核 生甘草梢 玄胡索各七分 琥珀 柴胡 川归尾 泽泻各三分

上细切，作一服，水一盏半，加灯心十数茎，煎至一盏服。

《济生》**琥珀散** 治五种淋涩疼痛，小便有脓血出证。

琥珀 没药 海金沙 蒲黄各一两

上为细末，每服三钱，空心煎萱草汤调下。

丹溪伤寒后脱阳，小便不通，用生姜自然汁，调茴香末，敷贴小腹上。又服益智茴香丸，调益元散送下。

丹溪老人气虚而小便不通，四物汤加黄芪、人参，吞滋肾丸，下焦血气干者死。

小便黄，用黄柏。如涩数，加泽泻。若湿热流注下焦而小便黄赤涩数，用栀子、泽泻切当。湿多者，宜用滑石利之。

下焦无血，小便涩数而黄者，用四物汤加黄柏、知母、牛膝、甘草梢。

东垣**通关丸**即滋肾丸 治不渴而小便闭，热在下焦血分。

黄柏酒洗，焙干 知母酒洗，焙干，各一两 肉桂五分上为细末，熟水丸如梧桐子大，每服一百丸，空心白汤下。服后须顿两足，令药易下行也。如小便已利，茎中如刀刺痛，当有恶物下为验。

东垣**清肺饮子** 治渴而小便闭涩不利，邪热在上焦气分。

灯心一分 通草二分 泽泻 瞿麦 琥珀各半钱 萹蓄 木通各七钱 车前子炒，另研 茯苓去皮 猪苓去皮，各一钱

上细切，作一服，水一盏半，煎至一盏，空心稍热服。

导气除燥汤 治小便闭塞不通，乃血涩致气不运而窍涩也。

茯苓去皮 滑石各一钱 知母去毛，酒浸炒 泽泻各一钱半 黄柏二钱，酒炒

上细切，作一服，水二盏，煎至一盏，空心稍热服。

东垣**肾疸汤** 治肾疸目黄，甚至浑身黄，小便赤。

羌活 防风 藁本 独活 柴胡各五分 升麻一钱，以上治目黄浑身黄 白茯苓二分 泽泻三分 猪苓四分 白术五分 苍术一钱，以上治小便赤涩 黄柏二分 人参三分 葛根五分 神曲六分 甘草五分

上细切，作一服，水二盏，煎至一盏，食前稍热服。

东垣**小蓟汤** 治下焦热结血淋。

生地黄 小蓟根 通草 滑石 栀子仁 蒲黄炒 淡竹叶 当归梢 生藕节 甘草梢各五分

上细切，作一服，水煎，空心服。

《局方》**八正散** 治大小便俱闭。

大黄 瞿麦 木通 滑石 萹蓄 车前子 栀子仁 甘草各等分

上细切，每服五钱重，入灯心七茎，水煎服。

牛膝膏 用川牛膝一合细切，以新汲水五大盏煎耗其四，入麝香少许，空心服。或单以酒煮，亦可。

东垣**茯苓汤** 治胃疸，阳明积热，食已辄饥，面色黄瘦，胸满胁胀，小便闭涩。

赤茯苓 陈皮去白 泽泻 桑白皮各三分 赤芍药 白术 人参 官桂各二分 石膏八分

病甚者，加大黄、朴硝各一钱。

上细切，作一服，加生姜五片，水一盏半，煎至一盏，温服。

河间**倒换散** 治无问久新癃闭，大小便不通，小腹急痛，肛门肿痛。

大黄小便不通减半 荆芥穗大便不通减半，各等分

上各别研为细末，每服二钱，温水调下，临时加减服。

河间**葵子散** 治小便不通。

黄蜀葵子研细 赤茯苓各二钱

上作一服，水一盏，煎二、三沸，食前服。

《济生》**葵子散** 治膀胱实热，小便不通。方见疝气门。

河间**琥珀散** 治五淋。

滑石二钱 木通 当归 木香 郁金 萹蓄各一钱 琥珀

上作一服为末，用芦苇叶同煎，水一盏半，煎数沸，食前温服。

河间**铁服丸** 治大小便不通神效。

大皂角烧存性

上一味，不拘多少，炼蜜丸如梧桐子大，每服七十丸，白汤下。

《外台》[1]**广济鸡苏饮子** 治小便不通。

鸡苏二两 生地黄 通草各四两 滑石 杏仁去皮尖，各二两 冬葵子一两五钱 石韦炙，去毛，一两

上七味细切，以水六升，煎至二升

---

[1] 外台：原作"河间"，据会文堂本及文义改。

半，去渣分三服，空心进一服，如人行四、五里，又进一服，必通。

河间❶**又方** 治小便不通。

冬葵子 滑石各三两 通草 赤茯苓各一两 茅根二两半 芒硝一两半

上细切，以水六升，煎取二升，去渣纳芒硝，分作三服，连进即通。

集验方 治小便淋沥不通。

滑石半斤 石韦三两 通草四两 榆荚 冬葵子半升

一方加黄芩二两。

上细切，以水一斗，煎取三升，分作三服，顿饮。

河间**石韦散** 治小便不利，茎中作痛。

石韦去毛，二两 瞿麦一两 滑石五两 车前子三两 冬葵子二两

上为细末，每服方寸匕，日三服。

祖传经验秘方 治小便淋闭，茎中作痛神效。

石韦去毛 滑石 瞿麦 萹蓄 冬葵子 木通 王不留行 地肤草各等分

上为细末，每服三钱，白汤调下。

又经验 治小便溺血立效。

金陵草一名旱莲草，一名墨斗草 车前子俗云虾蟆衣

上二物各等分，杵自然汁，每服一茶盏，空腹服。

又方 治前证。

用壮年无病人头发，不拘多少，烧灰存性，以侧柏叶捣汁，入糯米糊为丸，如梧桐子大，每服一百丸，白汤下，或四物汤下尤妙。

又方 治砂淋，乃茎中有砂作痛。

石首鱼脑骨五对，火煅，出火去毒。即白鲞❷脑中骨也 滑石五钱

上共研为细末，分作二服，煎木通汤调下。未愈，再服数剂，必待砂出尽乃安。

又方 治孕妇转胞，小便不通，及男子小便不通，皆效。

冬葵子半两 山栀子半两，炒研 木通三钱 滑石半两，研

上作一服，水一盏半，煎八分，温服。外以冬葵子、滑石、栀子为末，田螺肉捣膏，或生葱汁调膏，贴脐中，立通。

又方 治血淋。

侧柏叶 藕节 车前草各等分

上三味，同捣取其汁，调益元散，神效。

附：关格证

《难经》曰：关则不得小便，格则吐逆。脉两寸俱盛曰关格，其证呕逆而小便不通者是也。按：《素问》谓人迎大四倍于气口名曰格，气口大四倍于人迎名曰关，乃二证也。盖有格而不关者，亦有关而不格者，又或有人迎气口俱盛而吐逆不便者，故丹溪总而言之曰关格者，是也。

丹溪曰：寒在上而热在下，故多死，法当吐以提其气之横格，不必在出痰也。用二陈汤探而吐之，吐中便有降。

有气虚不运者，补气药中升降，用补中益气汤加槟榔，使清气升而浊气降也。

治关格证吐逆而小便不利，急宜先灸气海、天枢等穴各三七壮，其吐必止，然后以益元散等药以利小便。

祖传经验秘方 治关格吐逆，小便不通。用藿香平胃散合五苓散，加姜枣煎服，立效。

予长老修德翁，年七十，秋间患小便不通，二十余日，百方不效，后得一方，取地肤草捣自然汁服之遂通。虽至

---

❶ 河间：会文堂作“外台”。

❷ 鲞（xiǎng）：剖开晾干的鱼。

微之物，而有回生起死之功，故录于此，以为济利之一助云。地肤草，俗云白地苕是也。

秘　　结

论

《内经》曰：北方黑色，入通于肾，开窍于二阴，藏精于肾。夫肾主五液，故肾实则津液足而大便滋润，肾虚则津液竭而大便燥结。原其所由，皆房劳过度，饮食失节，或恣饮酒浆，过食辛热，饮食之火起于脾胃，淫欲之火起于命门，以致火盛水亏，津液不生，故传道失常，渐成结燥之证。是故有风燥，有热燥，有阳结，有阴结，有气滞结，又有年高血少，津液枯涸，或因有所脱血，津液暴竭，种种不同，固难一例而推焉。经云：肾恶燥，急食辛以润之，以苦泄之。阳结者散之，阴结者温之。大法，治燥者润之，以大黄、当归、桃仁、麻子仁、郁李仁之类。风燥者，加以防风、羌活、秦艽、皂荚之为丸以炼蜜，取其润燥以助传道之势，故结散而疏通矣。仍多服补血生津之剂，助其真阴，固其根本，庶无再结之患。切勿以巴豆、牵牛等峻剂攻下，虽暂得通快，必致再结愈甚，反酿成病根胶固，卒难调治。或有血虚、脉大如葱管、发热而大便结燥者，慎不可发汗，汗之则重亡津液，闭结而死，此医杀之耳。《活人书》有脾约证，谓胃强脾弱，约束津液，不得四布，但输膀胱，故小便数而大便难，制脾约丸以下脾之结燥，使肠润结化，津流入胃而愈。丹溪曰：然既曰脾约，必阴血枯槁，内火燔灼，热伤元气，故肺受火邪而津竭，必窃母气以自救。夫金耗则土受木伤，脾失转输，肺失传化，宜其大便闭而难，小便数而无藏蓄也。理宜滋养阴血，使阳火不炽，金行清化，脾土健旺，津液入胃，大小肠润而通矣。今以此丸，用之于热甚而气实与西北人禀赋壮实者，无有不安；若用之于东南方人与热虽盛而气血不实者，虽得暂通，将见脾愈弱而肠愈燥矣。须知在西北以开结为主，在东南以润燥为要，学者其可不知此乎。

脉法

脉多沉伏而结。阳结，脉沉实而数。阴结，脉伏而迟或结。老人、虚人便结，脉雀啄者，不治。

方法丹溪方法凡二条

丹溪曰：有虚有风，有湿有火，有津液不足者，有寒者，有气结者，切不可例用芒硝、大黄及巴豆、牵牛等利药。

久病，腹中有实热，大便不通，宜用润肠丸微利之，不宜用峻利之剂。

脾约丸❶

麻仁一两半，用生绢袋盛，百沸汤连袋泡浸汤，令碗中与水面差一指许，次日曝干砻❷之，粒粒皆完　枳实麸炒黄色　厚朴姜制炒　芍药各三两　大黄四两，酒蒸　杏仁去皮尖，炒，另研，一两二钱

上为末，炼蜜为丸，如梧桐子大，每服三十丸，温水下。

东垣**通幽汤**　治大便难，幽门不通，上冲吸门不开，噎塞不便，燥闭气不得下，治在幽门，以辛润之。

---

❶ 脾约丸：原脱，据文义及会文堂本补。
❷ 砻（lóng）：磨。

炙甘草　红花各一分　生地黄　熟地黄各半钱　升麻　桃仁泥　当归身各一钱

上细切，作一服，水一盏半，煎至一盏，去渣，调槟榔细末半钱，食前稍热服。

东垣**润燥汤**

升麻二分　生地黄二分　熟地黄　当归梢　大黄酒湿煨　生甘草　桃仁泥　麻仁各一钱　红花五分

上除桃仁、麻仁另研细外，余细切，作一服，水一盏半，入桃仁、麻仁，煎至一盏，去渣空心稍热服。

东垣**润肠丸**　治脾胃中伏火，大便闭涩，或干燥，闭塞不通，全不思食，及风结血闭皆能治之。

桃仁汤泡去皮，略炒　麻仁去壳，各一两　当归梢　大黄酒湿煨　羌活各半两

上除桃仁、麻仁另研如泥外，其余杵为极细末，炼蜜为丸，如梧桐子大，每服三五十丸，空心白汤下。如风湿而大便不行，加煨皂角仁、大黄、秦艽以利之。如脉涩，觉身有气涩而大便结者，加郁李仁、大黄以除气涩燥。

东垣**麻黄白术汤**　治大便不通，五日一次，小便黄赤，浑身肿，面上及腹尤甚，其色黄，麻木，身重如山，沉困无力，四肢痿软，不能举动，喘促不安。

青皮去瓤　酒黄连各二分　黄芪　人参　桂枝　白术　厚朴姜制　柴胡　苍术　猪苓各四分　酒黄柏　陈皮去白　甘草半炙，半生　升麻各三分　吴茱萸　白茯苓　泽泻各五分　白豆蔻　炒神曲各六分　麻黄一钱，不去皮　杏仁四个

上细切，分作二服，每服水二盏，先煎麻黄令沸，掠去沫，入诸药同煎，至一盏，去渣稍热服。

东垣**升阳泻热汤**　治噎膈不通，逆气里急，大便不行。

青皮　槐子各二分　生地黄　熟地黄　黄柏各三分　当归身　甘草梢各四分　苍术五分　升麻七分　黄芪一钱　桃仁十个，去皮尖，另研

上细切，作一服，入桃仁泥，水二盏，煎至一盏，食前热服。

东垣**活血润燥丸**　治大便风秘血秘，常常燥结。

当归梢五钱　防风三钱　大黄酒煨　羌活各一两　皂角仁烧存性，一两五钱　桃仁二两，去皮，另研　麻仁二两半，去壳，另研

上除桃仁、麻仁另研外，共为细末，炼蜜为丸，如梧桐子大，每服五十丸，白汤下。三两服后，须以麻子仁煮粥，每日早晚食之。大便虽日久，再不结燥也。此丸药以磁罐盛之，纸包封，毋令见风。

东垣**润肠汤**　治大便结燥不通。

生地黄　生甘草各三分　大黄煨　熟地黄　当归梢各五分　升麻　桃仁　麻子仁各一钱　红花三分

上细切，作一服，水二盏，煎至一盏，去渣空心服。

东垣**润体丸**　能润血燥，治大便不通。

麻仁　当归梢　生地黄　桃仁　枳壳各等分

上为细末，炼蜜为丸服。

东垣**备急大黄丸**　治胃中停滞寒凉之物，大便不通，腹痛。方见内伤门。

河间**枳壳丸**　治三焦约，大小便不通，谷气不得下行。

枳壳二两　陈皮一两　槟榔半两　木香二钱半　黑丑四两，一半生用，一半炒熟，杵头末一两半，余不用

上为细末，炼蜜为丸，如梧桐子大，每服十五丸，姜汤下。

东垣**枳实导滞丸** 治伤热物，大便不行，气滞胸腹作痛。方见内伤门。

本邑赵德秀才之母，年五十余，身材瘦小，得大便燥结不通，饮食少进，小腹作痛，召予诊治，六脉皆沉伏而结涩。予作血虚治，用四物汤加桃仁、麻仁、煨大黄等药，数服不通，反加满闷。与东垣枳实导滞丸及备急大黄丸等药，下咽片时即吐出，盖胃气虚而不能久留性速之药耳。遂以备急大黄丸外以黄蜡包之，又以细针穿一窍，令服三丸。盖以蜡匮者，制其不犯胃气，故得出幽门达大小肠取效也。明日，下燥屎一升许。继以四物汤加减作汤，使吞润肠丸。如此调理月余，得大便如常，饮食进而平安。

予族侄通判之子，因出痘大便闭结不通。况医云：便实为佳兆。自病至痘疮愈后，不如厕者凡二十五日，肛门连大肠不胜其痛，叫号声达四邻外。医及予二三人议药调治，用皂角末及蜜煎导法，服以大小承气汤及枳实导滞丸、备急丸皆不效，计无所出。予曰：此痘疮余毒郁热，结滞于大小肠之间而然。以香油一大盏令饮，自朝至暮亦不效。予画一计，令侍婢口含香油，以小竹筒一个套入肛门，以油吹入肛内。过半时许，病者自云：其油入肠内，如蚯蚓渐渐上行。再过片时许，下黑粪一二升止，困眠而安。

黄　　疸

论

《内经》曰：中央黄色，入通于脾。又曰：诸湿肿满，皆属脾土。夫黄疸为病，肌肉必虚肿而色黄，盖湿热郁积于脾胃之中，久而不散，故其土色形于面与肌肤也。盖脾主肌肉，肺主皮毛，母能令子虚，母病子亦病矣。是故有诸中者，必形诸外耳。其证有五：曰黄汗，曰黄疸，曰酒疸，曰谷疸，曰女劳疸。虽有五者之分，终无寒热之异。丹溪曰：不必分五种，同是湿热，如盦曲相似。正经所谓知其要者，一言而终是也。外有伤寒热病，阳明内实，当下而不得下，当汗而不得汗，当分利而不得分利，故使湿热怫郁内甚，皆能令人发黄病也。先哲制茵陈五苓散、茵陈汤、茯苓渗湿汤之类，无不应手获效。故曰治湿不利小便，非其治也。又曰湿在上宜发汗，湿在下宜利小便，或二法宜用，使上下分消其湿，则病无有不安者也，学者详之。

脉法

《脉经》曰：凡黄候，寸口脉近掌无脉，口鼻黑色，并不可治。

脉沉，渴欲饮水，小便不利者，必发黄也。

酒疸者，或无热，靖言了了，腹满欲吐，鼻燥，其脉浮者先吐之，沉弦者先下之。

酒疸下之，久久为黑疸，目青面黑，心头如啖蒜齑之状，大便正黑，皮肤四肢不仁，其脉浮弱，颜黑微黄，故知难治。

谷疸，寸口脉微而弱，微则恶寒，弱则发热，当发不发，骨节疼痛，当烦不烦，而极汗出。趺阳脉缓而迟，胃气反强，饱则烦满，满则发热，客热消谷，食已则饥，谷强肌瘦，名曰谷疸。

阳明病脉迟者，食难用饱，饱则发

烦头眩者，必小便难，此欲作谷疸，虽下之，腹满如故。

趺阳脉紧而数，数则为热，热则消谷，紧则为寒，食则满也。

尺脉浮为伤肾，趺阳脉紧为伤脾，风寒相搏，食已则眩，谷气不消，胃中苦浊，浊气下流，小便不通，阴被其寒，热流膀胱，身体尽黄，名曰谷疸。

方法丹溪方法凡五条

丹溪曰：不必分五，同是湿热，如盦曲相似，轻者小温中丸，重者大温中丸，热多加黄连，湿多者茵陈五苓散加食积药。戴氏曰：食积者，量其虚实下之，其余但利小便，小便清利，则黄自退。或曰：黄疸宜用倒仓法。又曰：黄疸倦怠，脾胃不和，食少，胃苓汤。小便赤，加滑石。

一方 治黄疸。

黄芩 黄连 栀子 茵陈 猪苓 泽泻 苍术 青皮 草龙胆各五分 谷疸，加三棱、莪术、缩砂、陈皮、神曲。

上细切，作一服，水煎服之。

又方 治气实伤湿，浑身发黄，宜吐法。

抚芎 栀子 桔梗各二钱

上细切，作一服，加姜煎，入韭汁服，探吐之。

小温中丸 治黄疸与食积，又可制肝燥脾。脾虚者，须以白术作汤传。

针砂十两，醋❶炒七次令通红，另研 苦参夏加冬减❷ 山楂各二两 吴茱萸一两，冬加夏减 苍术半斤 白术五两 川芎夏减 神曲各半斤 香附米一斤，童便浸一宿

上为细末，醋糊为丸，如梧桐子大，每服七八十丸，食前盐汤下。一方，无白术、山楂、苦参、吴茱萸，有栀子。

大温中丸

针砂十两，如前制 陈皮 苍术 青皮 厚朴姜制 三棱醋煮 莪术火煅 黄连 苦参 白术各五两 生甘草一两 香附一斤，童便浸一宿

上为细末，醋糊为丸。一方无黄连、苦参，同前一方，又无甘草，名温中丸。

《活人》**调胃承气汤**方见伤寒门。

叔和曰：腹满舌痿，烦躁不得睡，属黄家。又曰：病黄疸，发热烦喘，胸满口燥者，以发病时火劫其汗，两热相搏。然黄家所得从湿，故一身尽发热而黄。如肚热者，热在里也，当下之安，用调胃承气汤。

又曰：黄疸之病，当以十八日为期治之，十日以上为瘥，又剧者为难治。又曰：病疸而渴者，其病难治；疸而不渴者，其病易治。发于阴部，其人必呕；发于阳部，其人振寒而发热也。师曰：诸黄家病，但宜利小便。假令脉浮，当以汗解之，宜桂枝加芪汤，又名黄芪建中汤。方见伤寒门。

又曰：男子黄，小便利，自当与小建中汤。又曰：黄疸腹满，小便不利而利自汗出，此为表和里实，当下之，用大黄黄柏栀子芒硝汤。

叔和**大黄黄柏栀子芒硝汤**

黄柏 芒硝 大黄各四钱 栀子三枚

上细切，作一服，水一盏半，煎至一盏，温服。

又曰：黄疸病，小便色不变，欲自利，腹满而喘，不可除热，热除必哕，哕者宜服小半夏汤。方见伤寒门。

叔和又曰：夫病酒发黄疸，必小便不利，其候心中热，足下热，是其证也。

---

❶ 醋：原作“自”，据会文堂本改。

❷ 减：原作“宿”，据会文堂本改。

又心中懊侬而热，不能食，时欲吐，名曰酒疸。又曰：酒疸，心中热欲呕者，吐之即愈。又曰：酒疸黄色，心中实热而烦。

叔和又曰：额上黑，微汗出，手足心热，薄暮则发，膀胱急，小便自利，名曰女劳疸。腹如水状，不治。

叔和又曰：黄家，日晡所当发热，而反恶寒，此为女劳得之。膀胱急，小腹满，一身尽黄，额上黑，足下热。因作黑疸，其腹胀如水状，大便必黑，时溏，此女劳之病，非水也，腹满者难治，硝石矾石散主之。

叔和**硝石矾石散**

上以二石各等分，烧煅为末，每服二钱，以大麦粥汤和服，日三服，取汗愈。若小腹满急，小便不利，用滑石、石膏各二钱，入粳米一撮，同煎服之。

治酒疸，用小柴胡汤加茵陈、豆豉、大黄、黄连、葛根，煎服效。

河间**茯苓汤**　治胃疸，消谷善饥，面色萎黄，心中烦热，胸胁胀满，小便赤涩。方见淋秘门。

丹溪**一方**　治谷疸。

以柴胡、谷芽、枳实、厚朴、栀子、大黄等分，水煎服效。

《局方》**胃苓汤**　治脾胃不和黄肿。如小便赤涩，加滑石五苓散合平胃散是也。

东垣**肾疸汤**　治肾疸目黄，或浑身黄，小便赤涩。

升麻　羌活　防风　藁本　独活　柴胡各半钱　苍术一钱　猪苓四分　葛根五分　泽泻三分　黄芩二分　甘草三分　神曲炒，三分　黄柏二分　白术五分　人参三分

上细切，作一服，水一盏半，煎至一盏，去渣温服。

《活人》**茵陈五苓散**　治伤寒或伏暑发黄，小便不利，烦渴等证。

本方倍加茵陈，入姜枣煎服之。

《活人》**茵陈茯苓汤**　治发黄，脉沉细数，四肢冷，小便涩，烦躁而渴。

茯苓　桂枝　猪苓各一钱　滑石一钱半　茵陈二钱

上细切，作一服，水一盏半，煎至一盏服。如脉未出，加当归一钱半。

《活人》**栀子大黄汤**　治酒疸，心中懊侬，或热而痛。

栀子十四枚　大黄一两　枳实五枚　豆豉一升

上作一服，用水五升，煎至二升，分三服。

《活人》**半温半热汤**　治酒疸，身黄无热，靖言了了，腹满欲呕，心烦足热，或有癥瘕，心中懊侬，其脉沉弦紧细。

半夏　茯苓　白术各七分　前胡　枳壳麸炒黄色　甘草炙　大戟各五分　黄芩　茵陈　当归各三分

上细切，作一服，入生姜三片，水二盏，煎至一盏，温服。

《活人》**茵陈蒿汤**　治身热鼻干汗出，阳气上奔，小便赤涩不利，湿热发黄。

茵陈蒿一两　大栀子三枚　大黄三钱半

上细切，作一服，水三盏，煎一盏半，温服。

《活人》**茵陈大黄汤**　治伤寒大热发黄，面目俱黄，小便赤涩。

茵陈蒿　栀子　柴胡　黄柏　黄芩　升麻　大黄各七分　草龙胆三分半

上细切，作一服，水一盏半，煎至一盏，温服。

《活人》**栀子柏皮汤**　治身热不去，大便利而烦热身黄。

栀子　黄柏　黄连各三钱半

上细切，作一服，水一盏半，煎至

一盏，温服。

《活人》**茯苓渗湿汤** 治黄疸寒热，呕吐而渴，欲饮冷水，身目俱黄，小便不利，不思饮食。方见湿证门。

《活人》**小茵陈汤** 治发黄，脉沉细而迟，遍身冷。

附子一枚，作八片，炮 甘草炙，一两 茵陈二两

上细切，作三服，每服用水二盏，煎至一盏，温服。

《活人》**茵陈四逆汤** 治发黄，脉沉细而迟，肢体逆冷，腰以上自汗。

甘草炙，一两 干姜炮，一两半 附子一枚，作八片，炮 茵陈二两

上细切，分作四服，水煎服。

《活人》**葶苈苦参散** 治湿热内甚，小便赤涩，大便时秘，饮食少进，诸药不效，因为久黄。

苦参 黄连 瓜蒂 黄柏 大黄各一两 葶苈二两

上为细末，每服一钱匕，清米饮调下，以吐利为度，随时看虚实消息加减。

《活人》**当归白术汤** 治酒疸发黄，心下有痃癖坚满，身体沉重，妨害饮食，小便赤黄，此因内虚，饮食生冷，脾胃痰结所致。

白术 茯苓各一钱 当归 黄芩 茵陈各二分半 前胡 枳实 甘草炙 杏仁各六分 半夏八分，炮

上细切，作一服，加姜三片，水一盏半，煎至一盏，温服。

《活人》**抵当汤** 治伤寒热郁，瘀血内结，身黄脉沉细，狂言谵语，小便自利，大便黑。方见伤寒门。

《集验方》**针砂丸** 治谷疸、酒疸、湿热发黄等证。

针砂半斤，醋炒红 苍术四两，米泔浸 香附四两，童便浸 神曲炒微黄 茵陈姜汁炒 麦蘖取麸炒，各二两 芍药 当归酒洗，去头 生地黄 川芎 青皮去瓤炒，各一两五钱 陈皮去白 莪术醋煮 三棱醋煮，各二两 栀子去壳炒 姜黄 升麻 干漆各半两，炒烟尽

上为细末，醋糊为丸，如梧桐子大，每服六、七十丸，姜汤送下。

《集验》**绿矾丸** 治黄肿病最捷。

五倍子半斤，炒黑 绿矾四两，姜汁炒白 针砂四两，醋炒红色 神曲半斤，炒微黄色

上为细末，生姜汁煮红枣肉为丸，如梧桐子大，每服六、七十丸，温酒下。不能饮酒，米汤亦可。终身忌食荞麦面，犯之再发难治。

《宝鉴》**枣矾丸** 治食劳，身目俱黄。

绿矾半斤，火煅通红

上研细，红枣肉为丸，如梧桐子大，每服五十丸，或酒或姜汤下。

祖传经验褪金丸 治黄肿，绝妙。

苍术半斤，浸 白术各二两半 甘草炙，半两 厚朴姜汁拌炒，一两 陈皮去白，一两半 针砂醋炒红色 香附童便浸，各六两 神曲炒黄色 麦蘖面炒微黄，各一两半

有块加三棱醋煮、莪术醋煮，各一两半。

上为细末，面糊为丸服，忌鱼腥、湿面、生冷、水果等物。

一男子年三十余，得谷疸症，求予治。以胃苓汤去桂加茵陈，数十帖黄退，自以为安，不服药。十数日后，至晚目盲不见物。予曰：此名雀目，盖湿痰盛而肝火有余也。用猿猪肝煮熟和夜明砂作丸服之，目遂明如故，来谢。予曰：未也，不早服制肝补脾消痰之剂，必则蛊胀。伊不信，半月后腹渐胀痞满，复来治。予仍以胃苓汤倍二术，加木通、麦门冬，煎汤下褪金丸，一月平安。

疮疡

论

《内经》曰：诸痛痒疮疡，皆属心火。又曰膏粱之变，足生大疔。荣气不从，逆于肉理，乃生痈肿。东垣谓荣气即胃气也，盖胃气调和，则荣卫之气，皆顺流而无逆于肉理耳。若夫饮食失节，肥甘过伤，以致湿热蕴积于肠胃之间，烧烁腑脏，煎熬真阴，此经之所谓阴之五宫，伤在五味，味伤发热，久而增气。故湿热之气，聚于下焦，阴火炽盛，蓄于八脉，八脉沸腾，逆于经隧，气凝血滞，故其滋养精微之气，不能如常荣于肉理，是以结聚而成痈肿矣，经曰热胜则肉腐是也。法当视其所发之地，各从其经而处治焉。夫发于身之表者，其名一十有七：曰脑发督脉，足太阳经，曰背发中属督脉，余皆足太阳经，曰鬓发手足少阳经，曰眉发手足太阳经，手足少阳经，曰颐发手足阳明经，曰腮颔发手阳明经，曰髭发手足阳明经，曰腋发手太阳经，曰穿裆发督冲任三脉，曰腿发表足三阳，裹足三阴，曰肝❶痈足厥阴经，曰喉痈任脉，阳明经，曰脐痈任脉，阳明，曰乳痈内阳明经，外少阳经，乳头足厥阴经，曰臀❷痈足太阳经，曰跨马痈手太阴❸经，曰囊痈足厥阴经。发于腔子之内者，其名有四：曰内疽，曰肺痈手太阴经，曰肠痈手太阳经，手阳明经，曰胃脘痈足阳明经。夫十二经有气血多少之不同，痈疽浅深之有异。是故为治之法，或疏散，或消毒，或针焙，或内托，或外消，或泻利，或补益。是故肿疡为实，宜泻利；溃疡为虚，宜补益；浮露而浅者为痈，宜外消；藏伏而深者为疽，宜内托，此千古不易之定议也。虽然其证有善而易治者为顺，恶而难消者为逆。其为眼白睛黑，目紧小者，一逆也；不能饮食，纳药而呕，食不知味，二逆也；伤痛渴甚，三逆也；膊项转动不便，四肢沉重，四逆也；声嘶色脱，唇鼻青黑，面目四肢浮肿，五逆也；烦躁时咳，腹痛甚，泄利无度，小便如淋，六逆也；脓血大泄，㶑肿尤甚，脓水臭败莫近，七逆也；喘急气短，恍惚嗜卧，八逆也；未溃先黑陷，下青唇黑便污，九逆也。又如噫气痞塞，喘咳，身冷自汗，目瞪耳聋，恍惚惊悸，语言错乱，皆是恶证。若夫动息自宁，饮食知味，一顺也；便利调匀，二顺也；神采精明，语声清朗，三顺也；脓溃肿消，色鲜不臭，四顺也；体气和平，五顺也。凡五顺见三则吉，九逆见六则危矣。先哲垂训，班班可考，学者岂可不详察乎。

脉法

《脉经》曰：脉数身无热，内有痈也。一云：腹无积聚，身无热，脉数，此为肠中有脓，薏苡附子败酱汤主之。

诸浮数脉，应当发热，而反洒淅恶寒，苦有痛处，当发痈肿。脉微而迟，反发热，弱而数，反振寒，当发痈肿。

脉浮而数，身体无热，形嘿嘿，胸中微躁，不知痛之所在，此人当发痈肿。

脉滑而数，数则为热，滑则为实，滑则主荣，数则主卫，荣卫相逢，则结为痈，热之所过，则为脓也。

羽林妇病，医者脉之，知妇人肠中

❶ 肝：原作“肾”，据文义及会文堂本改。
❷ 臀：原作“肾”，据文义及会文堂本改。
❸ 手太阴：会文堂本作“足厥阴”，义胜。

有脓，为下之即愈。盖寸口脉滑而数，滑则为实，数则为热，滑则为荣，数则为卫，卫数下降，荣滑上升，荣卫相干，血为浊败，小腹痞坚，小便或涩，或时汗出，或复恶寒，脓为已成。设脉迟紧，聚为瘀血，下之即愈。

肠痈之为病，其身体甲错，腹皮急，按之软如肿状。

夫肠痈者，小腹肿，按之则痛，小便数如淋，时时发热，自汗出，复恶寒。其脉迟紧者，脓未成，可下之，当有血；脉洪数者，脓已成，不可下也。大黄牡丹汤主之。

方法丹溪方法凡二十二条

丹溪曰：痈疽因阴阳相滞而生。盖气阳也，血阴也，血行脉内，气行脉外，相并周流。寒与湿搏之，则凝泣而行迟，为不及；热与火搏之，则沸腾而行速，为太过。气得邪而郁，津液稠黏，为痰为饮，积久渗入脉中，血为之浊，此阴滞于阳也。血得邪而郁，隧道阻隔，或溢或结，积久渗出脉外，气为之乱，此阳滞于阴也。百病皆由于此，又不止于痈疽而已。

痈疽因积毒在脏腑，当先助胃壮气，使根本坚固，而以行经活血药为佐，参以经络时令❶，使毒气外发，施治之早，可以内消。消，此内托之意也。

东垣或问内托之法，予曰：河间治肿焮于外，根盘不深，形证在表，其脉多浮，病在皮肉，非气盛则必侵于内，急须内托，宜复煎散，除湿散郁，使胃气和平。如或未已，再煎半料饮之。如大便闭及烦❷热，少服黄连汤。如微利及烦热已退，却与复煎散。如此使荣卫俱行，邪气不能内伤也。

丹溪《外科精要》谓排脓内补十宣散，治未成者速散，已成者速溃，诚哉是言也。若用之于小疮疖与冬月，亦可转重就轻，移深居浅。若溃疡与夏月用之温散，佐以防风、白芷，吾恐虽有参芪，难为倚仗。比见世人用此，不分轻重时令，经络前后，正若盲人骑瞎马，半夜临深池，危哉！

丹溪诸经惟少阳厥阴二经生痈疽，宜预防之，以其多气少血也。血少而肌肉难长，疮久未合，必成死证。苟不知此，遽用驱逐利药，以伐其阴分之血，祸不旋踵。

丹溪肿疡内外皆壅，宜以托里表散为主。如欲用大黄者，宜戒猛浪之非。

丹溪溃疡内外皆虚，宜以补接为主。如欲用香散者，宜戒虚虚之失。

《外科精要》一书，惟务纪录旧方，应酬轻小证候耳。

丹溪痈疽始发，即以艾多灸之，可使轻浅，骑竹马灸法最妙。盖艾火畅达，拔引郁毒，此从治之意。惟头为诸阳所聚，艾炷宜小而少。若身上，必痛灸至不痛，不痛灸至痛。亦有因灸而死者，盖虚甚，孤阴将绝，其脉必浮数而大且不鼓，精神必短而昏，无以抵当火气，宜其危也。

按：河间灸刺法曰：凡疮疡须分经络部分，血气多少，腧穴远近。从背出者，当从太阳经五穴选用，至阴、通谷、束骨、昆仑、委中是也。从鬓出者，当从少阳经五穴选用，窍阴、夹溪、临泣、阳辅、阳陵泉是也。从髭出者，当从阳明经五穴选用，厉兑、内庭、陷谷、冲阳、解溪是也。从脑出者，则以绝骨一

---

❶ 令：原脱，据会文堂本补。

❷ 烦：原作“寒”，据会文堂本改。

穴治之。各穴点法，俱见《铜人针灸经》，兹不再具。

丹溪蜞针之法，可施于轻小证候，吮出恶血。若积毒在脏腑者，徒竭其血于外，无益也。

外施贴药，亦发表之意。《精要》谓贴冷药有神效，夫气得热则散，得冷则敛，何谓神效？经曰发表不远热，是也。贴冷药，虽轻小疖毒可也。

外科用针烙得脓后，服神仙追毒丸。此药能下积取毒，无取脓之功。若血气壮实，则脓自出，当以和气活血药，佐参芪补剂服之。

肿疡用手按之，热则有脓，不热则无脓。

脓出而反痛者，此为虚也，宜补之。亦有秽气所触而作痛者，宜和解之。风冷所逼者，宜温养之。

疽发深不痛者，胃气大虚，必死肉多而不知痛也。

肿疡时呕者，当作毒气上攻治之。溃后，当作阴虚补之。若年老溃后发呕不食，又宜参芪白术膏峻补，随证加佐使药。河间谓疮疡呕者，湿气侵于胃也，宜倍白术。

痈疽发渴，乃血气两虚，用参、芪以补气，当归、地黄以养血，或忍冬丸、黄芪六一汤皆效。

加味十全大补汤，治痈疽溃后，补气血，进饮食，实为切要。凡脓血出多，阴阳两虚，此药有回生起死之功，但不分经络，不载时令，医者触类而长之可也。或见肿平痛宽，遂以为安，漫不知省，无补接调养之功，愈后虚证复见，因而转为他病而危剧者多矣。

蒲公英，化热毒，消恶肿，散结核，有奇功。田间路侧皆有之，三四月开黄花，似菊花，味甘。《衍义补遗》云：四时常花，花罢飞絮，节叶间折之有白汁出者是。能解食毒，散滞气，可入阳明太阴二经。同忍冬藤煎，以少酒佐而服之，捣烂盦之亦妙。

白蜡属金，禀收敛坚凝之气，外科之要药也。生肌止血，定痛接骨，续筋补虚，常与合欢皮同入长肉膏药用之有神效。但未试其可服否，若合欢皮常服之验矣。

蓖麻子性善收，能追脓取毒，亦要药也。

痈疽已破未破，用皂角刺，能钻引至痛处。

以上皆丹溪法。

取剩骨法 取久疽久痔漏中朽骨俗名剩骨，用乌骨鸡胫骨，以信砒实之，盐泥固济，火煅通红，地上出火毒，用骨研细，饭丸如粟米大，以皮纸捻送入窍内，外以拔毒膏药封之，其骨自出。

恶疮发背脑疽等证方法

东垣**升阳益胃汤** 治一切恶疮、发背、脑疽等证。

羌活一钱五 独活五分 防风五分 藁本一钱半 知母一钱 生地黄一钱 黄芩一钱 黄连半钱 黄柏五分 当归三钱 防风梢五分 连翘一钱 人参五分 黄芪一钱五 生甘草一钱 陈皮五分 当归梢五分 苏木五分 炙甘草一钱五 酒防己五分 泽泻七分 桔梗一钱

上细切，分作二服，每服用水二大盏，浸半日，煎至一盏，滴酒数十点，去渣临卧温服。忌饮水，再作脓，效迟。初患二三日者服之立消，作脓者立溃，随病上下食前后服。一人患脑疽，第八日肿硬如拳，即日晚服此药一剂，次日便平复，肿势消，更不疼痛，又服半剂，七日全愈如常。明之言：凡疮皆阴中之阳、阳中之阴二证而已。我治此疮，阳药七分，阴药三分，名曰升阳益胃散，胜十宣也，老人宜之，亦名复煎散，或加乳香没药各一钱尤妙。

当归羌活汤 治脑疽证。

黄芩酒炒 黄连酒炒，各二钱 黄柏酒炒，一钱 泽泻五分 连翘一钱 当归身二钱 防风 羌活各一钱 甘草炙，一钱 山栀子一钱 独活七分 藁本七分

上细切，作一服，水二盏，先浸一时许，入酒一匙，煎至八分，去渣食后稍热服，日进二服，三日尽六服，俱将药清汁调下后项槟榔散。

槟榔散 大敛疮口。

槟榔 木香各三钱

上为细末，用前药调下或敛疮口用之，决无疼痛，以蜡油调涂疮口，生肌敛肉甚速，别无恶肉，疮口易合平复，膏粱热疮所宜用也。贫人寒地及寒湿外来之寒疮，禁不可多用。

背疽方法

千金托里散 治背疽并诸恶疮，如三日以里未针灸及利大❶便者，则可消矣。

羌活一钱五 防风酒洗，半钱 防风梢五分 藁本一钱半 当归身三钱 当归梢半钱 连翘三钱 黄芩三钱，酒浸 黄芪一钱半 人参一钱半 炙甘草一钱半 生甘草半钱 陈皮半钱 苏木 五味子 酒黄柏 酒防己各半钱 桔梗 栀子 生地黄酒洗，各一钱 酒大黄三钱 酒黄连一钱 木猪苓一钱半 麦门冬二钱

上细切，分作二服，每服用水三大盏，浸半日，煎至一盏，稍热服，后一服如前，并渣再煎服，忌冷水。此方如觉病，即便忙服，无不效者。若疮势已发三四日，或成脓，则不消也。崔经历二次发背疽，皆得此方而愈。

丹溪治背疽方，用大黄、防风、羌活、甘草节、生地黄、当归身、贝母、白芷、赤芍药、皂角刺、黄芩作大剂煎服，气虚加人参、黄芪，疮溃后亦宜加之。

附骨疽方法

丹溪曰：附骨疽者，皆因久得厚味，及劳役与酒后涉水得，此阳滞于阴之证也。又曰：环跳穴痛不止，防生附骨疽，以苍术为君，佐以黄柏之苦，行以青皮，冬加桂枝，夏加条芩，体虚者加杜仲、牛膝，以生甘草为使，作大料煎，入姜汁，食前饮之。痛甚者，恐前药十数帖发不动，少加麻黄。一二帖又不动者，恐疽将成，急掘地坑，以火煅坑通红，沃以小便，令患赤体坐于坑中，以席或绵衣围抱下体，使热气熏蒸，腠理开，气血通畅而愈。

羌活防己汤 治附骨疽初发太阳、厥阴、太阴分者。

羌活 川芎 苍术 防己 木香 连翘 射干 甘草 白芍药 木通 当归尾 苏木各七分

上细切，水酒各一大盏，煎至七分，食前服，美膳压之。

东垣**托里黄芪汤** 治附骨疽初发于足少阳、阳明分者。

柴胡一钱二分 连翘八分 肉桂八分 鼠黏子八分 黄芪八分 当归尾一钱半 黄柏四分 升麻四分 甘草炙，四分 白芷一钱

上细切，作一服，酒一盏，水一盏半，煎至一大盏，空心服，美膳压之。

东垣**内托黄芪酒煎汤** 治疮生腿外侧，或因寒湿，得附骨疽于足少阳经分，微侵足阳明经，坚硬漫肿，行步作痛，或不能行。

---

❶ 及利大：原作“两利丸”，据会文堂本改。

柴胡六钱半　连翘八分　肉桂八分　大力子　黄芪各四钱　当归尾八钱　黄柏五分　升麻七分　甘草炙，五分　白芷二钱

上细切，水酒各一盏，煎至一盏，食前温服。

东垣**黄连消毒饮**　治附骨疽。

黄连一钱　黄芩　黄柏各半钱　生地黄四分　知母四分　羌活一钱　独活四分　防风四分　藁本五分　当归尾四分　桔梗五分　黄芪二分　人参二分　甘草三分　连翘四分　苏木二分　防己五分　泽泻二分　陈皮三分

上细切，作一服，水煎服。一老人年七十，因寒湿地气，得附骨疽于左腿外侧少阳胆经之分，微侵足阳明经分，阔六七寸，长一小尺，坚硬漫肿，不辨肉色皮泽，但行步作痛，以指按至骨，大痛。与此药一服即止，次日坚软肿消而愈。

东垣**内托黄芪柴胡汤**　治附骨疽。

生地黄一分　黄柏三分　肉桂二分　羌活五分　当归梢七分半　土瓜根酒洗　柴胡梢各一钱　连翘一钱三分　黄芪二钱

上细切，作一服，酒一盏，水二盏，煎至一盏，去渣空心热服。

贾德茂小男，于大腿近膝股内，出附骨疽，不辨肉色，漫肿光泽木硬，疮势甚，又其左脚，乃肝之髀上也，更在足厥阴肝经之分，少侵足太阴脾经之分，其脉左二部细而弦，按之洪缓微有力，与此药而安。

臀痈方法

丹溪曰：臀痈者，臀居小腹之后在下，此阴中之阴，道远位僻，虽曰太阴多血，然气运不到，血亦罕来，中年后尤虑患此。才有肿痛，参之脉证，但见虚弱，便与滋补血气，可保终吉。若无积补之功，其祸多在结痂之后，或半年已来乃病，多致失手，慎之慎之！

东垣**内托羌活汤**　治足太阳经中，左右尺脉俱紧，按之无力，尻臀生痈坚硬，肿痛大作。

羌活　黄柏酒炒，各一钱　防风　藁本　当归尾各一钱　肉桂三分　连翘　甘草炙　苍术　陈皮各五分　黄芪一钱半

上细切，作一服，水二盏，酒一盏，煎至一盏，去渣稍热空心服，以衣覆盖痈上，使药力行，去衣。

内疽方法

丹溪曰：内疽者，皆因饮食之火，挟七情之火，相郁而发。饮食者阴受之，七情者脏腑受之，宜其发在腔子而头向外，非干肠胃肓膜也。宜以内托之药托出于外，以针开之而愈。先用四物汤加桔梗、香附、生姜煎服。脓出后，亦用四物汤调理而安。

肺痈方法

丹溪：肺痈先须发表。《千金方》曰：病咳唾脓血，其脉数实，或口中咳，胸中隐隐痛，脉反滑数者，为肺痈。其脉紧数，为脓未成；紧去而但数者，脓已成也。

《要略》治肺痈，先以小青龙汤一帖，以解表之风寒邪气，然后以葶苈大枣泻肺汤、桔梗汤、苇叶汤随证用之，以取脓血，治肿疡之例也。终以宇宙独行方名黄昏汤以补里之阴气，此治溃疡之例也。

《录验》**黄昏汤**　治胸中甲错隐痛，知为肺痈。

合欢木皮掌大

上以水三盏，煮取一盏半，分二服。

《录验》**葶苈大枣泻肺汤**　治肺痈或肺胀喘促不得卧。

葶苈一两，炒黄，研为细末，炼蜜为丸，如弹子大　大枣十枚

上以水三盏，煎大枣至二盏，去枣入葶苈一丸，再煎至一盏，搅匀服之。

《录验》**苇叶汤** 治咳，有微热，烦躁，掌心甲错。出《千金方》

苇叶二升 薏苡仁半斤 桃仁五十个 瓜瓣半升

上以水一斗，先煮苇叶至五升，去渣入诸药，煮取二升，分温再服，当吐痰如粥而愈。

《录验》**桔梗汤** 治肺痈，心胞气壅，咳嗽脓血，心神烦闷，咽干多渴，两脚肿满，小便赤黄，大便多涩。

桔梗 贝母各一钱 当归 瓜蒌子各八分 枳壳炒，五分 薏苡仁八分 桑白皮 防己各五分 甘草节三分 黄芪五分 杏仁去皮炒，另研 百合各三分

上细切，作一服，水一盏半，加生姜五片，煎至八分，去渣温服，不拘时。若大便秘者，加大黄；小便涩者，加木通。

《录验》**又方** 治前证。

瓜蒌仁 当归 桔梗 贝母 白芷 甘草各一钱

上细切，作一服，水一盏煎，食后服。一方无贝母、白芷，有葶苈子。

肺痈已破入风者，不治。或用太乙膏丸服，以搜风汤吐之。

有吐脓血如肺痈状，口臭，他方不应者，宜消风散，入无病男子发灰，清米饮调下，可二服而愈。

祖传经验秘方 治肺痈，未成脓者立消，已成脓者立溃，其效如神。

用樟漆树叶，一名接骨木，又名继骨树，又名野黄杨，田塍路侧皆有之。

上一味细研，略入滤过，以好酒调服下。饮酒人，入生姜研服❶。

肠痈方法

丹溪曰：肠痈当作湿热积治，入风难治。

《千金》谓肠痈妄治必杀人，其病小腹重，强按之则痛，小便数淋，时时汗出，复恶寒，身皮甲错，腹皮急，如肿状，脉数者，微有脓也。巢云：洪数已有脓，脉若迟紧者未有脓，甚者腹胀大，转侧有水声，或绕脐生疮，或脓自脐出，或大便脓血。羽林妇证，具前脉法下。

肠痈治法，《要略》以薏苡附子败酱散，《千金》以大黄牡丹汤。

灸法：屈两肘，正肘头锐骨端，灸一百壮，下脓血而安。

薏苡附子败酱散

薏苡仁一钱 炮附子一分 败酱三分

上为细末，每服方寸匕，水二盏，煎至一盏，连渣顿服之，小便当下脓血而愈。

大黄牡丹汤

大黄四分 牡丹皮一两 桃仁三十枚，去皮尖，另研 芒硝三合 瓜蒌子半升

上细切，用水六升，煎取一升，去渣入芒硝，再煎一沸，分三服，顿服之，有脓即下脓，无脓即下血。

东阳吕俊文，得潮热，微似疟状，小腹右边有一块，大如鸡卵作痛，右脚不能伸缩。一医作奔豚气治，十余日不验。召予诊候其脉，左寸芤而带涩，右寸芤而洪实，两尺两关俱洪数。予曰：此大小肠之间欲作痈耳，幸脓未成，犹可治疗。与五香连翘汤加减与之，间以蜈蚣炙黄，酒调服之，三日内平安。

乳梗方法

丹溪曰：乳梗，多因乳母不知调养所致。盖乳房阳明所经，乳头厥阴所属，

---

❶ 以好酒调服下。饮酒人，入生姜研服：会文堂本作“不饮酒人，入生姜研服”。

忿怒所逆，郁闷所遏，厚味所酿，以致厥阴之气不行，故窍闭而汁不通，阳明之血沸腾，故热甚而化为脓。或因所乳之子，膈有滞痰，含乳而睡，口气焮热所炊而成结核。初梗，忍疼揉令核软，吮令汁透可散，否则结成矣。治法以青皮疏厥阴之滞，石膏清阳明之热，生甘草节行污浊之血，瓜蒌子消导肿毒，或加没药、青橘叶、皂角刺、金银花、当归身，或汤或散，须以少酒佐之。若加艾火二三壮，于痛处灸之尤妙。彼粗工便用针刀，必成拙病。

丹溪乳痈，用蒲公英同忍冬藤入少酒煎服，即欲睡，是其效也。

乳痈未溃，以青皮、瓜蒌仁、桃仁、连翘、川芎、橘叶、皂角刺、甘草节，随证加减煎服。已溃，以人参、黄芪、川芎、当归、白芍药、青皮、连翘、瓜蒌、甘草节煎服。

东垣**升麻托里汤**　治妇人两乳间出黑头疮，疮顶陷下作黑眼子，其脉弦洪，按之细小。

黄柏二分　肉桂二分　鼠黏子五分　黄芪　炙甘草节　当归身各一钱　连翘　升麻　葛根各一钱半

上细切，作一服，水一盏，酒半盏，同煎至一盏，食后热服。

奶岩方法

石香程氏曰：奶岩始有核，肿结如鳖棋子大，不痛不痒，五七年方成疮。初便宜多服疏气行血之药，须情思如意，则可愈。如成疮之后，则如岩穴之凹，或如人口有唇，赤汁脓水浸淫胸胁气攻疼痛，用五灰膏、金宝膏去其蠹肉，生新肉，渐渐收敛。此疾多生于忧郁积忿中年妇人。未破者尚可治，成疮者终不可治。石香居士，程常，东阳人，丹溪高弟❶。

《局方》**十六味流气饮**　治奶岩。

人参　黄芪　川归各一钱　川芎　肉桂　厚朴　白芷　甘草各半钱　桔梗三分　防风　乌药　槟榔　芍药　枳壳　木香各半钱　紫苏一钱半

上细切，作一服，或加青皮一钱，水二大盏，煎至一盏服。

丹溪**单煮青皮汤**　治妇人百不如意，久积忧郁，乳房内有核，如鳖棋子。

每服用青皮四钱细切，以水一盏半，煎至一盏，日二服。以上二方间服，至核消住药。

丹溪**橘叶散**　治证如前。

青皮　石膏　甘草节各五分　瓜蒌子一钱　当归头五分　皂角刺一钱半，去尖，略炒出汗　没药　蒲公英各五分

上细切，作一服，加青橘叶一小握，以酒一盏半，煎至一浅盏，食后或卧时服。

丹溪**丁香散**　治乳头破裂，或因小儿吹乳，血干自裂开多痛。

丁香不拘多少

上一味为末，干敷裂处。如燥，唾津调敷。

囊痈方法

丹溪曰：囊痈者，湿热下注也，有作脓者，此浊气顺下，将流入渗道，因阴道或亏，水道不利而然，脓尽自安，不药可也，惟在善于调摄耳。又有因腹肿渐流入囊，肿甚而囊自裂开，睾丸悬挂，水出，以辅炭末敷之，外以紫苏叶包裹，仰卧养之。

丹溪痈疽入囊者，曾治数人，悉由湿热入肝经处治，而用补阴药佐之。虽脓溃皮脱、睾丸悬挂者，皆不死。

---

❶ 石香居士，程常，东阳人，丹溪高弟：此句原脱，据会文堂本补。

一方 用野紫苏叶面青背红者是也焙干为细末敷之。如燥，以香油调敷。囊脱无皮者，外以青荷叶包之，其皮自生。

丹溪便毒方法

便毒是厥阴经湿热，因劳倦而发，用射干三寸，同生姜煎，食前服，得利二三行效。射干，开紫花者是，红花者勿用。

丹溪**一方** 用破故纸、鼠黏子微炒黑、牵牛炒、大黄酒蒸焙干，各等分为末，每服一两，酒调下。

丹溪**又方** 已结成脓者，用大黄酒蒸、连翘各五钱、枳实三钱、厚朴、甘草节各三钱、桃仁二十一个、生姜三片，分三服，水煎服之。

石香程氏曰：便毒一名跨马痈，此奇经冲任为病，而痈见于厥阴经之分野，其经多血，又名血疝，或先有疳疮而发，或卒然起核疼痛而发，皆热郁血聚而成也。初发宜疏利之，即散。变脓后，如常用托里内补之药。

《疮疡集》**苏木散** 治便毒。

木鳖子去壳 当归尾酒浸 芍药 白芷 粉甘草 川芎 射干 忍冬即金银花 大黄 穿山甲煻火煨井❶ 没药 苏木各六分

上细切，作一服，水酒各一盏，煎至一盏，食前服。

《疮疡集》**玉烛散**

川芎 当归 生地黄 赤芍药 朴硝 大黄 甘草炙，各八分

上细切，作一服，水煎，食前服。

牡蛎大黄汤 治同前证。

大黄 牧蛎各二钱五 甘草一钱 瓜蒌一个，去皮

上细切，作一服，水二盏，煎至一盏，温服。

瘰疬方法

丹溪曰：瘰疬必起于少阳一经，不守禁忌，延及阳明。大抵食味之厚，郁气之积，曰风曰热，皆此二端，拓引变换。须分虚实，实者易治，虚者可虑。以其属胆经，主决断，有相火，且气多血少。妇人见此，若月经不作，寒热便生，稍久转为潮热，危矣。自非断欲食淡，神仙不治也。

丹溪治瘰疬，用立效散与瓜蒌散相间服，神效。

本草云：夏枯草大治瘰疬，散结气，有补养厥阴血脉之功，而经不言。观其能退寒热，虚者可仗；若实者，以行散之药佐之，外以艾灸，亦渐取效。

治血少马刀疬疮肚泄，以四物汤倍酒炒芍药、牡蛎粉、陈皮、柴胡、甘草、黄连、玄参、炒神曲、桑椹膏。

石香程氏曰：瘰疬之证，《内经》谓之结核者是也。结核有大小如大豆、银杏，连串而生者。形大如马刀者，谓之马刀疮。经别为火类，夫火亢之甚，必兼水化制之，其核故结也。凡瘰疬之起，始生于耳后足阳明、少阳二经，浸淫于太阳之经，渐随经流注于腋胁手足皆有也。治法，以火针刺入核中，不可透底，纳蟾酥膏于中，外用绿云膏贴之，三日后取去核中稠脓，脓尽取去核外薄膜。先破初起之核一枚，以绝其源，服药后出者皆愈。或不肯收，如银杏者，尽皆开了，用药取之。其自溃者，犹如木果之腐，熟肉虽溃而核犹存，故脓水淋漓，久难得愈，治者用铁烙烧赤，烙去其破核犹存者，并肉溃处。次用金宝膏、龙珠膏等药，追去蠹恶之根，遂能长肉而愈。随经络证候，服除风热兼引经之药，以除根本，可获全功也。

---

❶ 煻火煨井：会文堂本作“糠火煨炒黄脆”。

蟾酥膏

蟾酥　白丁香十五枚　寒水石　巴豆五粒　寒食面

上各另研，和作一处再研，炼蜜为丸，如绿豆大，每用一丸或二三丸，纳入针窍中。如脓未尽，再用数丸，以脓尽为度。

绿云膏

黄连　大黄　黄芩　玄参　黄柏　木鳖子去壳，以上各一钱

上细切，用香油一两同煎焦色，去药入净松香五两，再煎成膏，滤入水中扯拔令金色，入铫再熬，放温入后药：

猪胆汁，三个　铜绿三钱，醋浸一宿，绵去渣

上用竹篦带温搅匀，然后如常摊贴，兼治疮口不干，加乳香、没药、轻粉尤妙。

金宝膏　去腐肉朽肉，不伤良肉新肉。

桑柴灰五碗，用沸汤十碗淋汁，用草纸一层，皮纸二层，放罗底，次置灰于上淋之　穿山甲二两，煨　信砒二钱　杏仁七枚，去皮，同信石、穿山甲研细　生地黄二两　辰砂一钱　粉霜另研　麝香各五分

上将灰汁滤澄清，下锅煎浓，下甲末，候焦干一半，下麝香，次下粉霜，干及九分，下辰砂，候成膏，下炒石灰末，以成块子，即收入小罐内，勿见风。以上皆石香方。

龙珠膏

龙芽草五两　棘枣根半两　海藻二钱半　苏木半两

上细切，量水二十碗，煎至十二三碗，滤去渣，又用：

桑柴灰二碗半　石灰二碗半　苍耳草灰二碗半

以草纸二层，皮纸二层，放箩底，次置灰于上，用煎汤热淋，取灰汁十碗许澄清，入锅内煎成膏，用巴豆霜、白丁香、石膏、麝香、轻粉，磁罐子收贮，每用取敷核上，再敷即去旧药并靥，再上新药，其核即溃而愈。根小者但只敷药于根上，其核自溃。

救苦化坚汤　治瘰疬、马刀、挟瘿，在耳下或耳后，下颈至肩上，或入缺盆中，乃手足少阳之经分。其瘰疬在颏下，或至颊车，乃阳明之经分，受心脾之邪而作也。今将二证合而治之。

黄芪一钱，护皮毛间腠理虚及活血气，为疮家之圣药，又实表补元气之妙剂也　人参三分，补肺气之药也，如气短不调及喘者，宜加之　炙甘草半钱，能调中，和诸药，去火，益胃气，亦能去疮中之邪　真漏芦　升麻各一钱　葛根半钱，此三味，俱足阳明本经药也　连翘一钱，此一味，乃十二经疮中之药，不可无也，能散诸血结气聚，此疮家之神药也　牡丹皮三分，去肠胃中留滞宿血　当归身三分　生地黄二分　熟地黄三分，此三味，诸经中凉血、活血、生血药也　白芍药三分，如夏月倍之，其味酸气寒，能补中，益气之虚，治腹痛必用之，冬寒不可用　肉桂一分，大辛热，能散结积，阴证疮疡须当少用之，此寒因热用之意。又为寒阴覆盖其疮，用大辛热去浮陈之气。如有烦躁者，去之　柴胡八分，功同连翘。如疮不在大阳经，则去之　鼠黏子三分，无肿不用　羌活一钱　独活　防风半钱以上三味，必问手足太阳证，脊痛项强，不可回顾，腰似折，头似拔者是也。其防风一味辛温，如疮在膈以上，虽无手足太阳经证，亦当用之，为能散结，去上部风邪　昆布二分，其味太咸，若坚硬者宜用，盖咸能软坚也　荆三棱炮，二分　广术炮，二分，此一味，若疮坚硬甚者用之，如不甚坚硬者，不须用　益智二分，如唾多者，胃不消也，或病人吐沫吐食、胃中寒者加之，无则勿用也　麦蘖面二钱，治腹中气急，又能消食壮脾　神曲炒，三分，

食不消化者用之　黄连三分，治硬闷　厚朴姜制，一钱二分，如腹胀者加之　黄柏炒，三分，如有热或腿脚无力加之，如有烦躁欲去衣者，肾中有伏火也，更宜加之，无则勿用

上件共为细末，汤浸蒸饼捏作饼子，日干，捣如米粒大，每服三钱，白汤送下。如气不顺，加橘红。甚者，加木香少许。量病人虚实，临时斟酌与之，毋令药多妨其饮食，此为大治之法也。如止在阳明分者，去柴胡、鼠黏子二味，余皆用之。如在少阳分为马刀挟瘿者，去独活、漏芦、升麻、葛根，更加瞿麦三分。如本人素气弱，其病势来时，气盛而不短促者不可。考其平素，宜作气盛，而从病变之权也，宜加黄芩、黄连、黄柏、知母、防己之类，视邪气在上中下而用之。假令在上焦，加黄芩半酒洗，半生用，在中焦，加黄连半酒洗，半生用，在下焦，则加酒制黄柏、知母、防己之类，选而用之。如大便不通而兹其邪盛者，加酒制大黄以利之。如血燥而大便干燥者，加桃仁泥、酒制大黄二味。如风结燥不行者，加麻仁、大黄以润之。如风涩而大便不行者，加煨皂角仁、大黄、秦艽以利之。如脉涩，觉身有气涩而大便不通者，加郁李仁、大黄，以除风燥也。如阴寒之病，为寒结秘而大便不通，以《局方》中半硫丸，或加炮附子、干姜，煎水冷服之。大抵用药之法，不惟疮疡一家，诸疾病重人素气弱者，当去苦寒之药，多加人参、黄芪、甘草之类，泻火而先补其元气，余皆仿此。

柴胡连翘汤　治男子妇人马刀疮。

中桂一分　当归梢三分　鼠黏子　炙甘草　酒黄柏　生地黄各一钱　柴胡一钱半　黄芩炒　酒知母　连翘各一钱半　瞿麦一钱

上细切，作一服，水二盏，稍热服。

东垣**消肿汤**　治马刀疮。

鼠黏子炒　黄连各五分　当归梢　甘草各七分　栝楼根　黄芪各一钱　生黄芩　柴胡去芦，各一钱二分　连翘二钱　红花少许

上细切，作一服，水二盏，煎至一盏，去渣稍热服。

东垣**柴胡通经汤**　治小儿项侧有核，坚而不溃，名曰马刀疮。

柴胡去芦　连翘　当归梢　生甘草　黄芩　桔梗　鼠黏子　荆三棱各二分　黄连五分　红花少许

上细切，作一服，水二盏，煎至一盏，去渣，食后稍热服，忌苦药泄大便。

散肿溃坚汤　治马刀疮，结硬如石，或在耳下，至缺盆中，或肩上，或胁下，皆手足少阳经中，及瘰疬遍于颏，或至颊车，坚而不溃，在足阳明经中所出，或二症疮已破，流脓水，并皆治之。

黄芩八分，酒洗，半炒半生　草龙胆酒先洗四遍　栝楼根酒洗　黄柏酒制炒　知母酒炒　桔梗去芦　昆布酒洗，各五分　柴胡四分　炙甘草　荆三棱酒洗炒　广术酒拌炒　连翘各三分　葛根二分　白芍药二分　当归梢二分　黄连　升麻一分

上细切，作一服，水二盏，先浸半日，煎至一盏，去渣食后稍热服。于卧处伸足在高处，头低垂，每含一口，作十次咽下，服毕少顷，依常安卧，取药在膈上停蓄故也。另儹❶一料作细末，炼蜜为丸，如绿豆大，每服百余丸，以煎药汤送下，或加海藻五分炒入亦妙。以海藻反甘草，此东垣用药妙处，世医莫晓也。

升阳调经汤　治瘰疬绕颈，或至颊车，此皆出足阳明胃经中来，若疮深远，

❶ 儹（zǎn）：积蓄，积聚。

隐曲肉底，是足少阴肾经中来，乃戊脾传于癸肾，是夫传于妻，俱作块子坚硬，大小不等，并皆治之，或作丸亦妙。

升麻八分　葛根　草龙胆用酒四次制炒　黄芩　广术　荆三棱二味俱酒制炒　炙甘草各四分　当归梢　芍药各三分　黄柏酒炒，二分　知母酒炒，一钱

上细切，作一服，水二盏，先浸半日，煎至一盏，去渣临卧稍热服。外另称十帖之数为细末，炼蜜为丸，如绿豆大，每服一百丸。服药时，足高，去枕仰卧，噙一口作十次咽之，留一口在后，送下丸药，服毕安卧如常。

东垣**连翘散坚汤**　治耳下或至缺盆，或肩上生疮，坚硬如石，动之无根，名曰马刀疮，从手足少阳经中来也。或生两胁下，或已流脓，作疮未破，并皆治之。

柴胡一钱二分　草龙胆酒制四次　土瓜根酒制炒，各一钱　黄芩酒炒二次，七分　当归梢　生黄芩　广术　荆三棱酒炒　连翘　白芍药各五分　炙甘草三分　黄连酒炒，二次　苍术米泔浸，各二分

上细切，作一服，外另秤十帖之数为细末，炼蜜为丸，如绿豆大，每服百余丸。煎者，用水二盏，先浸大半日，煎至一盏，去渣临卧稍热服，去枕仰卧，每口作十次咽下，留一口送下丸药，服毕如常安卧，更以后药涂之。

《疮疡集》**龙泉散**

龙泉粉炒。即磨刀石上粉也　瓦粉　广术　荆三棱酒洗炒　昆布各五钱

上同为细末，煎熟水调涂之，用此药去疾尤速。

三圣丸　治瘰疬神效劫药。

丁香五十粒　斑蝥十个，去翅及头足，炒　麝香一钱，另研

上为末，用盐豉五十粒，汤浸烂研如泥，和前药末，丸如绿豆大，每服七丸，食前温酒送下，日三服，至五七日，觉小便淋沥，是药之效，便如服。或小便下如青筋膜之状，乃病之根也。忌湿面、毒食。

《疮疡集》**立验大圣散**　治瘰疬劫药。

斑蝥大者三十个，去头及翅足，用糯米一合同炒，米黄色，去米，用斑蝥　黑牵牛半生半炒，共三钱，取头末一钱　荆芥穗一钱

上为细末，每服一钱，空心无灰老酒下。服此药须忌鱼肉酒醋盐酱及发风动气等物，只可吃菜蔬白粥。且如次早服药，隔夜不吃夜粥，黄昏煎川木通汤，调下玉屑妙灵散三钱重，次日五更，酒调立验大圣散一帖，如不能饮酒，用灯心木通汤调下，至日中，觉小腹攻痛，小便涩痛，又用灯心汤调下琥珀末一钱，或玉屑妙灵散亦可，当利恶物，从小便中出，如葡萄肉状，中有凝血一点。或未下，三日后可再服，至日中前，用六丁神散一服催之，必然自下。五六日后，再催一服，以病根除尽为度。如项上有疬一枚，取下恶物十枚，则尽病根。如有小腹攻急，茎中涩痛之恼，不必惊恐，过后便自平复无事。

玉屑妙灵散

滑石细研为末，每服一钱，煎川木通汤调下。

《疮疡集》**六丁神散**

苦丁香六枚，或秤六钱重　白丁香一钱　苦参末五分　赤小豆一钱　磨刀泥青石者佳。一名龙泉粉　大斑蝥七个，去头足，炒　白僵蚕去丝嘴，炒，各一钱

上共为细末，每服一钱重，空心无灰酒调下。

瘿瘤方法

《大成方》**破结散**　治石瘿、气瘿、筋

瘿、血瘿、肉瘿、马刀、瘰疬等证。

海藻酒洗净　龙胆草酒洗　海蛤粉　通草　贝母去心　昆布酒洗净　矾石枯　松萝各三钱，今以桑寄生代效　麦曲炒，四钱　半夏曲二钱

上为细末，每服二钱，热酒调，食后服，忌甘草、鲫鱼、鸡肉、五辛、生果。有人于项上生疬，大如茄子，潮热不食，形瘦日久，百方不效，后得此方，去松萝，加真桑寄生一倍服，三五日后，其疮软而散，热退而愈，屡医数人皆效。

《疮疡[1]集》**南星散**　治皮肤颈项面上瘤，大者如拳，小者如粟，或软或硬，不痒不痛，宜用此药。切不可辄用针灸，多致不救。

生南星大者一枚

上细研烂，入好醋五七点，杵如膏。如无生者，即以干者为末，醋调如膏。先以细针刺急处，令气透，却以膏药摊贴，觉痒则频换贴取效。

瘤者，气血凝滞结聚而成，或如桃李，或如瓜瓠。其名有六：曰骨瘤，曰脂瘤，曰脓瘤，曰血瘤，曰筋瘤，曰风瘤，以其中各有此物而名之也。以上诸瘤，通用龙珠膏治之。

龙珠膏方见前瘰疬条下。

瘤宜服十六味流气饮。方见前奶岩条下。

凡瘿气，先须断厚味，用海藻一两、黄柏二两为末，置掌中，时时舐之，以津唾咽下，待消三分之二，止药。

结核方法

丹溪曰：大凡结核在项在臂在身，如肿毒不红不痛不作脓者，多是痰注不散，名曰痰核，用二陈汤加酒炒大黄、连翘、桔梗、柴胡煎服。

又方　治臂核作痛，用二陈汤加连翘、川芎、皂角刺、防风、黄芩酒炒、苍术煎服。

治耳后顶门各有一核，用炒僵蚕、酒蒸大黄、青黛、牛胆、南星为末，蜜丸噙化。

疔肿方法

石香程氏曰：疔肿之症，皆蓄热毒之深而成者也。近者多见因食灾牛疫马之肉，而成此证。其形有十三种，皆以形而名之耳：一曰麻子疔，二曰石疔，三曰雄疔，四曰雌疔，五曰火疔，六曰烂疔，七曰三十六种疔，八曰蛇眼疔，九曰盐肤疔，十曰水洗疔，十一曰刀镰疔，十二曰浮沤疔，十三曰牛狗疔。惟三十六种疔最为可畏，其状头黑浮起，形如黑豆，四畔大赤色，今日生一，明日生二，后日生三，乃至十数，犹为可治，若满三十六，则为不治之证也。夫十三种疔，其形状虽各不同，而其所由，皆热毒之甚也。治法并急用夺命丹下之，去其毒之锐势，次服化毒丸及内托散、二活散、雄麝汤，随证经络病势缓急，用引经药斟酌施治。如无他证，有热即退热，有肿则退肿。如身冷自汗，呕逆躁喘，狂喝妄语，直视者，皆毒气入内，不可治矣。如疔已拔去，用金银白芷散、加减十宣散调之，方获全安也。

今将十三种疔证候开列于后：

一曰麻子疔，其状肉起，头如黍米，色稍黑，四边微赤，多痒，忌食麻子、近油衣布衣、并入麻田中行。

二曰石疔，其状皮肉相连，色如黑豆，甚硬，刺之不入，肉微痛，忌瓦砾砖石之属。

三曰雄疔，其状疱头黑靥，四畔仰，疱浆起，有水出，色黄，大如钱孔形高者，忌房事。

---

[1] 疮疡：原脱，据会文堂本补。

四曰雌疔，其状疮稍黄，向里靥，亦似灸疮，四面疱浆起，心凹色赤，如钱孔者，忌房室。

五曰火疔，其状如汤火烧灼，疮头黑靥，四边有烟焰，又如赤粟米者，忌火烧烙。

六曰烂疔，其状色稍黑，有白斑，疮中溃，有脓水流出，疮形大小如匙面者，忌沸热食烂物。

七曰三十六疔，其状头黑浮起，形如黑豆，四畔起赤色，今日生一，明日生二，及至十数，未满三十六，犹可施治，若满三十六，药所不能治也，忌嗔怒蓄积怨恨。

八曰蛇眼疔，其状疮头黑皮浮生，形如小豆，状似蛇眼，大体硬，忌恶眼人看，并嫉妒人见，忌毒药。

九曰盐肤疔，其状大如匙面，四边皆赤，有黑粟粒起，大忌食盐味。

十曰水洗疔，其状大如钱形，中如钱孔，疮头白，里黑靥，汁出中硬，忌饮浆水、水洗、渡河。

十一曰刀镰疔，其状阔狭如薤叶大，长一寸，左侧肉黑如烧烙，忌刺及刀镰切割、铁刃所伤。可以药治，不可乱攻。

十二曰浮沤疔，其状疮体曲圆，少许不合，长而狭，如薤叶大，内黄外黑，黑处刺之不痛，黄处刺之痛。

十三曰牛狗疔，其状内色疱起，掐不破。

上十三种疔疮初起，疮心先痒后痛，先寒后热，热定则寒，多四肢沉重，心惊眼花，若大重者则呕逆，呕逆者难治。其麻子疔一种，始末惟痒，初录忌者不得触犯，触犯者发作难治。其浮沤疔、牛狗疔两种无所禁忌，纵不疗亦不能杀人，其状寒热与诸疔不同。皆宜将护依法治疗，禁忌不得触犯，若或触犯，脊强疮痛极甚不可忍者是也。又云：疔肿初发时突起如钉，故谓之疔，令人恶心恶寒，四肢强痛，一曰疮变为焦黑色，肿大光起，根硬，刺之不觉痛，皆其候也。在手足头面胸背骨节间最急，其余处则可治，毒入腹则烦闷恍惚似醉，如此者三二日间死矣，皆不可不速治也。

返魂丹 经云：汗之则疮愈。必用此药汗之。

乳香 没药 辰砂 雄黄各一钱半 轻粉 片脑 麝香各五分 海羊即蜗牛也，不拘多少 蟾酥 青黛 粉草 硼砂各一钱

上为细末，用海羊捣膏为丸，如难丸，加酒面糊些少，丸如弹子大，每服一丸，兼生葱头二三个，细嚼咽下，疔肿及痈肿毒气入膈者，得微汗即解。一方，加铜绿、寒水石、轻粉、枯矾各一钱重。按：上药皆非发汗之药，盖能解毒，又能追逐毒气，从腠理为汗化也。

拔疔法 以黑牯牛牵于石塔上，必撒粪，候粪上生菌，取焙干，与豨莶草叶等分为细末。先用竹筒两头去节，一头解十字路，将不解头套在疔上，以线紧缚竹筒，陷入肉内为度。以前药末一匙，滴水和之，放于筒内，少时药滚起，则疔自拔起。若一次未效，渐加度数，其疔必拔也。

夺命丹

巴豆一两，去壳，醋煮一伏时 黄丹三钱 朱砂 雄黄各三钱 乳香 郁金各五钱 大黄一两 轻粉二十录 蟾酥一钱半 飞罗面三两

上为细末，蜡水糊为丸，如绿豆大，随身年分虚实，加减丸数服之，以下其毒。如无夺命丹，雄黄丸代之亦效。

雄黄丸

雄黄 郁金各一钱 巴豆十四枚，去

壳　麝香少许　皂角　全蝎各一钱

上为细末，滴水为丸，如绿豆大，每服二十丸，清茶送下。亦看大小虚实，斟酌加减丸数。

化毒丸

片脑　麝香各五分　硇砂　朱砂　雄黄各二钱　轻粉十录　蝉蜕二十枚，去土

上为细末，新取蟾酥为丸，如绿豆大，每用一丸，放于舌上，取涎而愈。

独蟾丸并取蟾酥法

拿取活蟾即大壮虾蟆，通身有傀儡者，俗名癞虾蟆，又名风鸡❶，大者重五六两，不拘几个

捉住后脚，以大柴叶或油单纸包掩其头，用铁钉一个，括取眉间白汁，溅于叶上，凝结如湿真粉，就丸如绿豆大，一蟾或作一丸，多者作二丸，悬当风处阴干。如患疔肿者，即以一二丸置舌尖上，仰卧片时，其苦水满口，就以此水咽下。或以铍针刺开疔肿头上，纳药一丸于中，外以薄皮纸贴护之，勿令药脱落。背痈及一切痈肿初起时，亦可依此法治之神效。以上取蟾酥之法，切防入眼，入人眼即瞎。

雄麝汤　解疔毒如神。凡解毒，不可无雄黄、朱砂。

雄黄另研　朱砂另研，各一钱　真绿豆粉二钱　麝香另研　乳香另研，各一钱　白芷　茜草根　地丁草各二钱　牡蛎　僵蚕　牛蒡子　大黄　金银花　青木香　栀子　荆芥穗　朴硝　甘草各一钱　胡桃三个，去壳膜

上以白芷以后一十四味细切，用无灰酒一碗浸少时，擂细，又加水一碗，同煎至一碗，去渣及浊脚，入前雄黄等五味，调匀作一服。更审患处经络分野，依东垣引经泻火药加之尤妙。欲利，倍加大黄、朴硝二味，临后下。茜草即过山龙。一云：剪方草开黄花者名黄花地丁；开紫花者，名紫花地丁。

二活散

羌活　独活　当归　乌药　赤芍药　金银花酒洗　连翘　天花粉　甘草节　白芷各五钱　红花　苏木　荆芥　蝉蜕　干葛各三钱　檀香二钱

上为细末，每服三钱，煎苍耳汤调下。

取疔散

雄黄　硇砂　蟾酥　信石各一钱　巴豆十粒　轻粉

上将疔四畔用针刺破，醋调涂敷。疔落后，用长肉拔毒膏药贴之。

以上俱见《疮疡集验》。

解毒丸

白芷十两　丁香五两　萝卜子去壳，醋浸炒，另研细末，秤四两　贯众取新者，去皮切，晒干杵末，秤四两　朴硝四两　硇砂一钱六分　京墨八钱，各另研

上和匀，糯米糊丸，如龙眼大，青黛为衣，阴干，每服一丸，无灰酒磨化下。

贺蓝先生解毒丸　解诸药毒，及山岚瘴气，灾牛马猪羊肉毒，鱼腥面菜毒，暑热湿毒，伤寒湿毒，小儿斑疹喉痹急证，红赤痈肿，及诸般无名肿毒。

黄柏　贯众　茯苓　蓝根　葛根　生地黄　雄黑豆　甘草　滑石　缩砂　阴地蕨　薄荷各三两　益智　大黄　寒水石　紫河车　马勃　草龙胆　僵蚕炒　百药煎　山栀子各一两

上为细末，炼蜜为丸，每一两分作十丸，细嚼，新汲水送下。小儿惊风，薄荷汤调蜜水，浸蒸饼为丸亦可。或加黄连、白芷。

---

❶ 鸡：原脱，据会文堂本补。

《局方》**万病解毒丸**

射干　文蛤即五倍子　杏仁　石膏　续随子去壳去油　蚤休即金线重楼　土朱　大戟　山豆根　山慈菇　白药子　大黄酒蒸，各二两　麝香二钱　青黛　威灵仙　白芷各一两　黄连　风化硝各半两

上为末，糯米糊为丸，如弹子大，青黛、滑石细研为衣，阴干。此药解一切毒，蛊毒，鼠莽河豚鱼毒，菌毒，疫死牛马肉毒，喉痹骨鲠竹木刺毒，并用急流水磨下。痈疽发背，疔肿疮疡，毒蛇犬咬，蜈蚣蜂蝎虿毒，刀斧汤，火伤，并用井花水磨下，并涂伤处。妇人鬼胎思气积，块虫积，心胸痞满，肚腹膨胀，并用好酒磨下。

《千金》**漏芦汤**　治疔肿神效。

漏芦　连翘　黄芩　白蔹　枳壳　升麻　麻黄去根节　朴硝各二两，研　大黄　地丁　金银花各半两

上除朴硝外，为细末，后入硝和匀，每服三钱，水二盏半，姜三片，薄荷三叶，煎至七分，空心温服，利下恶物，止药。

《疮疡集》**取疔肿方**

青木香根五钱　木香　雄黄　甘草各一钱

上为末，汤调下，以利去毒气，四五行即愈。

《疮疡集》**破毒散**

信石　硇砂　黄丹　雄黄　乳香各一字　斑蝥五个，去翅炒　麝香少许

上为末，取新蟾酥和丸，如绿豆大，以铍针破开疔头，纳药一丸在内，外以膏药护之。如无蟾酥，加面糊些少。

灸法　以大蒜烂捣成膏，涂疮四围，留疮顶，以艾炷灸之，以爆为度。如不爆，稍难愈，宜多灸，百余壮无不愈者。

祖传经验秘方　治食灾牛马肉成疔肿欲死者。

以柏油木叶捣，绞取真汁一、二碗，顿服之，得大泻毒气而愈。如冬月无叶时，取嫩根研水服之，亦效。未利再服，以利为度。

诸疮方法

活魂丹　治一切恶疮，大有神效。

血竭　乳香　没药　铜绿　枯白矾　黄丹　穿山甲煨胖，一钱　轻粉　蟾酥各五分　麝香少许

上为细末，用蜗牛捣膏为丸，如绿豆大，每服一丸，重者二丸，用葱白一寸嚼烂裹药，热酒送下，食前服。

又方　用真僵蚕、蝉蜕二味，等分为末，香油调敷，拔疔效。

治诸般恶疮　经霜芭蕉叶为末，香油调敷。先用忍冬藤、葱、椒、苍耳草煎汤，洗疮净，挹干敷药，外以油纸掩之。

又方　治诸般恶疮，用松木上白蚁泥、黄丹各等分炒黑，香油调敷，用油纸夹上，日易。后用龙骨、没药，敛疮口收肉。

又方　治恶疮，用黄丹入香油煎，入朴硝抹之。

天泡疮，服防风通圣散，及用蚯蚓粪炒蜜调敷之。从肚皮上起者，里热发外，还用通圣散药妙。

又方　治天泡疮，用野菊花、枣木根煎汤洗，黄柏、滑石末敷。

治脚上沙疮，清水出者，用紫燕窠泥、略炒黄柏二味，共研为末，香油调敷。

治臁疮，用白胶香二两，黄柏、石膏各一两，青黛五钱，龙骨半钱，为末，香油调敷。

又治臁疮方　以香油一两，入胎发如梅大，煎焦烊，去渣，入白胶香、黄

蜡各一两烊化，入生龙骨，赤石脂、血竭炒各一两搅匀，候冷磁器盛，捏作薄片，贴疮上，外以竹箬包之，三日后翻过药再贴，从活血药煎汤洗之。

又治臁疮方 用箭箬剪去两头，以黄柏煮汁令稠，和白胶香、蓖麻子同捣成膏，摊箬糙面，折缚光面贴之。先以清茶放温洗，挹干贴之。

又方 治外臁脚疮，用灶心黄土研极细，入黄柏、赤石脂、黄丹各半两，轻粉、乳香、没药各一钱，细研和匀，以清油调如膏，以油绢摊药，将绢面贴于疮上，外以油纸掩之，扎缚定，纵痒不可开视，数日后未愈，再换药紧缚，直待结痂去药。先必以茶清洗疮净，敷药。

桃花散 治一切疮，生肌药。

白及 白蔹 黄柏 黄连 乳香另研 麝香另研 黄丹各等分

上为细末，掺于疮上，二、三日生肌平满如故。

治火烧及汤泡疮，用经霜桑叶焙干，烧存性，为细末，香油调敷或干敷，二、三日结痂平复。

又方 治火烧汤泡疮，时取黄蜀葵花，以香油浸之，其花日渐烊于油中，以此油敷疮即愈。或只收花焙干为末，香油调敷亦妙。

下疳疮，用青黛、海蛤粉、密陀僧、黄连为末，敷之。

又方 以鸡内金烧存性，为末敷之。

又方 治下疳疮，用凤凰退烧存性，研极细，香油调敷。外看疮大小，剪壳中白膜贴之。须静坐一日不动，即结痂矣。

头疮，用猪油一钱半生半熟，雄黄、水银各二钱五分，和匀敷之。

金丝疮，其状如绳线，巨细不一，上下行至心即死，可于疮头上截经刺之，以出血，后嚼萍草根敷之，立愈。

手痴疮，用皂角、枯矾、轻粉、黄连、黄柏为末敷之。

砂疮，用塌地藤烧灰敷之。

诸疮痛不可忍者，用苦寒药，可施于资禀厚者。若禀气薄者，宜于补中益气汤中，加苦寒药也。若血热之人疮痛，宜四物汤加黄芩、鼠黏子、连翘，在下加黄柏。若肥人湿热疮痛，宜防风、羌活、荆芥、白芷，盖风能胜湿故也。

疥疮并马疥疮，用马鞭草，不犯铁器，捣取自然汁半盏饮尽，十日内愈，神效。

白癜风癣，以小麦摊石上，以铁器烧红压出油，搽之立效。

治风癣疙瘩，用梓树叶、木绵子、羯羊屎、鼠屎、奤沥敷之。

治癣疮，用浮萍末一两，苍耳子、苍术各二两，苦参一两半，香附二钱半，黄芩五钱，水煎洗之。

身上虚痒，用四物汤加黄芩煎，调浮萍末一钱服。

又方 治通身痒，用凌霄花为末，酒调服一钱。

秘传一擦光 治疥疮，及妇人阴蚀疮、漆疮、天火丹、诸般恶疮，神效。

蛇床子 苦参 芜荑各一两 雄黄半两 枯矾一两二钱 硫黄 轻粉二钱 樟脑二钱 大风子五钱，取肉 川椒半两

上为细末，生猪油调敷。

又方 治证如前，兼小儿癞头疮治之。

蛇床子一两 雄黄五钱 硫黄一两 枯矾二两 大风子半两，取肉 川椒半两 黄柏一两 轻粉二钱，另拌入❶ 牛皮岸熏

❶ 拌入：原脱，据会文堂本补。

牛皮烟岸也。如无，以香炉岸代之，一两　黄丹一两

上为细末，生猪油调敷。

凡先哲治痈疽要方，俱采摭于后，以备选用。

《外科精要》**五香连翘汤**　治痈疽未成脓者，服之可散，但当看时令及资禀加减用之。

乳香　木香　沉香　丁香　连翘　射干　升麻　木通　桑寄生　麝香　独活　大黄各等分

上细切，每服三钱，水一大盏，煎七分，去渣温服。

东垣**内托复煎散**　托里健胃。

地骨皮　黄芩　茯苓　芍药　人参　黄芪　白术　桂心　甘草　防已　当归各半两　防风一两　苍术半斤

上细切，先以苍术，用水五升，煎至三升，去术，入前十二味，再煎至三四盏，取清汁，作三四次，终日饮之。又煎苍术渣如前，再煎诸药渣服之。

白芷升麻汤　治手阳明经分臂上生痈，左右寸部脉皆短，得之俱弦，按之洪缓有力，此得之八风之变者。

白芷一钱半　升麻　桔梗各一钱　甘草炙，半钱　黄芪四钱　酒黄芩四钱　生黄芩三钱　红花半钱

上细切，分二服，水酒各一盏，煎至一盏，温服。

《疮疡集》）**托里散**　治一切恶疡、发背、疔肿、便毒始发，脉洪数弦实，肿甚将作脓者，三服消尽。

大黄　牡蛎　栝楼根　皂角刺　朴硝　连翘各六分　金银花　当归各二钱　赤芍药　黄芩各四分

上细切，作一服，水酒各一盏，煎至一盏，四分服。

《疮疡集》**又托里散**

黄芪　当归　金银花　甘草各等分

上细切，每服一两，酒水合煎，更详部位，各加引经药尤妙。

《疮疡集》**乌金散**　治痈疽、疔肿、时毒、附骨疽、诸恶疮等证。若疮黑陷如石坚，四肢冷，脉细，或时昏冒，谵语循衣，烦渴危笃，服此汗之即疮起。

苍耳头五月五日午时收采　草乌头　火麻头　木贼去节　虾蟆头　桦皮节酥炙　麻黄去根节

上晒干，各等分，同入磁器内，盐泥固济，烈火煅，从早至申时，如黑煤色为度，研为末，每服二钱，病重者三钱，热酒调下，未汗再进一服。如汗已干，却服解毒疏利之药。如修合此药，必选天时清明好日，于静室中合。勿令鸡犬猫畜及阴人孝子见之。

东垣**黄芪六一汤**　治痈疽发渴。

黄芪六两，蜜炙　甘草一两，炙

上细切，水煎，不拘时服。

《精要》**一方**　治一切疮疖痈疽发背殊效，亦能下瘀血。

大黄三钱　甘草　辰砂　血竭各一钱

上为细末，酒调服。

《精要》**内托护心散**

乳香一两　真绿豆粉四两，一方用二两

上为细末，每服二三钱，煎甘草汤或新汲水调下。

《疮疡集》**小五香汤**

木香　沉香　乳香　藿香　连翘各二钱　麝香研炒

上为细末，每服二钱，水一盏，煎七分，温服。

《局方》**复元通气散**

当归　穿山甲炙胖，半两　川芎　天花粉炒，各一两　青皮　陈皮各一两　大黄　甘草　黑丑头末，各半两

上为细末，每服二钱，温酒调。

东垣**金银白芷散**

黄芪　当归各一钱　槟榔　川芎各五分　甘草一钱　天花粉五分　乳香　没药各三分　皂角刺去尖炒　金银花各一钱半　防风三分　白芷一钱

上为细末，分三服，每服水酒各半盏煎，连渣服。

《疮疡集》**正铁箍散**

贝母去心，五两　白芷　苍耳草灰

或加龙骨二钱尤妙。

上为细末，水调或香油调，贴疮上。

《疮疡集》**大铁箍散**

芙蓉　猪卷皮　木鳖子各四两　白芷　黄柏　寒水石各二两　大黄　紫荆皮各一两　赤豆　白蔹各二两　白及一两　防风半两贝母　真地青　羌活各一两

上为细末，凉水调，围痈四畔。如肉脆，去白及、白蔹，加生地黄、地榆，用芭蕉油调敷。热甚者，用三消散。

《疮疡集》**三消散**　退极热证，赤肿焮开者。

朴硝　焰硝　大黄　栀子炒黑色　寒水石　南星各等分

上为末，生地黄汁调涂贴，芙蓉叶汁调亦可。

《疮疡集》**云母膏**　治一切痈疽、疮疖、折伤等证。

蜀椒去目及闭口者，微炒　白芷　没药　赤芍药　肉桂　当归　盐花　菖蒲　麒麟竭　黄芪　白及　芎䓖　木香　龙胆草　白蔹　防风　厚朴　麝香　桔梗　柴胡　松脂　人参　苍术　黄芩　乳香　附子　茯苓　良姜　合欢皮各五钱　硝石　甘草　云母各四两　柏叶　桑白皮　槐枝　柳枝　水银以绢另包，待膏成，以手细弹洒在上，名养膏母　陈皮各二两　清油四十两　黄丹二十两

上除云母、硝石、麒麟竭、乳香、没药、麝香、黄丹、盐花八味另研外，余药并细切，入油浸七日，文火煎，以柳枝不住手搅，候匝沸乃下火，沸定又上火，如此者三次，以药黑色为度，去渣再熬，后入丹与八味末，仍不住手以槐柳枝搅，滴水中成珠不软不硬为度，磁器收贮，候温将水银弹上。用时先刮去水银，或服或贴，随宜用之，其功甚大也。

太乙膏　治一切痈疽疮疖，贴之神效，亦可内服，须详证经络，作汤使送下。

玄参　白芷　当归　肉桂　大黄　赤芍药　生地黄各一两　黄丹　真麻油二斤

上细切，入油浸，夏三日，冬十日，春秋七日，文火煎黑色，去渣入黄丹再熬，以槐柳枝不住手搅，滴水中成珠，不[1]软不硬，磁器收贮。

神异膏　治诸般痈肿疖毒殊效。

露蜂房有蜂儿多者佳，用一两　玄参半两　黄芪七钱半　金蛇蜕半两，用盐水洗净晒干　杏仁一两，去皮尖　黄丹五两，飞　香油十两　乱发如鸡子大一块，无病少年男子者佳，皂水洗净

上先将香油入乱发于铫中，文火熬，候发焦烊尽，以杏仁投入，候杏仁黑色，用真绵滤出渣，再将油入铫内，然后下黄芪、玄参二味，文火熬一二时久住火，候片时火力稍息，旋入露蜂房、蛇蜕二味，以柳枝不住手搅，慢火熬至紫黑色，又将用绵滤过去渣，入炉中，文武火熬，下丹急搅千余转，滴水中成珠子，膏即成矣。冬月略嫩些，夏月略硬些，磁器盛贮，随意摊贴。

经验**万捶青云膏**　治诸般痈肿，未成

---

[1] 不：原脱，据会文堂本补。

脓者贴散，已成脓者拔毒追脓，腹中痞块，止疟疾，贴大椎及身柱，其效如神。

白松香一斤，去木屑　蓖麻子三百粒，去壳　杏仁三百粒，去壳　铜青三两　乳香　没药各一两半　轻粉二钱

上共作一处，用铁槌木砧于臼中捣成膏，如燥少加香油杵之，或用石臼木杵捣亦可，用磁器盛，绯帛摊贴。汤中做，不见火。

经验**一方**　治背痈、附骨疽、乳痈及一切痈肿未成脓者，发散极效。

槐花一两，炒黑色　胡桃十个，新鲜不油者，连壳细火煨熟，去壳

上二味，于沙盆内研烂如泥，热酒调，和渣温服。如能饮酒人，多饮愈效，一醉后而痈肿散矣。

豨莶散　治痈疽发背及一切疖毒等证，效如神。

豨莶草其叶长如牛舌，其气如猪臭者　小蓟根　五爪龙即五叶藤　生大蒜

上四味，各等分细研，用酒和匀，滤去渣，服一碗，得大汗通身而愈。

又方　治诸般痈肿神效。

新掘天门冬一味，约三五两，洗净，入沙盆内研细，以好酒荡起，滤去渣，顿服。未效，再服一二服必愈。

疠风疠与癞通

论

《内经》曰：风之伤人也，或为寒热，或为热中，或为寒中，或为癞风。又曰：癞者，因营卫热腐，其气不清，故使其鼻柱坏而色败，皮肤疡溃，风寒客于脉而不去，名曰疠风。丹溪曰：是受天地间杀物之风故也。然近见病此者，原其所由，都是热血得寒所致。或夏月劳甚而入寒泉澡浴，或冬月酒后而乃踢冰履霜及入水取鱼，由是湿热郁于内而不散，风寒客于外而不行，内外怫郁既久，而渐成肌肉之败腐矣，经所谓热胜则肉腐是也。大抵此证属❶肺，归重于手足阳明之经。盖手足阳明者，胃与大肠主之，脾肺二经之腑也。脾主肌肉而肺主皮毛，乃腑及于脏病也。经又曰：肠胃为市，无物不受，无物不包，故其热毒积于中而形于外耳。故治法必先取阳明而后及于太阴，亦本而标之之义也。又湿热甚必生风，风甚则生虫，如腐❷草为萤之类。又治法必先杀其虫，泻其火，然后生血凉血，祛风导滞，降汤升阴，皆为治之急务也。治虽多门，大略不越乎此也，学者详之。

脉法

脉两寸浮而紧，或浮而洪，阳脉浮弦，阴脉实大。脉浮缓者易治，洪大而数者难愈，沉实者难愈。脉溢者病在上，脉浮者病在下，皆为不治之证也。

方法丹溪方法凡五条

丹溪曰：大风病是受天地间杀物之风，古人谓之疠风者，以其酷烈暴悍可畏耳。人得之分在上在下，气受之则在上，血受之则在下，气血俱受则在上复在下。然皆不外乎阳明一经，阳明者胃与大肠也，无物不受。治之者，须致意看其疙瘩与疮，上体先见者，多者，在上也；下体先见者，多者，在下也。在

❶ 属：原脱，据会文堂本补。
❷ 腐：原作“旧”，据会文堂本改。

上者，以醉仙散取涎血于齿缝中出；在下者，以通天再造散取恶物虫积于谷道中出。后用防风通圣散调之，更用三棱针于委中出血。夫上下同得者甚重，自非医者神手，病者铁心，罕能免此。夫从上或从下以渐而来者，皆是可治之证，人见其病势之缓多忽之，以法治之，虽已全愈，若不绝味断欲，皆不免再发而终于不救也。予治五人矣，其不死者惟一妇人，因贫甚无物可食耳，余皆三四年后再发。孙真人云：尝治四五百人，终无一人免于死。非真人不能治，盖无一人能守禁忌耳。其妇人于本病外，又服百余帖加减四物汤，半年之上月经行，十分安愈。

醉仙散，须量人大小虚实与之。证候重而急者，须先以再造散下之，候补养得完，复与此药，须断盐酱醋、诸鱼椒果、煎炒烧炙等物，止可淡粥及淡煮熟时菜，虽茄亦不可食，惟乌梢蛇、菜花蛇淡酒蒸熟食之，可以助药力也。

《外科精要》为诸疮立法而不及疠风，盖风为百病之长，以其残害肤体，去死不远，一有染此，鲜能免者，比之疮疡治法为难，乃不言及。夫八方之风起因于八方，应其时则物生，违其时则杀物。人之禀受有杀气者，则感而受之，如持虚受物，后又因起居饮食男女，渐成郁气，二气积于厥躬，脾先受之，乃为湿病，湿积之久，火气出焉，火气滋蔓，气浊血污一云血热凝结，其气不清，化生诸虫，以次传历脏腑。必死之病，而有可生之理，其始病者，胃气微伤，脾主肌肉，流行甚缓，传变以渐，或可借医药之功而免。谓之必死，非惟医不知药，悉是不能禁欲，可哀也夫！

近见粗工用药，佐以大风子油，殊不知此药性热，有燥痰之功而伤血，至有病将愈而先失明者。

宋洞虚云：大风有五，黑色不治，余皆可治。虫食肝，眉落；食肺，鼻崩；食脾，声哑；食心，足底穿，膝虚肿；食肾，耳鸣啾啾，耳弦生疮，或痹或痛，如针刺状；食身，则皮痒如虫行。自头面来为顺风，自足起者为逆风，多因感寒热与瘀浊杂气而成。治法，先以雷公散即再造散下之，以稀粥养半月，勿妄动作劳，后以醉仙散，中间或吐或利，不必怕怯，但腮喉头面肿，吞不得下，渐出恶水，或齿缝中出臭水血丝，或言不得，或闷而死，难以饮食，只以稀粥用箸灌入，或一旬或半月一月，面渐白而安。重者，又与换肌散。

换肌散 治大风年深不愈者，以致眉毛脱落，鼻梁崩塌，服此药不逾月，取效如神。

黑花蛇 白花蛇皆蕲黄来者，并用酒浸一宿 地龙去土，各三两 当归 细辛 白芷 天麻 蔓荆子 威灵仙 荆芥穗 甘菊花 苦参 紫参 沙参 木贼 不灰木 炙甘草 白蒺藜 天门冬 赤芍药 定风草按本草即天麻也，今皆用野天麻皆益母草，未知可否，再宜详之 何首乌 石菖蒲 胡麻子 草乌头去皮尖 苍术米泔浸去皮 川芎 木鳖子各二两

上为细末，每服五钱，温酒调下，酒多为妙。

醉仙散

胡麻子 牛蒡子 蔓荆子 枸杞子四味俱炒紫色 白蒺藜 苦参 栝楼根 防风各五钱五分，前四味各一两

上为细末，每一两半，入轻粉一钱拌匀，每服一钱，茶清调下，晨、午、夕各一服，后五七日，先于牙缝内出臭涎，浑身疼痛，昏闷如醉，后利下脓血恶臭屎为效。

通天再造散

郁金半两　皂角刺一两，独生者，去尖　大黄泡，二两　白丑头末，六钱，半生半炒

上为末，每服五钱，日未出时，以无灰酒调，面东服之，当日必利下恶物或臭脓或虫。如虫口黑色，乃是多年；赤色，乃是近者。数日后又进一服，无虫积乃止。

愈风丹　治疠疾，手足麻木，毛落眉脱，遍身疮疹，皮肤瘙痒。爬之成疮，及一切疥癣风疾皆效。

苦参一斤，研取头末，四两　土桃蛇一条，酒浸二、三日去骨取肉，日干　乌梢蛇　白花蛇各一条，并同上制

上为细末，以皂角一斤，剉长寸许段，无灰酒浸一宿，去酒，以新水一碗挼取浓汁，去渣，银石器内熬膏，和前末丸如梧桐子大，每服六、七十丸，煎防风通圣散送下，粥饭压之，日三服。三日浴，以大汗出为应，再三日又浴，取大汗，三浴乃安。浴法见后条。

一法　用桃、柳、桑、槐、楮五般枝，浓煎汤，大缸浸坐没颈一日，俟汤如油，安矣。《本草》治恶疾遍身生疮，浓煎萍汤，浴浸半日大效，此神方也。又以荆芥穗、大黄、栀子、蔚金、地黄、杜仲、防风、羌活、独活、白蒺藜等分为细末，以大风子油入熟蜜，丸如梧桐子大，每服茶清送下四五十丸，一日三服。须守戒三五年，日诵观音千万声，以摄其心，禁其欲，乃安也。

一法　以苦参五斤，好酒三斗渍一月，每服一合，日三服，常与不绝，觉脾既安，细末服之亦良，尤治瘾疹。方出《图经》，陶隐居以酒渍饮治恶疮，久服轻身。《日华子》以为杀虫。《本草》除伏热，养肝胆气。予尝以苍耳叶为君，以此物为佐，更以酒煮乌蠡鱼，代补蛇之或缺，研细糊丸，如梧桐子大，每服五六十丸，加至七八十丸，热茶清送下，日三服，一二月而安。若入紫萍尤捷，紫萍多水蛭，须寒月于山沼取之，净洗去泥，略蒸透干用。

一法　治手指挛曲，节间痛甚，渐至渐落。用蓖麻子去壳、黄连剉如豌豆大，各一两，水一升，小瓶浸，春夏三日，秋冬五日，取蓖麻掰破，平旦时面东，以浸药水服一粒，渐加至四、五粒，微利不妨，忌猪肉鱼腥，宜茹淡，累护神效。

一法　先服加减通圣散，大泻恶毒秽积，又用三棱针，看肉黑处及委中紫脉刺出死血，不可令出太过，恐损真气，后服神仙紫花丸。

加减通圣散❶

防风五钱，去芦　连翘三钱，去蒂　川芎五钱　白芍药三钱　当归三钱，酒浸洗　薄荷二钱　荆芥穗五钱　麻黄三钱，去节，汤泡　栀子三钱，去壳　桔梗五钱　枳壳去瓤麸炒　石膏各五钱　甘草三钱　滑石三钱　黄芩三钱，去根　柴胡五钱　黄连五钱　黄柏三钱　生地黄三钱半，酒制❷　羌活五钱　熟地黄三钱半，酒洗　锦纹大黄六两　芒硝一两　皂角刺一两，独生者，去尖

上细切，分八服，每服用水一碗半，煎至一碗，空心服，日进二服，五六日后又进二服，待补养完，又行二次，然后服后丸药。

《外录试验方》**神仙紫花丸**　治疠风及诸般恶疮、风疮，其效如神，但要药真，无有不效者，轻者一料可愈，重者二三料除根。

白花蛇一具，出蕲黄州，黑质白鲛，龙

❶ 加减通圣散：原脱，据会文堂本补。
❷ 制：原脱，据会文堂本补。

头虎口，背上二十四个方胜花，尾尖有一佛指甲，新鲜者佳，腐者不堪用，去头尾各四五寸，并一两为率，连皮骨用，一两半　何首乌　荆芥穗　威灵仙各四钱　麻黄连根节，一钱　胡麻子一钱　蛇床子二钱

上六味细切，同蛇用无灰酒一大碗浸一宿，去蛇床子，通晒干，仍还原酒内再浸，再晒，酒尽为度，待晒极干，共为细末另包。

木香　沉香各二钱半　人参一两　当归七钱半　胡天麻　猪牙皂角各五钱　麝香一钱半，鼻塞声重者倍之　乳香　没药各一钱　明雄黄　辰砂各五分，大块者佳　肉豆蔻一枚，煨　定风草二钱半，即天麻　还瞳子即草决明，一两

上麝至辰砂五味各另研极细，不见火，其余草木味亦另研，细罗过，连前五味和匀另包。

防风去芦　羌活　甘草　细辛　川芎　独活　苍术米泔浸一宿　枇杷叶去微毛，蜜焙干　白芍药　白蒺藜　金银花　五加皮　香白芷　苦参各五钱　胡麻子　白附子米泔浸炮　麻黄　川牛膝　草乌头米泔浸炮　川乌米泔浸炮　石菖蒲各二钱半

上为细末另包。

总合法治用大风子三斤新鲜者佳，发油黄色者不堪用，去壳，以磁罐一个盛之，少入无灰酒，以皮纸、竹箬重重包口，勿令泄气，顿滚汤中，勿令没罐口，外以物盖锅口密封固，文武火蒸，候黑烂为度，杵无渣滓成油，分作三分，每一分入第二号药八钱重，第一号药六钱重，第三号药一两五钱重，和匀，加糯米饭捣极胶粘，丸如梧桐子大，晒干勿见火，每服二十丸，渐加至五六十丸，鸡鸣时、午时、临卧时各一服，茶清送下，忌房劳、咸酸酒醋糟淹、猪羊鸡马驴肉、鱼腥煎炒、水果、五辛姜椒大料、辛辣热物、荞麦绿豆之类。若不忌口断欲，则药无功，虽愈再发。其余肉味，病愈后一年可食。但猪羊鸡肉，终身用忌。此法乃治癞之神方也，不可轻忽。

跌伤方法

丹溪治跌扑损伤，用苏木以活血，黄连以降火，白术以和中，童便煎为妙。在下者可下瘀血，但先须补托。在上者宜饮韭汁，或和粥吃。切不可饮冷水，盖血得寒则凝，但一丝血入心即死。

骨损者，用古文钱五分醋淬，乳香、没药各一钱，酒研服，或用接骨散。

《元戎》**接骨丹**

没药　乳香　当归　川椒　自然铜火煅，醋淬　赤芍药　骨碎补酒炙　败龟板酥炙　虎胫骨酥炙　白芷　千金藤即郁李仁，以上各等分

上为细末，化蜡五钱，丸如弹子大，每服一丸，好酒半升化开煎，用向东南柳枝搅散热服。一方加龙骨、川芎。

丹溪凡治损伤，妙在补气血，俗工不知，惟在速效，多用自然铜以接骨，然此药必煅炼方可服，新出火者，其火毒与金毒相扇，挟香热药毒，虽有接骨之功。其燥散之祸，甚于刀剑，戒之戒之！

治金疮，急以石灰厚敷裹之。如疮深不宜速合者，加滑石末敷之。

又方　老杉木皮为末敷之。

凡跌扑损伤腹痛者，知有瘀血，用桃仁承气汤加苏木、红花下之。

东垣**当归导滞汤**　治跌扑损伤，瘀滞不行等证。

大黄　当归在上用头，在中用身，在下用尾，通身痛者全用，酒浸洗焙干

上细切等分，每服一两重，酒煎服。

《大成方》**鸡鸣散**　治从高坠下，及木石所压，一切损伤，瘀血凝积，痛不可忍，并以此药推陈致新。

大黄一两　杏仁二十一粒，去皮尖，另研

上研为末，酒大碗，煎七分，滤去渣，鸡鸣时服，至晓必取下瘀血即愈。愚按：此方用杏仁而不用桃仁者，盖痛乃血入气分，改用杏仁，以行气中之血矣。

河间**没药乳香散**　治跌扑损伤，痛不可忍。

白术炒，五两　当归焙　甘草炙　白芷　没药另研，各一两半　肉桂去粗皮　乳香另研，各一两

上为末和匀，再研极细，每服二钱，温酒调下。

杖丹膏药方　治受杖责后，如死血痛肿，宜先刺出恶血，然后以此膏贴之，三、四日平复。或早失调理成痈者，贴之即散。及治诸般痈疽疮疖毒，已溃未溃，贴之无不神效。

甘草　肉桂　蛇蜕　蝉蜕　露蜂房　连翘　白芷　白及　白蔹　白术　苍术　人参　玄参　苦参　芍药　南星　升麻　厚朴　栀子　百合　金银花　天花粉　川归　川芎　穿山甲另研　羌活　独活　黄连　黄芩　黄柏　大黄　生地黄　红花　苏木　柴胡　鳖甲酥炙，为末　青木香　何首乌　防风　荆芥穗　藿香　云母石　花蕊石各一两　乱发壮年无病男子者，一块　干蟾一只，即风鸡　凤凰胎一只，即壳中不转头鸡黄也。阴干用　桃柳桑枝各五茎

上各细切，用香油六斤重，浸药三五日，入锅内熬黑[1]色，去渣入黄丹三斤，别用槐柳枝不住手搅，膏成候温，入后药末。

乳香　没药　龙骨各一两　轻粉　血竭一两　麝香二钱

上搅匀，磁器收贮，临期看疮大小摊贴。

没药散　治刀箭伤，止血住痛。

定粉　风化石灰各一两　枯白矾二钱，另研　乳香五分，另研　没药一字，另研

上各研为细末，同和匀再研，干掺之。

破　伤　风

论

《内经》曰：风者百病之始也，清净则腠理闭拒，虽有大风苛毒，而弗能为害也。若夫破伤风证，因事击破皮肉，往往视为寻常，殊不知风邪乘虚而客袭之，渐至变为恶候。又诸疮久不合口，风邪亦能内袭，或用汤淋洗，或用艾焚灸，其汤火之毒气，亦与破伤风邪无异。其为证也，皆能传播经络，烧烁真气，是以寒热间作，甚则口噤目斜，身体强直，如角弓反张之状，死在旦夕，诚可哀悯！治之之法，当同伤寒处治，因其有在表、在里、半表半里三者之不同，故不离乎汗、下、和三法也。是故在表汗之，在里者下之，在表里之间者宜和解之，又不可过其法也。闾阎野人，多不识此证杀人之易，早不求医治疗，而袖手待毙，哀哉！

脉法

表脉浮而无力，太阳也。脉长有力，阳明也。脉浮而弦小者，少阳也。

河间曰：太阳宜汗，阳明宜下，少

[1] 黑：原脱，据会文堂本补。

阳宜和解，若能明此三法而治，不中病者未之有也。愚按：河间先生论破伤风脉证，详明甚矣，何其但云三阳，而不及于三阴？盖风邪在于三阳之经，便宜按法早治而愈。若待传入三阴，其证已危，或腹满自利，口燥咽干，舌卷卵缩，皆无可生之证，故置而弗论也。

方法

丹溪曰：破伤风同伤寒坏证治，看在何经而用本经药驱逐之，误则杀人。刘河间有法有方，宜选而用之。

河间**羌活防风汤** 治破伤风邪，初传在表。

羌活 防风 川芎 藁本 当归 芍药各一钱 甘草 地榆 细辛各五分

上细切，作一服，水一盏半，煎至一盏，去渣热服，不拘时候。量紧慢加减用之，热则加大黄一钱，大便秘只加大黄五分，缓缓令通。

河间**白术防风汤** 若服前药太过，令自汗者，宜服此药。

白术一钱 防风二钱 黄芪 一钱五

上细切，作一服，水一盏半，煎至一盏，温服不拘时。脏腑和而有自汗，可用此药。破伤风，脏腑秘，小便赤，自汗不止者，因服热药汗出不休者，故知无寒也，宜速下之，先用小芎黄汤，二三服后，用大芎黄汤下之。

河间**小芎黄汤**

川芎二钱 黄芩一钱五 甘草五分

上细切，作一服，水一盏半，煎至一盏，温服，不拘时候，三服即止，再用后药。

河间**大芎黄汤**

川芎一钱 羌活 黄芩 大黄各一钱五

上细切，作一服，水一盏，温服，宜和为度。

河间**发表雄黄散**

雄黄一钱 防风二钱 草乌一钱

上为细末，每服一字，温酒调下。里和，至愈可服；里未和，不可服。

河间**大蜈蚣散**

蜈蚣黄赤足各一条 江鳔五钱，即鱼胶，炒 左蟠龙五钱，炒烟尽为度，即野鸽粪

上为细末，每服一钱，清酒调下。治法依前用，里和，至愈可服；但有表证，不可服。次当下之，用蜈蚣散四钱，巴豆霜半钱，饭丸如绿豆大，每服一丸，渐加至六七丸，清酒调蜈蚣散少许送下，宣利为度。内外风去，可服羌活汤缓缓而治，不拘时候服之。羌活汤者，治半在表半在里之药也。

大羌活汤

羌活 菊花 麻黄 川芎 石膏 防风 前胡 黄芩 细辛 甘草 枳壳 白茯苓 蔓荆子各四分 薄荷 白芷各二分

上细切，作一服，入生姜五片，水一盏半，煎至一盏，稍热服，不拘时，日进二服。

河间**防风汤** 治破伤风，同伤寒表证，未传入里，宜服此药。

防风 羌活 独活 川芎各一钱二分

上细切，作一服，水一盏半，煎至一盏，温服。

小蜈蚣散

蜈蚣黄、赤足各一条 江鳔三钱

上为细末，用防风汤调下。如前药解表不已，觉传入里❶，当服左龙丸，渐渐看大便硬软，加巴豆霜服之。

❶ 里：原作“表”，据文义及会文堂本改。

河间**左龙丸**

左蟠龙五钱，炒　白僵蚕五钱，炒　江鳔半两，炒　雄黄

上同为细末，饭丸如梧桐子大，每服十五丸，温酒下。如里证不已，当于左龙丸末一半内，入巴豆霜半钱，饭丸如梧桐子大，每服一丸，渐加至以利为度。若利后，更服后药。若搐痓不已，亦宜服后药羌活汤也。

河间**小羌活汤**

羌活　独活　防风　地榆各一钱二分

上细切，作一服，水一盏半，煎至一盏，温服。如有热，加黄芩。有痰，加半夏。若病日久，气血渐虚，邪气入胃，全在养血为度。

河间**养血当归地黄汤**

当归　地黄　芍药　川芎　藁本　防风　白芷各一钱　细辛半钱

上细切，作一服，水一盏半，煎至一盏服。

河间**雄黄散**　治表药。

南星三钱　半夏五钱　天麻五钱　雄黄二钱半

上为细末，每服一钱，温酒调下。如有涎，于此药中加大黄，为下药。

河间**地榆防风散**　治破伤风、中风，半在表，半在里，头微汗，身无汗，不可发汗，宜以表里治之。

地榆　防风　地丁草　马齿苋各等分

上为细末，每服三钱，温米饮调下。

白术汤　治破伤风，大汗不止，筋挛，手足搐搦。

白术　葛根各二钱　升麻　黄芩各三钱　芍药四钱　甘草五分

上细切，作一服，水一盏半，煎至一盏，温服，不拘时候。

河间**江鳔丸**　治破伤风，惊而发搐，脏腑秘涩，知病在里，宜以此药下之。

江鳔剉炒，半两　野鸽粪炒，半两　雄黄一钱　白僵蚕半两，炒　蜈蚣黄赤足，一对　天麻二钱

上为细末，分作三分，用二分以烧饭为丸，如梧桐子大，朱砂为衣。用一分入巴豆霜一钱同和，亦以烧饭为丸，如梧桐子大，不用朱砂为衣。每服以前朱砂衣丸子服十丸，巴豆霜丸一丸，第二服二丸，加至利为度，再单服朱砂衣丸子，病愈止药。

祖传经验秘方　治初破伤风，发热红肿，风邪将欲传播经络而未入深者，屡验。

杏仁去皮，研细　罗白面各等分

上以二味和匀，用新汲水调和如膏，敷伤处。

一方　治破伤风发热。

用蝉蜕略炒研细，酒调一钱匕服效。

安文陈珍四兄，因劝斗殴，眉棱骨被打破，得破伤风，头面大肿发热。予适在彼家，以九味羌活汤服取汗，外用杏仁捣烂，入白面少许，新汲水调敷疮上，肿消热退而愈。后以此法治若干人，皆验。

附：翻花疮

川芎　天花粉各五钱　轻粉二钱五　雄黄　辰砂一钱二分半　麝香五分

上为细末，蒸饼丸如绿豆大，每服八分，温酒下，日三服。

一方　无川芎、天花粉二味，亦效。

卷之七

花溪恒德老人虞抟天民编集
侄孙虞守愚惟明校正
潭城书林元初刘希信绣梓

妇人科经候

论

《内经》曰：二阳之病发心脾，有不得隐曲。女子不月，其传为风消，为息奔者，死不治。《难经》曰：心出血，肝纳血。肺出气，肾纳气。盖妇人百病，皆自心生，如五志之火一起，则心火亦从而燔。若夫经闭不通之证。先因心事不足，由是心血亏耗，故乏血以归肝，而出纳之用已竭，经曰母能令子虚，是以脾不磨而食亦少，所谓二阳之病发心脾者，此也二阳者，阳明也。因食少，故肺金亦失所养，而气滞不行，则无以滋肾阴。况月经全藉肾水施化，肾水既乏，则经血日以干涸，以致或先或后，淋沥无时。若不早治，渐而至于闭塞不通，甚则为癥瘕血膈劳极之证，不易治也。又如崩漏不止之证，先于❶心火亢甚，于是血脉泛溢，以致肝实而不纳血，出纳之道遂废，经曰：子能令母实，是以肝肾之相火，挟心火之势，亦从而相扇，所以月水错经妄行无时而泛溢也，若不早治，渐而至于崩中不息，甚则化为白浊白淫、血枯发热、劳极之症，不可治矣。经曰：邪气盛则实，正气夺则虚。所谓心血不足者，正气夺也。心火亢甚者，邪气盛也邪气者，相火也。丹溪曰：天非此火不能生物，人非此火不能有生，但贵乎得中，凡动必听命乎心君，则无以上诸证，大抵经闭不行，与夫经漏不止，其初皆由心事不足，以致月经不调，早不调治，直至危笃求医，虽妙手莫能为矣。东垣经闭不行有三论，崩漏不止亦有三论，学者宜参究其论以治之，不可拘泥也。

脉法

《脉经》曰：寸口脉微而涩，微则卫气不足，涩则荣气无余。卫不足，其息短，其形燥❷；血不足，其形逆。荣卫俱虚，言语谬误❸。趺阳脉微而涩，涩则胃气虚，虚则短气，咽燥而口苦，胃气涩则失液。少阴脉微而迟，微则无精，迟则阴中塞，涩则血不来，此为居经，三月一来。

脉微，血气俱虚，年少者，亡血也，乳子下利为可，不者此为居经，三月一来。

脉微弱而涩，年少得此为无子，中

❶ 于：会文堂本作“因”。
❷ 燥：会文堂本作“躁”。
❸ 言语谬误：原作“言吾谬吾”，据会文堂本改。

年得此为绝产。

寸口脉沉而迟，沉则为水，迟则为寒，寒水相搏，趺阳脉伏，水谷不化，脾气衰则鹜溏，胃气衰则身体肿。少阳脉早❶，少阴脉细，男子则小便不利，妇人则经水不通。经为血，不利则为水，名曰水分。

寸口脉沉而数，数则为出，沉则为入，出则为阳实，入则为阴结。趺阳脉微而弦，微则无胃气，弦则不得息。少阴脉沉而滑，沉则为在里，滑则为实，沉滑相搏，血结胞门，其藏不泻，经络不通，名曰血分。经水前断，后病水，名曰血分，此病难治。先病水，后经断，名曰水分，此病易治。

妇人带下，六极之病，脉浮则为肠鸣腹满，紧则为腹中痛，数则为阴中痒，痛则生疮，弦则阴户掣痛。

妇人带下，脉浮恶寒漏下者不治。

妇人寸口脉浮而弱，浮则为虚，弱则为血，浮则短气，弱则有热而自汗出。

趺❷阳脉浮而涩，浮则气满，涩则有寒，喜噫吞酸，其气时下，小腹则寒。

少阴脉滑而数者，阴中生疮。

少阴脉数则气淋，阴中生疮。

少阴脉弦者，白肠必挺核。

少阴脉浮而动，浮则为虚，动则为痛，妇人则脱下。

妇人漏血下赤白，日下血数升，脉急疾者死，迟者生。

妇人漏下赤白不止，脉小虚滑者生，大紧实数者死。

妇人癥瘕积聚，脉弦急者生，虚弱小者死。

少阴脉浮而紧，紧则疝瘕，腹中痛，半产而堕伤，浮则亡血。恶寒绝产。

肥人脉细，胞中有寒，故令少子。其色黄者，胸上有寒。

妇人月经一月再来者，经来其脉欲自如常，而反微不利不汗出者，其经二月必来。

方法*丹溪方法凡二十三条*

丹溪曰：经候有枯闭不通者，有不及期与过期者，有妄行者，有色紫黑及淡者，有成块者，有作疼者。夫经不通，或因堕胎及多产伤血或因久患潮热销血，或因久发盗汗耗血，或因脾胃不和饮食少进而不生血，或因痢疾失血。治宜生血补血、除热调胃❸之剂，随证用之。或因七情伤心，心气停结，故血闭而不行，宜调心气，通心经，使血生而经自行矣。

虚中有热，月事不来，以四物汤加黄芩治之。

常过期者，血少也，以芎、归、参、术，兼痰药治之。

过期紫黑，有块作痛，血热也，以四物汤加香附、黄连。

过期色淡挟痰者，以二陈汤加芎、归。

常不及期者，血热也，以四物汤加黄芩、黄连、香附，肥人多兼痰药治之。

血枯经闭者，以四物汤加红花、桃仁。

痰多占住血海地位，因而下多者，自必渐昏，肥人多有之，以南星、苍术、川芎、香附作丸服之。

肥人躯脂满经闭者，以导痰汤加芎、归、黄连。不可服地黄，泥痰故也。如用，必以姜汁炒。肥人少子，亦由痰多，脂膜闭塞子宫，不能受精而旋化也，宜

❶ 早：会文堂本作“卑”，义胜。
❷ 趺：原作“厥”，据会文堂本改。
❸ 胃：原作“味”，据会文堂本改。

服上药。

瘦人子宫无血，精气不聚，亦令无子，以四物汤养血养阴等药。

经水未行，临经将来作疼者，血实也，一曰瘀血郁滞也，以四物汤加桃仁、香附、黄连、红花，或加玄胡索、莪术、木香。有热，加柴胡、黄芩。

经水行后而作疼者，气❶血俱虚也，以八物汤加减煎服。

夫血为气之配，因气而行。成块者气之凝，将行而痛者气之滞，行后作疼者气血虚也，色淡者亦虚也，而有水以混之也，错经妄行者气之乱也，紫者气之热，黑则热之甚也。今人悉指为风冷，而行温热之剂，祸不旋踵。

调经散 治经水或前或后，或多或少，或逾月不至，或一月两来，皆可服。

川归酒洗，一钱半 麦门冬去心，二钱 吴茱萸择去闭目者，姜汤泡七次，焙干，五分 人参去芦，一钱 半夏汤泡七次，一钱 白芍药一钱 川芎一钱 牡丹皮去心，一钱 肉桂五分 阿胶珠 甘草各七分半

上细切，作一服，水二盏，加生姜三片，煎至一盏，空心稍热服。

月经过期不行，宜服。

当归一钱半 川芎五分 熟地黄一钱 白芍药一钱 桃仁三十个，去皮尖 红花三分 香附米一钱 熟桂五分 蓬莪术一钱 甘草五分 苏木一钱 木通八分

上细切，作一服，水一盏半，煎至一盏，空心温服。

月经先期而来，宜服。

归身一钱半 川芎半钱 白芍药八分 生地黄一钱 阿胶珠半钱 艾叶半钱 条芩一钱 甘草半钱 香附一钱 黄柏半钱 知母半钱 黄连姜汁焙炒，八分

上细切，作一服，水煎，空心服。

经不通，用马鞭草杵汁熬膏为丸，或烧存性为丸，红花、当归煎汤送下。

固经丸 治经水过多不止。

黄芩 龟板 白芍药各一两 樗根白皮七分半 黄柏炒，三钱 香附童便浸一宿，焙干，二钱半

上为细末，酒糊为丸，如梧桐子大，每服七十丸，白汤下。

崩漏有虚有热，虚则下溜，热则流通。急则治其标，用白芷汤调下百草霜服。或棕榈灰，或狗头骨烧存性，或五灵脂半生半炒，俱以酒调服。后以四物汤加干姜调护之。缓则治其本，四物汤加芩、连、参、芪、香附、干姜之类。

四物汤加荆芥穗、条芩，止血神效。

崩漏多因气所使而下，香附末一钱炒黑，归身一钱，白芍药一钱酒炒，熟地黄一钱，川芎、黄芪、蒲黄、地榆、人参各半钱，白术二钱，升麻三分，煎服。甚者加棕榈灰为末，酒调服。

妇人血病，宜用当归。若肥白人，与人参、黄芪同用。瘦黑人，与生地黄、香附同用。

带下是湿热为病，白属气，赤属血。以二陈汤加苍术治湿为主，气虚入参、术，血虚入芎、归。

带下是胃中痰积流下，渗入膀胱，当升之，无人知此，以二陈汤加苍白术、升麻、柴胡。甚者上用吐法以提其气，下用二陈加二术，仍用瓦垄子以燥其湿痰。

肥人带下，多是湿痰，用海石、半夏、南星、黄柏、苍术、川芎、香附、樗皮，冬加干姜。瘦人少有此病，有者是热，以滑石、樗皮、川芎、海石、青黛丸服。

结痰带下，以小胃丹津液咽下数丸，

❶ 气：原脱，据会文堂本补。

候积下后，以补药调治。

一方 治白带。

樗白皮 山茱萸 苦参 香附各五钱 龟板酥炙 枳子各二两 黄柏一两 干姜 贝母各二钱半 白芍药七钱半

上为细末，酒糊为丸服。

又方

白芷四两。以石灰半斤淹三宿，去灰，以白芷炒焦为末，清米饮调，空心服之。

又方 以黄荆子一味，炒焦为末，米饮调服，只可治心痛，不可治白带，以其能燥湿痰也。

罗先生治带，用十枣汤、神祐丸、玉烛散，此法实者可用，虚者不可峻攻。

带下必须断厚味，凡用药，寒月少加姜、附，临机应变用之。

一人上有头风鼻涕，下有白带，用南星、苍术、黄芩、辛夷、川芎、黄柏炒焦、滑石、半夏、牡蛎粉，丸服。

上皆温法。

四物汤 乃妇人众疾之总司也。

当归 川芎 白芍药 熟地黄

上细切，等分，水煎服。

东垣治崩漏带下，多主于寒，学者宜再思之，不可一途而论，经曰阴虚阳搏谓之崩，观此可知。

东垣曰：葵花白者治白带，赤者治赤带。用之果验。

东垣调经升阳除湿汤 治女子漏下恶血，月事不调，或暴崩不止，多下水浆之物。皆因饮酒不节，劳倦所伤，或素有心气不足，致令心火乘脾，必怠惰嗜卧，困倦乏力，气短气急。脾主滋荣周身者也，脾胃虚而心胞乘之，故漏下月水不调也，况脾胃为血气阴阳之根蒂也。当除湿去热，抑风气上伸，以胜其湿。又云火郁则发之。

当归酒洗 独活各五分 蔓荆子七分 防风 炙甘草 升麻 藁本各一钱 柴胡 羌活 苍术 黄芪各一钱半

上细切，作一服，水二盏，煎至一盏，去渣空心温服，少时以干饭压之，可一服而已。如灸足太阴脾经中血海穴三七壮，亦已。此药乃从权之法，因风胜湿，为胃气下陷而气迫于下，以救其血之暴崩也。住后，必须服黄芪、人参、炙甘草、当归之类数服以补之，于补气升阳汤中加和血药便是也。若遇夏月白带下脱漏不止，宜用此汤，一服立止。

凉血地黄汤 治妇人血崩，是肾水阴虚，不能镇守胞络相火，故血走而崩也。

黄芩 荆芥穗 蔓荆子各一分半 黄柏 知母 藁本 细辛 川芎各一分 黄连 羌活 柴胡 升麻 防风各三分 生地黄 当归各五分 甘草 红花少许

上细切，作一服，水三大盏，煎至一盏，去渣空心稍热服。

东垣**酒煮当归丸** 治疝白带下疰脚气，腰以下如在水雪中，居火炕以厚衣重盖犹寒，肌肉消瘦，小便与白带长流而不禁固，面白目青，目䀮䀮无所见，身重如山，行步欹侧，腿膝枯细，大便闭涩，心下痞闷懊侬，食不下，面垢背寒，此上中下三阳俱虚，脉沉紧而涩，按之空虚，洪而无力，尤为中寒之证，乃气血俱虚之极也。

茴香五钱 黑附子炒 良姜各七钱 当归一两

上四味细切，以好酒一升半，煮至酒尽焙干。

炙甘草 苦楝生用 丁香各半钱 木香 升麻各一钱 柴胡一钱 炒黄盐 全蝎各三钱 玄胡索四钱

上与前四味同研为细末，酒煮面糊为丸，如梧桐子大，每服五七十丸，空心淡醋汤送下，忌油腻、冷物及酒、湿面等。

固真丸 治白带久下不止，脐腹冷痛，阴中亦忽，目中溜火，视物昏花，齿恶热饮，但喜干食，此皆寒湿乘于胞内，肝经阴火上溢，故目中溜火。其恶热饮者，阳明经中伏火也。法当大泻寒湿，以此丸治之。

黄柏酒洗 白芍药各五分 柴胡 白石脂各一钱，火煅，研为末 白龙骨酒煮，水飞，日干为末 当归酒洗，各一钱 干姜四钱，炮

上除龙骨、石脂水飞日干另研外，余共为细末，面糊为丸，如鸡头仁大，日干，空心白汤下，少时以早饭压之，是不令热药犯胃也。忌生冷、硬物、酒、湿面。

乌药汤 治妇人血海疼痛。

当归一钱 甘草 木香 乌药一钱半 香附子二钱

上细切，作一服，水二盏，煎至一盏，食前温服。

东垣**助阳汤** 治白带下，阴户中痛，空心面急痛，身黄皮缓，身重如山，阴寒如冰。

生黄芩 橘红各五分 防风 高良姜 干姜 郁李仁 甘草各一钱 柴胡一钱三分 白葵花

上细切，分作二服，每服水二盏，煎至一盏，去渣食前稍热服。

东垣**丁香胶艾汤** 治崩漏不止。盖心气不足，劳役及饮食不节所得。其脉两尺俱弦紧洪，按之无力。自觉脐下如冰冷，白带及白滑之物多，间有如屋漏水下，时或有鲜血。右尺脉时或浮洪。

熟地黄 白芍药各三分 川芎 丁香各四分 阿胶珠六分 生艾叶一钱 当归一钱二分

上以川芎、地黄、丁香另为细末，其当归、芍药、艾叶各细切，连前共六味，入水五大盏，煎至一盏半，去渣入阿胶，再上火煎至一大盏，稍热空心服。

水府丹 治妇人久虚积冷，经候不行，癥瘕痞块，腹中暴痛，面有黑皯黯，黧黑羸瘦。

硇砂纸隔 红豆以上各五钱 桂心另为末 木香 干姜各一两 砂仁二两 花蕊石另研，一两半 斑蝥一百个，去头足 生地黄汁 童子尿各一升 腊月狗胆七枚 元蜻二百个，去头足，用米同炒黄色，去米

上九味为细末，同三汁熬为膏，和丸如鸡头实大，朱砂为衣，每服一丸，食前细嚼，温酒送下，米饮亦可。

东垣**黄芪当归人参汤** 治妇人经水暴崩不止，先因损身失血，自后一次缩一十日而来，其后暴崩不止。盖因其人心空性急多惊，而心气不足，及饮食不节得之。诊得掌中寒，脉沉细而缓，带数，九窍不利，四肢无力，上喘气促，口鼻气不调，脾胃虚弱，胃脘当心而痛，左胁缩急，当脐有动气，腹鸣下气，大便难。宜先治其本，余证可去，安心定志，和脾胃，益元气，补血养神，以大热剂去其寒，少加生地黄去命门相火，不令四肢痿弱。

黄连二分 生地黄三分 炒神曲 橘红 桂枝各五分 草豆蔻八分 黄芪 人参 麻黄不去节，各一钱 当归身一钱半 杏仁五枚，另研如泥

上细切，作一服，水二盏半，先煎麻黄令沸，掠去沫，煎至二盏，下诸药同煎至一盏，食前服，立止。又以草豆蔻丸五十丸，以止胃腕客寒之痛。再与肝积之药，除其病根。

东垣**当归芍药汤** 治妇人经水漏下不止，其色鲜红，时值炎月，先因劳役，

脾胃虚弱，气短气逆，自汗不止，身热闷乱，不思饮食，四肢困倦，大便时泄。后复因心气不足，经水暴下不止，微觉气下行、气逆、气短懒于语言，此药主之。

柴胡二分 炙甘草 生地黄各三分 黄芪 陈皮去白 熟地黄各五分 苍术米泔 白术 川归 白芍药各一钱半

上细切，作一服，水二盏，煎至一盏，空心温服。

东垣**柴胡调经汤** 治经水不止，其色鲜红，项筋急，脑痛，脊骨强痛不安。

炙甘草 当归身 葛根各三分 独活 藁本 升麻各五钱 柴胡七分 羌活 苍术各一钱 红花少许

上细切，作一服，水二盏，煎至一盏，空心温服，取微汗立止。

东垣**益胃升阳汤** 治妇人经候凝结，黑血成块，左厢有血瘕，水泄不止，食有时不化，后血块暴下，并水泄俱作，是前后二阴，有形血脱竭于下既久，经候犹不调，水泄日三四行，食罢烦心，饮食减少，人形瘦弱。血脱益气，古圣人之法也，先补胃气以助生发之气，故曰阳生阴长，诸甘药为之先务也，甘能生血，阳生阴长之理也。人身以谷气为宝，故先理胃气为要。

柴胡 升麻各五分 炙甘草 当归身酒洗 陈皮各一钱 人参有芦不用 炒神曲各一钱二分 黄芪一钱半 白术二钱 生黄芩二分

上细切，作一服，水二大盏，煎至一盏，去渣热服。如腹中痛，加白芍药三分，中桂少许。如渴或口干，加葛根三分，不拘时服。

东垣**升阳举经汤** 治经水不止，右尺脉按之空虚，是气血俱脱，大寒之症。轻手其脉数疾，举指弦紧或涩，皆阳脱之证，阴火亦亡，见热证于口鼻眼或渴，此皆阴躁、阳欲先去也。当温之、举之、升之、浮之、燥之，此法乃大升浮血气，补命门之下脱。

肉桂夏月不用 白芍药各二分 红花半分 细辛三分 人参 熟地黄 川芎各半分 独活根 黑附子炮 炙甘草各七分半 羌活 藁本 防风各一钱 白术 当归 黄芪 柴胡各一钱二分 桃仁泥少许

上细切，分作二服，每服用水二大盏，煎至一盏，空心热服。

东垣**当归附子汤** 治脐下冷痛，赤白带下。

当归四分 炒盐三分 蝎梢 升麻各五分 甘草炙，六分 柴胡七分 黄柏少许 附子炮 干姜炮 良姜

上细切，作一服，水三盏，煎至一盏，去渣稍热服。或为细末，酒面糊为丸亦可。

东垣**调经补真汤** 冬后一月，微有地泥冰泮，其白带下，阴户中寒，一服立止。

独活 干姜炮 藁本 防风 苍术各二分 麻黄不去节 炙甘草 人参去芦 当归身 白术 生黄芩 升麻各五分 黄芪七分 良姜 泽泻 羌活各一钱 柴胡四分 杏仁二枚，研 桂枝少许 白葵花七朵

上细切，作一服，除黄芩、麻黄，另外先以水三大盏，煎麻黄一味令沸，掠去沫，入余药，同煎至二盏，再入生黄芩，煎至一盏，空心服之，候一时许，可食早饭。

东垣**柴胡丁香汤** 治妇人年三十岁左右，临经腰脐痛，甚则腹中亦痛，经缩三二日。

生地黄五分 丁香四分 当归身 防风 羌活各一钱 柴胡一钱二分 全蝎

一枚

上细切，作一服，水二盏，煎至一盏，去渣食前稍热服之。

东垣**延胡苦楝汤** 治脐下冷撮痛，阴冷大寒白带下。

黄柏一分 延胡索 苦楝子各二分 附子 肉桂各三分 炙甘草五分 熟地黄一钱

上细切，作一服，水二盏，煎至一盏，食前温服。

东垣**桂附汤** 治白带腥臭，多悲不乐，大寒症。

黄柏为引用 知母各五分 肉桂五分 附子炮

上细切，作一服，水三盏，煎至一盏，空心温服。

如少食当常饱，腹中满闷，加白芍药五分。如不思饮食，加五味十一个。如烦恼面上如虫行，乃胃中元气极虚，加黄芪一钱半，人参七分，炙甘草、升麻各五分。

东垣**人参补气汤** 治四肢懒倦，自汗无力。

丁香末二分 生甘草 炙甘草各三分 生地黄 白芍药各五分 黄柏七分 熟地黄六分 人参去芦 防风去芦 羌活 知母 当归身 升麻各七分 柴胡一钱 黄芪一钱半 全蝎 五味子二十个❶

上细切，作一服，水二大盏，煎至一盏，空心稍热服。

东垣**黄芪白术汤** 治妇人四肢沉重，自汗上至头颈，恶风头痛躁热。

细辛二分 吴茱萸 川芎各三分 柴胡 升麻各四分 当归六分 黄柏酒洗 炙甘草 羌活各八分 五味子 白术 人参各一钱半 黄芪二钱半

上细切，作一服，水二大盏，生姜五片，煎至一盏，去渣食前稍热服。

东垣**增味四物汤** 治妇人血积血瘕。

当归 川芎 白芍药 熟地黄 京三棱 干漆炒烟尽，另研 肉桂去皮 广茂各等分

上细切，每服五钱，水二大盏，煎至一盏，去渣空心温服。

补经固真汤 治妇人白带下流不止，其心胞尺脉微细。盖始病血崩，久则血少，复亡其阳，故白滑之物下流不止，所谓崩中日久为白带也。乃本经血海枯竭，津液后亡不能❷滋养筋骨。以本部行经药为引用，以大辛甘油腻之药润其枯而滋津液，以大辛热之药补其阳道，生其血脉，以苦寒之药泄其肺而救上热，伤气以人参补之，以微苦温之药为佐而益元气。

白葵花研烂，四分 陈皮五分，不去白 生黄芩细研 郁李仁去皮尖，研如泥 炙甘草 柴胡各一钱 干姜细末 人参二钱

上细切，除黄芩外，以水三盏，煎至一盏半，入黄芩，同煎至一盏，去渣空心热服，少时以早❸饭压之。

温胃补血汤 治妇人耳鸣，鼻不闻香臭，口不知谷味，胃气不快，四肢困倦，行步攲侧，发脱落，食不下，膝冷阴汗带下，喉中吩吩，不得卧，口燥咽干，太息，头不可以回顾，项筋紧急，脊骨强痛，头旋眼黑，头痛喷嚏。

生地黄 白术 藿香 黄柏各二分 牡丹皮 苍术 王瓜根 陈皮 吴茱萸各三分 当归身四分 柴胡 人参 炙甘草 地骨皮各五分 升麻 生甘草 黄芪一钱 丁香一个 桃仁三个 白葵花

上细切，作一服，水二大盏，煎至

❶ 个：原脱，据会文堂本补。
❷ 后亡不能：原脱，据会文堂本补。
❸ 早：原脱，据会文堂本补。

一盏，食前热服。

东垣**立效散** 治妇人血崩不止。

当归 莲花心 白绵子 红花 茅花各一两

上剉如豆大，白纸包裹，泥固，火煅存性，为细末，每服三钱。

如干血气，研血竭为引，温酒调服，或加轻粉五分。如血崩甚不止，加麝香为引，温酒调服。

四圣散 治妇人赤白带下。

川乌 生白矾各一钱 红娘子三个 斑蝥十个

上为细末，炼蜜为丸，如皂子大，塞阴户中。

温经除湿汤 治妇人值冬月，四肢无力，乃痿厥，湿热在下焦也。醋心者，是浊气不下降，欲为中满也。合眼麻木作者，阳道不行也。恶风寒者，上焦之分，皮肤中气不行也。开目不麻者，阳道少行而阴寒之气暂退也。头旋目眩者，风气下陷于血分，不得伸越而作也，近火则有之。

黄连一分 柴胡 草豆蔻 神曲炒 木香各三分 麻黄不去枝节 当归身 独活 黄柏 升麻 羌活各五分 炙甘草 人参 白术 猪苓 泽泻各七分 黄芪 陈皮 苍术各一钱 白芍药一钱半

上细切，作一服，水二大盏，煎至一盏，食远服，治肢节疼痛无力之胜药也。

《产宝》**桃仁散** 治妇人月水不调，或淋沥不断，断后复来，状如泄水，虚弱不进饮食，腹中坚痛，不可行动，月水或前或后，或经月不来，身体沉重，惟欲眠卧，多思酸物。

桃仁去皮尖，炒，另研 甘草炙 半夏各三分 赤芍 生地黄各一钱 泽兰叶 川牛膝 当归 桂心 牡丹皮 人参 蒲黄 川芎各七分

上细切，作一服，加生姜三片，水二盏，煎至一盏，空心温服。

《产宝》**通经下取方** 曾经试验神效。

海蛤粉五钱 苦葶苈 牙皂各二钱半 巴豆略去油 天花粉 苦丁香 红娘子各一钱半 麝香

上为细末，每用一钱，葱涎同捣为丸，薄绵裹，以五寸竹管纳阴户中，候热时先通黄水，次则经行。

《产宝》**通经丸** 治妇人室女，月信不通，或成血瘕疼痛。

桂心 青皮 大黄酒湿纸裹煨 川椒 莪术 干姜 川乌炮去皮 干漆 当归 桃仁去皮尖，炒，研如泥，各等分

上为细末，将四分之一以米醋熬成膏，和余药末成剂，臼中杵匀，丸如梧桐子大，每服二十丸，空心淡醋汤下，渐加至三四十丸，温酒亦可下。性畏漆者，入鸡子清和药内。

《良方》**胶艾汤** 治劳伤气血，冲任虚损，月水过多，淋沥不止。

阿胶炒成珠 川芎 甘草炙，各五分 当归 艾叶各七分半 熟地黄 白芍各一钱

上细切，作一服，水一盏半，煎至一盏，温服。一方加地榆、黄芪见胎前门。

《良方》**加减四物汤** 治经候微少，渐致不通，手足烦痛，形瘦潮热，脉息微数。

本方去地黄、川芎，加泽兰叶三倍，甘草半分。如经候过多，本方去熟地黄，加生地黄。如经行身热脉数头昏，本方加柴胡、黄芩。如经行微少，或胀或痛，四肢疼痛，本方加延胡索、没药、白芷，共为末，以淡醋汤调下。如经候不调，心腹疼痛，只用芎、归二味煎服，名君

臣散，以归倍于芎也。

《元戎》**加味四物汤** 因气冲经脉，故月事频并，脐下多痛，本方加白芍药。如经欲行，脐腹疠痛，本方加玄胡、苦楝、槟榔、木香。如经水过多，本方加黄芩、白术。如经水涩少，本方加葵花、红花。如经水适来适断，或往来寒热，宜先服小柴胡汤以去寒热，然后以四物汤和之，或以二方再❶服，名柴胡四物汤。

《产宝》**香附一物丸** 治经候不调，血气刺痛，腹胁膨胀，头眩恶心，崩漏带下，并宜治之。

香附子杵去皮毛，不拘多少，米醋浸一日夜，用瓦铫煮令热，焙干。

上细末，醋糊为丸，如梧桐子大，日干，每服五十丸，淡醋汤下。

《产宝》**艾附丸** 治证如前。

香附子一斤，醋煮 艾叶四两 当归二两

上为细末，醋糊为丸服。

《产宝》**地黄通经丸** 治妇人经候不行，结成血瘕，在脐下如覆杯。

熟地黄三两 虻虫去头足，炒 水蛭糯米同炒，去米 桃仁各五十个

上为细末，炼蜜为丸，如梧桐子大，每服五十丸，空心温酒下。未知，加至七八十丸。

《良方》**益母丸** 治妇人赤白带，恶露时下不止，及治妇人胎前产后及经中诸般奇病，无所不疗。

益母草一名茺蔚子，紫花方茎，俗名野天麻，五月采，用石磨为细末，勿犯铁器，炼蜜为丸，如弹子大，每服一丸，用热酒加童便化下。兼气者，木香汤化下。或只以末子，每服二钱，或酒或童便调下。治妇人之圣药也。

苦楝丸 治赤白带下最妙。

苦楝碎❷，酒浸 茴香炒 当归各等分

上为细末，酒糊为丸，如梧桐子大，每服五十丸，空心温酒送下。

丹溪活套曰：凡妇人经候不调，皆当以四物汤为主治。如经候过而腹中作痛绵绵无休息者，属血虚，本方倍当归、熟地黄。兼气虚者，本方加人参、黄芪。挟寒者，加干姜。如经候将来，腹中阵阵痛，乍作乍止者，血气实也，本方用生地黄，加黄连、香附、桃仁、红花、玄胡索、牡丹皮之类。如经水常不及期而行者，血热也，本方用生地黄，加黄连、黄芩、白芷之类。如经水常过期而来者，瘦人多应是血少，本方倍当归、熟地黄，加黄芪、甘草，少佐以红花、桃仁泥，以为生血之引用也。肥人大概是气虚挟痰，阻滞升降然也，本方去地黄，加参、芪、甘草、茯苓、半夏、陈皮、香附等药。常过期而紫黑成块者，血热也，多作腹痛，本方用生地黄，加香附、黄连、玄胡索、五灵脂、乳香、没药之类。过期而血淡色者，痰多血少也，本方用生地黄，合二陈汤煎服。肥盛妇人或二三个月一行者，痰盛而躯脂闭塞经脉，以导痰汤加芎、归、香附、苍白术之类。如经水适来适断，往来寒热如疟者，本方合小柴胡煎服。如经行过三五日腹中绵绵走痛者，此血行而滞气未尽行也，本方加木香、槟榔煎服，立愈。

祖传经验秘方 治妇人室女月经不通，渐成胀满，及治男子坠马跌扑损伤，以致瘀血停积，欲成血蛊病者，悉皆治之，名曰桃奴饮子。

桃奴桃树上嫩桃干朽不落者，冬月及正月收 豭鼠粪即雄❸鼠粪也，两头尖者是

---

❶ 再：会文堂本作“并”。

❷ 碎：会文堂本作“焠”。

❸ 雄：原作“雌”，参照前后文改。

玄胡索　肉桂　香附　五灵脂　砂仁　桃仁去皮尖，另研

上各等分，为细末，每服三钱，空心温酒调下。

一方　治月经不通。只以鼠粪一合，略炒研细，温酒调下，立效。

又方　治妇人血崩不止。用苍耳草烧存性，好酒调服立止。或调入四物汤中亦效。

一老妇人年五十三，血崩久不止，诸药不效。予以橡斗、苍耳草根二物烧存性，用四物汤加白芷、茅花、干姜煎汤调服。

妇人科胎前

论

《内经》曰：阴搏阳别，谓之有子谓阴脉搏乎，其中别有阳脉也。是为血气和平，阳施而阴化也。盖为人之夫妇，犹天地然。天地之道，阴阳和而后万物育；夫妇之道，阴阳和而后男女生。是故欲求嗣者，先须调其妇之经脉，经脉既调则气血和平，气血和平则百病不生而乐乎有子矣。《脉经》曰：诊其手少阴之脉动甚者，妊子也。盖手少阴，心脉也，心主血❶脉故也。又肾为胞门子户，尺中肾脉，按之不绝，当妊子也。又曰：妇人妊娠一月之时，足厥阴脉养之；二月，足少阳脉养之；三月，手少阴脉养之；四月，手少阳脉养之；五月，足太阴脉养之；六月，足阳明脉养之；七月，手太阴脉养之；八月，手阳明脉养之；九月，足少阴脉养之；十月，足太阳脉养之，是以诸经脉各养三十日也。若夫至期当养之经，虚实不调，则胎孕为之不安，甚则下血而堕矣。夫手足十二经，气血盈亏不同，如手足厥阴太阳少气多血，手足太阴少阴少血多气，手足少阳气多血少，手足阳明气盛血多。安胎之法，宜各按月依经，视其气血虚实而调之，固无胎堕之患，其或感冒风寒，别生异证，又宜各按法而调治之。《机要》曰：治胎产之病，当从厥阴经论之，毋犯胃气及上二焦，谓之三禁，不可汗，不可下，不可利小便。若发汗者，如伤寒下早之证。利大便者，则脉数已动于脾。利小便者，则内亡津液，胃中枯燥。制方之法，能不犯三禁，则荣卫自和而寒热止矣，皆医者之绳墨也。其为妊娠之妇，早当绝去嗜欲，安养胎元，性宜静而不宜躁，体宜动而不宜安❷，药宜凉而不宜热，衣宜温而不宜寒，毋久立，毋久坐，毋久行，毋久卧，又宜却去一切甜❸、煎煿油腻、辛辣咸酸、水果鱼鳖、狐兔鸽雀之类，即无胎漏胎痛、胎动下血、子肿子痫等证，及横产逆生、胎死腹中之患❹矣。丹溪曰：难产之妇，皆是八、九十月内不能谨欲，以致气血虚故也。传曰：古者妇人妊子，寝不侧，坐不偏，立不跸，不食邪味，割不正不食，席不正不坐，目不视邪色，耳不听淫声，口不出傲言，夜则令瞽诵诗，道正事，则生子形容端正，才过人矣。古所谓胎教也，妊娠之妇，可不慎欤。

附：期嗣论

夫人欲求嗣，必先视其妇之经脉调否，其或未调，必以药而调之，经脉既调，宜以人事副之，按其法而行之，庶不失其候也。诀云：三十时中两日半，

❶ 血：原作“也”，据会文堂本改。
❷ 安：原作“分”，据会文堂本改。
❸ 甜：会文堂本作“肥甘”。
❹ 患：原脱，据会文堂本补。

二十八九君须算，落红满地是佳期，金水过时空霍乱。霍乱之时枉费工，树头树底觅残红，但解开花能结子，何愁丹桂不成丛。此盖妇人月经方绝，金水才生，此时子宫正开，乃受精结胎之候，妙合太和之时，过此佳期，则子宫闭而不受胎矣。然男女之分，各有要妙存焉。如月候方经，一日三日五日交会者成男，二日四日六日交会者成女，过此则不孕矣。又云：阴血先至，阳精后冲，纵气来乘，血开裹精，阴外阳内，则成坎卦之象而为男。若阳精先入，阴血后参，横气来助，精开裹血，阴内阳外，则成离卦之象而为女。若胎成，三月之内，男女未分之时亦有转女为男之术。其法以钱斧一柄置于妊妇床席之下，勿令人见知，更佩雄黄一二两于孕妇身左或佩萱花亦可。以上三法皆验，不可轻忽。传曰，不孝有三，无后为大。古诗云：无官一身轻，有子万事足。诚哉是言也，无嗣者，宜深思之，无怠。

脉法

《脉经》曰：妇人三部脉浮沉正等，按之无绝者，妊娠也。妊娠初时，寸微小，呼吸五至，至三月而尺数也。脉滑疾，重以手按之散者，胎已三月也。脉重手按之不散，俱疾❶，五月也。妊娠四月，脉左疾为男，右疾为女，俱疾为生二❷子。又法：得太阴脉为男，得太阳脉为女。又法：左手沉实为男，右手浮大为女，左右手俱沉实大为生二男，左右手俱浮大为生二女，又法，尺脉左偏大为男，右偏大为女，左右手俱大生二男大者如实伏。又法，左右尺俱浮当存沉为生二男，不尔则女作男生，左右尺俱沉当作浮为产二女，不尔则男作女生也此男女兼形之说也。

妇人怀孕，脉离经而浮，设腹痛引腰脊，为欲生也。又法：妇人欲生，其脉离经，半夜觉，日中即生也。怀娠六、七月，脉实大牢强弦紧者生，沉细者死。怀妊至六、七月，暴下斗余水，其胎必倚而堕，此非时孤浆预下故也。寸口脉洪而涩，洪则为气，涩则为血，气动丹田，其形则温，涩在于下，胎冷若冰，阳气胎活，阴气必终洪则为气者生，涩则为血者死，欲别阴阳，其下必僵，假令阳经，蓄血若杯阴为死胎，阳为蓄血。问：妇人双❸生其一独死，其一独生，医为下其死者，其病则愈，然后竟免躯，其脉何以别之？师曰：寸口脉卫气平调，荣气缓舒，阳施阴化，精盛有余，阴阳俱盛，故知双躯。今少阴微紧，血则浊凝，经养不周，胎则偏夭，小腹冷满、膝膑疼痛，腰重起难，此为血理，若不早去，害母失胎。妇人经自断而有躯，其脉反弦，恐其后必大下，不成胎也。大下，犹大下血也。

方法丹溪方法凡四条

丹溪曰：妇人无子者，多由血少不能摄精，俗医悉谓子宫虚冷，投以辛热之药，煎熬脏腑，血气沸腾，祸不旋踵。或服艾者，不知艾性至热，入火灸则下行，入药服则上行，多服则致毒，咎将谁挽？

瘦怯妇人，子宫干涩，宜滋阴养血，四物加香附、黄芩之类。肥盛者，乃躯脂满溢，闭塞子宫，宜行湿燥痰，南星、半夏、川芎、滑石、防风、羌活一本作苍

---

❶ 俱疾：会文堂本作“但疾不滑者”。
❷ 二：原脱，据会文堂本补。
❸ 双：原脱，据会文堂本补。

术，无防风、羌活或导痰汤之类。

堕胎乃血气虚损，不能荣养胎元而自堕耳，犹枝枯则果落，干萎则花坠也。又因恚怒伤情，内火便动，亦能堕胎，犹风折其木，人折其枝也。火能销物，造化自然，病源乃谓风冷伤于子脏，未得病情者也。大抵属虚属热，二者又当视其轻重而治之。

一妇有胎即坠，其脉左大无力，重取则涩，乃血少也。以其妙年，与补中气，使血自荣。浓煎白术汤，调黄芩末一钱服之，至三四两，得保全而生。

固胎饮

熟地黄　归身尾　人参　白芍　白术　川芎　陈皮　甘草　桑树上羊儿藤七叶，圆者愚恐当作如砂桊叶圆者，即俗名疾络也，真众寄生尤砂❶。

少加黄连、黄柏，入糯米五、七十粒，煎服。血虚不安者，加阿胶珠。胎气痛者，加缩砂。

安胎饮　孕成之后，觉胎气不安，或腹微痛，或腰间作疼，或饮食不美，宜服。或至五六个月，常服数帖甚好。

白术　当归　白芍　熟地黄各一钱　人参　川芎　条黄芩　陈皮各五分　甘草　砂仁　紫苏各三分

上细切，作一服，加生姜三片，水煎服。

安胎丸

白术　条芩　神曲炒，各等分

上为细末，粥丸，每服五十丸，清米汤下。盖白术、条芩，乃安胎之圣药也。

丹溪曰：天行不息，所以生生而无穷。茺蔚子活血行气，有补阴之妙，命名益母，以其行中有补也。故曰胎前无滞，产后无虚。条芩、白术乃安胎之圣药，俗以黄芩为寒而不用，反谓温热药能养胎，殊不知胎孕宜清热养血，使血循经而不妄行，乃能养胎。黄芩，必取细挺沉实者用之。缩砂安胎，以其止痛行气故也。

怀妊嗜物，乃一脏之虚，如受酸物，乃行脏上❷能养胎而虚也。

胎动者，因火逼动胎，逆上作喘，息用条芩、香附之类。

胎漏，谓有胎而血漏下也，属气虚有热，用四物汤加阿胶珠、白术、条芩、缩砂炒、香附，加糯米，白水煎服。

又方　治胎漏下血。

条芩五钱　白术一两　砂仁炒　阿胶炒成珠，各三钱

上为细末，每服二钱，艾汤调服，水煎服亦可。

又方

枳壳炒　黄芩各　白术

水煎，食前温服。

《产宝》胎痛宜用当归地黄汤。

当归一钱　熟地黄二钱

上细切，水一盏半，煎至一盏，温服。

《产宝》心腹诸痛，凡妊妇偶有所伤，腹痛不安，或从高堕下，重物所压，触动胎元，痛不可忍及下血者，甚妙。

砂仁不拘多少，和皮略炒，勿令十分焦黑，去皮取仁为末，药酒调服。不饮酒者，米饮或艾汤、盐汤皆可调服。如觉胎中热，其胎即安矣。此方甚验，大抵妊妇不可缺此，常服安胎易产。

《产宝》凡妊娠二三个月，忽心腹疠痛不安用。

当归三钱　阿胶炒，二钱　甘草炙，二钱　葱白四根

❶ 愚恐……尤砂：此句会文堂本作“愚恐当作如检桑叶圆者，即俗名桑络也，真桑寄生尤妙”。

❷ 行脏上：会文堂本作“肝脏止”，当是。

上细切，分作二服，每服用水二盏，煎至一小盏，温服。

《产宝》凡妊妇四五个月，忽腹心疠痛。

大枣十四枚，炒令黑　盐一钱，炒令赤

上为末，取一撮许，酒调服之，即愈。

治妊娠心腹大痛，气欲绝者。

川芎　川归　茯苓　厚朴各一两

上细切，作一服，用水三升，煎至一升，分二服，立饮而愈。

《产宝》**川芎散**　治妇素有冷气冲心，如刀刺者。

川芎一钱　人参　吴茱萸各五分　茯苓　桔梗各四分　当归一钱　制朴五分　芍药七分半　枳壳　炙甘草各二分

上细切，作一服，水一盏半，煎至一盏，稍热服。

《产宝》妊娠，腰痛如折，不能转侧。

鹿角五钱

上以火烧令赤，酒淬，再烧再淬，以碎为度，细末，酒调服。

《产宝》治妊娠腰脚肿痛。

白茯苓　白术　干姜　甘草炙，各一钱　杏仁三钱，去皮尖

上细切，作一服，水一盏半，煎至一盏，温服。

胎肿，谓直❶胎或手足或头面通身浮肿者是也，属湿多，或用山栀子一合炒，为末，米汤调下。丸服亦可。

恶阻，乃有孕而恶心、阻其饮食者是也，多从痰治，用二陈汤之类。

又方　以白术为丸服。一曰：肥人是痰，瘦人是热❷。

半夏茯苓汤　治恶阻不食，吐逆头眩，四肢怠惰烦疼，恶疼自沶❸用。

半夏汤泡七次，渍过宿，姜汁拌，炒黄色　生姜各一钱　茯苓七分　熟地黄　陈皮　桔梗　覆花无嗽不用　人参　芍药　甘草　川芎各五分

上细切，水煎、空心服。《千金方》有紫苏、细辛各五分。

一妇孕两月，呕吐头眩，医以参、术、川芎、陈皮、茯苓服之，愈重，脉弦，左为甚，此恶阻病，必怒气所激，问之果然。肝气既逆，又夹胎气，参、术之补，大非所宜。以茯苓汤下抑青丸二十四粒，五服稍安，脉略数，口苦干，食即口酸，意其膈间滞气未尽行，以川芎、陈皮、栀子、生姜、茯苓煎汤，下抑青丸十五粒而愈。但口酸易饥，此肝热未平，以热汤下抑青丸，愈后两手脉平和，而右甚弱，其胎必堕。此时肝气既平，可用参、术以防之，服一日而胎自安。

参橘散　治妊娠三月内恶阻，吐逆不顺，或心虚烦闷。

橘红　茯苓各一钱　麦门冬　白术　厚朴姜制　甘草炙，各五分

上细切，作一服，加生姜三片，竹茹一钱，或加人参一钱，水一盏，煎七分，温服。

小胶艾汤　治妊妇因顿仆挫跌，胎动不安，或胎抢上逼心，或腹痛血下。

阿胶炒成珠，一两　艾叶二两

《指迷方》加秦艽一两

上细末，用水三升，煎至一升半，分三服。

胶艾汤　不问月数浅深，安胎极妙。

熟地黄　艾叶　当归　甘草炙　川芎　阿胶各五钱　黄芪二分半

上细切，作一服，水一盏半，煎至

❶ 直：会文堂本作“有”。
❷ 热：原脱，据会文堂本补。
❸ 恶疼自沶：会文堂本作“恶寒自汗”，当是。

一盏，温服。

《产宝》治妊娠下血不止，胎上冲心，四肢厥冷，闷仆欲死。

阿胶炒　艾叶各一两　竹茹如拳大　白沙蜜二合

上用水二升，煎至一升，入蜜更煎一二沸，分二服。

《产宝》治妊娠下血，如月信来者。若致胞干，非特损子，亦能损母。

熟地黄　干姜炮，各一两

上为细末，每服三钱，一日夜三四服。

《产宝》治胎孕无故下血，腹痛不可忍，或下黄汁如漆如水如豆汁者。

野苎根炒　金银各一两

上用水、酒各一盏，煎至一盏，去渣分作二服，不拘时服。

《产宝》胎动冲心，烦闷欲死，安胎止痛。

当归酒浸　川芎　人参　阿胶　甘草炙，各一两　葱白切，一升

上用水七升，煎至三升，分三服。

《产宝》妊娠，因举重仆跌损伤，胎气不安，或子死腹中。

川芎一两

上为细末，每服一匙，连进三服，死胎即下。

治妊娠遗尿失禁。

白薇　白芍药各等分

上为细末，酒调方寸匕，日三服。

子烦，妊娠苦烦闷不安。又曰：心烦热闷，谓之子烦。

麦门冬　茯苓　防风　知母各一钱

上细切，作一服，用水二盏，煎至一盏，入竹沥一二匙服。

犀角散　治子烦。

犀角屑　地骨皮　条芩　麦门冬　赤茯苓各一钱　甘草五分

上细切，作一服，水一盏半，煎至一盏，入竹沥一合，温服❶。

当归饮　治子烦❷。

当归一钱半　川芎　阿胶珠　豆豉　桑寄生各七分半　葱白七茎

上细切，作一服，水一盏半，煎至一盏，温服。

竹沥汤　治子烦。

竹沥一合　防风　黄芩　麦门冬各一钱　白茯苓一钱半

上细切，作一服，水一盏半，煎至一盏，去渣，入竹沥，再煎数沸，温服。

产宝泽泻方　治妊娠气壅，身体腹胁浮肿，喘急气促，小便闭涩不利，谓之子满。

泽泻　桑白皮　枳壳麸炒黄色　槟榔　木通　赤茯苓各等分

上细切，每服四钱，加生姜五片，水一盏，煎八分，温服。

《金匮》张仲景曰：妇人本肌肉肥盛，头举目满，今反羸瘦，头举中隆，胞系了戾，亦多致此病，但利小便即愈，宜服肾气丸。盖药中有茯苓故也。地黄为君，功在补胞。

《良方》**木通散**　治妊娠身体浮肿，四肢胀急，小便不利，谓之子肿。

木通一钱　木香　诃子皮各三分　香薷一钱　枳壳炒，五分　槟榔五分　桑白皮一钱　条芩五分　紫苏茎叶一钱

上细切，作一服，加生姜三片，水一盏半，煎至一盏，温服。

全生白术散　治妊妇面目虚浮，肢体肿胀，名曰子肿。

白术一两　生姜皮　大腹皮　陈皮　茯苓各五钱

---

❶ 一合，温服：原脱，据会文堂本补。
❷ 烦：原脱，据会文堂本补。

《指迷方》用茯苓皮，多桑白皮，无术❶。

上为细末，每服二钱，米饮调下❷。

《产宝》**鲤鱼汤** 治妊娠腹胀满，或通身浮肿，小便不利，或胎死腹中，此方甚验❸。

当归 白芍各一钱 白茯苓一钱半 白术二钱 橘红五分 鲤鱼一尾，不拘大小

上细切，作一服，将鲤鱼去鳞肠，白水煮熟，去鱼，用汁一盏半，生姜七片，煎至一盏，空心服，当见胎水下。如水去未尽，或胎死腹中，胀闷未除，再合一剂服之，水尽胀除为度。

紫苏饮 治胎气不和，凑上心腹，胀满疼痛，谓之子悬。

大腹皮 川芎 白芍药 陈皮 紫苏叶 当归各六分 人参 甘草各三分

上细切，作一服，加生姜三片，葱五茎，水煎服。

天仙藤散 治妊娠三月成胎之后，两足自脚面渐肿至膝，行步艰难，喘闷妨食。若水肿甚至足指间有黄水出者，谓之子气。

天仙藤洗净，煨炒，即青木香藤也 香附子炒 陈皮 甘草 乌药 木香各等分

上细切，每服三钱，加生姜三片，紫苏五叶，水煎，日三服，肿消止药。

《产宝》**安荣散** 治妊娠小便涩少，遂成淋沥，谓之子淋。

麦门冬 通草 滑石 当归 灯心草 甘草各五钱 人参 川芎各一两

上为细末，每服二钱，煎麦门冬汤调下。此方恐滑石太重而滑胎，若胎临月可用，若六七个月以前，俱不可轻用，宜去此味，或加栀子、萹蓄、石榆之类最稳。瞿麦亦恐损胎，不可用也。

《录验》**地肤子汤** 治子淋，小便涩数。

地肤草与芥菜相似，俗名白❹地芎 车前子各一钱 知母去毛 黄芩 赤茯苓 白芍 枳壳麸炒黄色，各七分 升麻 通草 甘草各三分

上细切，作一服，水一盏半，煎至一盏，温服。

又方 治子淋。

地肤草四两

上以水四升，煮取二升，分三服。或新取地肤草，捣取自然汁服亦可。不独治子淋，凡小便淋闭服之，无不效验。

《外台》**冬葵子散** 治子淋，小腹疼痛，胎动不安。

冬葵子炒 柴胡去芦 桑白皮 赤茯苓 赤芍药 当归各等分

上细切，每服四钱，水一盏半，加姜三片，葱白七寸，煎至一盏，去渣温服。

《外台》**车前散** 治子淋，或小便不通，下焦有热。

槟榔 木通 陈皮去白 赤茯苓 车前子 赤芍药 当归 滑石 石韦炙，去毛

上各等分，每服五钱，水一盏半，煎至一盏，温服。

《外台》**忘忧散** 治妊娠心经蕴热，小便赤涩不利，淋沥作痛。

琥珀不拘多少 萱草根一握

上以琥珀研为细末，每服五分，浓煎。

《局方》**葛根汤** 治妊娠临月，忽发风痉，闷乱不省人事，吐逆，睡少时醒后复发，谓之子痫。

---

❶ 术：原脱，据会文堂本补。

❷ 上为细末，每服二钱，米饮调下：原脱，据会文堂本补。

❸ 验：原脱，据会文堂本补。

❹ 白：原脱，据会文堂本补。

贝母　葛根　牡丹皮　防己　防风　当归　川芎　桂心　茯苓　泽泻各五钱　甘草各二分半　独活　石膏　人参各一钱

上细切，作一服，水二盏，煎至一盏，温服，日三服。其贝母令人易产，未临月者以升麻代之，忌菘菜。

防己汤　治妊娠中风口噤，四肢强直，角弓反张。

防己五钱　羌活一钱半

上为细末，别用黑豆一合炒焦黑，投好酒中，沸定去豆，调药末，擀开口灌之，稍醒再灌，有效。

消风散　治妊娠头旋目眩，视物不见，腮颊肿核。

石膏煅，炼　甘菊花去萼　防风去芦　荆芥穗　羌活　羚羊角　川芎　大豆黄卷炒　当归心浸洗　白芷各五分　甘草二分半

上为细末，作一服，加芽茶五分，水一盏半，煎至一盏，食后温服。

天门冬饮　治妊娠外感风寒，久嗽不已，谓之子嗽。

天门冬　紫菀茸　知母去毛，酒洗　桑白皮蜜炙，各一钱　五味子　桔梗去芦，各五分

上细切，作一服，水一盏半，煎至一盏。嗽血者，加阿胶五分。大便涩者，加苦葶苈五分。

百合散　治妊娠咳嗽心烦，不欲饮食。

百合　紫菀茸　麦门冬　桔梗去芦　桑白皮　竹茹各一钱　甘草五分

上细切，作一服，水一盏半，煎至一盏，入蜜半匙，再煎二三沸，去渣温服。

丹溪参术饮　治妊娠转胞。

四物汤加人参、白术、半夏汤泡透、陈皮、甘草。

上为细末，加姜，水煎服。

丹溪曰：转胞之证，胎妇之禀受弱者，忧闷多者，性急躁者，食味厚者，庸或有之。古方皆用滑利药，鲜有应效。因思胞不自转，为胎所压转在一边，胞系了戾不通耳。胎若举起居于其中，胞系自疏，水道自利。夫胎之坠下，必有其由。吴宅宠人患此，两手脉似涩，重按似弦，左稍和。予曰：此得之忧患，涩为血少气多，则胎气弱而不能举，弦为有饮，血少则胎弱，气多有饮，中焦不清而隘，则胞知所避而就下。乃以以上药与服，随以指探喉中，吐出药汁，候少顷气定，又与之，次早亦然，至八帖安。犹恐此法偶中，后又治数人，亦效。

安胎散　治妊娠胎寒腹痛，胎热多惊，举动腰痛，腹满胞急，卒有所下，或因顿仆闪肭，或食毒物，或感冒时疾，寒热往来，致伤胎藏，并皆治之。

川芎　枳壳麸炒黄，各钱半　熟地黄三钱　糯米一合

上细切，作一服，水一盏半，生姜三片，大枣一枚，更加金银三五钱，同煎至一盏，温服。

如圣散　治妊娠腹痛，胎动不安。

鲤鱼皮　当归　熟地黄　阿胶珠　白芍　川芎　川续断酒浸　甘草炙，各等分

上细切，每服四钱，水一盏半，生姜三片，苎麻根半钱许，煎至一盏，温服。一方加干姜、竹茹，无续断。

加味四物汤　治妊娠下血不止。

本方加艾叶三十片　阿胶珠一钱

上细切，每服四钱，水一盏半，加乌梅肉少许，同煎至一盏，热服，连进三四服即止。

苎根汤　止血安胎。

野苎二两，炒

用酒水各一盏，入金银，同煎至一盏，温服。

《良方》**桑寄生散** 治妊娠下血不止，胎动不安。

桑寄生 川归 川续断 川芎 香附子 阿胶炒 茯神 白术 人参 甘草各半钱

上细切，作一服，加生姜三片，水一盏半，煎至一盏，温服。

《良方》**羚羊角散** 治妊娠中风，头项强直，筋脉挛急，言语謇涩，痰涎壅盛，或时发搐，不省人事，谓之子痫。

羚羊角 独活 酸枣仁炒 五加皮各八分 薏苡仁 防风 当归 川芎 茯神 杏仁各四分 木香 甘草各二分

上细切，作一服，加生姜三片，水煎服。

《产宝》**归凉节命散** 治妊娠面赤，口苦舌干，心烦腹胀等症。

川芎 苎根 白芍药 麦门冬 川归 白术 糯米 荆芥穗 甘草各五分

上细切，作一服，水一盏半，煎至一盏，入蜜一匙服。

白扁豆散 治妊娠误服草药及诸般毒药毒物。

白扁豆生去皮

上为细末，清米饮调方寸，神效。

《良方》**芎䓖补中汤** 养新血，去瘀血，补虚扶危。

阿胶珠 五味子 干姜各四分 黄芪蜜炙 川归酒浸 白术 川芎 赤芍药各七分 人参 杜仲炒 甘草炙，各三分

上细切，作一服，水一盏半，煎至一盏，温服。后有一方，名同，多木香，治小产。

《良方》**当归芍药汤** 治妊娠下痢赤白，腹中疞痛。

白芍一钱 当归 白茯苓 泽泻 白术 条芩各半钱 甘草 黄连 木香 槟榔各二分

上细切，作一服，水一盏半，煎至一盏，温服。如白痢腹痛甚者，恐有寒也，去芩、连，加干姜三分。

《产宝》**芎术香连丸** 治证同前。

阿胶珠 白术各五钱 乳香 木香各二钱半 枳壳麸炒 干姜炮各二钱 黄连一两，茱萸同炒 砂仁炒 川芎各五钱

上为细末，醋糊为丸，如梧桐子大，每服三十丸，白汤下。

《产宝》治妊娠泄泻，两胁虚鸣，脐下冷痛，由食瓜果生冷等物及当风取凉所致者。

诃子皮煨 白术各一钱 陈皮 良姜炒 木香 白芍药酒炒 甘草炙，各五分 肉豆蔻煨，五分

上细切，加生姜五片，水一盏半，煎至一盏，温服。

《产宝》**芎苏散** 治妊娠外感风寒，浑身壮热，头目眩晕。

紫苏叶 川芎 白芍 白术 麦门冬 陈皮 干葛各六分 甘草三分

上细切，作一服，加生姜五片，葱白三寸，水一盏半，煎至一盏，服，不拘时候。

《良方》**升麻六物汤** 治妊娠六七个月，伤寒壮热，或发赤斑，变异溺血❶。

升麻二钱 栀子 杏仁 小草 甘草各一钱

上细切，作一服，加葱白三寸，水一盏半，煎至一盏，温服。

《活人》妊娠伤寒，百节疼痛，壮热。不急治，即落胎。

柴胡 干葛 知母 石膏各六钱 大

❶ 变异溺血：原脱，据会文堂本补。

青八钱　栀子一两　升麻八钱　葱白十四茎

上细切，用水七盏，煎至三盏半，分四服。

《活人》伤寒安胎。

白术　黄芩各等分，新瓦上炒

上细切，每服三钱，加生姜三片，水煎服。

《活人》治妊娠伤寒。

柴胡一钱　前胡　当归各七分　人参四分　芍药　生地黄各六分　甘草三分

上细切，作一服，加生姜三片，葱白三茎，水一盏半，煎至一盏，去渣温服。

《产宝》**催生散**　治妊娠伤寒热病，胎死腹中，身冷唇青，不能自出。

苍术一钱　桔梗五分　橘红三分　白芷　桂心去皮　甘草炙，各一分半　当归酒浸　干姜炒　厚朴　芍药　半夏泡　川芎　枳壳炒，各二分半　南木香　杏仁炒，各一分

上细切，作一服，水一盏半，加生姜三片，大枣一枚，煎至一盏，温服。未下，再进一服。

紫菀茸　麦门冬各一钱半　桑白皮　杏仁炒，去尖　炙甘草各二分半　桔梗二分

上细切，加生姜三片，竹茹一块，弹子大，用水一盏半，煎至一盏，去渣，入白蜜一蛤壳许，再煎数沸，温服。

《产宝》**妊娠痰嗽见红**。

归身　熟地黄　天门冬　麦门冬　紫菀各五分　桑白皮蜜炙　杏仁　炙甘草　桔梗　片黄芩　五味子　阿胶炒成珠，一分半

上细切，作一服，痰盛加竹茹一团，水煎，入小蓟汁同服。

《录验》**小产后下血不止**。

人参　黄芪　当归　白术　白芍　艾叶　甘草炙　阿胶炒　川芎　青皮　香附　砂仁

上各等分，白水煎服。

《录验》**小产后心腹疼痛**。

当归　川芎　熟地黄　白芍各一钱　玄胡索七分　桃仁去皮尖，炒　红花各三分　香附子　青皮炒黑　泽兰　牡丹皮各等分

《产宝》**安荣汤**　治胎气不固，时常小产，宜预服此，以固胎元。

四物汤加阿胶珠、香附子、白术、条芩、砂仁、糯米、桑寄生，白水煎服。

治儿在腹中叫哭❶。

用多年空屋下鼠穴中土一合，令妊妇噙之即止。

一云：脐带上疙瘩乃儿口中含者，因妊妇登高取物脱落儿口，以与作声，令妊妇曲腰向地拾物，使儿复得含入口中，即止。

丹溪**束胎丸**　至七八个月内服之。

黄芩炒。夏一两，秋七钱，冬五钱　白术二两　茯苓七钱半　陈皮三两

上为细末，粥丸如梧桐子大，每服三四十丸，白汤下。

丹溪**达生散**　孕至八九个月，内服十数帖甚好，易产腹少痛。

大腹皮原用三钱，恐太多，今用一钱，晒干，再用乌豆汁洗❷　人参　陈皮　紫苏连茎叶，各五分　白芍　白术　当归各一钱　甘草炙，二钱

上细切，作一服，外入黄杨脑七个食少胎瘦者，不须用，葱五叶。夏，加黄芩、黄连、五味子。春，加川芎、防风。秋，加泽泻。冬，加砂仁。或通加枳壳、砂仁。胎动不安，加金银三五钱，野苎麻根一钱。气上逼心，加紫苏、地黄。

---

❶ 哭：原脱，据会文堂本补。

❷ 汁洗：原脱，据会文堂本补。

性急，加柴胡。多怒，加黄芩佐之。食少，加砂仁、神曲。渴，加麦门冬、黄芩。能食，倍加黄杨脑此药能瘦胎不长。有痰，加半夏、黄芩。

丹溪**临月用以养胎方**

当归　川芎　黄芩　陈皮　白术　香附各一钱　白芷二分　甘草二分

上细切，水煎，调益元散一钱服。虚者，加人参七分。

丹溪**催生散**

白芷炒焦黑　百草霜　白滑石

上为细末，煎芎归汤调下二三服。

丹溪红苋菜及马齿苋俱能堕胎，妊妇切❶忌。临产用以催生，煮食亦效。

丹溪难产多是气血虚，亦有气血凝滞而不能转运者，亦有因八九个月内不能谨欲者。

丹溪难产多见于安逸郁闷之人，富贵奉养之妇，其贫贱者未之有也。古方瘦胎饮，本为湖阳公主设，盖以其奉养厚而气实，故为此方以耗其气，使气血和平而易产也，非至论也。

仲景**金匮当归散**　安胎养血清热，孕妇时常宜服。

当归　川芎　芍药　白术　条芩各等分

上为细末，每服二钱，温酒或汤调服。

《良方》**金液丸**　治横生倒产。

飞生毛火烧，树❷下者尤佳　血余无病女人发，烧灰　公母羊粪以上各半钱　伏龙肝一钱　黑铅三钱，用小铫子火上熔，投水银半钱，急搅，结成砂子，倾出细研。

上为细末，用粽子尖为丸，如绿豆大，遇难产，以顺流水下五丸，儿身自顺而正产，子母俱活矣。

催生铅丹　治横生逆产。

黑铅一钱

上以小铫子火上熔化，投入水银五分，急搅，结成砂子，倾出，用熟绢纽作丸子，如绿豆大，临时以香水送下立产。

如神丹　治难产。

用巴豆三枚，蓖麻子七枚合去烧，研入麝香少许，捏作饼子贴脐。

诗曰：巴三蓖七脱衣裳，细研如泥入麝香，捏作饼丸脐下贴，须臾子母便分张。

催生如圣散　用黄蜀葵子不拘多少炒。

上为细末，每服二钱，热酒调下。如不饮酒，热汤调亦可。或以蜀葵花焙干，热酒调下一钱，亦效。

诗曰：黄葵子炒百余粒，研烂酒调济君急，若还临危难产时，免得全家俱哭泣。

《产宝》**香桂散**　下死胎。

麝香五分　官桂三钱，为末

上拌和匀，作一服，温酒调下，须臾即下。

来苏散　治孕妇欲产未产之时，忽然晕闷，不省人事。

木香　神曲炒　陈皮去白　麦糵炒　黄芪去毛　生姜切碎，炒黑　阿胶珠　白芍各五分　糯米一合　苎根一钱　甘草三分

上细切，作一服，水一盏半，煎至一盏，去渣，擀开口灌下。未醒，再煎一服，连接灌之，即苏。

《产宝》**霹雳夺命丹**　治临产未产之时，目翻口噤，面黑唇青，口中沃沫，子母俱殒，命在须臾，若两脸微红，子死母活，急用此药救之。

---

❶ 切：原作“四”，据会文堂本改。

❷ 树：会文堂本作“腋”。

蛇蜕一条　千里马路上左足草鞋一只，烧灰，一钱　金银箔各七片　发灰一钱　蚕蜕纸烧灰，一钱　乳香五钱，另研　黑铅一钱半，用水银七分半，炒成砂

上共为细末猿猪心血和丸，如梧桐子大，每服二丸，倒流水送下。如灌不下，化开灌之。修合此药时，勿令妇人、孝子、鸡、犬见。

《产宝》**无忧散**　治分娩难产，及胞衣不下等证。孕妇临月，预服此药，日进二服，则子易生而胞易落也。

当归酒洗　川芎　白芍各七分　木香不见火　甘草各五分　枳壳炒黄色　乳香各一钱　血余灰四分

上为细末，分作二服，水一盏，煎至八分，滤去渣，温服，不拘时候。

催生夺命如神丹

牡丹皮　枳壳麸炒　赤芍各二钱　蛇蜕二钱　青皮阿胶　阿胶珠　甘草炙　五加皮　芸台子　贯众　马鸣蜕炙焦，各五分　花蕊石五分　乳香一钱，另研

上为细末，炼蜜丸如弹子大，临产细嚼一丸，枣汤送下，未产少顷，又嚼一丸，以产为度。

芎归汤　一名佛手散，治妊娠因事跌仆，子死腹中，恶露妄行了，疼痛不已，口噤欲绝。用此药探之，若子死腹中，立便逐下，若腹痛随止，子母俱安。又治临产难生，胞衣不下，及产后血晕，不省人事，状如中风，血崩恶露不止，腹中血刺疠痛，血滞浮肿，入心经，语言颠倒，如见鬼神，血风相搏，身热头痛或似疟非疟，一切胎前产后危急野狼狈垂死等证，并皆治之。

当归酒洗去芦，一两　川芎七钱

上细切，分作四服，每服用水一盏，煎水将干，投酒一盏半，煎五七沸，温服。如口噤，擀开灌之，如人行五里许，再灌，尽此四服便省，立产神验。

夺命丹　治胞衣不下。盖儿之初生，恶血流入衣中，衣为血所胀塞，故不得下，须臾冲上逼心即死，急服此药。

黑附子五钱，炮　牡丹皮一两　干漆二钱五分，研细，炒烟尽为度

上为细末，用米醋一升，大黄末一两，同煮成膏，和前药末为丸，如梧桐子大，每服五七丸，温酒下。

《产宝》**黑龙丹**　治难产及胞衣不下，血迷血晕等证。

当归　五灵脂　川芎　良姜　生地黄以上各二钱，细切，入鸡子壳内，纸筋盐泥固济，火炒，入后药　百草霜一两　硫黄　乳香各二钱　琥珀　花蕊石各一钱

上件连前药共为细末，酒米糊为丸，如弹子大。如用时，将一二丸仍用火煅红为末，以童子小便合酒调灌下，垂死者灌三四丸即活，其功不可尽述。

《产宝》**一方**　治胞衣不下。

川牛膝二钱　当归一钱半　木通三钱　滑石四钱　黄葵子二钱半

上用水煎，连进三四服，立下。

《局方》**枳壳散**　妊娠八九个月内，胎气壅满，常宜服之，滑胎易产，安和子脏，益血舒气。

枳壳五两，麸炒黄色　粉甘草炙，一两半　香附子

上为细末，每服二钱，空心沸汤点服，日进三服。一方加糯米炒同为末，白汤热服。令儿易产，初生胎气微黑，百日后❶肥白，此为古方之冠。若妊妇稍弱者，单衣恐胎寒腹痛，胎弱多惊，于内加当归一两，木香半两不见火，如此用之，则阳不致强，阴不致弱，二气调和，有益胎嗣。

❶ 后：原作“徒”，据会文堂本改。

自妊娠初得，以至临月，药石禁忌歌。歌曰：蚖斑水蛭及虻虫，乌头附子与天雄。野葛水银并巴豆，牛膝薏苡连蜈蚣。三棱代赭芫花射，大戟蛇蜕黄雌雄。牙硝芒硝牡丹桂，槐花牵牛皂角同。半夏南星与通草，瞿麦干姜蟹甲爪。硇砂干漆兼桃仁，地胆茅根莫用好。

《局方》**饮食禁忌**

鸡肉合糯米食，令子生寸白虫。食犬肉，令子无声。鲇鲤同鸡子食，令子生疳蚀疮。食兔子肉，令子缺唇。食羊肝，令子多厄难。食鳖肉，令子项短缩头。鸭子与桑椹同食，令子倒生心寒。鲜鱼同田鸡食，令子喑哑。雀肉同豆酱食，令子面生雀卵斑点。食螃蟹横生，食姜芽令子多指。食冰浆，令绝产。食雀肉饮酒，令子多淫无耻。食茨菇，消胎气。食驴马肉，过月难产。豆酱合霍菜食，堕胎。食山羊肉，令子多病。食鳅鳝无鳞鱼，难产。食诸般菌，生子惊风而夭。食雀脑，令子患雀目。勿妄服汤药，勿妄乱针灸，勿过饮酒浆，勿举重登高陟❶险，心有大惊，子必癫痫。勿多睡卧，须时时少步动，和血脉。勿劳力过伤，使肾气不足，子必解颏，脑破不合。衣毋太温，食毋太饱，若脾胃不和，荣卫虚损，子必羸瘦多病，戒之戒之！

临产须知

——临月不可洗头，以免横生逆产。

——怀妊十月已满，阴阳气足，忽然脐腹阵痛，胎孕偏陷，腰间重，腹谷道挺进，浆水淋下，其儿遂生，此乃正生。若当生自有其时，如瓜熟蒂悬，栗熟自落之类。

——凡临产宜择年高有识稳婆及纯谨妇人三四人扶持。

——应外来闲杂之人，丧服秽浊之妇，预宜杜绝，勿令触犯胎气，致产不利。产后客气犯儿，亦主伤害。

——凡临产，房中不得喧闹，宜紧闭门户，静以待生。

——月岁满足，方觉腹痛，不可惊动太早，早则举家霍乱，卜筮问神巫觋之流，称说鬼神，多方哄吓媒利❷，产妇闻之恐怖。夫恐则气怯，气怯则上焦闭，下焦胀，气乃不行，以致难产。如犯此，宜服紫苏饮，以宽其气。

——凡临月忽然腹痛，或作或止，或一日、二日、三五日，胎水已来，腹痛不止者，名曰弄痛，非当产也。又有一月前，忽然腹痛，如欲便产，却又不产者，名曰试月，非当产也。不问胎水来与不来，俱不妨事，但当宽心候时。若果当产时，腰腹痛极不已，谷道挺进，眼中火出，其时便产，岂有或痛不痛、欲产不产之候耶？人多于此、胡行乱做，枉了性命，可不慎欤！

——凡初觉腹痛而腰不甚痛者，未产也，且扶行熟忍，若行不得，则凭物而立，行得又行。

——世人不识，但见腹痛才作，便谓生产。坐婆疏狂者，不候时至，便言试水，试水并胞浆先破，风入产户，以致肿胀，门户狭小，干涩难产。

——将产之时，产母甚痛，不肯舒伸，行动固执，曲腰眠睡，胎元转动，寻到生门，已被遮闭，又转又寻再三，胎已无力，决至难产。

——腹觉不痛，且当任意坐卧，勉强饮食，毋致临产乏力。

——凡产母初觉欲生，便须惜力调养，不可妄乱用力。儿身方转，便使用

---

❶ 陟（zhì）：登高。

❷ 媒利：会文堂本作“谋利”。

力一逼，令儿错路，以致横逆。须待临到产门，用力一逼，儿即下生，此所当用力也。譬如登厕，时候未至，用力何益。

——凡产母知觉心中愦闷，可取白蜜一匙，温水调服。

——产母如觉饥饿，可进以软白粥，不令饥渴，以致乏力。亦不可食硬饭糍粽，恐产后有伤食之病。

——未产之先，或烦渴欲饮水，只可与清米汤饮之为佳。

——凡产不可服催生符水，况血得寒即凝，血一凝则胎滞而反致难产。夫催生符水[1]，盖是野道士求食媒利之设，有何益哉。

——凡产妇胞浆未下，但当稳守无妨，胞浆既破，一饭时候不生，便当服催生药要紧。夫胞浆者，本胞内养儿之水也。儿既折胞，其水既下，胎随水而下，则为易生。胎元无力，转头迟慢，浆下即血来，闭塞道路，令子无路可通，故难产也。如用蜀葵子等破血之药，逐去恶血，使儿得路而生，故曰催生药也。

——凡催生多用滑利迅速之药，如兔脑、笔头灰、弩牙、蛇蜕之类是也。

——凡催生，若见水血先下，子道干涩不能下者，如猪脂、油、蜜、酒、葱白、葵子、牛乳、榆白皮、滑石之类是也。

——凡催生，若稽停劳力之久，风冷乘虚入于子宫，使气血凝滞而难产者，如牛膝、葱、桂、五积散、顺元散之类是也。

——凡催生，有触犯恶气，心烦躁闷难产者，如麝香、朱砂、乳香、青竹茹之类是也。

夫产育之难者，皆由产妇不曾预闻讲说生育道理，临事仓惶，用力失宜，遂有难产之厄。是故有逆产者，则先露足；有横生者，则先露手；坐产者，则先露臀，此皆用力太早之过。夫当脐腹疼痛之初，儿身才转而未顺，用力一逼，遂致横逆。若手足先露者，用细针刺儿手足心一二分深，三四刺之，以盐涂其上，轻轻送入，儿得痛惊转一缩，即顺生之矣。或儿脚先下者，谓之蹈莲花生，急以盐涂儿脚底，又可急搔之，并以盐摩母腹上，则正生矣。

灸法　治难产及胞衣不下。急于产母右脚小指尖头上灸三壮，炷如小麦大，立产。

凡横倒难产，用蛇蜕一条全者，蚕蜕纸一方。上以二物入新瓷瓶中，盐泥固济，烧存性为末，煎榆白皮汤，入乳香同调服下，则顺生。

又方　治横生先露手足。

阿胶炒　滑石一两　冬葵子一合　酥油一两

每服四钱，水一大盏，煎至七分，连进二三服。

又方　治横逆不顺，子死腹中用。

伏龙肝灶心红土也

上为细末，温酒调下一、二钱，其儿头带土而出甚验。

碍产

凡儿身已顺，门户俱正，儿已露顶而不能生，此因儿身回转，肚带攀住儿肩，不能下也。治凡急令产母仰卧，轻轻推儿向上，徐徐引手，以中指按儿肩，下其脐带，须候儿身为顺产，母用力一送，儿即下生。又法：令稳婆款款分开脐带，外将纸捻。[2]

凡儿身向未顺，生路未正、被产母

---

[1] 水：原作“窍”，据文义改。

[2] 纸捻：其后当有缺文。

用力一逼，令儿偏生，或左腿，或右腿，或臀，或左右额角，虽儿身已逼产门而不能下，但云儿已露顶，非顶也。治法当令产母仰卧，看生人轻轻推儿近上，以手正其头，用力一逼即下。若是头之后骨偏住谷道，儿则露额，当令看生人以绵衣炙令温暖裹手，急于谷道外傍，轻轻推儿头令正，然后用力一送，儿即下生。

治盘肠产法 有临产则子肠先出，甚可惊恐。治法以盆盛温水，温润其肠。令产母仰卧，且以言语安慰其心。却用好米醋半盏，和新汲水七分搅匀，忽噀❶产母面或背，则打顿而收。每一噀令一缩，三噀三缩，肠则尽收矣。合用参芪、归芎等大剂补药，加升柴、防风之类以升举之，未有不安者也。又法：急以蓖麻子去壳研细，贴产母囟顶上，即收。

一方 治产难数日，子死腹中不出，母气欲绝。

瞿麦六两 通草三两 桂心三两 牛膝四两 榆白皮四两

一方 无榆白皮，有天花粉四两，大能堕胎。

上细切，用水九升，煎取三升，去渣，分三服，顿饮即下。

又方牛膝丸 下死胎。

杜牛膝三两 紫金藤七钱 肉桂二钱 当归四钱 蜀葵根七钱 麝香五分

上为末，米糊为丸，如梧桐子大，朱砂为衣，每服五十丸，乳香汤送下。

又方 治子死腹中不出。

用黄牯牛屎不拘多少，涂母腹上，立出。一云：以牛屎炒令大热，入醋半盏，以青布包裹，于母脐上下熨之，立下。

又治子死腹中，用鸡子黄一个，生姜自然汁一合，调匀顿服。分娩后，用芸台粥补之。

生子下血过多，子死腹中，憎寒，手指甲青，面生黄黑，胎上抢心，闷乱欲死，冷汗自出，喘满不食，或食毒物，或误服草药伤胎，下血不止，胎尚未损可安，若已死即下，极妙。

牡丹皮 赤芍 桂心 桃仁 白茯苓

上各等分，为细末，炼蜜为丸，如弹子大，每服一丸细嚼，淡醋汤送下，连服数丸立验。

一方 治胞衣不下。

川牛膝三钱 当归身尾二钱 木通三钱 滑石四钱 冬葵子二钱半

上细切，水煎，连进二三服，即下。

丹溪活套：凡妇人胎前诸疾，只须以四物汤为主治，看证加减调治。如觉腹中烦闷，口苦厌食，不问月数多少，本方加白术、条芩、砂仁煎服。如五、六个月后，胎动不安，或逆抢逼心，本方加阿胶、艾叶、砂仁、枳壳、条芩、白术、野苎根，入金银，同煎服。如气血虚心烦，脉虚大无力，或怔忡手战，及时有微热，本方加人参、白术、黄芩、甘草、酸枣仁、远志、麦门冬、地骨皮等药。如五、六个月前，无故下血，或因事下血，谓之漏胎❷，本方加条芩、白术、甘草、白芷、茅根、地榆、桑寄生之类。如七、八个月前后，面目及四肢浮肿，本方加茯苓、泽泻、白术、条芩、炒栀子、厚朴、甘草梢、麦门冬之类。如孕中忽然口噤吐沫，不省人事，言语错乱，本方合二陈汤，加麦门冬、竹茹、远志、石菖蒲之类。如感冒风寒，头痛

---

❶ 噀（xùn）：含在口中而喷出。

❷ 漏胎：原作“汛聆”，据会文堂本改。

发热，或身体疼痛，本方合小柴胡汤，或更加细辛、白芷、防风、羌活等药。如二三个月内，呕吐恶心，不纳饮食，谓之恶阻，本方去地黄，加陈皮、半夏、缩砂仁、神曲、藿香、麦芽、陈仓术、白术之类。或因事动胎，致胎不安，动撞不已，及下血欲堕，本方加人参、白术、白茯苓、条芩、白芷、桑寄生、砂仁、阿胶珠、甘草等药。或时有白浊白带，本方加白茯苓、陈皮、苍术、半夏、神曲、牡蛎、龙骨之类。如无故腹痛，泻利清水，或发热，胎动不安，本方加白术、茯苓、猪苓、泽泻、苍术、诃子皮、砂仁、神曲、干姜之类。

祖传经验秘方　治难产，沥浆胞干，胎不得下，用香油、蜂蜜各一碗和匀，用铜铫慢火煎一二沸，掠去沫，调滑石末一两重，搅匀顿服，外以油蜜于母腹脐上下用之，立产。

又方　催❶生，曾试甚验。用兔头骨、家猫头骨各一个，烈火煅，地上出火毒，研为极细末，每服二三钱，浓煎芎归汤调下，即产。

又方　治胞衣不下，三退饮。

蛇蜕二条，全者　蚕蜕纸一方　蝉蜕四十九个

用瓷瓶盛烧存性，细研，顺流水调服，立下。

妇人科产后

论

《内经》曰：一息不运则机缄穷，一毫不续则穹壤判。所谓气血周流，循环无端，少有不续，则身危矣。若夫妊娠之妇，子在腹中，母子一气流通，全赖浆水滋养，十月数足，血气完全，形神俱备，忽如梦觉，自能用手折胞，求路而出，既出胞外，母子分体，呼吸殊息，其可久羁于内，而使其气化不运不续哉。夫胎元壮健者，胞既折，即随浆而下，故易产也。其困弱者，转头迟慢，胞浆既干，污血来塞，道路凝滞，是以横生逆产，子死腹中，而产母之命，死在须臾，可不畏乎！凡见将生之际，胞浆既下，逾时尚未分娩，便当彷徨设计，用药逐去恶血，使子路通畅，而无难产之患，岂可袖手以待毙哉！是故催生之药，即芎、归、益母草、冬葵子之类，皆使之逐去污血者也。若腰腹未甚痛，浆水少淋沥而下，名为试浆，实非胞内真浆也，且宜宽心守待，切不可轻易便令稳婆接取，产母用力逼胎太早，多致横逆不顺，切须谨慎。其或先见手足不顺者，额偏露者，但当以手轻轻拨正，以待其自下可也。若分娩之后，胞衣未下者，犹为可慎，宜多方用药逐下，甚不可令粗率之妇摘取。尝见有擀破尿脬，致终身之害者，有取下肝叶，而产母随时殒命者，可不谨欤！若夫难产之妇，皆是产前恣欲所致，非独难产，且产后诸疾皆由是而生焉。或有乍寒乍热，似疟非疟。或大热头痛，体疼，如伤寒状。或卒中口噤，如痉如痫。或左瘫右痪，角弓反张。或妄言见鬼，心神惶惑。或耳目口鼻，忽觉黑气，如烟熏之状。或腹中作痛，绵绵不绝。以上诸症，若非恶露未尽，即是劳伤血气大虚之证。丹溪曰：凡产前当清热养血为主，产后宜大补气血为要，虽有杂证，以末治之。此万世不易之确论也。虽然亦有离褥太早，或澡浴身垢，以致感冒风湿，或多

❶ 催：原作“产”，据会文堂本改。

啖鸡子糍粽难消之物，皆能恶寒发热，变证多端。医者宜潜心诊察脉候，以扶危拯急，不可苟且妄治，以夭折人之天年也。

脉法

《脉经》曰：新产妇人有三病：一者病痉，二者病郁冒，三者大便难云云。师曰：亡津液，胃燥，故大便难。产妇郁冒，其脉微弱，呕不能食，大食反坚，但头汗出。所以然者，血虚而厥，厥而必冒，冒家欲解，必大汗出。以血虚下厥，孤阳上出，故但头汗出。所以产妇喜汗出者，亡阴血虚，阳气独盛，故当汗出，阴阳乃复。所以便坚者，呕不能食也，小柴胡汤主之。病解能食，七、八日而更发热者，此为胃热气实，承气汤主之。

妇人产后七八日，无太阳证，小腹坚痛，此为恶露不尽。四五日不大便，趺阳脉微实再倍，其人发热，日晡所烦躁者，谵语不能食，利之即愈，宜承气汤，以热在里，结在膀胱也。

按：丹溪曰：产后宜大补血气为主，虽有杂证，以末治之。又曰：产后不可汗下。叔和以仲景治伤寒法，用承气、小柴胡等药，欲退产后之热，恐非至到可法之语，姑述于此，以与贤者共议而采择之可也。

丹溪曰：产前脉细小，产后脉洪数，皆死。又曰：产前脉当洪数，既产而洪数如故，岂得不死。此亦大概言之，今见产后岂无脉洪数而生者。

方法丹溪方法凡二十一条

丹溪曰：产后当大补气血为主，虽有杂证，以末治之。

产后补虚，用参、术、黄芪、陈皮、归身尾、川芎、炙甘草。如发热轻，则加茯苓淡渗之，其热自除，重则加干姜。或云：大热而用干姜，何也？曰：此热非有余之邪热，乃阴虚生内热耳。盖干姜能入肺分，利肺气，又能入肝分，引众药生血。然必与补阴血而用之，此造化之妙，非天下之至神，其孰能与于此哉！

产后发热恶寒，或口服歪斜等症，皆是血气虚甚，当以大补气血为主治。左手脉不足，补血药多于补气药；右手脉不足，补气药多于补血药。切不可用小续命汤表散之剂。

产后恶寒发热腹痛者，当去恶血。若腹不满者，非恶血也。

恶露不尽，小腹作痛，名儿枕痛，用五灵脂、香附为末，醋糊丸，甚者加留尖桃仁。一云：用神曲糊丸，白术陈皮汤下，气虚者，四君子汤下。

治血刺痛用当归，乃和药之法。若因积血而刺痛者，宜桃仁、红花、当归头之类。血在下焦，当用归尾。

产后血晕，用韭叶细切，盛于有嘴瓶中，以滚醋泛❶之，急封瓶口，以瓶嘴纳产妇鼻中，即苏。或用秤捶及砖石烧红，投醋中熏之，亦良法也。

又方 用鹿角一段，烧存性，出火，研为末，酒调滚❷下，即愈。

血晕因气血俱虚，痰火泛上作晕，二陈、导痰随气血加减。朱砂安神丸亦可服，以麦门冬汤下。

一方 治血晕。

人参一两　紫苏五钱

上细切，童便、酒、水三物同煎服。

---

❶ 泛：会文堂本作“沃”。
❷ 滚：会文堂本作“灌”。

严氏清魂散 治产后血晕，昏不知人。

泽兰叶 人参各一两 荆芥穗四两 甘草炙，八钱 川芎二两

上为细末，每服二钱，温酒入童便调下。更用漆器烧烟熏之，频置醋炭，更服此药。

愈风汤 治产后中风口噤，牙关紧急，手足瘈疭，角弓反张。

荆芥穗 当归各等分，焙干

上为细末，每服三钱，豆淋酒调下，童便亦可。豆淋酒，用大黑豆不拘多少，炒焦投好酒中。

丹溪新产后不可用芍药，以其酸寒，能伐发生之气也。

《局方》产后乳汁不通，用通草七分，瞿麦、柴胡、天花粉各一钱，桔梗二钱，青皮、白芷、木通、赤芍、连翘、甘草各五分，作一帖，水煎，食后细细饮之，更摩乳房。或无子食乳者，要消乳，用麦蘖二两炒，分作四服，白汤调下。

丹溪产后泄泻利，用陈皮、白术、茯苓、川芎、酒炒芍药、黄芩、滑石、炙甘草煎服，立效。一方无甘草，有干姜。按：二物皆不可缺。

丹溪凡乳母但觉小水短少，即是病生，便须服药调治。盖儿饮母乳，母安儿安，防❶患未形，治法之善者也。

丹溪有产妇因收生者不谨，损破尿脬，而致淋沥不禁。因思肌肉破，尚可完补。诊其脉虚甚，盖难产因气血虚，故产后犹虚，试与峻补，以参、术为君，芎、归为臣，桃仁、陈皮、黄芪、茯苓为佐，以猪羊脬煎汤熬药汁，极饥饮之，一月而安。盖气血骤长，其脬即完，恐稍迟亦难成功也。

《局方》**黑神散** 治产后恶露不尽，或胎衣不下，血气攻冲，心腹疼痛，及血迷血晕等症。

黑豆炒，半升 熟地黄 当归酒洗 肉桂去渣皮 干姜炮 甘草炙 白芍 蒲黄各四两

《济生方》有蒲黄，无附子。

上为细末，每服二钱，童便和酒调服。

《产宝》**人参当归散** 治产后去血过多，血虚则阴虚，阴虚生内热，令人心烦短气，自汗头痛。

熟地黄 人参 当归身 肉桂 麦门冬 白芍炒，各一钱

上细切，作一服，入淡竹叶五片，生姜三片，水煎服。

《产宝》**当归黄芪汤** 治产后失血过多，腰痛身热自汗。

当归身三钱 黄芪二钱 白芍一钱半，炒

上细切，作一服，水一盏半，加生姜三片，煎至一盏，温服。

失笑散 治产后心腹疠痛欲死，及儿枕痛。

蒲黄炒 五灵脂各等分

上为细末，每服二钱，熬成膏，白汤化下。

《产宝》**三圣散** 治儿枕痛。

当归 肉桂 玄胡索各等分

上为细末，每服二钱，热酒或童便调下。

抵圣汤 治产后血气伤于脾胃，腹胁满闷，呕逆恶心。

赤芍药 半夏 泽兰叶 陈皮 人参各二钱 甘草炙，一钱

上细切，作一服，入生姜三片，水煎服之。

当归羊肉汤 治产后发热自汗，肢

---

❶ 防：原作“方”，据会文堂本改。

体疼痛，日久不愈，名蓐劳。

当归身七钱　人参七钱　黄芪一两　生姜五钱

上细切，用羯羊肉一片，煮取清汁五大盏，去肉渣，入前药，慢火煮取四盏，分六服，徐徐饮之。

《产宝》**茯苓散**　治产后心虚，怔忡，言语错乱。

人参　甘草　山药　当归各一钱　远志　茯苓　桂心　麦门冬各五钱

上细切，作一服，加生姜三片，大枣一枚，水一盏半，煎至一盏，去渣温服。

《产宝》**当归散**　治产后气血俱虚，恐增客热，宜服此以去恶露。

当归　白芍　川芎　黄芩各一两　白术五钱

上为细末，每服二钱，童便入温酒调下。

《产宝》**黄芪汤**　治产后虚汗不止。

黄芪二钱　白术　防风　熟地黄　牡蛎粉煅　白茯苓　麦门冬　炙甘草各五分

上细切，作一服，加大枣一枚，水煎服。

《良方》**增损四物汤**　治产后阴虚发热，或日间明了，暮发寒热。

当归　川芎　生地黄　柴胡各等分

上细切，每服五钱，水一盏半，煎至一盏，温服。

《良方》**四物一黄散**　治产后腹中血块作痛。

当归炒　川芎炒　熟地黄　白芍炒，各五钱　蒲黄炒，二钱半

上为细末，每服二钱，空心温酒调下。

《产宝》**黑龙丹**　治产后一切血疼垂死者。但灌药得下，无有不安者。

五灵脂　生地黄　当归　川芎　高良姜各二钱

上细切，用砂锅一个盛药，外以赤石脂为细末，醋调封缝，又以纸筋盐泥固济，文武火煅过，置地上出火毒，研细，入后药。

雄黄一钱半　花蕊石另研，一钱　乳香另研，一钱半　琥珀另研，一钱

上同前药共为细末，醋糊为丸，如弹子大，每服一丸，用生姜自然汁、无灰酒各一合，童便半盏合和，将药于炭火上烧红，投入姜酒内研散，顿服立效。

《产宝》**乌金散**　治产后血迷血运，败血不止，淋沥不断，脐腹疞痛，头目昏眩，多汗无力，及治崩中下血不止。

麒麟竭　乱发皂荚水洗净　松墨煅❶，醋淬　百草霜　当归去芦　肉桂去渣皮　赤芍药　延胡索　鲤鱼鳞烧存性

上各等分，为细末，每服二钱，温酒调下。

《产宝》**调经散**　治产后虚浮，盖败血乘虚，停积腑脏，流注肌肉，腐坏成水，令人面目四肢浮肿，切不可用导水泄利之药，是谓重虚其虚，多致夭亡，此药主之。

没药一钱，另研　琥珀一钱，另研　桂心　赤芍药　当归各一两　细辛　麝香五分，另研

上为细末，每服一钱匕，姜汁、温酒、童便和调服之。

《产宝》**正脾散**　治产后通身浮肿，及治妇人大病后脾气虚弱，中满腹胀等病。

蓬莪术　香附子童便浸　茴香　甘草炙　陈皮

上各等分，为细末，每服二钱，灯草，木通汤下。

---

❶ 煅：原作“服”，据会文堂本改。

《良方》**柏子仁散** 治产后谵言妄语，皆心血亏欠，心神不守所致。

柏子仁 远志去心 人参去芦 桑寄生 防风去芦 琥珀另研细 当归 熟地黄 甘草炙

上各等分，细切，每服五钱，先用白羊心一枚，而此煮汁一盏煎药至一盏，去羊心，去渣温服，不拘时。

《良方》**琥珀散** 治产后瘀血攻心，迷闷妄言见鬼。

琥珀 铁粉各一钱 人参 茯神 生地黄 阿胶珠各七钱半 朱砂五钱 甘草 麝香各一钱，另研

上为细末和匀，每服一钱，用金银煎汤调下。

《良方》**交感地黄煎丸** 治产后舌强不语，眼见黑花，或发狂见鬼，及胞衣不下，心腹胀满等症。

生地黄新者 生姜各二斤，各用石臼杵细❶，以布绞去汁留渣，以新瓦各炒干 当归去芦，一两 延胡索一两，炒 蒲黄炒香，四两 琥珀一两，另研

上为细末，炼蜜为丸，如弹子大，每服一丸，煎当归汤化下，食前服。

《局方》**七珍散** 治产后不语。

人参 石菖蒲 川芎 熟地黄各一两 细辛一钱 防风五钱，去芦

上为细末，每服一盏，薄荷汤调下，不拘时服。

《局方》**调中汤** 治产后泻利，脐腹疠痛，六脉沉细。

高良姜 当归 桂心 白芍 附子泡，去皮 川芎各一钱 甘草炙，五分

上细切，作一服，加生姜五片，水一盏半，煎至一盏，温服。

《局方》**定痛散** 治产后恶血不尽，腹中作痛。

当归 芍药各二钱 肉桂一钱

上细切，作一服，酒、水合一盏半，生姜五片，煎至一盏服。

麻仁去壳 枳壳 人参 大黄 当归各八分

上为细末，炼蜜为丸，如梧桐子大，每服二十丸，白汤下者通，渐加丸数，以便润为度。

《局方》**羊肉汤** 治产后腹中虚痛，气血不足，羸弱力倦，及寒月中生产，寒气入于产门，脐下胀满，手不可犯，此寒疝也，此药主之。此方乃张仲景之方，曾试极效。

精羯羊肉四两 当归二两 生姜一两 陈皮二两

上细切，用水三碗，酒一盏，煎至一碗，去渣分二服。加葱、盐亦可。

《局方》**滋肠五仁丸** 治产后血气虚损，大肠闭涩，传道艰难。

杏仁去皮尖❷，麸炒 桃仁如上制，各一两 柏子仁五钱 松子仁二钱半 郁李仁一钱，麸炒 橘红四两，另研末

上五仁另研为膏，合橘皮末和匀再研，炼蜜丸如梧桐子大，每服三十丸，加至五六十丸，食前清米饮下。一方加当归梢五钱。

《局方》**固经丸** 治产后血气未复，而有房事及劳役损伤，致血暴崩，或淋沥不止。

没药 赤石脂 补骨脂 木贼各半两 附子一枚，炮，去皮脐

上为细末，米糊为丸，如梧桐子大，每服二十丸，温酒下，或陈米饮下。

熟干地黄散 治症同前，亦治妇人一切崩中下血不止，头目沉重。

熟地黄一钱半 甘草一分半 蒲黄炒

---

❶ 细：原作“无”，据会文堂本改。

❷ 尖：原脱，据会文堂本补。

黑色五分　白茯苓五分　桂心二分半　阿胶一钱，炒　白芍药五分　伏龙肝七分半　裈❶布男子裤裆也，一钱，烧存性　当归一钱

上细切，作一服，入竹茹一钱，用水二盏，煎至一盏，温服。

拒胜汤　治产后腹胀满闷，呕吐不定，盖败血入于脾胃，而脾不能运化，故胃不能纳谷，以致呕吐腹胀等症。

赤芍　半夏炮，七次　泽兰叶　人参去芦　陈皮去白❷，各一钱　甘草炙，一分

上细切，作一服，加生姜三片，水一盏半，煎至一盏，温服。

八味理中丸　治新产血气俱伤，脏腑暴虚，体弱多汗，一百日内常服，壮气补虚，止呕吐。

人参去芦，一两　甘草炙，一两半　干姜炮，一两　白术二两　砂仁一两　白茯苓一两　麦蘖面炒　神曲炒，各一两

上为细末，米糊为丸，如梧桐子大，每服三十丸，食前姜汤下。有痰者，宜加半夏曲。

旋覆花汤　治产后感冒风寒，咳嗽喘急，痰涎壅塞，坐卧不能。

前胡　麻黄去节　杏仁去皮尖，炒研　五味子　茯苓　甘草炙　旋覆花　半夏曲　荆芥穗　赤芍各半钱

上细切，作一服，加生姜三片，大枣一枚，水一盏半，煎至一盏，去渣温服。

《产宝》**四神散**　治产后留血不消，积聚作块，急急疼痛，下利不止。

当归去芦　干姜炮　川芎　赤芍各半钱

上为细末，每服三钱，温酒调下。

《产宝》**当归养血丸**　治产后恶血不散，发热腹痛，及恶露不尽，脐腹坚胀，兼治妇人室女经候不调，赤白带下，腹胁疼痛。

当归去芦　赤芍药各四两　牡丹皮　桂心炒　延胡索炒

上为细末，炼蜜丸如梧桐子大，每服三十丸，或酒或米汤任下。

猪肾子饮　治产后蓐劳，寒热如疟，咳嗽头疼，自汗体瘦，腹中疞痛。

猪腰子切作四片　当归　白芍各一两

上以当归、白芍二味细切，用水三碗，煮至二碗，去渣，将腰子切碎，如骰子状，入前药汁内，用晚粳米一合，香豉一两，葱白五七根，同煮糜烂，空腹食之，日进一服。

当归黄芪饮　治产后阴脱，谓阴户中宫脱下也。

当归　白芍　黄芪　人参各二钱　升麻

上细切，作一服，水煎温服。未收，再服。

《产宝》**当归散**　治妇人阴脱，又名疝㿗。

当归　黄芩　白芍药各一两　猬皮半两，烧存性　牡蛎煅，二两

上为细末，温酒或米汤调下。忌登高、举重。

桃仁膏　治产后阴疼烦闷。

桃仁　五味子　枯矾

上为末，研桃仁膏拌服。

《产宝》**硫黄汤**　治产后玉门不敛。

硫黄四两　吴茱萸　菟丝子各一两半　蛇床子一两

上细切，每服四钱，水一碗，煎汤频洗之，自敛。

妇人乳汁不通有二种：有血气壅盛，乳脉滞而不行者；有血气虚弱，乳汁绝

---

❶ 裈：原作“昆”，据文义改。
❷ 白：原作“皮”，据会文堂本改。

少者。夫虚者补之，用钟乳粉、猪蹄、鲫鱼之类；盛者行之，用通草、漏芦、土瓜根之类。方见于后。

《产宝》**漏芦汤**　治妇人肥盛，气脉壅滞，乳汁不通，或留结为壅肿，将欲成脓者。

漏芦二两半　蛇蜕炙，一条　土瓜根十根，切片，炒焦

按：土瓜当作王瓜，《礼记》月令：四月，王瓜生。即此物也。其实如瓜蒌而小如荔枝，色黄、藤蔓、叶圆无缺者是。

上为末，每服二钱，酒调下，仍吃热羹汤助之。

钟乳散　治妇人气虚血少，脉涩不行，乳汁绝少。

钟乳粉细研

每服二钱，浓煎漏芦汤调下。

母猪蹄汤　治乳汁不通。

母猪蹄一只　通草四两

用水一斗，煮取四五升，取汁饮之。未下，更作一料服之。

丹溪活套云：新产不可用芍药，以其酸寒，能伐发生之气十日之内忌之，只以黄芪四物汤为补虚之要药，以黄芪易芍药是也。如气虚者，本方加参、术、茯苓、甘草。发热者，加干姜。自汗多者，少用川芎，勿用茯苓，倍蜜炙黄芪。如口渴，加五味子、麦门冬。如腹痛者，非芍药不可，虽新产亦用，但以酒炒不妨。如恶露不尽作痛，四物汤煎调香附、五灵脂末服，甚者，加桃仁泥四、五分。新产子宫未敛作痛，名儿枕痛，又名瘕母块痛。用醋炒芍药、粟壳、甘草，水煎，入少❶米醋。或以三物为末，醋汤调服，酸以收之之义也。产后有恶露不去，发寒热成癥瘕者，四物汤加三棱、莪术、乳香、没药、香附、五灵脂、干漆、桃仁、红蓝花之类。产后腹痛不息，宜四物汤加乌药、香附、桂心、高良姜、陈皮、童便，和醋煎服，甚效。产后月余，经血淋沥不止，四物加白芷、升麻，调血余灰。产后阴痛，四物加藁本、防风。产后通身浮肿，四物加乳香、没药、桂心、木通、大腹皮、高良姜、血竭、槟榔、海金沙。产后子肠不收，八物汤加升麻、防风，酒炒黄芪为君。产后中风，口眼歪斜，八物加附子、荆芥，少❷加防风、羌活，煎服。

❶ 少：原作“水”，据会文堂本改。
❷ 荆芥，少：原脱，据会文堂本补。

卷之八

花溪恒德老人虞抟天民编集
侄孙虞守愚惟明校正
书坊刘元初梓

小　儿　科

论

尝闻小方脉科，古人谓之哑科，最费调治，诚哉是言也。盖以婴儿之流，难问证，难察脉耳。抑且脏腑脆嫩，而孟浪之剂，与夫峻寒峻热之药，俱不可轻用，试详论之。夫孺子之在襁褓中也，内无七情六欲之交战，外无大风大寒之相侵，奚其幼科之疾，若是之繁且甚欤？抑考其证，大半胎毒而少半伤食也，其外感风寒之证十一而已。曰变蒸，曰痘疹，曰斑烂，曰惊悸，曰风痫，曰发搐，曰痰壅，曰赤瘤，曰白秃，曰解颅，曰重舌、木舌，以上诸证，岂非孕母不谨胎毒之所致欤？夫小儿之在胎也，母饥亦饥，母饱亦饱，辛辣适口，胎气随热，情欲动中，胎息辄躁，或多食煎煿，或恣味辛酸，或嗜欲无节，或喜怒不常，皆能令子受患。其为母者，胎前既不能谨节，产后又不能调护，是以惟务姑息，不能防微杜渐，或未满百晬❶，而遂与咸酸之味，或未够周岁，而辄与肥甘之物，百病由是而生焉。曰吐泻，曰黄疸，曰五疳，曰腹胀，曰腹痛，曰水肿，曰疟，曰痢，曰痰喘，岂非吃食过伤，调养失宜之所致欤？先正所谓古者妇人妊子，寝不侧，坐不边，立不跸，不食邪味等语，厥有旨哉。其余饮食男女养胎幼幼之法，必深得造化生生不息之意，故古人多寿，考儿少夭折者，即此之由也。尝见今有禀性温良之妇，有娠不嗜欲纵口，生子少病而痘疹亦稀，亦可以为师法矣。为儿医者，临证之际，宜察色观形，不可鲁莽。如额赤知心热，鼻红知为脾热，左腮青知为肝有余，右腮白知为肺不足，颏白知为肾虚之类，更参之以虎口三关之脉，其小儿之病情，斯过半矣。传曰：幼吾幼，以及人之幼。仁人之心，斯言其可忽诸？

又论变蒸

夫小儿之初生，血气未足，阴阳未和，脏俯未实，骨格未全，有变蒸之候，每三十二日一发热，或吐或汗，或呻吟不食，此为长血脉、全智意之常候，不须治而自愈。按诸家所论，皆谓乃小儿长骨脉脏腑与神志也。自生之日始，每三十二日一变，凡人有三百六十五骨，除手足四十五碎骨外，止有三百二十骨，自生下骨而上，一日十骨，三十二日乃为一变，骨气始全。一变生一脏或一腑，十变则脏腑始足，每变发为虚热诸证。亦有胎气壮实，暗变而无发热症者。此

---

❶ 晬：婴儿满一百天。

骨节脏腑由变而全，胎毒亦因变而散也。为儿医者，可不审乎？

脉法总论

按古法曰：凡小儿证候，难以手太阴尺寸脉诊。如一岁至六岁曰婴孩，惟以男左女右手次指三关之脉，以为验病轻重死生之诀。第一节名风关，无脉则无病，有脉则病轻。第二节名气关，脉见则病重，尚可以药治而已。第三节名命关，脉见则病剧，乃九死一生之恶候也，多不可治。七岁、八岁曰龀，九岁、十岁曰髫，始可以一指探掌后尺寸三部之脉，而以一息七八至为无病之常脉。十一岁至十四岁曰童丱❶，而以一息五、六至为常脉也。数则为热，迟则为寒，浮则为虚为风，沉则为实为积为痛，浮而数者为乳痫惊悸，虚而软者为慢惊瘈疭，紧而实者为风痫，牢而革者为便秘，沉而弦者为食积为腹痛，紧而弦者为气急为风寒，洪数者为热，伏结为伤食，软细者为虫疳。若气促脉代、散乱无伦次者，死在须臾而不治也。业幼科者，其可不尽心于此乎？

今将手指三关之脉绘图，分注开列于后：

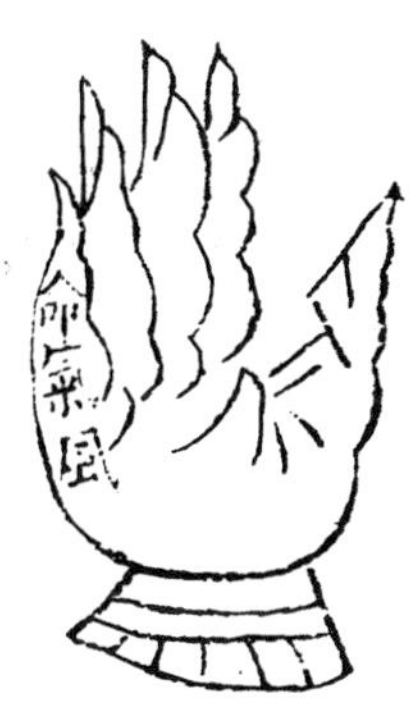

一、风关易治。

二、气关病重。

三、命关死候。

三关青是四足惊。三关赤是水惊。三关黑是人惊。

如有此三关通度脉候，是极重之证，必死，余并可治。

风关青如鱼刺，易治，乃初惊之候也，黑色难治。气关青如鱼刺，主疳劳身热，易治。命关青如鱼刺，主虚，风邪传脾，难治。

风关青黑色如悬针，主水惊，易治。气关赤色如悬针，主疳病，兼肺脏积热，犹可为治。命关凡有此脉，不问五色，皆是死候。又三关通度如悬针者，主慢惊风，难治。

风关如水字，主惊风入肺，咳嗽面赤。气关如水字，主惊风，疳极夹惊候，不拘五色，三关通度者，不治。

风关如乙字，主肺脏惊风，易治。气关如乙字，主惊风，病重。命关如乙字，青黑色，主慢惊风，难治。

风关如曲虫，主疳病积聚，胸前如❷横排筭子，肚皮如吹胖猪脬。气关如曲虫，主大肠有秽积。命关如曲虫，主心痛传肝，难治。

风关如环，主肝脏有疳积积聚。气关如环，主疳入胃，吐逆，不治。命关如环，候恶不治。

此纹若在风气二关，易治；若在命关通度，难治。此纹若在手上，或面上，或左右腹胁上。

脉曲向里者，是气疳。

脉曲向外者，是风疳。

脉斜向右者，是伤寒，身热不食无汗。

脉斜向左者，是伤风，身热不食有汗。

双钩脉者，是伤寒。

---

❶ 丱（guàn）：指古代儿童束的上翘的两只角辫。泛指年幼。

❷ 如：原作“而”，据会文堂本改。

三曲如长虫者，是伤硬物。

两曲如钩者，是伤冷物。

脉一头如环，有独脚者，是伤冷。

面上有此点子，必是再发之候。

凡头面上，或肚腹上，有大脉并青筋如此者，并是食物毒及惊积，难治。

脉如乱虫是常疳，亦有虫疳、蛔疳、食积之疳，皆可治。

凡脉微细不足者，并是风气，俱宜消疳，然后取虫积，肥孩儿，是良法也。

附：汤氏察小儿神色总断

凡看小儿病，宜先观形证神色，然后察脉。假如肝之为病则面青，心之为病则面赤，脾之为病则面黄，肺之为病则面白，肾之为病则面黑。先要分别五脏形症，次看禀受盈亏，胎气虚实，明其标本而治之，无不可者。

面上诸候形证歌

痫疾眉头皱，惊风面颊红。
渴来唇带赤，毒热眼朦胧。

又

山根若见脉横青，此病明知两度惊。
赤黑困疲时吐泻，色红啼夜不曾停。

又

青脉生于左太阳，须惊一度见推详。
赤是伤寒微燥热，黑青知是乳多伤。

又

右边青脉不须多，有则频惊怎奈何？
红赤为风抽眼目，黑青三日见阎罗。

又

指甲青兼黑暗多，唇青恶逆病将瘥。
忽作鸦声心气急，此时端的命难过。

又

蛔虫出口有三般，口鼻中来大不堪。
如或白虫兼黑色，灵丹纵服病难安。

又

四肢疮痛不为祥，下气冲心兼滑肠。
气喘汗流身不热，手拿胸膈定遭殃。

内八段锦

血净为安不用惊，若逢红黑便难宁。
更加红乱青尤甚，取下风痰病立轻。
赤色轻微是外惊，若如米粒势难轻。
红散多因乘怒乱，更加搐搦实难平。
小儿初诞月，腹痛两眉颦。
号盘肠气时，啼哭又呻吟。
如反目仰视者，天吊风也。
小儿初诞月，肌体瘦尪羸，
发秃毛稀少，原因鬼王胎。

外八段锦

先望孩儿眼色青，次看背上冷如冰，
阳男搐左无妨事，搐右令人甚可惊。
女搐右边犹可治，若逢搐左疾非轻，
歪斜口眼终为害，纵有仙丹也莫平。
眼中赤脉实难重，大数原来一不祥，
最怕乱纹铺目下，更嫌赤脉贯瞳光。
囟门肿起定为风，此候应知最是凶，
忽陷成坑如盏足，未过七日命须终。
鼻门黑燥渴难禁，面黑唇青命莫存，
肚大筋青俱恶候，更嫌腹有直身纹。
忽见眉间紫带青，看来立便见风生，
青红碎杂风将起，必见疳癥膈气形。
乱纹交错紫嫌青，急急求医免命倾，
盛紫再加身体热，须知脏腑恶风生。
紫少红多六畜惊，紫红相等即疳成，
紫点有形如米粒，伤寒夹食证堪评。
紫散风传脾脏间，紫青口渴是风痫，
紫隐深沉难治疗，风痰祛散命须还。
黑轻可治死还生，红赤伤寒痰积停，
赤青脾受风邪证，青黑脾风作慢惊。
红赤连兮赤药轻，必然乳母不相应，
两手忽然无脉见，定知冲恶犯神灵。

急慢惊风

论

《内经》曰：诸风掉眩，皆属肝木。夫小儿八岁以前曰纯阳，盖其真水未旺，心火已炎，故肺金受制而无以平木，故肝木常有余，而脾土常不足也。为父母者，而有失于保养，其或衣服寒暄不调，以致外邪侵袭，或饮食之饥饱失节，以致中气损伤，是故急慢惊风之候作矣。夫惟急惊属肝木风邪有余之证，治宜清凉苦寒泻气之药。慢惊属脾土中气不足之候，治宜中和甘温补中之剂。若夫急惊之候，因闻不常之声，或遇驴马禽兽之唬，以致面青口噤，或声嘶而厥，发过则容色如故，良久复作，其身热，面赤引饮，口鼻中气热，大小便黄赤色，惺惺不睡。盖热甚则生痰，痰盛则生风，偶因惊而发耳，宜用钱氏利惊丸、泻青丸、抱龙丸、宣风散、五福化毒丹等药。慢惊之证，多因饮食不节，损伤脾胃，以致吐泻日久，中气大虚，而致发搐，发则无休止时，其身冷，面黄不渴，口鼻中气寒，大小便青白，昏睡露睛，目上视，手足瘈疭，筋脉拘挛。盖脾虚则生风，风盛则筋急，俗名天吊风者，即此候也，治宜东垣黄芪汤、钱氏钩藤丸、温白丸、丹溪参术汤送下朱砂安神丸之类。钱氏谓急惊为无阴之证，因心经实热而阴不能以配阳，是为阳盛阴虚之候也。谓慢惊为无阳之证，因脾土虚甚而阳不能以胜阴，是为阴盛阳虚之候也。愚按：小儿急慢惊风之证，其虚实寒热，如天渊之隔，故急惊者十生一死，慢惊者十死一生。俗医多不谙此理，混为一途而治，误人多矣。业幼科者，宜推幼幼及人之心为心，庶免斯世无夭折之赤子矣，幸甚！幸甚！

脉诀并见前总章

方法丹溪方法凡二条

丹溪曰：钱氏方乃小儿科之祖，其立例极妙，若能增损而用之，无不验也。

又曰：惊风有二。慢惊属脾虚所主，多死，宜温补。一云：当养脾，用参术煎汤下安神丸。急惊属痰热，宜凉泻。一云：用养血药作汤，下降火清痰丸子抱龙丸之类。世以一药通治二证，甚谬。

东垣治惊论曰：外物惊宜镇心，以黄连安神丸。若气动所惊，宜寒水石安神丸，大忌防风丸，治风辛温之药必杀人。何也？辛散浮温热者火也。因惊而泄青色，先镇肝以朱砂之类，勿用寒凉之气，大禁凉惊丸。风木旺必克脾胃，当先实其土，后泻其木。阎孝忠编集钱氏方，以益黄补土，误矣。其药有丁香辛热助火，火旺土愈虚矣。青橘皮泻肺，丁香辛热大泻肺与大肠。脾实当泻子，今脾胃虚反更泻子而助火，重虚其土，杀人无疑矣。其风木旺证，右关脉洪大，掌中热，腹皮热，岂可以助火泻金。如寒水来乘脾土，其病呕吐腹痛，泻痢青白，益黄散圣药也，今立一方，先泻火补金，大补其土。是为神治之法。

黄芪汤治慢惊风之神药也

黄芪二钱　人参二钱　甘草炙，五分　加白芍一钱

上细切，作一服，水一大碗，煎至半盏，去渣，食远温服。

上三味皆甘温能助元气，甘能泻火。

《内经》曰：热淫于内，以甘泻之，以酸收之，白芍药酸寒，寒能泻火，酸味能泻肝而大补肺金，所补得金土之位大旺，火虚风木何由而来克土，然后泻风之邪。又曰：夫益黄散、理中丸、养神丸之类，皆治脾胃寒湿太盛神品之药也。若得脾胃中伏热、劳役不足之证，及服热药巴豆之类，致胃虚而成慢惊之证，用之必伤人命。夫慢惊风者，皆由久泻脾胃虚而生也。钱氏以羌活膏疗慢惊风，误矣。脾虚有由火邪乘其土位，故曰从后来者为虚邪，火旺能实其木，木旺故来克土。当于心经中以甘温补土之源，更于脾土中泻火以甘寒，更于脾土中补金以酸凉，使脾土中金旺火衰，风木自虚矣。损食多进药愈，上药是也。

益黄散 治胃中风热。

黄芪二钱 陈皮去白 人参各一钱 白芍七分 生甘草 炙甘草各五分 黄连少许

上为细末，分三服，每服用水一盏，煎至半盏，食前服。

钱氏**安神丸** 治邪热惊啼，心疳，面黄颊赤，壮热。

麦门冬去心 马牙硝 白茯苓 干山药 寒水石 炙甘草各五钱 朱砂一两 龙脑

上为细末，炼蜜为丸，如芡实大，每服半丸，砂糖水磨化下。慢惊，用参术煎浓汁化下。

钱氏**白术散** 治积痛，和胃生津止泻。频泻利将欲成慢惊风者，服之决效。

人参 白术 木香 白茯苓去皮 甘草炙 藿香各一钱 干葛二钱

上细切，分二服，每服水一盏，煎至半盏，温服。

丹溪用芍药、白扁豆、肉豆蔻各一钱，用姜三片煎。若慢惊风作，加细辛、天麻各一钱、全蝎三枚，去梢毒、白附子八分同煎服，不拘时候。

一方 治惊风。用母丁香一粒细嚼，人中白少许，以其母中指取血调，擦牙上，即苏。

急慢惊风，发热口疮，手心伏热，痰热、痰嗽、痰喘，并用涌法。重剂用瓜蒂散，轻剂用苦参、赤小豆末，以酸齑汁调服，吐之。吐后稍定，更用防风通圣散为末，蜜丸服之。间以桑叶干为末，米饮调服，以平其风气。

又方 治急慢惊风。

薄荷叶 寒水石各半两 青黛 白僵蚕 朱砂各一钱 全蝎二枚，炒 猪牙皂角 槐角各半钱

上为细末，灯草汤和乳汁调，时时灌之。

又方 治慢惊风，子母俱服。

人参 白术各一钱 茯苓 陈皮各五分 甘草 薄荷各二分 半夏 天麻各七分 细辛三分 全蝎去毒，炒，一枚

上细切，作一服，加姜三片，水一盏，煎至七分服。

镇惊丸 镇惊宁神，退心热夜啼，化痰止嗽。

珍珠一钱 琥珀 天竺黄 雄黄各三钱 金箔十片 胆星五钱 牛黄二钱 麝香五分 朱砂三钱半

上为细末，麦面糊为丸，如梧桐子大，每服五六丸，薄荷、姜、蜜汤化下。

夺命汤 治急惊不省人事，目定直视，牙关不开，唇白或黑者。

南星 半夏各四钱，为末，以生姜汁捏和作饼子，焙干 珍珠新白者，三钱 巴豆去油净，一钱 朱砂四钱 金箔 银箔各十片 轻粉 麝香各五分

上为细末，面糊丸如黍米大，每岁儿一丸，灯心汤化下。

利惊丸 治急惊风神效。

天竺黄二钱 轻粉 青黛各一钱 黑丑头末，半两，生用

上研匀，炼蜜丸如梧桐子大，一岁儿一丸，三岁儿二丸，五岁儿三丸，温薄荷水下，食后服。

泻青丸又名泻肝丸 治肝热急惊搐搦等证。

羌活 川大黄湿纸包煨 川芎 栀子仁 龙胆草 当归 防风去芦，各等分

上为细末，炼蜜丸如芡实大，每服半丸至一丸，煎淡竹叶汤同砂糖温水化下。

抱龙丸 治伤风瘟疫，身热昏睡气粗，风热痰实壅嗽，又治惊风潮搐，及蛊毒中暑。沐浴后，并可服。壮实小儿，宜时与服❶之，则免痰热惊悸之证。

雄黄二钱半，水飞 辰砂另研，五钱 天竺黄一两 天南星焙为末，腊月纳牛胆中阴干，百日取研，秤四两，如无，只将生干者，去皮脐炒热用，然不及胆星 麝香五钱，别研，恐太多，今用二钱半

上为末，煮甘草膏和丸，如皂子大，温水化下。

百日儿每丸分作三服，一岁儿半丸，五岁儿二丸，童丱三五丸。

室女白带伏暑，用盐少许，细嚼一二丸，新汲水送下，腊月用雪水煮甘草和丸，尤佳。

一法 用浆水或新水浸南星三日，煮三五沸，去皮取白肉切，焙炒黄色为末，每八两，以甘草二两半拍破，用水二碗，慢火煎至半碗，去渣，旋旋洒入南星末，徐徐研之，令甘草水净，入余药。

《千金》**龙胆汤** 治婴儿出腹，血脉实盛，寒热交作，四肢惊掣，并诸惊痫等证。

草龙胆 钩藤 柴胡 黄芩 桂枝 茯神 芍药 甘草各三钱 蜣螂七枚，炒 大黄五钱

上细切，用水一升，煮至五合，徐徐服之。

宣风散 治急惊风，搐搦不定。

槟榔二枚 陈皮 甘草各五钱 黑丑四两，半生半炒，取头末，二两

上为细末，二三岁儿蜜汤调下五分，以上一钱，食前服。

五福化毒丹 治急惊风、痰热搐搦等证。

桔梗微炒 玄参洗焙，各六两 青黛研 牙硝枯，各二两 人参三两，去芦 茯苓去皮，五两 炙甘草一两半 银箔八片，为末 金箔八片，为衣 麝香五分，另研

上为细末，入研药拌匀，炼蜜丸，每两分作十二丸。一岁儿每一丸分四服，薄荷水化下。疮疹余毒，上攻口齿，涎血臭气，以生地黄自然汁化一丸，以鸡翎刷口内。

金箔丸 治急慢惊风，痰涎壅盛。

半夏汤泡七次 天南星煨裂 白附子炮 防风去芦，各五钱 雄黄 朱砂各二钱半 生犀末一钱 牛黄 龙脑 麝香各五分 金箔二十片

上为细末，姜汁调面打糊为丸，如麻子大，每服三五丸至一二十丸，人参汤下。慢惊风，去龙脑。

钩藤饮 治吐利，脾胃气弱，虚风慢惊。

钩藤五分 蝉蜕 防风去芦 人参 麻黄去节 白僵蚕炒 天麻 蝎尾去毒，炒，各二分 甘草炙 川芎各一分半

上细切，作一服，水一盏，煎至六分，温服。量人大小，加减分数与之。

---

❶ 与服：原脱，据会文堂本补。

虚寒者，加附子末半分。

温白丸 治小儿脾气虚弱，泄泻瘦怯，冷疳洞泄，及吐泻久病，转成慢惊，身冷瘈疭等证。

天麻五钱 白僵蚕炒 白附子生 全蝎去毒，炒 天南星汤泡七次，焙，各二钱五分

上为细末，汤浸寒食面为丸，如绿豆大，每服五七丸至二三十丸，空心姜米汤下。

凉惊丸 治惊疳。

草龙胆 防风去芦 青黛各三钱 钩藤二钱 黄连一两二钱 龙脑一钱 牛黄 麝香各一钱

上为细末，麦面糊丸，如黍米大，每服三、五丸至一、二十丸，煎金银汤送下。

发 搐

男发搐，目左视无声，右视有声。女发搐，目右视无声，左视有声。相胜故也，更看所发时候。

早辰发搐，因寅卯辰时潮热，目上视，手足动摇，口流热汤，颈筋急，此肝木大旺，当补肾抑肝。补肾，地黄丸；抑肝，泻青丸主之。

日午发搐，因巳、午、未时潮热，心神惊悸，目上视，白睛赤色，牙关紧急，口流涎，手足动摇，此心火大旺也，当补肝泻心。补肝，地黄丸；泻心，导赤散、凉惊丸主之。

日晚发搐，因申、酉时潮热，搐而喘，目微斜视，睡则露睛，手足冷，大便下泄淡黄水，此是肺病，当补脾而抑心肝。补脾，益黄散；抑心，导赤散；抑肝，泻青丸主之。

夜间发搐，因亥、子、丑时潮热，不甚搐而卧不稳，身体温，无壮热，目睛紧，斜视，喉中有痰，大便银褐色，乳食不消，多睡不醒，当补脾抑心。补脾，益黄散；抑心，导赤散、凉惊丸主之。

伤风发搐，口中气出热，呵欠烦闷，手足动摇，当发散，大青膏主之。小儿禀赋素怯者，多病此。

伤食发搐，身体温，多睡多唾，或吐不欲食而搐，当先定搐，搐退用白饼子，后服安神丸。

百日内发搐，有真假二证：真者，不过二三次必死；假者，发频，不为重。真者，内生惊痫；假者，外伤风冷，盖血气未实，不能胜邪，乃发搐也。奚知假者，口中气出热也，治之宜发散，大青膏主之，及用涂囟法与沐体法。

补肾地黄丸见疳病门。

泻青丸见前惊风门。

导赤散 治心热。

生干地黄 木通 甘草炙，各等分

上细切，每服三钱，水一盏，入淡竹叶七片，同煎至半盏，食后温服。一无甘草，有黄芩。

凉惊丸方见前。

益黄散方见疳病门。

大青膏 治小儿伤风吐泻，心温，乍凉乍热。

天麻 青黛各一钱 白附子一钱半 蝎尾去毒 乌蛇肉酒浸，焙干 朱砂 天竺黄 麝香各一字

上为细末，生蜜和成膏，每服半皂子大或一皂子大，月中儿粳米大，同牛黄膏，温薄荷水，化一处服之。五岁以上，同甘露饮服。原本有天麻，无大青。按：此知阎孝忠加减方也。

牛黄膏 治热及伤风，壮热引饮。

雄黄 甘草 甜硝 寒水石生，各二

钱半

上为细末和匀，蜜和成膏，薄荷水化下半皂子大，食后服。

甘露饮 治心胃热，咽痛，口舌生疮，并疮疹已发未发皆可服。又治热气上攻，牙龈肿，牙齿动摇，含漱并服。方见痘疹门。

白饼子又名玉饼子 治小儿腹中有癖，但饮乳嗽而生痰。

滑石 轻粉 半夏汤泡七次 南星各一钱 巴豆二十四粒，去皮膜，用水一升煮水尽为度。一作水三升

上研匀巴豆，后入众药，以糯米饭为丸，如绿豆大，捏作饼子，三岁以上儿三五饼，以下一二饼，煎薄荷汤下，临卧服。

涂囟法

麝香 蜈蚣末 牛黄末 青黛末各一字 蝎尾去毒，为末，五分 薄荷叶五分

上同细末研匀，熟枣肉剂为膏，以锦上涂匀，贴囟上，四方可出一指许，火上炙手频熨。百日里外儿，可用此及浴法。

浴体法 治肥胎，并胎怯胎热。

乌蛇肉酒浸焙，末 白矾 青黛各二钱 天麻二钱 蝎尾去毒，为末 朱砂各五分 麝香一字

上同研为细末，每服用三钱，水三碗，带叶桃枝一握，同煎至十数沸，温热浴之，勿浴背。

五　痫

五痫散❶

凡治小儿五痫，皆当随脏治之。每脏各有一兽所属。如犬痫，反折上窜，犬叫，肝也。牛痫，目直视，腹满，牛叫，脾也。鸡痫，惊跳，反折，手纵，鸡叫，肺也。猪痫，如尸吐沫，猪叫，肾也。羊痫，目瞪吐舌，羊叫，心也。五痫重者死，病后甚者亦死，治法并用五色丸主之。

五色丸

朱砂另研 珍珠末各五钱 水银二钱五分，一作二两 雄黄一两，一作三两 黑铅二两，同水银❷熬。按：用黑铅二两，水银当作二两者为是，无疑矣。

上炼蜜丸如麻子大，每服三四丸，煎金银薄荷汤下。

诸　疳　证

论

《内经》曰：数食肥，令人内热；数食甘，令人中满。盖其病因肥甘所致，故命名曰疳。若夫襁褓中之乳子，与四五岁之孩提，乳哺未息，胃气未全，而谷气尚未充也。父母不能调助，惟务姑息，舐犊之爱，遂令恣食肥甘，与夫瓜果生冷，及一切烹饪调和之味，朝飧暮食，渐成积滞胶固，以致身热体瘦，面色萎黄，或肚大青筋，虫痛泻利，而诸疳之证作矣。钱仲阳曰：小儿病疳，多因大病后或吐泻后以药下之，致脾胃虚损亡津液而成，盖此证实由愚医之所害耳。斯言也，特一端耳，未可悉以为然，其所谓大病吐泻，岂非饮食之所致欤？夫仲阳为儿医之祖，岂有误耶？其所论诸疳形证治法，斑斑可考，学者不可不审。如疳在肝，则膜遮睛，法当补肝，地黄丸主之。疳在心，则面颊赤，身体

❶ 五痫散：文不对题，当为衍文。
❷ 银：原脱，据会文堂本补。

壮热，法当补心，安神丸主之。疳在脾，则体黄腹大，好食泥土，法当补脾，益黄散主之，疳在肺，则气喘，口鼻生疮，亦当补脾，益黄散主之，此虚者随其母也。疳在肾，则极瘦而身生疮疥，法当补肾，地黄丸主之。筋疳则泻血而瘦，当服补肝地黄丸。骨疳，喜卧冷地，当服补肾地黄丸。内疳则目肿腹胀，利色无常，或沫青白，渐而瘦弱，此冷证也，宜服木香丸。外疳，鼻下赤烂，自揉鼻头，有疮不结痂，绕目而生，当用治疮烂兰香散、白粉散等药。法曰：诸疳皆依本脏而补其母，则子自安。假令日中潮热，是心经虚热也，肝为心之母，宜先补肝，肝实而后泻心，心得母气则内平而潮热愈矣。余皆仿此。大抵疳病当辨冷热肥瘦而治，其初病者为肥热疳，久病者为瘦冷疳，冷则用木香丸，热则当用胡黄连丸，冷热疳并，宜用如❶圣丸之类。惟小儿之腑脏柔弱，不可痛击大下，必亡津液而成疳证。为儿医者，常当以幼幼之心为心而善调之，毋纵巨胆施治以绝人之嗣续，幸甚！

脉法并见前总章

方法

地黄丸补肝肾虚　治肝疳白膜遮睛，筋疳泻血，肾疳身瘦疮疥，骨疳喜卧冷地。又治胃怯、不言、解颅。小儿年长不能行者，专服神效。

熟地黄酒洗　山茱萸　干山药　泽泻　牡丹皮　白茯苓各三钱

上为细末，炼蜜为丸，如梧桐子大，三岁以下儿三丸至五丸，热水空心化下。年长者，量增丸数。

安神丸　治邪热惊啼，心疳面黄颊赤壮热。方见惊风门。

益黄散又名补脾散　治小儿脾胃虚寒，脾疳体黄腹大，好食泥土，肺疳气喘，口鼻生疮等证。

陈皮一钱　青皮　诃子皮　甘草炙，各五钱，内仍有丁香一味

上作一服细切，水一盏，煎至六分，温服。愚每于本方加参、术各一钱，效。

木香丸　治瘦冷疳。

麝香一钱，另研　续随子一两，去油　木香　青皮　肉豆蔻　槟榔各二钱半　虾蟆大壮者，一名蟾酥，俗名田鸡，三个，烧存性

上为细末，炼蜜丸如绿豆大，每服三五丸至一二十丸，薄荷汤送下。

胡黄连丸　治肥热疳。

胡黄连　宣黄连各半两　朱砂二钱半，另研

上为细末和匀，填入猜猪胆内，用淡浆煮，以杖子加铫子上，用线钓之，勿着底，候一条时取出，研入芦荟、麝香各一分，饭丸如麻子大，每服五七丸至一二十丸，米饮下。一方是虾蟆半两，焙干不烧。

兰香散　治外疳鼻下赤烂。

兰香叶二钱❷，烧存性　铜青　轻粉各半钱

上为细末，干敷之。

白粉散　治疳疮。

乌贼鱼骨末一匕　白及末三钱　轻粉一匕

上为末和匀，先用清浆水洗疮，拭干敷之。

如圣丸　治冷热疳泻。

---

❶ 如：原脱，据会文堂本补。

❷ 二钱：此前原衍“叶名”二字，据文义删。

使君子一两，去壳　胡黄连　川黄连　白芜荑去麦炒，各二两　麝香半钱，另研　干虾蟆五个，须煮成膏

上为细末，以虾蟆膏和丸，如麻子大，二三岁儿五七丸，以上十丸至十五丸，人参汤下，不拘时服。

香蟾丸　治疳消、食积、虫积、肉积，及治腹胀大。

三棱　蓬莪术　青皮　陈皮　神曲　麦蘖曲　草龙胆　槟榔各五钱　木香二钱　川楝子去核❶　使君子　胡黄连　川黄连各四钱　白术一两　干蟾五个

上以白术以上药俱研为细末，以干蟾用醋煮烂成膏和药，如干再加醋，糊为丸如麻子大，每服十五丸，清米汤送下。

芦荟丸　治小儿疳气，腹胀骨热。

芦荟　木香　槟榔各二钱半　虾蟆酒浸炙黄，去骨　黄连各一两　芜荑去皮　青皮　陈皮各五钱　巴豆三七粒，去壳，同上四味炒黄❷，去豆❸

上为细末，猪胆汁丸，如小豆大，三岁儿三十丸，米汤下。

又方　治疳积腹大。

胡黄连去疳积、一云去果子积　阿魏醋浸，去肉积，各五分　麝香当门子四粒　川黄连炒，去热积，又去酒积　神曲炒，去食积，各一钱

上为细末，猪胆汁和丸，如麻子大，每服三十丸，白术汤送下。一方有芦荟半钱。

又方　治小儿疳病。

黄连　白术　山楂肉各五钱　胡黄连　芦荟各二钱　芜荑二钱五分　神曲

上为细末，猪胆汁为丸，如麻子大，量儿大小，加减丸数与之。

祖传经验秘方**槟榔丸**　小儿疳病，积气成块，腹大有虫等证，其效如神。

槟榔一两　三棱煨去毛，切，醋炒　蓬莪术醋炒，各半两　青皮去瓤，麸炒黄色　陈皮去白，半两　芜荑水洗净，二钱半　雷丸去壳，五钱　鹤虱三钱，略炒　干漆五钱，炒　木香二钱，不见火　良姜二两，陈壁土同炒　砂仁一钱　麦蘖面五钱，炒　胡黄连三钱　甘草炙，三钱　神曲五钱，炒黄色　楂肉五钱

上为细末，醋糊为丸，如绿豆大，每服三、五十丸，空心淡姜汤送下。

吐　　泻

论

《内经》曰：诸呕吐酸，暴注下迫，皆属于热。又曰：湿胜则濡泄。夫小儿之吐泻，皆由乳食过度，传化失常。盖食郁则成热，热郁则成酸，酸而成吐成泻，此必然之理也。又曰：食滞于胃口者为吐，食滞于大小肠者为泻。有生下而遂吐不休者，胞胎中秽恶流于肠胃而为吐也。丹溪曰：钱氏五补五泻之法，俱可选用。谨遵而依法具录如左。

脉法并见前总章

方法

钱氏曰：小儿初生下吐，盖拭掠儿口中秽恶不尽，咽入喉中故吐，木瓜丸主之。凡生子于未发声之先，急宜取口中恶血，以绵拭令净，后以黄连、甘草二味等分煎

---

❶ 核：原脱，据会文堂本补。
❷ 四味炒黄：原脱，据会文堂本补。
❸ 豆：原脱，据会文堂本补。

汁，饮一、二匙，则无以上等病，出痘疹亦稀少。若啼声一发，则咽下矣，亦当用黄连、甘草汁饮之，不可忽也。

木瓜丸

木瓜末　木香末　麝香末　腻粉即轻粉也　槟榔末各一字

上再研匀，面糊为丸，如黍米大，每服二三丸，甘草汤送下。

初生三日内，吐泻壮热，不思乳食，大便乳食不消，或白色，知是伤食，当下之而后和胃，下用白饼子，和胃用益黄散。上二方俱见前。

初生三日以上至十日，吐泻身不热，或乍热乍凉，不思乳食，大便青白色，乳食不消，此上实下虚也。更有五脏兼见证宜详：肺病则睡闷露睛喘气，心则惊悸饮水，脾则困倦饶睡，肝则呵欠烦闷，肾则不语畏明。当先见儿兼脏，补脾益黄散主之。此二证，多病于夏秋也。当先见儿兼脏❶，虑其义未详，恐有脱简，以俟知者正之。

五月二十五日以后夏至后十日也，吐泻身壮热，此热乃脏腑中，十分中九分热也。或因伤热乳食，吐乳不消，泻深黄色，玉露散主之。

玉露散一名甘露散

石膏　寒水石各半两　生甘草二钱半

上为细末，每服一字或半钱，温水调下。

六月十五日以后大暑节后，吐泻，身温似热，脏腑六分热四分冷也，呕吐乳食不消，泻黄白色，似渴，或食乳或不食，食前少服益黄散，食后多服玉露散。

按：丹溪用去桂五苓散，倍白术，加苍术，甚者二术炒用，或入益元散和匀，米汤调下，甚效。

七月七日以后立秋后七日也，吐泻身温凉三分热也，七分冷，不能食乳，多似睡，闷乱，哽气，长出气，睡露睛，唇白多哕，欲大便不渴，食前多服益黄散，食后少服玉露散。

八月十五日以后秋分后也，吐泻身冷，无阳也，不能食乳，干哕，泻青褐水，当补脾，益❷黄散主之，不可下也。

吐泻泄黄，伤热乳也，吐泻泻青，伤冷乳也，皆当下，白饼子主之。伤热乳者玉露散，伤冷乳者益黄散、温中丸，并于下后服之。亦有不须下，但服此药愈者。

温中丸

人参　甘草炙　白术各一两

上为细末，姜汁面糊为丸，如绿豆大，每服一二十丸，粳米饮下。

虚弱，脾胃不和，不能食乳，致肌肉消瘦，亦有因大病后或吐泻后，脾胃尚弱，不能传化谷气也。有冷者，时时下利，唇青口白。有热者，身温壮热，肌肉微黄。此冷热虚羸也。冷者木香丸夏月不可服，如有症，亦须少服之，热者胡黄连丸冬月不宜服，有症须少服。木香丸、胡黄连丸二方并见前。

吐泻调脾，平胃散入熟蜜，和苏合香丸，名万安丸，米饮调下。

一方　治吐泻黄疸。

三棱　莪术　青皮　陈皮　神曲炒　麦蘖面炒　黄连　甘草炙　白术　茯苓各等分

上为细末，温水调服。伤乳食吐泻，加山楂。时气吐泻，加滑石。发热，加薄荷。

夏月吐泻，用益元散极效，当表而出之。

---

❶ 脏：原脱，据会文堂本补。

❷ 益：原脱，据会文堂本补。

附证

愚按：小方脉科，惟急慢惊风与夫痘疹等症最为酷疾，以其吉凶反掌、生死须臾故也。次则五疳吐泻，为证不一，亦不可以易而治也。以上四症，各立篇目，辨论详明外，其余一切小疾，繁琐多端，一一不能详尽，故各附于吐泻之后，以备检阅参用云尔。

一腹胀，二腹痛，三夜啼，四痰蒸，五解颅，六吃泥，七脱囊，八脱肛，九赤瘤，十脐汁出，十一头疮，十二尾骨痛，十三重舌木舌，十四鹅口口疮，十五走马牙疳，十六脐风撮口。

腹胀论

夫腹胀，由脾胃虚气攻作也。亦有实者，必闷乱喘满，可下之，宜用紫霜丸、白饼子。不喘满者，虚也，不可下。若误下，致脾虚气上附肺而行，肺与脾子母皆虚。肺主目胞腮之类，脾主四肢。母气虚甚，则目胞腮肿也。色黄者，属脾也。治用搨气丸渐消[1]之，未愈，渐加丸数。不可以丁香、木香、桂皮、豆蔻，入温散药治之。盖脾虚气未出，腹胀而不喘者，可以温散药治，使上下分消其气，则愈也。若虚气已出，附肺而行，则脾胃内弱，每生虚气，入于四肢面目矣。小儿易为虚实，脾虚不受寒温，服寒则生冷证，服温则生热证，当识此，不可忽[2]也。胃久虚热多生疸病，或引饮不止，脾虚不能胜湿，随肺之气上行于四肢，若水状，湿气浸浮于肺，则大喘也，此当服搨气丸而愈。

搨气丸 治小儿虚胀。如腹大者，加萝卜子，名褐丸子。

胡椒一两 蝎尾去毒，半两

一方，二味各四十九个。

上为细末，面糊为丸，如粟米大，每服五七丸至一二十丸，陈米饮下，不拘时。一方有木香一钱。

治小儿腹虚胀，先服搨气丸。不愈，腹中有食积结粪，小便黄，微喘，脉伏而实，时欲饮水，能食者，可下之，宜消积丸、紫霜丸。盖肺初虚而后结，有积所治，宜先补脾而后下之，后又补脾则愈也。不可补肺，恐生虚气。

一方 腹胀。

萝卜子 紫苏梗 干葛 陈皮各等分 甘草少许

上细切，水煎服。食少者，加白术。

腹痛多是饮食所伤。

白术一钱半 陈皮去白 青皮去瓤，各七分 山楂去核 神曲炒 麦芽炒 砂仁各一钱 甘草炙，五分

有寒加藿香、吴茱萸，有热加黄芩。

上为细末，每服一钱七分，清米饮或白汤调下。

腹痛，口中气温，面黄色，目无精彩，或白睛多，及多睡畏食，或大便酸臭者，当磨积，宜消积丸。甚者，用白饼子下之，后和胃，用白术散。

白饼子方见发搐条下。

白术散方见惊风门。

消积丸

丁香九粒 砂仁十二个 巴豆三个，去皮心膜及去油

上为细末，面糊为丸，如黍米大，三岁以上三、五丸，以下一、二丸，温水下。

心腹痛，面㿠白，口中沃沫及清水

---

[1] 消：原作“涃”，据会文堂本改。

[2] 忽：原脱，据会文堂本补。

出，发痛有时，当作蛔虫治，寸白丸。凡积痛、食痛、寒痛、虫痛大同小异，惟虫痛者，当口淡而沫自出，小儿本怯，故胃寒冷故虫动而心头痛，与痫略相似，但目不斜而手不搐耳，安虫散主之。

安虫散《宝鉴》用米糊为丸，名安虫丸。

胡❶粉炒黄色　槟榔　川楝子去核　鹤虱各二两　白矾一钱半，火煅

上为细末，每服一字，大者五分或一钱，温米饮下，临痛时服。

集效丸　治虫痛。

木香　鹤虱炒　槟榔　诃子煨，去核　芜荑　附子去皮脐　干姜　大黄半两　乌梅去核，二钱半

上为细末，炼蜜为丸，陈皮汤下，或醋汤下。一方加黄芩、黄连。

一方　治虫。用鸡子炒白蜡，陈酒糊丸服。一云杀寸白虫。

一方　治蛔虫作痛。用二陈汤加苦楝根，煎服。或只以苦楝根向东南生不出土者，刮去粗皮，取白皮细切，浓煎汁一盏，徐徐饮之，不可饮多。先以糖蜜或炒肉食之，俟虫头向上，然后服之。看儿大小，斟酌与之。

小儿吃粽腹痛，用白芍药加黄连末合研，汤调服之，即愈。

一方　治小儿腹痛。

甘草炙　干姜各二钱　伏龙肝一两　人参　茯苓　百草霜　白术各五钱

上为细末，粥丸如梧桐子大，每服三十五丸，陈皮汤下。

小儿夜啼，作心经有热有虚治。

人参　黄连炒，各钱半　甘草五分　竹叶二十片

上为细切，分作二帖，每帖加生姜一片，水煎服。一本无人参。

钱氏曰：小儿夜啼者，脾脏冷而痛也，当以温中之药，宜益黄散，及以法禳之花火膏之类。愚按：上二说不同，一曰心热，一主脾寒，未知孰是。

花火膏

灯花三颗　以乳汁调抹儿口，或抹母乳上，令儿吮之。

治惊啼，邪热乘心也，安神丸主之。方见前。

小儿风痰壅盛，用：

南星五钱，切片，以白矾汤泡晒干　白附子二两

上二件，共为末，面糊为丸，如芡实大，每服一丸，姜、蜜、薄荷汤化下。

小儿痰热骨蒸，用：

二陈汤半两，加：升麻二钱　葛根　白芍各一钱半

上细切，分三帖，加姜、枣，水煎服。

又方　治前证，用：

胡黄连　槟榔各一钱　陈皮　雷丸各一钱半　神曲　半夏曲　使君子　白蓼花各二钱

上为细末，面糊为丸，如黍米大，每服三五十丸，白汤下。

小儿解颅头缝不合也，因母气虚与热多也。钱氏曰：上下而颅不合，肾气未成也，虽长必少笑。更有目白睛多，面㿠白者，多愁少喜也。丹溪用四君子汤合四物汤，有热加黄连酒炒煎服。更以帛紧束，及以白蔹末敷之。

小儿吃泥，胃气热也，用软石膏、黄芩、陈皮、茯苓、白术煎服。

小儿脱囊阴囊肿大坠下而不收也，亦有囊皮脱烂者，木通、甘草、黄连、当归、黄芩，煎服。囊烂者，以野紫苏叶面青背红者是为末，香油调敷。皮脱两丸露者，外以青荷叶包之，敷药后自生皮。

---

❶ 胡：原作“黄”，据会文堂本改。

脱肛肛门脏肠头脱下，用陈壁土泡汤，先熏后洗。

又方 治前证。

用五倍子为细末敷而频托入之。

又方 治前证。用鳖头烧存性，香油调敷。一方以此烧烟熏之，良久自收。

小儿赤瘤俗名赤游风也，此盖热毒气客于腠理，搏于血气，发于皮外，赤如朱也。用生地黄、木通、荆芥一本有芍药、桃仁苦寒带表之药，外以芒硝泡汤洗之，又以芭蕉油涂之，钱氏用白玉散敷之，皆效。

白玉散

白垩即白壁土也，五钱　寒水石一两

上为细末，米醋或汲水调。

小儿脐中汁出并痛，用白矾，火煅枯，干敷。或用黄柏末敷之。

癞头，用通圣散酒拌，除大黄另用酒炒，共为末，再以酒拌，焙干，每服一钱，水煎服。外以白炭烧红，淬入水中，乘热洗之。更以胡荽子、伏龙肝、悬龙尾、黄连、白矾为末，油调敷之。

又方 治癞头。以松树厚皮烧存性二两、黄丹火飞一两、白矾火枯、黄连、大黄各五钱，白胶香火飞，倾石上，一两，轻粉四钱，共为末，热香油调敷。

丹溪治一小儿，二岁，满头生疮，一日疮忽自平，遂患痰喘，知其为胎毒也。询其母，孕时多食辛热物。遂以人参、连翘、黄连、甘草、陈皮、川芎、芍药、木通浓煎，入竹沥与之，数日而安。

尾骨痛，属阴虚、有痰。阴虚，用四物汤加炒黄柏、酒知母，少用桂为引，或以前胡、木香为引。如痛不止，加乳香、没药。痰用二陈汤加知母、黄柏、泽泻，必用前胡、木香为引，盖阴虚故痰盛也。如痛不止，亦加乳香、没药。二法必先以玉烛散或通经散痰少胃虚大下后用之，或神祐丸、十枣汤皆可，与治带同。

小儿弄舌，因脾脏有微热，令舌络微紧，时时虚舌舐之，勿用冷药及下之，少与泻黄散徐徐服之。有欲饮水者，非热也，脾胃中津液少也，不可下。大病后弄舌。

泻黄散

藿香叶七分　栀子一钱　石膏五分　甘草七分半　防风去芦，四分

上细切，作一服，用蜜、酒炒香熟，以水一盏，煎至半盏，去渣，时时与之。

龟胸乃肺热胀满，攻于胸膈，即成龟胸，又乳母多食五辛热物，亦成此症，宜泻白散加黄芩。

泻白散

桑白皮蜜水拌，炒黄色，一钱　地骨皮一钱　甘草炙，五分　加黄芩一钱

上作一服，水煎。

龟背，儿生下客风入脊，逐于骨髓，即成龟背，治之以龟尿点骨节，即平。

取龟尿法 用莲叶，置龟于上，尿自出。

重舌木舌，乃小儿舌下生舌也。用三棱针，于舌下紫脉刺之，出恶血即愈。

又一方 用竹沥调蒲黄末，敷舌上，神效。

又方 治小儿木舌塞口欲满者。用紫雪二钱，竹沥半合，细研和匀，频敷口，即愈。

治小儿口疮。用：

盐白梅烧存性　红枣去核，烧存性　铅丹火飞　人中白火飞　龙脑火煅

上共为细末，敷之神效。

治小儿鹅口疮，因白屑满舌及两腮，故名鹅口。用发缠指头，蘸井花水拭口令净。又用浓煮粟米汁，以绵缠筋头拭

之，更以煅过黄丹掺之，即愈。

又方 治鹅口疮，不能食乳。用地鸡擂水，涂疮即愈。地鸡，即区虫也，人家砖石下多有之。

治小儿口疮，泻心汤用黄柏研细末，蜜水调服。

治小儿口疮，用黄柏、细辛各等分，为细末，敷之。

治小儿颏上生疮，痛痒难忍，用白杨木枝，烧于刀上出沥敷之，及治鹅口疮神效。

治小儿走马牙疳，其效如神。

白矾炒　黄丹飞　京枣连核，烧存性

共为末敷之。

又方 治牙疳用白矾置于五倍子内煅过，为末敷之。

治小儿脐风撮口，因脐断伤风，或尿在胞中，遂成脐风，发热面赤，啼声不出，名曰撮口风。

赤脚金头蜈蚣一条　瞿麦五分　蝎梢四个　僵蚕七个

上为末，鹅毛管吹些少入鼻中，如喷嚏叫声可治，后用薄荷汁调与服之。

痘　疹

论

《内经》曰：诸痛痒疮疡，皆属心火。夫小儿痘疹之证，最为酷疾，不日之间，死生反掌。盖因胎毒藏于命门，遇岁火太过，热毒流行之年，则痘毒因之而发作矣。一发则出于心肝脾肺四脏而肾无留邪者，为吉。若初发便作腰痛，见点则紫黑者多死，盖毒气留于肾间而不发越故耳。钱氏虽[1]有百祥丸大下之法，然活者十无一二。大抵痘疮之法，多归重于脾肺二经，盖脾主肌肉，而肺主皮毛，故遍身为之斑烂也。其为证也，宜发越不宜郁滞，宜红活凸绽，不宜紫黑陷伏。疮出之后，医者当察色详证，以辨表里虚实用药。其吐泻不能食为里虚，不吐泻能食为里实，灰白色陷顶多汗为表虚，红活凸绽无汗为表实，又诸痛为实，诸痒为虚，外快内痛为内实外虚，外痛内快为内虚外实。里实而补，则结痈毒；表实而复用实表之药，则溃烂不结痂也。如表虚者，疮易出而难靥；表实者，疮难出而易收；里实，则出快而轻；里虚，则发迟而重；表实里虚，则陷伏倒靥；里实表虚，则发慢收迟。治之之法，三日以前未见红点，必用升麻汤、参苏饮之类以发其表，务令微汗为度。若未汗，如表犹未解，虽略见红点隐约于肌肉间，而升散开发之剂尚未可除。凡见出迟发慢者，根窠欠红活者，便当忧虑调摄，切勿袖手待毙。夫古人用药，寒热迥别，主意不固。医者再宜臆度寒暄，推详运气而治。如陈文中之木香散、异功散，用丁、附、姜、桂等峻热之药，而与《内经》病机不合，丹溪常发挥其误，亦有用得其当者，屡获捷效。若刘河间、张子和辈，悉用芩、连、大黄等寒凉之剂，丹溪亦曰酒炒芩、连各解痘毒，依法用之而获安者，亦不少也。今之医者往往不同，依陈氏而行者多用热药，宗刘张而治者多用凉剂，是故不偏于热则偏于寒，此刻舟求剑之道也。愚按《内经》有曰：寒者热之，热者寒之，微者逆之，甚者从之。又曰：逆者正治，从者反治，从少从多，观其事也。陈氏用从治之法，权也；刘张用正治之法，常也。然皆不外乎参、术、

[1] 虽：原作“须”，据会文堂本改。

芪、草、芎、归、茯苓、芍药等补气血药为主治焉，亦当看时令寒热，缓急施治，固不可执一见也。杨氏曰：痘疮发于肌肉，阳明胃气主之，脾土一温，胃气随畅，决无陷伏之患。汤氏曰：如庖人笼蒸之法，但欲其松耳。沧洲翁吕复，折中众说，著方立论适中，用药寒热攻补，斟酌时宜，未尝执一治也，学者能遵守其法而行之，庶无一偏之患矣。

丹溪治小儿痘疮方法凡三十二条

夫小儿痘疮，大抵与伤寒相似，发热烦躁，脸赤唇红，身痛头疼，乍寒乍热，喷嚏呵欠，喘嗽痰涎。始发之时，有因伤风伤寒而得，有时气传染而得，有因伤食发热呕吐而得，有因跌扑惊恐蓄血而得。或为目窜惊搐如风之证，或口舌咽喉肚腹疼痛，或烦躁狂闷昏睡，或自汗，或下利，或发热，或不发热，证候多端，卒未易辨，必须以耳冷尻冷脸冷。盖疡疹属阳，肾脏无证，其耳与尻俱属肾，故肾之所部独冷，又不若视其耳后有红脉赤缕为之真，如此可以稽验矣。治疗之法。首尾俱不可妄下，但温凉之剂兼而济之，解毒和中安表而已。虚者益之，实者损之，寒者温之，热者清之，是为权度。昔人有喻云：如庖人笼蒸之法，但欲其松耳。盖毒发于表，如苟妄下，则荣卫益虚，重令开泄，转增疮烂，由是风邪乘间，变证者多矣。毒根于里，如苟妄下，则内气益虚，毒不能出而反入焉，由是土不胜水，变黑归肾，身体振寒，耳尻反热，眼合肚胀，其疮黑陷，十无一生。汗下二说，古人深戒。以此视疮疹证状，虽与伤寒相似，而其治法实异，伤寒从表入里，疮疹从里出表故也。解肌之法，葛根、升麻、紫、苏之类可也。其或气实烦躁，热炽大便秘结，则与犀角地黄汤或人参败毒散，又或紫草❶饮多服亦能利之。故虽云大便不通者，少与大黄，尤宜仔细斟酌，不可妄用孟浪。如小便赤涩者，分利小便，则热气有所渗而出。凡热不可骤遏，但轻解之。若无热，则疮又不能发也。

凡痘疹春夏为顺，秋冬为逆。

凡痘疹分人清浊，就形气上取勇怯。

凡痘疹，但觉身热，证似伤寒，疑似未明，盒饭先与惺惺散或参苏饮。热甚者，升麻葛根汤、人参败毒散。若见红点，便忌葛根汤，恐发表虚也。

凡痘疮初欲出时，身发热，耳尻冷，呵欠咳嗽面赤，必是出痘之候，便宜服升麻葛根汤加山楂、大力子，其疮出必稀少而易愈。

凡痘疮初出时，或未出时，宜服后药，多者可少，少者可无，重者可令轻也。方以丝瓜俗名天萝近叶❷三寸，连皮子烧存性，细研，砂糖拌，干吃，入朱砂尤妙。又方，以朱砂一味为细末，看儿大小，或半钱或一钱，蜜水调服。亦云多者可少，少者可无。

凡痘疮发热之时，更以恶实子为末，蜜调贴囟门，免眼障之患。

凡痘疮初出之际，须看胸前，若稠密，急宜服消毒饮加山楂、黄芩酒洗、紫草。减食者，加人参。

凡痘疮初出之时色白者，便当大补气血，参、术、芪、芎、升麻、干葛、甘草、木香、丁香、酒当归、白芍药。如大便泄，加诃子、肉豆蔻❸。

凡痘疮初起发时，自汗不妨，盖湿

---

❶ 草：原脱，据会文堂本补。
❷ 叶：会文堂本作“蒂”，义胜。
❸ 豆蔻：原脱，据会文堂本补。

热熏蒸故也。甚者，当以参芪等实表之药，以防其难靥也。

凡痘疮初起发时，烦躁谵语，狂渴引饮，若饮水则后来靥不齐，急以凉药解其标，如益元散之类。

凡痘疮已出，可少与化毒汤。出不快者，加味四圣散、紫草饮子、紫草木香汤、快斑汤、丝瓜汤之类。

凡痘疮出稠密甚者，人参败毒散、犀角地黄汤。

凡痘疮疏则毒少，密则毒甚，宜以清凉之药解之，酒炒芩、连之类，虽数服亦不妨，庶无害眼之患。

凡痘疮炉灰色白净者，作寒。紫黑色者，齐涌者，烦躁者，作热者。黑属血热，凉血为主。白属气虚，补气为主。中黑陷而外白、起得迟者，则相兼而治。

凡痘疮当分表里虚实，吐泻少食为里虚，不吐泻能食为里实，里实而补则结痈毒。陷伏倒靥灰白色者为表虚，红活凸绽者为表实，表实而复实其表，则溃烂不结痂也。表虚不起发者，或用烧人屎验。

凡痘疮须分气虚血虚，用补药。气虚者，人参、白术加解毒药。血虚者，四物汤加解毒药。酒炒芩、连各解毒。盖芩、连为疮家之要药，加以酒炒以制其酸寒之性，独存清凉解毒之性，是以痘疮之症，当用以杀其毒耳。

凡痘疮须分气血虚实，大抵多属气血不足，然当于不足中以别其优劣，而以补气也，药中分轻重为用，以平为期耳。有挟外邪而实者，少加防风等药。

大法，活血调气，安表和中，轻清消毒，温凉之剂，热而治之，此平治之法也。温如黄芪、当归、木香辈，凉如前胡、干葛、升麻辈，佐之以川芎、白芍药、枳壳、桔梗、羌活、木通、紫草之属，则可以调适矣。

黑陷二种，因气虚而毒气不能尽出者，酒炒黄芪、紫草、人参等药。

凡黑陷甚者，亦用烧人屎，别用无病小儿粪烧存性，蜜水调服。一方用人、猫、猪、犬四粪，于腊月烧灰，名万全散。

痒塌者，于形色脉上分虚实，实则脉有力气壮，虚则脉无力气怯。痒以实表之剂，加凉血药。实痒如大便不通者，以大黄等寒凉之药少与之，下如结粪。气怯轻者，用淡蜜水调滑石末，以鹅翎刷疮上润之。

疮干者宜退火，只用轻清之剂，荆芥、薄荷、升麻、干葛之类。

疮湿者，肌表间有湿气也，宜泻湿药，白芷、防风之类，盖风药能胜湿也。

咽喉痛者，如圣散、鼠黏子汤。

喘满气壅者，麻黄黄芩汤。

烦渴者，甘草散、乌梅汤。

下利呕逆者，木香理中汤。

颜色正者，以前法平治则安。将欲成就，脚色淡者，宜助血药，用当归、川芎、酒芍药之类，或少加红花以润血色。将成就之际，脚色紫者属热，用凉药解其毒，升麻葛根汤炒黄连及连翘之类。甚者必用犀角，盖犀角大解痘毒。

将靥时金白色如豆壳者，盖因初起时饮水多，其靥不齐，名曰倒靥，不好，宜服实表之药，及消息大小便何如，大便秘宜利大便，小便秘宜利小便。如小便之涩者，大连翘汤、甘露饮。大便秘结，内烦外热者，小柴胡汤加枳壳最稳当，或小服四顺清凉饮子。

夫疮疹用药固有权度，大小二便不可不慎，其大便看所下黄黑色，其毒气已盛，不可多与热剂，但只用化毒汤可也，或不用亦可。若大小二便一有秘结，则肠胃壅遏，脉结气滞，毒气无从发泄，目闭声哑，肌肉黧黑，不旋踵而变矣。陷入者，加味四圣散，更以胡荽散薄敷其手，厚敷其足，顺其床帐衣被，并以厚绵衣盖之。若未起，独圣散入木香煎服。若其疮已黑，乃可用宣风散加青皮。钱氏云：黑陷青紫者，百祥丸下之，不黑者慎勿下。余知其所下者，泻膀胱之邪也。又云：下后身热气温欲饮水者，可治；水谷不消或寒战者，为逆。余知其脾强者，土可以制水也。百祥丸恐太峻，当以宣化散代之。泻后温脾，则用人参、茯苓、白术等分，厚朴、木香、甘草各减半为妙。盖疮发肌肉，阳明主之，脾土一温，胃气随畅，独不可消胜已泄之肾水乎？此钱氏不刊之秘典也。

其怀疮者，一曰内虚泄泻，二曰外伤风寒，三曰变黑归肾。

近时治痘疮者，悉宗陈文中木香散、异功散，殊不知彼立方之时，必运气在寒水司天之令，及值严冬大寒，为因气郁遏，痘疮不得起发红绽，故用辛热之剂发之，其宜也。今人不分时令寒热，一概施治，误人多矣。或有虽值温热之时，山野农家贪贱之人，其或偶中一二，不可以为常法也。

愚按：陈氏木香散、异功散二方，乃《素问》从治之法，又谓之热因热用者也。盖痘疮热毒怫郁于内而不得起发，故用丁、附、木香、桂心、豆蔻等辛散劫郁之剂一二服劫而开之，使乡之郁于内者，尽因药气而发越乎外，故痘子陷伏灰白色者，皆翕然红活凸绽，而内无遗邪矣，切勿过剂。如一二服后劫不起者，亦不可多与，多则反助其毒，转增黑烂，咽闭声沉而死。近世儒医，悉引《内经》病机诸痛痒疮疡皆属心火之语，以正陈氏之失，此知常而不知权之论也。故使后学狐疑不决，当用而不敢用，是以袖手待毙，哀哉！

痘疮初发时五脏形证（一）

面及腮颊赤，喷嚏属肺，呵欠顿闷属肝，时发惊悸属心。

痘疮五脏形色（二）

肝脏发水疱。色微青，以液为泪，故疱色如水，其形小。

肺脏发脓疱。色多白，以液为涕，故脓稠浊如涕，其形大。

脾脏发疹。脾为裹血，其色如浅黄，或如糠麸，其形小如斑。

心脏发斑。其色主血，故纯赤，其形小，次发水疱。

肾脏居下，独不受秽毒，故无候，但耳尻冷耳。若痘疮黑陷，耳及尻反热者，为逆。

斑痘所发之源（三）

夫婴儿之胚，胚，腪[1]也，必资胎养以长其形焉。缘母失节慎，纵欲恣餐，感其秽毒之气，藏之脏腑，近自孩提，远至童丱，值寒暄不常之候，疮疹由是而发，因其所受浅深而为稀稠焉，其原实系于心。一云：相火之气所为，故入于肺则成脓疱，俗名豌豆，亦名麻豆，以相火乘金，故破肌也。入于肺则成水疹，俗名麸疮。入于脾则成瘾疹。入于心则成斑，以火处于子母之分，不伤皮毛，彰君之德也。或云：疮发焮肿于外者，属少阳三焦火也，谓之斑。色小红而行于皮肤中出者，属少阴君火也，谓之疹。杨氏曰：痘疮发于肌肉，阳明胃气主之，脾土一温，胃气随畅，土可胜水，决无陷伏之患。

辨内外因（四[2]）

凡疮欲出而未出，因发搐者，是外

---

[1] 腪（yùn）：两个月的胚胎。

[2] 四：原脱，据全文体例补。

感风寒之邪而内发心热也，宜王氏惺惺散，或升麻葛根汤、木香参苏饮。

凡疮欲出未出而吐利者，是中焦停寒，或挟宿食也，宜四君子汤加砂仁、陈皮，或和中散。如挟宿食者，用紫霜丸。

王氏**惺惺散**

白术炒　桔梗去芦　细辛　人参　茯苓　甘草　栝楼根各三分

上细切，作一服，入薄荷叶三片，水一盏，煎七分，时时与之。

升麻葛根汤

升麻　葛根　芍药　甘草炙，各一钱

上细切，作一服，水一盏，煎七分，温服无时。

木香参苏饮

人参三分　苏叶　桔梗　干葛　前胡各四分　陈皮　茯苓各五分　枳壳炒，三分半　木香一分半　半夏四分

上细切，作一服，生姜三片，水一盏，煎七分，温服。

四君子汤

人参　白术　茯苓各一钱　甘草五分

上细切，水一盏，煎六分，食前温服。加缩砂、陈皮，名六君子汤。。

和中散

厚朴姜汁制，炒，一钱　白术五分　干姜炮　甘草炙，各三分

上细切，作一服，加生姜一片，水一盏，煎六分，温服。

紫霜丸

杏仁五十枚，去皮尖　赤石脂一两，另研　巴豆三十粒，去膜油　代赭石煅，醋淬，一两，研

上各另研为末和匀，汤浸蒸饼为丸，如黍米大，三岁以下儿二、三丸，八岁以上十数丸，食前米饮或乳汁送下。

辨形气病（五❶）

如疮已出而声不变者，形病也。疮未出而声变者，气病也，宜补肺散加生黄芪。疮出而声不出者，形气俱病也。形病身温者，宜解毒防风汤。大便闭者，宜当归丸。形气俱病，小儿禀赋素弱者，宜预服十奇散倍归、散少加木香，煎服。

补肺散

阿胶一钱半，炒成珠　牛蒡子炒，三分　马兜铃五分　甘草二分半　杏仁三粒，去皮　糯米一钱，炒　生黄芪五分

上为末，分二服，水一小盏，煎六分，食后时时与之。

解毒防风汤

防风去芦，一钱　地骨皮　生黄芪　芍药　荆芥穗　鼠黏子炒，各五分

上细切，作一服，水煎。或为细末，温水调服亦可。

当归丸

当归半两　黄连一钱半，炒　大黄二钱半　甘草一两，炙

上先以当归熬成膏，以下三味研为细末，以膏和为丸，如胡椒大，三岁以下儿十丸，七八岁儿二十丸，食前清米饮下，渐加至以利为度。

十奇散即托里十补散，又名十宣散，出《和剂方》

黄芪　人参　当归各二钱　厚朴姜制　桔梗去芦，各一钱　桂心三分　川芎　防风去芦　甘草　白芷各一钱

上为细末，每服一钱或二钱，温酒调下。细切水煎亦可。

辨三阴三阳经候（六❷）

太阳病，恶寒身热，小便赤涩，出不快，宜荆芥甘草防风汤。少阳病，乍寒乍热，出不快，宜连翘防风汤。

阳明病，身热目赤，大便闭实，疮

---

❶ 五：原作“四”，据文义改。

❷ 六：原作“五”，据文义改。

遍肌肉，出不快，宜升麻葛根汤加紫草。

太阴病，自利，四肢逆冷，宜附子理中汤、木香散。

少阴痈疮黑陷，口舌燥，宜四物汤加紫草、红花。

厥阴病，舌卷卵缩，时发厥逆，宜异功散。

三阴病法当救里，故宜以温剂助之。

荆芥甘草防风汤

荆芥　薄荷　牛蒡子　防风　甘草炙，各六分

上细切，作一服，水一盏，煎六分，温服。

连翘防风汤

连翘　防风　瞿麦　荆芥穗　木通　车前子　当归　柴胡　赤芍　白滑石　蝉蜕　黄芩　紫草茸各三分　甘草

上细切，作一服，水一盏，煎七分，随儿大小，量数轻重与之。大小便自利者，不宜用。

升麻葛根汤方见前条

每服加粳米五十粒，紫草五钱煎。

又一方升麻汤　治斑在面。

升麻一钱　犀角　射干　黄芥酒浸焙干　人参　甘草各五分

上细切，作一服，水一盏，煎六分，食前温服。

理中汤

人参　甘草炙　白术　干姜炮，各八分

上细切，作一服，加炮附子三分，甚者五分，量儿大小加减，水煎，食前稍热服。

木香散

木香　大腹皮酒洗净　人参　桂心　青皮　赤茯苓　前胡　诃子煨去核　半夏姜制　丁香　甘草各三分

上细切，作一服，加生姜三片，枣一枚，水煎，量儿大小，加减分数与之。

异功散

木香　当归酒洗去芦　桂心　白术麸炒　陈皮　厚朴姜制　人参　肉果面裹煨　半夏汤泡七次　附子炮，各三分

上细切，作一服，加生姜三片，大枣一枚，水煎温服。

辨三阳证治（七[1]）凡痘疹春夏为顺，当纯阳之时也。古人治法与伤寒同。

足胫热，两腮红，大便秘，小便涩，渴不止，上气急，脉洪数。以上七证，不宜服热药。

疮疹一发，有密如蚕种者，或如糠秕者，合清表，宜连翘升麻汤。或未出而先发搐，是兼外感风寒之邪，宜茶汤下解毒丸及犀角地黄汤。疮出不快，清便自调，知其在表，当微发散，升麻葛根汤。若疮青丁黑陷，身不大热，大小便涩滞，是热蓄于内，宜煎大黄汤下宣风散。若表大热者，不可下。黑陷甚者，百祥丸。若疮已发稠密，微喘，渴欲饮水，宜微下之，当归丸及庞氏地黄膏，外以黄柏膏涂面，佳。值盛夏暑热正炽，适疮火发，烦渴大便实者，宜玉露散及甘露饮子。或昏冒不知人，时作搐搦，疮倒靥黑陷者，宜猪心龙脑膏。

连翘升麻汤即升麻葛根汤加连翘一分是也

犀角地黄汤

犀角镑　生地黄　牡丹皮　赤芍药各等分

上细切，水煎服。

解毒丸

寒水石研　石膏研，各一两　青黛五钱

上以二石细研如粉，入青黛和匀，

[1] 七：原脱，据全文体例补。

汤浸蒸饼为丸，如芡实大，每服一丸，食后新汲水化下，或细嚼姜水下亦可，三岁儿服半丸，量岁数加减服之。

宣风散

槟榔二枚　陈皮　甘草各半两　黑丑四两，取❶头末一两

上为末，量儿大小，以蜜汤调服。

百祥丸

红牙大戟不拘多少，阴干，浆水煮极软，去骨，日中曝干，复纳汁中，煮汁尽，焙干为末

上一味，以汤浸蒸饼为丸，如粟米大，每服三十丸研赤，芝麻汤下，量儿大小加减丸数与之。

庞氏地黄膏

生地黄四两　豆豉半升　雄黄一钱　麝香五分

上以猪膏一斤和匀，露一宿，煎五六沸，令三分去一，绞去，下雄黄、麝香搅匀，稍稍饮之，毒从皮肤中出，即愈。

黄柏膏

黄柏一两，去皮，酒炒　绿豆一两，去壳　甘草四两

上为细末，以生芝麻油调，从耳前至眼眶并厚涂之，日二三次。如用早，前令疮不至面，纵有亦稀少。

玉露散方见前吐泻门。

王海藏云：非肾热相火盛者，不宜服，此药利北方。

甘露饮子

生地黄　熟地黄并用酒浸　天门冬　麦门冬　枇杷叶炙，去毛　枳壳麸炒黄色　黄芩　石斛去根❷子　山茵陈　甘草

上细切，作一服，水一盏，煎六分，食后温服。

猪心龙脑膏

梅花脑子一字，研

上取新宰豮猪心血一个，为丸如芡实大，每服一丸或半丸，量儿大小与之，紫苏汤下，或井花水化下亦可。

辨三阴证治（八❸） 凡疮发于秋冬为逆，当纯阴之时也。

足胫冷，腹虚胀，粪青色，面㿠白，呕乳食，目睛青，脉沉微。以上七证，不宜服寒药。

痘疮盛出，四肢逆冷，或自利，系在太阴脾经，宜急温之，用异功散、附子理中汤、调中丸。痘疮平塌，灰白色不泽，此是正气不足，宜十补托里散倍黄芪，加熟附子。或四肢厥逆，时作搐搦，系在厥阴，宜温之，异功散加防风、青皮，或和中散去干葛、藿香，加附子、肉桂心。

调中丸

白术半两，炒　人参五钱　甘草炙，五钱　干姜四钱

上为细末，炼蜜为丸，如绿豆大，每服多不过二十丸，温水食前送下。

辨形气不足（九❹）

肺主气，气不足则致后三证。自汗声不出，疮顶陷塌，不绽肥。并宜十奇散。自汗倍黄芪，声不出倍桔梗。

心主血，血不足则致后三证。灰白色，根窠不红，不光泽。并宜芎归汤加芍药、紫草、红花，良验。

芎归汤

川归　川芎各二钱半

上细切，水煎服。

辨表里虚实（十❺）

表里俱实❻，其疮难出而易靥。

---

❶ 取：原脱，据会文堂本补。
❷ 根：原脱，据会文堂本补。
❸ 八：原脱，据全文体例补。
❹ 九：原作“八”，据文义改。
❺ 十：原作“九”，据文义改。
❻ 实：原作“虚”，据文义改。

表里俱虚，其疮易出而难靥。

诸痛为实。内快外痛，为外实内虚。内痛外快，为内实外虚。

诸寒为痛。凡疮发身痛，不为外寒所折，则肉腠厚密，宜分而治之。若红点方见，为寒所折，而肉体有热，宜木香参苏饮。轻者，消毒饮或葛根升麻加芍药汤。肉腠密者，宜活血散并匀气散。

诸痒为虚。凡血气不足多痒，此证所谓诸痒为虚也，宜十补托里散，及木香散加丁香、官桂。胃主肌肉，尤宜四君子汤加归、芎，木香、紫草煎服。或患者不能忌口，因食毒物而作痒者，二物汤、百花膏，或四君子汤加解毒药。

消毒饮

牛蒡子三钱，炒。一名鼠黏子，一名大力子。　荆芥一钱　甘草五分，生用　防风去芦，五分

上细切，作一服，水煎。加生犀角，尤妙。

葛根升麻加芍药汤升麻葛根汤倍芍药是也。

活血散

白芍药

上为细末，每服一钱，温水调下。止痛，用酒调下尤验。王海藏云：四肢出不快，加防风。一方用赤芍。

匀气散即《济生方》八味顺气散加木香也。

白术　白茯苓　青皮　白芷　陈皮　乌药　人参各五钱　甘草炙，一分半　木香一分半

上细切，作一服，水一盏，煎七分服。或细末，酒调亦可。

蝉蜕洗净，二十一枚　甘草炙，一两

上为末，水煎，时时服之。

百花膏

石蜜不拘多少，略用汤和，时时以鹅翎刷之，疮痂亦易落无痕

平治诸方（十一[1]）

石壁胡氏曰：小儿难任非常之热，亦不可任非常之冷，如热药太过，轻则吐利腹胀。重则陷伏倒靥，是宜温凉适中可也。仁斋杨氏曰：诸热不可骤去，宜轻解之，盖痘疮无热，则不能起发。史氏曰：比之种豆，值天时暄暖，则易生。

凡值天时不正，乡邻痘疮盛发，宜服禁方不出方。三痘汤、油饮子、凤龙膏。

凡初觉痘疮欲发，当先解利，与伤寒相类疑似之间，兼用解表。胡氏云：非微汗则表不解，解表当于红斑未见之时，宜用王氏惺惺散、钱氏惺惺散、张氏防风汤、升麻葛根汤、张氏四物解肌汤、参苏饮。

三痘汤

赤豆　大黑豆　绿豆各一升　甘草三两

上以三豆淘净，用水八升，煮豆熟为度，逐日空心任意豆饮汁七日，永不出。

油饮子

真麻油一升

逐日饮尽，永不出。

以上二方，出扁鹊仓公方。

凤龙膏

乌鸡卵一个　地龙一条，活者细小者

上以鸡卵开一小窍，入地龙在内，夹皮纸糊其窍，饭锅上蒸熟，去地龙，与儿食之。每岁立春日食一枚，终身不出痘疮。觉邻里有此症流行时，食一二枚亦好。

钱氏惺惺散方见前条与王氏同，但一方有防风、川芎减半。

---

[1] 十一：原脱，据全文体例补。

解毒防风汤方见前。

四物解肌汤

白芍药　茯苓　升麻　葛根各七分

上细切，作一服，水一盏，煎六分，温服，不拘时。

疮出不快（十二[1]）

宜活血散加防风汤。

庞氏红花汤

红花子一合

上以水半升，煎百沸，服之。

紫草汤　治疮出不快，及大便自利。一名紫草木香汤

紫草　木香　茯苓　白术各一钱　甘草五分

上细切，作一服，入糯米一百粒，水一盏，煎六分，食前服。

四圣散

紫草　木通各一钱　甘草　枳壳麸炒黄色，各五分

上细切，作一服，水一盏，煎至八分，服不拘时。

桦皮饮子

桦木皮二两

用水一升，煮取半升，时时细饮。

凡痘疮出不快者有五症，临病审儿调之。

天时严寒，为寒所折，不能起发，宜散寒温表，冬三月寒甚，红斑初见，宜五积散、正气散、参苏饮、杨氏调解散、陈氏木香散。

五积散

白芷　川芎各三分　桔梗去芦，一分半　芍药　茯苓　甘草炙　川归　肉桂去粗皮　半夏各二分　陈皮去白　枳壳去瓤，麸炒　麻黄去根节　苍术米泔浸，一钱　干姜炮　厚朴姜制，各四分

上除肉桂、枳壳二味另为粗末外，余十三味细切，慢火炒令转色，摊冷，次分三味末令均作一服，水一盏半，入生姜三片，煎至一盏，去渣热服。

正气散

甘草炙，三分半　陈皮　藿香去梗　白术各五分　厚朴姜制　半夏姜制，各一钱半

上细切，作一服，加生姜三片，大枣一枚，水煎服。

调解散

青皮　陈皮　枳壳麸炒　桔梗去芦炒　人参　半夏泡七次　川芎　木通　干葛各四分　甘草　紫苏各二分

上细切，作一服，加生姜三片，大枣一枚，水煎服。一方加紫草、糯米。

一证，炎暑隆盛，烦渴昏迷，疮出不快，宜辰砂五苓散，煎生地黄、麦门冬调服。身热甚者，小柴胡加生地黄。烦渴而便实者，白虎加人参汤。轻者人参竹叶汤加生地黄，煎服。

辰砂五苓散五苓散加辰砂细研为末是也

小柴胡汤　人参白虎汤　人参竹叶汤方俱见伤寒门。

一证，服凉药损伤脾胃，或胃虚吐利，当温中益气，宜理中汤。吐利甚者，加附子，或陈氏异功散、木香豆蔻丸。

肉豆蔻丸

木香　砂仁　白龙骨　诃子肉各五钱　赤石脂　枯白矾各七钱半　肉豆蔻五钱，湿面裹，煨熟

上为细末，面糊为丸，如黍米大，每服三十丸至五十丸，煎异功散送下。

一证，或成血疱，一半尚是红点，此痛气发越不透，必不能食，大便如常者，宜半温里半助养之剂，用四圣散加减，及紫草木香汤、丝瓜汤、阮氏万全散、汤氏安斑汤。

---

[1] 十二：原脱，据全文体例补。

四圣散

紫草木香汤方并见前。

丝瓜汤

丝瓜不拘几个

连皮子烧存性，为末。每服一抄，时时用米汤调服。

此物发痘疮最妙，或以紫草、甘草煎汤调服尤佳。

阮氏万全散　治痘疮出不红润。

防风　人参　蝉蜕各等分

上细切，每服四钱，水一盏，入薄荷三叶，煎六分，温服。热而实者，加升麻。

杨氏安斑汤

证外实之人，皮肤厚，肉腠密，毒气难以发泄，固出不快，宜消毒饮、透肌散。如大便秘实，于消毒饮内加大黄、栀子仁，煎服。疮出太稠，宜犀角地黄汤、张氏解毒防风汤。血气不足，宜十奇散，咽嗌不利，宜如圣汤加薄荷、枳壳。口中气热，咽痛，口舌生疮，宜甘露饮子。惊风搐搦，宜抱龙丸。烦渴，宜独参汤、黄芪六一汤。

透肌散

紫草　绿升麻　粉甘草各一钱

上细切，水煎服，或与消毒饮同煎服，尤妙。

如❶圣汤

桔梗二钱　甘草一钱　一方加牛蒡、麦门冬各二钱

上细切，水煎，时时服之。

抱龙丸见惊风门。

辨外证逆顺（十三❷）

身体温暖者顺，寒凉者逆。能食，大便实者顺；不能食，大便利者逆。

辨外证轻重（十四❸）

轻者作三次出，大小不一，头面稀少，耳中无，根窠红活，肥满光泽。

重者一齐并出，如添种布，灰白色，泻利而渴，身温腹胀，头温足冷。

辨痘疮初末形证（十五❹）

微者，其邪在腑，发为细疹，状如蚊虫所螫，点点赤色，俗名麸疮。甚者，其邪在脏，为痘疮。状如豌豆，根赤头白色，出脓水，俗名痘疮。二三日始见，微微欲出，如粟如黍，或如绿豆，或如水珠，光泽明净者佳。四日，大小不等，根窠红，光泽者轻，如稠密陷顶并泻者重。六日、七日，疮形肥红光泽者轻，如身热气喘、口干腹胀、足指冷者，重。八日、九日，长足红满，疮肥色者轻，如寒战闷乱、腹胀烦渴、气急咬牙者，重之至也。十日、十一日，疮当结靥痂欲落之时，将愈。十二、十三日，当靥而不靥者为逆，身稍利之以防其余毒，身不壮热，或腹胀，或泻渴，用十二味异功散救之。

辨不药而愈（十六❺）

痘脚稀疏，根窠红绽，不泻不渴，乳食不减，四肢温和，身无大热。

以上六证，并不须服药，惟宜善加调护，须使房室温盎，屏诸秽气，忌见外人，毋犯房色，及往来妇人月水并腋臭者，皆不可近，惟宜烧大黄、苍术以辟恶气，勿宜烧沉檀、降真、乳香、脑麝。帏帐之内，宜悬胡荽，或以胡荽渍洒喷床帐，并烧木香为佳。夫痘疮之毒，最怕秽恶之气触犯，切不可信僧道看经解秽，况无纤毫之力，而反恐被其秽恶之气触犯，亦不可恃其能解而不预防，戒之戒之！

---

❶ 如：原作“四”，据会文堂本改。
❷ 十三：原脱，据全文体例补。
❸ 十四：原脱，据全文体例补。
❹ 十五：原脱，据全文体例补。
❺ 十六：原脱，据全文体例补。

辨五不治证（十七❶）

痒塌，寒战咬牙，渴不止。痘紫黑色，喘喝不宁。灰白色，陷顶，腹胀。头温足冷，闷乱饮水。气促，泄泻，渴。

辨疹有阴阳二证（十八❷）

赤疹属阳，遇清凉而消。白疹属阴，遇温暖而消。

伤寒时气发斑附（十九❸）

温毒发斑，宜玄参升麻汤；重，用荆防败毒散。

胃烂斑，因阳明胃实失下，或下之太早所致，宜化斑汤、庞氏石膏汤。时气斑，宜石膏汤。阳毒斑，胃实之人误服热剂，或加以风暑，宜阳毒升麻汤。

玄参升麻汤

玄参去芦洗　升麻　甘草各一钱半

荆防败毒散

柴胡　甘草　人参　桔梗　川芎　茯苓　枳壳　前胡　羌活　独活　荆芥穗　防风各四分

上细切，作一服，水一盏，煎七分，温服。或加薄荷五叶。

化斑汤即白虎汤加玄参也

庞氏石膏汤

香豉一合　葱白五钱　石膏一两　栀子一钱　生姜五钱　大青　升麻　芒硝各一钱半

上细切，作一服，水一升半，煮取七合，去渣，下芒硝，放温，徐徐服之。

阳毒升麻汤

升麻　犀角镑　射干　黄芩　人参　甘草各一钱

上细切，作一服，水一盏半，煎至一盏，食前温服。

辨疮后余毒（二十❹）

——毒气流于太阴脾经，则痈发四肢手腕，并膝膑肿痛，宜消毒饮。重者，十六味流气饮加附子或酒浸大黄煎服，及必胜膏、蚬子水等敷之。

消毒饮方见前。

十六味流气饮

川芎　川归　芍药　防风　人参　木香　黄芪　桂心　桔梗　白芷　槟榔　厚朴　乌药　甘草　紫苏　枳壳各四分

上细切，作一服，水一盏，煎七分服。气血虚而自利者，加熟附子。大便实，加大黄。

必胜膏

马齿苋杵汁　猪膏脂　石蜜❺

上以三味共熬为膏，涂肿处。

蚬子水

蚬子不拘多少，活者，以水养五日，旋取此水洗手面，渐生肉，无痕迹

——毒气流于太阴肺经，则臑内并手腕肿，流为赤痈毒，宜消毒饮、如圣汤、五福化毒丹、雄黄解毒丸解之。气血虚者，十补汤加桔梗、枳壳、犀角煎服。咽喉不利或肿痛，宜薄荷如圣汤。

五福化毒丹方见惊风门。

每两分作十二丸，一岁儿，一丸分作四服，用薄荷水化下。

疮余毒上攻，口齿，涎血臭气，以生地黄自然汁化一丸，用❻翎刷入口内。

如圣汤方见前。

雄黄解毒丸

郁金　雄黄飞过，各一钱半　巴豆去皮，煨，用四十枚

上为细末，醋煮面糊为丸，如绿豆大，每服二三丸，热茶清下，量儿大小与之。

---

❶ 十七：原脱，据全文体例补。
❷ 十八：原脱，据全文体例补。
❸ 十九：原脱，据全文体例补。
❹ 二十：原脱，据全文体例补。
❺ 石蜜：原脱，据会文堂本补。
❻ 用：原脱，据会文堂本补。

——毒气流入大肠，则便脓血，或下肠垢，或大便秘结，宜犀角地黄汤。身烦热渴，宜黄连解毒汤。热势盛者，小承气汤。下利者，黄连解毒汤、黄连阿胶丸、驻车丸。

黄连阿胶丸

黄连二两　阿胶炒成珠，一两

上以黄连、茯苓同为细末，水调阿胶末搜和为丸，如梧桐子大，每服二十丸，温米饮送下。

驻车丸

阿胶炒成珠，醋煮膏　当归去芦，各十五两　黄连三十两　干姜炮，十两

上为末，以阿胶和成饼，丸如梧桐子大，每服二十丸，食前清米饮下，日三服。小儿，丸如麻子大，量儿大小加减。

——痘疮入眼，宜决明散、密蒙花散、拨云散、蛤粉散。

决明散

草决明　赤芍　天花粉　甘草

上各等分，为细末，每服五分，食后茶清调下。

密蒙花散

密蒙花　青葙子　决明子　车前子

上各等分，为细末，用羊肝一片，破而为三，掺药入肝内令均，却仍旧合而为一，以酒水湿纸七重包裹，于溏灰中煨热，勿令焦，焙干研末，入麝香少许，每服二钱重，食后米饮调下。

拨云散

羌活　防风　柴胡　甘草炙，各等分

上为细末，每服二钱，水一盏，煎七分，食后、卧服，薄荷汁、茶清或菊花苗煎汤调皆可，忌藏盐、鲊酱、湿面、炙煿、炊气及一切发风动火之物。

蛤粉散

谷精草　海蛤粉各等分

上为细末，每服二钱匕，用猜猪肝许，以竹刀批开，掺药在内卷了，外以青箭箬包裹，麻线扎结定，用水一碗煮令熟，入小口瓶内熏眼，候温取食之，日一服，不过十服遂退。

——热毒流于三阳之后经，则腮项结核肿痛，宜荆防败毒散、十补汤减桂服，消毒饮倍加忍冬藤煎服。

荆防败毒

十补托里散即十奇散也。

消毒饮方并见前。

祖传经验秘方　凡痘后，不问痈毒发于何经，初起红肿时，却用黑、绿、赤三豆，以酸醋浸研浆，时时以鹅翎刷之，随手退去，其效如神。

一小儿痘后二十日不大便，其粪燥作痛垂死，曾用大黄、芒硝、枳壳、巴豆等药，及用蜜导法，又服香油一碗许，俱不通。愚令一婢以真麻油含口内，用小竹筒一个，纳谷道中，吹油入肠内，须臾即通，真良法也。

古人拯治痘疮要法（二十一）

王氏《指迷》云：痘疮亦时气之一端，一人受症，传染其余。又云：疮疹有热则易出，一出遍及于肌肤。张氏唤曰：痘子气均则出快，盖血随气行，气逆则血滞。王氏曰[1]：疹者脾所生，脾虚时，旺药之木能胜土，热动心神而生惊。钱氏曰：肝风心火，二脏交争而致搐。又曰：痘症未形而先搐，大忌凉心。盖疮属心，心主血，心寒则血不能行，痘欲出而不可得也，切须慎之。大抵治惊惟平肝、利小便，匀气最妙。《仁斋》杨氏曰：大热当利小便，宜五苓散、导赤散。小热当解毒，宜消毒饮、四圣散。

陷伏倒靥黑陷

[1] 曰：原脱，据会文堂本补。

一证，变坏归肾黑陷，宜钱氏百祥丸、宣风散。

一证，外感风寒所致，冬时宜五积散减麻黄，加桂心、紫草。春时，不换金正气散加川芎、白芷、防风，或风邪所袭，宜消风散加紫草，兼服。

一证，乳食所伤，内气壅遏，宜杨氏调解散，或四君子汤加缩砂、木香、川芎、紫草。大便自利，宜附子理中汤。

一证，或因父母不谨犯房事、月水及乳母腋气秽浊诸忤所致，宜阮氏辟秽丹焚而熏之，仍以胡荽酒喷帏帐，及悬胡荽于床帐中，甚者以胡荽汤化下苏合香丸，兼涂熏亦妙，圣制再苏散尤妙。

一证，毒气入里黑陷，宜猪尾膏神验。

不换金正气散

厚朴姜制　藿香去梗　甘草　半夏汤泡七次，去皮　苍术米泔浸　陈皮各五分

上细切，作一服，加生姜三片，枣二枚，水一盏，煎七分服。

辟秽丹

苍术　北细辛　甘松　川芎　乳香另研　降❶真香

上为细末，烈火焚之。今世俗例以黄茶烧烟熏之，最好。

再苏散　治痘疮触犯毒气入内。

明白矾　地龙去土炒，各一两

上为末，每服五分，用猪尾血一橡斗许，用新汲水少许调下，不拘时。

猪尾膏　即前龙脑膏，钱氏用小猿猪尾取血研用之。

凡痘疮脓汁不干，盖疮出太盛，表虚难靥，以致脓水粘衣着席，湿痛不能转侧，宜白龙散、败草散等敷之。

白龙散

黄牛粪日干，火煅成灰，取心中白者为末，帛裹扑之。

败草散

用盖屋及墙背上远年腐草，洗净焙干为细末，帛裹扑之，及铺床席上，佳。

冯氏天花散　治痘后失音。

天花粉　桔梗　白茯苓去皮　诃子肉　石菖蒲　甘草各等分

上为末，用水调半匙在碗内，外以小竹七茎，黄荆七条，缚作一束，点火在碗内煎，临卧服。

凡孕妇身发痘疮，宜冯氏罩胎散。若胎动不安，宜独圣散、安胎饮。身热甚，宜木香参苏饮。或疮稠密，宜十奇散倍芍药、当归，减桂，加香附、乌药。如胎已五月，则半夏、桂心之属，俱不必禁。

罩胎散

赤茯苓　白术　川归　白芍　赤芍　北柴胡　干葛　人参　桔梗　条芩　防风　陈皮　荆芥　枳壳　柴胡　阿胶　糯米　白芷　甘草　川芎　缩砂　大热加郁金各三分

上细切，作一服，水二盏半，煎至一盏，干柿蒂七个，野苎根七寸，甜瓜蒂一个，用银器煎，以荷叶盖定，熬至八分去渣，仍用荷叶盖覆，空心温服。

独圣散　用连壳缩砂，慢火炒去壳，为末，每服半匙，热酒调下。胎动则服，服后觉胎热则安矣。

安胎散

大腹皮酒洗极净，焙干，再用乌豆汁洗　人参　陈皮　白术　白芍　川归　川芎　香附米童便浸　砂仁　紫苏　茯苓　甘草各五分

上细切，作一服，水一盏半，灯草七茎，糯米一撮，煎一盏，食前温服。

沧州翁先生跋云：凡乳婴之与童草，

---

❶ 降：原脱，据会文堂本补。

当歧为两途以治之。乳婴当兼治乳母，俾其气血清和，饮食有节，投以调气通荼之剂以酿其乳，使儿饮之，则其疮必肥满光泽，无陷伏之忧。童丱之子，必当备切其脉，审其表里虚实以汗下之。苟不实不虚，则但保其冲和，使脾气流畅，则肺金籍母之助，易于灌脓，速于成痂，无倒塌之患。或至壮盛而肤腠厚密，尤须预为汗解。或大便结与溲涩者，尤宜下之利之，庶无患也。余证则当于药内倍其分两，百无一失，学者宜致思焉。

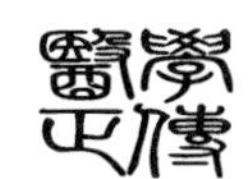

医学正传后再叙[1]

天有六气：曰阴，曰阳，曰风，曰雨，曰晦，曰明。淫则为灾，有寒疾，热疾，末疾，腹疾，惑疾，心疾。而人之气血流注，有循，有经，有至，有抵，有会，有过，有行，有达，而又有三百六十有五之丝络，六百四十有七之隧穴。医，非浅于其学者之所能尽其秘也。今天下之言医者众矣，安得有如至灵默契阴阳之大小、明决六脉二经之周流变化者，而与之论《素问》诸经方药之宜，攻补之功，虚实之变，针灸之法耶？盖尝思其人不可作矣，以医名多，以名医名少也。《医学正传》，侍御东崖虞公叔祖恒德老人所著也，观其书可以知其人矣。东崖即其书校之，侍御枳田蒋公序之，予喜其书而阅之，以为得其人矣。阅之且久，以为非恒德老人所著也。老人之志，欲自附于名家之后，故其书集诸家之成而会之一者也。夫天下之事皆可以试其能，而医则不可以自用其明者，自羲农至今，不知历几千百代，及几人之手，而其书始大行，皆相祖述传习，增减异同，殆未有自售其能者。故曰：医不三世，不服其药。是书也，使其尽出于恒德老人之手，则发挥出于胸忆，汤液持以己见，予未敢以为尽然也。惟其参之诸家之秘，而断之以聪明之真，则所以握气机、佐阴阳、疏脉络者，皆有所受，而立言垂后，可与诸经并传无疑也。《医学正传》予固喜其学之博而择之精也。学之博，则有所据；择之精，则有所见。有所据，则方药必求其当；有所见，则攻疗必速其功。天下之病，率不能出其范围之内，而世之习其书、传其方者，未有不收十全之功矣，则是书可以传矣。东崖属予言，子为之书其概，以质于今之医之名者。

明嘉靖辛卯仲春之吉莆田史梧识

《医学正传》者，恒德老人承丹溪先生之遗流而述作之书也。一溪翁信之贵之，故予为门下生讲读之。字画谬误，检诸书正之。文简漏脱，鉴数部补之。犹羞多阙失，后来好生之士改革之，幸甚也。

日本庆长九年龙集甲辰秋九月望日延寿玄朔

---

[1] 医学正传后再叙：此篇原无，据会文堂本补。